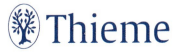

# Mündliche Prüfung
# Innere Medizin

**Silke Hellmich**

**Bernhard Hellmich**

2., vollständig überarbeitete Auflage

Georg Thieme Verlag

Stuttgart · New York

# Anschrift

**Hellmich**, Silke, Dr. med.
Pneumologie am Schelztor
Schelztorstr. 6
73728 Esslingen am Neckar

**Hellmich**, Bernhard, Prof. Dr. med.
Medius Klinik Kirchheim
Akademisches Lehrkrankenhaus
der Universität Tübingen
Klinik für Innere Medizin/Rheumatologie
Eugenstr. 3
73230 Kirchheim

# Impressum

*Bibliografische Information der Deutschen Nationalbibliothek*
Die Deutsche Nationalbibliothek verzeichnet diese Publikation in der Deutschen Nationalbibliografie; detaillierte bibliografische Daten sind im Internet über http://dnb.d-nb.de abrufbar.

Ihre Meinung ist uns wichtig! Bitte schreiben Sie uns unter
www.thieme.de/service/feedback.html

1. Auflage 2011

© 2017, Georg Thieme Verlag KG
Rüdigerstr. 14
70469 Stuttgart
Deutschland
www.thieme.de

Printed in Germany

Zeichnungen: Karin Baum, Paphos, Zypern
Umschlaggestaltung: Thieme Verlagsgruppe
Umschlagfoto: Birgit Reitz-Hofmann/Fotolia
Layout: Ulrike Holzwarth, Büro für Gestaltung, Stuttgart
Satz: L42 AG, Berlin
Druck: Westermann Druck Zwickau GmbH, Zwickau

DOI: 10.1055/b-004-140668

ISBN 978-3-13-240637-7   1 2 3 4 5 6
eISBN (PDF) 978-3-13-240638-4

**Wichtiger Hinweis:** Wie jede Wissenschaft ist die Medizin ständigen Entwicklungen unterworfen. Forschung und klinische Erfahrung erweitern unsere Erkenntnisse, insbesondere was Behandlung und medikamentöse Therapie anbelangt. Soweit in diesem Werk eine Dosierung oder eine Applikation erwähnt wird, darf der Leser zwar darauf vertrauen, dass Autoren, Herausgeber und Verlag große Sorgfalt darauf verwandt haben, dass diese Angabe **dem Wissensstand bei Fertigstellung des Werkes** entspricht.
Für Angaben über Dosierungsanweisungen und Applikationsformen kann vom Verlag jedoch keine Gewähr übernommen werden. **Jeder Benutzer ist angehalten**, durch sorgfältige Prüfung der Beipackzettel der verwendeten Präparate und gegebenenfalls nach Konsultation eines Spezialisten festzustellen, ob die dort gegebene Empfehlung für Dosierungen oder die Beachtung von Kontraindikationen gegenüber der Angabe in diesem Buch abweicht. Eine solche Prüfung ist besonders wichtig bei selten verwendeten Präparaten oder solchen, die neu auf den Markt gebracht worden sind. **Jede Dosierung oder Applikation erfolgt auf eigene Gefahr des Benutzers.** Autoren und Verlag appellieren an jeden Benutzer, ihm etwa auffallende Ungenauigkeiten dem Verlag mitzuteilen.

Geschützte Warennamen (Warenzeichen ®) werden nicht immer besonders kenntlich gemacht. Aus dem Fehlen eines solchen Hinweises kann also nicht geschlossen werden, dass es sich um einen freien Warennamen handelt.
Das Werk, einschließlich aller seiner Teile, ist urheberrechtlich geschützt. Jede Verwendung außerhalb der engen Grenzen des Urheberrechtsgesetzes ist ohne Zustimmung des Verlages unzulässig und strafbar. Das gilt insbesondere für Vervielfältigungen, Übersetzungen, Mikroverfilmungen oder die Einspeicherung und Verarbeitung in elektronischen Systemen.

# Vorwort

Liebe Medizinstudenten, liebe werdende Ärzte,

dieses Buch soll Ihnen zur Prüfungsvorbereitung im Fach Innere Medizin dienen und dabei auch die Freude an speziell diesem Fach sowie der Medizin im Allgemeinen vermitteln. Im Rahmen der redaktionellen Endfassung zur Erstausgabe dieses Buches hörten wir folgenden Satz: „Du sollst leben, als wenn es Dein letzter Tag wäre und lernen, als wenn Du ewig leben würdest". Wir finden, das ist ein gutes Leitwort für ein Medizinerleben. Die Medizin ist ein so lebendiges Fach, welches sich stetig weiterentwickelt, sodass man gezwungen wird, ständig zu lernen. Dabei sollte das Lernen jedoch niemals eine Last sein, sondern als Herausforderung gesehen werden.

Dieses Buch ist als Ergänzung zum Fallbuch Innere Medizin gedacht und soll durch gezielte Fragen und kurze Antworten auf die Prüfungssituation im mündlichen Staatsexamen vorbereiten. Am einfachsten lernt man das „Handwerk" Medizin am Beispiel des Patienten, daher wurde versucht, die Themen nicht nur an aktuellen Prüfungsprotokollen zu orientieren, sondern auch, so weit wie möglich, an Patientenbeispielen zu verdeutlichen.

Von der ersten Idee zu diesem Buch bis zur Endfassung und nun auch zur zweiten Auflage sind mehrere Jahre vergangen, es wurde versucht den Inhalt immer an den neusten Leitlinien und Entwicklungen zu orientieren. Dennoch kann und soll dieses Buch sowohl vom Umfang als auch vom Inhalt keinen Anspruch auf Vollständigkeit erheben. Wir bitten Sie, liebe Leser, daher auch um rege Rückmeldung, was fachliche Fehler und auch formelle Verbesserungsvorschläge betrifft.

Viel Erfolg, aber vor allem Spaß an Ihrem Beruf und ein persönliches Wachsen im Umgang mit Ihren Patienten wünschen wir Ihnen von Herzen. Denken Sie bei allem, was Sie tun daran, wie heilsam auch die richtigen Worte sein können.

Danken möchten wir an der Stelle der Redaktion des Georg Thieme Verlags, vor allem Frau Dr. med. Nina Benzenhöfer, Frau Judith Rolfes und Herrn Dr. med. Jochen Neuberger, für ihre geduldige, eifrige und kreative Umsetzung des Projektes.

Die besten Lehrer fürs Leben sind und bleiben jedoch unser kleiner Sohn Julius und unsere kleine Tochter Zoé.

Plochingen, Juni 2017
Silke und Bernhard Hellmich

# Inhaltsverzeichnis

| | | |
|---|---|---|
| **1** | **Kardiologie** | **10** |
| 1.1 | Herzfehler | 10 |
| 1.2 | Perikarderkrankungen | 14 |
| 1.3 | Myokarderkrankungen | 16 |
| 1.4 | Endokarditis | 18 |
| 1.5 | Herzinsuffizienz | 20 |
| 1.6 | Pulmonale Hypertonie (Cor pulmonale) | 24 |
| 1.7 | Koronare Herzerkrankung (KHK) und stabile Angina pectoris | 25 |
| 1.8 | Akutes Koronarsyndrom | 27 |
| 1.9 | Herzrhythmusstörungen | 32 |
| 1.10 | Arterielle Hypertonie | 38 |
| 1.11 | Schock | 42 |
| **2** | **Hämatologie** | **44** |
| 2.1 | Anämien | 44 |
| 2.2 | Agranulozytose | 50 |
| 2.3 | Maligne Lymphome | 50 |
| 2.4 | Akute Leukämien | 57 |
| 2.5 | Chronische myeloproliferative Erkrankungen | 59 |
| 2.6 | Myelodysplastisches Syndrom (MDS) | 63 |
| 2.7 | Hämorrhagische Diathesen | 63 |
| **3** | **Angiologie** | **70** |
| 3.1 | Erkrankungen der Arterien | 70 |
| 3.2 | Erkrankungen der Venen | 81 |
| **4** | **Pulmologie** | **88** |
| 4.1 | Chronisch obstruktive Lungenerkrankung (COPD) | 88 |
| 4.2 | Asthma bronchiale | 94 |
| 4.3 | Bronchiektasien | 99 |
| 4.4 | Schlafbezogene Atmungsstörungen | 100 |
| 4.5 | Pneumonien | 101 |
| 4.6 | Tuberkulose | 104 |
| 4.7 | Interstitielle Lungenerkrankungen | 107 |
| 4.8 | Bronchialkarzinom | 111 |
| 4.9 | Lungenembolie | 115 |
| 4.10 | ARDS (Acute Respiratory Distress Syndrome) | 118 |
| 4.11 | Pleuraerkrankungen | 118 |
| **5** | **Gastroenterologie** | **124** |
| 5.1 | Ösophaguserkrankungen | 124 |
| 5.2 | Magenerkrankungen | 128 |
| 5.3 | Gastrointestinale Blutung | 133 |
| 5.4 | Darmerkrankungen | 136 |
| 5.5 | Lebererkrankungen | 147 |
| 5.6 | Erkrankungen der Gallenblase und der Gallenwege | 161 |
| 5.7 | Pankreaserkrankungen | 164 |
| **6** | **Nephrologie** | **172** |
| 6.1 | Akutes Nierenversagen | 172 |
| 6.2 | Chronische Niereninsuffizienz | 174 |
| 6.3 | Glomerulopathien | 178 |
| 6.4 | Tubulointerstitielle Nierenerkrankungen | 182 |
| 6.5 | Harnwegsinfektionen und Pyelonephritis | 184 |
| 6.6 | Nephro- und Urolithiasis | 187 |
| 6.7 | Zystische Nierenerkrankungen | 188 |
| 6.8 | Diabetische Nephropathie | 190 |
| 6.9 | Nierenzellkarzinom | 191 |
| **7** | **Störungen des Wasser-, Elektrolyt- und Säure-Basen-Haushalts** | **194** |
| 7.1 | Störungen des Wasser- und des Natriumhaushalts | 194 |
| 7.2 | Störungen des Kaliumhaushalts | 197 |
| 7.3 | Störungen des Säure-Basen-Haushalts | 198 |
| **8** | **Endokrinologie und Stoffwechsel** | **202** |
| 8.1 | Hypophysenerkrankungen | 202 |
| 8.2 | Schilddrüsenerkrankungen | 206 |
| 8.3 | Erkrankungen der Nebenschilddrüse und metabolische Knochenerkrankungen | 212 |
| 8.4 | Nebennierenerkrankungen | 217 |
| 8.5 | Diabetes mellitus | 223 |
| 8.6 | Hyperurikämie und Gicht | 230 |
| 8.7 | Adipositas und metabolisches Syndrom | 232 |
| 8.8 | Hyperlipoproteinämie (Hyperlipidämien) | 233 |
| **9** | **Rheumatologie** | **236** |
| 9.1 | Rheumatoide Arthritis | 236 |
| 9.2 | Spondyloarthritiden | 240 |
| 9.3 | Kollagenosen | 248 |
| 9.4 | Primäre Vaskulitiden | 255 |
| 9.5 | Fibromyalgiesyndrom | 261 |
| **10** | **Infektiologie** | **264** |
| 10.1 | Influenza | 264 |
| 10.2 | Infektiöse Mononukleose | 264 |
| 10.3 | Zytomegalie | 265 |
| 10.4 | Diphtherie | 265 |
| 10.5 | Infektiöse Durchfallerkrankungen | 266 |
| 10.6 | Parasitäre Infektionen | 269 |
| 10.7 | Lyme-Borreliose | 269 |
| 10.8 | HIV-Infektion und AIDS | 270 |
| 10.9 | Malaria | 273 |

# Infoboxverzeichnis

## 1 Kardiologie

| | | |
|---|---|---|
| 1.1 | Endokarditisprophylaxe | 11 |
| 1.1 | Einteilung der Herzfehler | 14 |
| 1.2 | Ätiologie der akuten Perikarditis | 16 |
| 1.4 | Infektiöse Endokarditis: Duke-Kriterien | 19 |
| 1.7 | KHK: Ergometrie | 26 |
| 1.8 | Myokardinfarkt: EKG | 30 |
| 1.9 | Herzschrittmacher | 33 |
| 1.9 | Vorhofflimmern: Ätiopathogenese | 36 |
| 1.10 | Arterielle Hypertonie: Stadieneinteilung | 39 |
| 1.10 | Arterielle Hypertonie: Therapieindikationen und Folgeerkrankungen | 40 |
| 1.10 | Antihypertensiva der 1. Wahl | 41 |

## 2 Hämatologie

| | | |
|---|---|---|
| 2.1 | Anämien: Systematik | 49 |
| 2.3 | Hodgkin-Lymphom: Histologische Einteilung | 51 |
| 2.3 | Multiples Myelom: Stadieneinteilung | 56 |
| 2.5 | Polycythaemia vera: Diagnosekriterien | 62 |

## 3 Angiologie

| | | |
|---|---|---|
| 3.1 | Therapie der pAVK | 73 |
| 3.1 | Akuter peripherer Arterienverschluss: Ätiologie | 73 |
| 3.1 | Akuter peripherer Arterienverschluss: Diagnostik und Therapie | 74 |
| 3.1 | Bauchaortenaneurysma: Komplikationen | 79 |
| 3.2 | Orale Antikoagulation | 84 |
| 3.2 | Thrombophiliediagnostik | 84 |
| 3.2 | Chronisch-venöse Insuffizienz (CVI): Stadieneinteilung (Siehe Abb. 3.8) | 85 |

## 4 Pulmologie

| | | |
|---|---|---|
| 4.1 | COPD: Pathogenese | 92 |
| 4.2 | Asthma bronchiale: Klassifikation | 97 |
| 4.2 | Akuter Asthmaanfall: Differenzialdiagnostik | 98 |
| 4.7 | Sarkoidose: Radiologische Einteilung nach Scadding | 109 |
| 4.9 | Lungenembolie: Diagnostik | 117 |

## 5 Gastroenterologie

| | | |
|---|---|---|
| 5.1 | Refluxkrankheit: Stadieneinteilung | 126 |
| 5.4 | Malassimilationssyndrom | 137 |
| 5.4 | Morbus Crohn: Krankheitsaktivität | 139 |
| 5.5 | Leberzirrhose: Ätiologie | 152 |
| 5.5 | Leberzirrhose: Komplikationen | 153 |
| 5.5 | Ikterus | 153 |
| 5.7 | Akutes Abdomen | 164 |
| 5.7 | Akute Pankreatitis: Komplikationen | 167 |

## 6 Nephrologie

| | | |
|---|---|---|
| 6.3 | Proteinurie | 178 |
| 6.3 | Hämaturie | 180 |
| 6.3 | Glomerulonephritis (GN) | 182 |
| 6.8 | Diabetische Nephropathie | 190 |

## 8 Endokrinologie

| | | |
|---|---|---|
| 8.2 | Endokrine Orbitopathie: Stadieneinteilung | 208 |
| 8.3 | Osteoporose: Stadieneinteilung | 215 |
| 8.5 | Diabetische Neuropathie | 224 |

## 9 Rheumatologie

| | | |
|---|---|---|
| 9.1 | Rheumatoide Arthritis: Klassifikationskriterien | 238 |
| 9.2 | Spondyloarthritiden | 240 |
| 9.2 | Sakroiliitis: Radiologische Charakteristika | 241 |
| 9.2 | Rheumatisches Fieber: Jones-Kriterien | 247 |
| 9.3 | SLE: Klassifikationskriterien des American College of Rheumatology (ACR) | 250 |
| 9.3 | Differenzialdiagnosen bei Muskelschwäche und Myalgien | 252 |

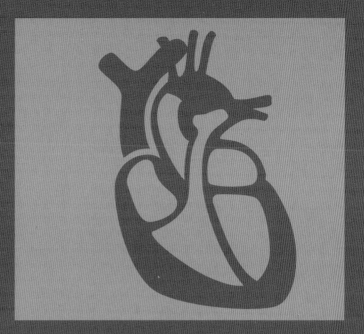

# Kardiologie

- 1.1 Herzfehler
- 1.2 Perikarderkrankungen
- 1.3 Myokarderkrankungen
- 1.4 Endokarditis
- 1.5 Herzinsuffizienz
- 1.6 Pulmonale Hypertonie (Cor pulmonale)
- 1.7 Koronare Herzerkrankung (KHK) und stabile Angina pectoris
- 1.8 Akutes Koronarsyndrom
- 1.9 Herzrhythmusstörungen
- 1.10 Arterielle Hypertonie
- 1.11 Schock

# 1 Kardiologie

## 1.1 Herzfehler

### 1.1.1 Allgemeines

**?** Eine einfache, aber effektive Methode zur Diagnostik von Herzklappenfehlern ist die Auskultation. Wo auskultieren Sie welche Herzklappe am besten?

Die **Aortenklappe** lässt sich am besten im 2. Interkostalraum, kurz ICR, rechts parasternal, die **Pulmonalklappe** im 2. ICR links parasternal auskultieren. Die **Trikuspidalklappe** wird im 5. ICR rechts parasternal, die **Mitralklappe** im 5. ICR links in der Medioklavikularlinie auskultiert. Siehe Abb. 1.1

**MERKE.** Merkspruch für die Auskultationsorte: „Anton Pulmonalis trinkt Milch um 22:55 Uhr."

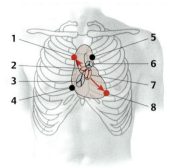

**Abb. 1.1** Auskultation der Herzklappen: Projektion der Herzklappen auf die ventrale Thoraxwand. 1 Auskultationsstelle Aortenklappe, 2 Aortenklappe, 3 Trikuspidalklappe, 4 Auskultationsstelle Trikuspidalklappe, 5 Auskultationsstelle Pulmonalklappe, 6 Pulmonalklappe, 7 Mitralklappe, 8 Auskultationsstelle Mitralklappe (aus Gahl, K., Fischer, M., Gebel, M.: Auskultation und Perkussion, 16. Auflage, Georg Thieme Verlag, 2014).

**?** Welche Körperhaltung sollte der Patient für die Auskultation der Aorten- bzw. Mitralklappe einnehmen?

**Aortenklappengeräusche** lassen sich besonders gut im Sitzen auskultieren. Geräusche über der **Mitralklappe** sind am besten in Linksseitenlage hörbar.

**?** Bei der Untersuchung des Herzens tasten Sie lateral der Medioklavikularlinie einen Herzspitzenstoß, der vom 5. bis in den 7. ICR reicht. Was sagt Ihnen dieser Befund?

Ein lateral der Medioklavikularlinie bis in den 7. ICR tastbarer Herzspitzenstoß deutet auf einen **vergrößerten linken Ventrikel** hin.

**MERKE.** Beim Gesunden lässt sich der Herzspitzenstoß im 4. oder 5. ICR links, etwas medial der Medioklavikularlinie tasten.

### 1.1.2 Angeborene Herzfehler

**?** Welchen typischen Auskultationsbefund können Sie bei Patienten mit Ventrikelseptumdefekt, kurz VSD, hören?

Charakteristische Auskultationsbefunde sind ein hochfrequentes, holosystolisches **Pressstrahlgeräusch**, das im 3.-4. ICR links parasternal auskultiert werden kann, und ein **gespaltener 2. Herzton**.

**MERKE.** Der VSD ist der häufigste Herzfehler mit primärem Links-Rechts-Shunt.

**?** Wie hängt der Auskultationsbefund bei einem VSD von der Defektgröße ab?

Der typische Auskultationsbefund ist besonders **gut** bei einem **kleinen** VSD zu hören. Je **größer** der Shunt ist, umso **leiser** ist das Geräusch und die Spaltung des 2. Herztons ist nicht mehr eindeutig zu differenzieren.

**?** Wie entsteht die zunehmende Rechtsherzbelastung bei einem größeren VSD? Welche Folgen hat sie?

Die Lungengefäße sind bei einem Links-Rechts-Shunt einer erhöhten **Volumenbelastung** ausgesetzt. Die Lungenarteriolen adaptieren sich durch zunehmende Sklerosierung an die Verhältnisse. Mit der Zeit werden sie irreversibel umgebaut und der **Lungengefäßwiderstand nimmt zu**. Erreicht er das Niveau des Systemwiderstandes, kommt es zu einer Shuntumkehr. Es entwickelt sich ein **sekundärer Rechts-Links-Shunt** mit Zyanose.

**MERKE.** Die Entwicklung eines sekundären Rechts-Links-Shunts durch Shuntumkehr wird als Eisenmenger-Reaktion bezeichnet.

**?** Unter welchen Beschwerden leiden Patienten mit mittelgroßem bis großem VSD ohne Eisenmenger-Reaktion?

Die Patienten leiden unter
- Wachstumsretardierung und Entwicklungsverzögerung
- eingeschränkter Belastbarkeit
- Belastungsdyspnoe
- Palpitationen
- gehäuften bronchopulmonalen Infekten
- Herzinsuffizienz

# 1.1 Herzfehler

**? Was können Sie zur Therapie eines VSD im Erwachsenenalter sagen?**

Pharmakotherapeutisch steht die adäquate Therapie der Herzinsuffizienz im Vordergrund. Jeder symptomatische oder hämodynamisch relevante VSD muss **operativ verschlossen** werden. Immer häufiger werden auch **interventionelle Katheterverfahren** mit „Schirmchen" eingesetzt, die den Defekt verschließen.

**? Zu welchem Zeitpunkt sollten Patienten mit einem VSD operiert werden?**

Ein VSD muss unbedingt **vor der Shuntumkehr** operiert werden, da eine Operation bei irreversiblen Lungengefäßveränderungen kontraindiziert ist. In diesem Fall bleibt als kurative Maßnahme nur noch die Herz-Lungen-Transplantation.

**? Sie haben den VSD Ihres Patienten mit einem Patchverschluss verschlossen. Nun, 2 Monate später, muss er aufgrund von Zahnschmerzen zum Zahnarzt. Was müssen Sie beachten?**

Patienten bis zu 6 Monate nach Operation oder interventionellem Verschluss eines VSD benötigen vor allen Eingriffen, die zu einer Bakteriämie führen können, eine **Endokarditisprophylaxe**, da ihr Endokarditis-Risiko stark erhöht ist.

> **INFOBOX. Endokarditisprophylaxe**
>
> Indikationen für eine **Endokarditisprophylaxe** bei Hochrisikoeingriff sind:
> lebenslang:
> - **Z. n. Herzklappenersatz** (bei Verwendung von prothetischem Material)
> - Patienten mit **angeborenen Herzfehlern**, die gar nicht bzw. mit Anlage eines Shunts operiert wurden oder bei denen postoperativ eine residuale Klappeninsuffizienz besteht
> - **Endokarditis** in der Anamnese
> - in den ersten 6 postoperativen Monaten:
> - **Z. n. Klappenrekonstruktion** bei Verwendung von prothetischem Material
> - alle **operativ oder interventionell behandelten Herzfehler** bei Verwendung von prothetischem Material

**? Wie wird eine Endokarditisprophylaxe vor zahnärztlichen Eingriffen durchgeführt?**

Therapie der Wahl bei Erwachsenen ist die orale Gabe von 2 g **Amoxicillin**. Ist eine orale Einnahme nicht möglich, können 2 g **Ampicillin** i. v. verabreicht werden. Bei Penicillin- oder Ampicillinallergie erhalten die Patienten 600 mg **Clindamycin** oral oder i. v. Im Idealfall werden die Antibiotika 30–60 Minuten vor dem Eingriff verabreicht.

**? Die Endokarditisprophylaxe wurde vor dem Eingriff vergessen – was machen Sie nun?**

Wurde vor dem Eingriff keine Prophylaxe verabreicht, sollte die Antibiotikagabe innerhalb von **1–2 Stunden nach dem Eingriff** nachgeholt werden.

**? Braucht Ihr Patient vor einer Gastroskopie eine Endokarditisprophylaxe?**

Nein. Bei allen Eingriffen außer bei zahnärztlichen Eingriffen mit Blutungsrisiko (z. B. bei Eingriffen am Gastrointestinal-, Respirations- oder Urogenitaltrakt) besteht die Indikation zur Antibiotikagabe nur noch bei vorbestehenden Infekten, wenn eine Verschleppung der Erreger in die Blutbahn verhindert werden soll.

**? Nennen Sie die häufigste Form des Vorhofseptumdefekts, kurz ASD!**

Mit ca. 80 % ist der sog. **Ostium secundum-Defekt** im Bereich der Fossa ovalis am häufigsten.

**? Eine Patientin mit ASD und tiefer Beinvenenthrombose kann mit einem Mal ihren Arm nicht mehr spüren und bewegen. Woran müssen Sie in diesem Fall denken?**

Durch die offene Verbindung zwischen rechtem und linkem Vorhof kann es bei dieser Patientin zu einer sog. **paradoxen Embolie** mit Übertritt des Thrombus aus dem rechten in den linken Kreislauf gekommen sein. Gelangt der Thrombus in die zerebralen Gefäße, treten abhängig von der Lokalisation **typische neurologische Ausfallserscheinungen** auf.

**? Wann besteht beim ASD eine Indikation zur OP?**

Jeder **symptomatische ASD** ohne pulmonale Hypertonie sollte aus prognostischen Gründen verschlossen werden. Möglich ist ein interventioneller Verschluss durch **Occluder** (z. B. „Schirmchen") oder ein **offener chirurgischer Eingriff**. Besteht bereits eine Shuntumkehr bleibt nur die Herz-Lungen-Transplantation bzw. der ASD-Verschluss und eine Lungentransplantation.

**? Was sind die Charakteristika der Fallot-Tetralogie?**

Bei der Fallot-Tetralogie ist das Infundibulumseptum verlagert. Charakteristisch ist die folgende Befundkonstellation:
- infundibuläre **Obstruktion des rechtsventrikulären Ausflusstrakts**
- großer, druckausgleichender subaortaler **VSD**
- über dem VSD **reitende Aorta**
- **sekundäre Rechtsherzinsuffizienz**

# 1 Kardiologie

**? Nennen Sie das Leitsymptom der Fallot-Tetralogie! Wie kommt es dazu?**

Das wichtigste Symptom ist die **Zyanose**. Sie entsteht durch die Kombination aus Obstruktion der rechtsventrikulären Ausflussbahn und großem VSD. Durch den erhöhten rechtsventrikulären Druck fließt das venöse Blut nicht durch die Lunge, sondern gelangt über den Septumdefekt unoxygeniert in den großen Kreislauf.

**? Warum nehmen Patienten mit Fallot-Tetralogie häufig eine Hockstellung ein?**

In der Hockstellung **steigt der Druck im Systemkreislauf**, der Shuntfluss über den Defekt nimmt ab und es gelangt mehr Blut zur Oxygenierung in die Lunge.

**? Ihnen wird ein 25-jähriger Patient mit Verdacht auf adulte Aortenisthmusstenose vorgestellt. Auf welches Leitsymptom müssen Sie bei der körperlichen Untersuchung achten? Nach welchen Symptomen sollten Sie den Patienten fragen?**

Leitsymptom der Aortenisthmusstenose ist eine **pathologische Blutdruckdifferenz** zwischen Armen und Beinen: Durch den hohen Blutdruck in der oberen Körperhälfte (die Abgänge der Armarterien liegen prästenotisch) klagen die Patienten über typische **Hochdruckbeschwerden** wie Kopfschmerzen, Nasenbluten und Schwindel. Der niedrige Blutdruck in der unteren Körperhälfte führt zu **Hypoperfusionszeichen** wie z. B. kalten Extremitäten.

**? Sie fertigen von Ihrem Patienten mit adulter Aortenisthmusstenose eine Röntgenthoraxaufnahme an. Welches klassische Röntgenzeichen erwarten Sie und wie entsteht es?**

Bei der adulten Aortenisthmusstenose sind im Röntgenbild **Rippenusuren** nachweisbar, die durch **Umgehungskreisläufe** im Bereich der Interkostalarterien entstehen. Durch diese Kollateralkreisläufe wird die Blutversorgung der unteren Extremität sichergestellt.

> **MERKE.** Aufgrund der Kollateralkreisläufe zwischen oberen und unteren Extremitäten sind bei der adulten Aortenisthmusstenose Beine und Füße nicht zyanotisch.

## 1.1.3 Erworbene Herzfehler

**? Welche ist die häufigste erworbene Klappenanomalie?**

Die häufigste Klappenanomalie ist der **Mitralklappenprolaps**, bei der sich das überdimensioniert große hintere Mitralklappensegel während der Systole in den linken Vorhof wölbt.

**? Sagen Sie kurz etwas zu Auskultationsbefund und Klinik des Mitralklappenprolapses!**

Charakteristischer Auskultationsbefund ist der **mesosystolische Klick**. Die meisten Patienten sind **asymptomatisch**. In ca. 10 % der Fälle kann es zu Palpitationen, verminderter Belastbarkeit, Herzrhythmusstörungen und Klappeninsuffizienz kommen. Das Risiko für einen plötzlichen Herztod ist erhöht.

**? Wann sollten Sie einen Mitralklappenprolaps klinisch engmaschig kontrollieren?**

Sobald eine **Klappeninsuffizienz** auftritt, muss der Herzfehler engmaschig echokardiografisch kontrolliert werden.

**? Ihnen wird eine ältere Patientin vorgestellt, die am frühen Vormittag bei der Gartenarbeit für etwa 1 Minute bewusstlos geworden ist. Die begleitende Enkelin berichtet, dass sich ihre Großmutter seit einiger Zeit weniger belastbar gefühlt habe, in der Vergangenheit sei es immer wieder zu belastungsabhängigen Brustschmerzen und Luftnot gekommen. An welchen Herzklappenfehler denken Sie?**

Anamnese und Vorgeschichte lassen an eine Synkope im Rahmen einer **höhergradigen Aortenklappenstenose** denken.

**? Wie können Sie die Verdachtsdiagnose einer Aortenklappenstenose nicht-invasiv sichern?**

Diagnostisch werden in erster Linie der Auskultations- und der Echokardiografiebefund genutzt:
- **Auskultatorisch** ist bei einer Aortenklappenstenose ein raues spindelförmiges Systolikum im 2. Interkostalraum rechts parasternal zu hören, das häufig in die Karotiden fortgeleitet wird. Bei hochgradiger Stenose ist der 2. Herzton abgeschwächt und evtl. paradox gespalten. Dies bedeutet, dass der Schlusston der Pulmonalklappe vor dem der Aortenklappe zu hören ist.
- Mit der transthorakalen oder transösophagealen **Echokardiografie mit Dopplersonografie** können die Klappenverkalkung, der beschleunigte Blutfluss bzw. die Drucksteigerung über der Stenose nachgewiesen und das Ausmaß der eingeschränkten Klappenöffnungsfläche beurteilt werden.

**? Wie therapieren Sie Ihre Patientin mit Aortenklappenstenose?**

Da die Patientin bereits unter Symptomen der Linksherzinsuffizienz leidet, besteht eine **dringliche OP-Indikation** mit Ersatz der stenosierten Herzklappe.

> **MERKE.** Grundsätzlich gilt: Eine Aortenklappenstenose sollte immer vor Auftreten einer linksventrikulären Dekompensation operiert werden, da sich die Prognose ansonsten verschlechtert!

## 1.1 Herzfehler

**? Für welche Form des Herzklappenersatzes entscheiden Sie sich bei Ihrer älteren Patientin mit Linksherzinsuffizienz? Begründen Sie Ihre Wahl!**

Bei der älteren Patientin sollte die Herzklappe durch eine **biologische Prothese** aus tierischem oder menschlichem Gewebe ersetzt werden. Da biologische Materialien **wenig thrombogen** wirken, müssen die Patienten im Anschluss an die OP nicht langfristig, sondern nur für 3 Monate mit Phenprocoumon (Marcumar®) antikoaguliert werden. Der wesentliche Nachteil biologischer Prothesen ist ihre begrenzte Haltbarkeit, was im höheren Alter nur eine untergeordnete Rolle spielt.

**MERKE.** Die Antikoagulation nach Kunstklappenersatz wird durch die langfristige Gabe von Phenprocoumon (Marcumar®) sichergestellt. Direkte Antikoagulantien wie Dabigatran, Rivaroxaban, Apixaban und Edoxaban sind bei Kunstklappenersatz noch nicht genügend untersucht.

**MERKE.** Bei älteren Patienten mit erhöhtem perioperativem Risiko ist der minimal-invasive transapikale Aortenklappenersatz (TAVI) mit artifiziellen Prothesen eine gute Alternative zur offenen OP.

**? Wie unterscheidet sich die Blutdruckamplitude bei Aortenklappenstenose von der bei Aortenklappeninsuffizienz?**

Bei der **Aortenklappenstenose** ist die Blutdruckamplitude durch das verminderte Schlagvolumen verringert. Im Rahmen einer **Aortenklappeninsuffizienz** fließt ein Teil des ausgeworfenen Blutes während der Diastole zurück in den linken Ventrikel und addiert sich beim nächsten Herzschlag zum Schlagvolumen. Die Folge ist eine große Blutdruckamplitude.

**? Kennen Sie einen charakteristischen, inspektorisch sichtbaren Befund bei Patienten mit Aortenklappeninsuffizienz, der sich durch die große Blutdruckamplitude erklären lässt?**

Durch die große Blutdruckamplitude zeigen sich pulsatorische Phänomene wie ein **pulssynchrones Kopfnicken** oder sichtbare Pulsationen in den Karotiden. Außerdem berichten die Patienten häufig über ein pulssynchrones Rauschen im Kopf.

**MERKE.** Das pulssynchrone Kopfnicken bei Patienten mit Aortenklappeninsuffizienz wird auch als Musset-Zeichen bezeichnet.

**? Beschreiben Sie den Auskultationsbefund bei Aortenklappeninsuffizienz!**

Auskultatorisch ist direkt nach dem 2. Herzton ein **diastolisches Decrescendo-Geräusch** zu hören. Das große Schlagvolumen führt zu einer relativen Aortenstenose, die sich als **spindelförmiges Systolikum** manifestiert.

**? Ich gebe Ihnen folgenden Auskultationsbefund vor: paukender 1. Herzton, hochfrequentes Diastolikum mit nachfolgendem diastolischen Decrescendo, präsystolisches Crescendo. Um welchen Herzfehler handelt es sich und wie kommen die Geräuschphänomene zustande?**

Der Auskultationsbefund ist charakteristisch für eine **Mitralklappenstenose**:
- Der paukende 1. Herzton und das hochfrequente Diastolikum, auch als **Mitralöffnungston** bezeichnet, entstehen durch das laute Umschlagen des Mitralsegels, wenn der Kammerdruck den Vorhofdruck unterschreitet.
- Das **diastolische Decrescendo** ist die Folge des erschwerten Blutflusses aus dem Vorhof in den Ventrikel.
- Das **präsystolische Crescendo** entsteht durch die Vorhofkontraktion.

**? Nennen Sie eine häufige Komplikation der Mitralklappenstenose, bei der das Präsystolikum nicht mehr zu hören ist!**

Infolge der Drucksteigerung im linken Vorhof kann es zu **Vorhofflimmern mit absoluter Arrhythmie** kommen. Da dann eine suffiziente Vorhofkontraktion fehlt, fällt das Präsystolikum weg.

**? Ein Patient mit Mitralklappenstenose klagt über ständigen nächtlichen Husten, dem auch manchmal Blut beigemischt ist. Außerdem sind ihm seit einiger Zeit Schwellungen an den Beinen aufgefallen. Wie erklären Sie sich diese Befunde?**

Die Symptome lassen sich durch den Blutrückstau in den kleinen Kreislauf erklären, der im Verlauf zu **Lungenstauung**, **pulmonaler Hypertonie** und **Rechtsherzinsuffizienz** führt.

**? Nennen Sie Ursachen für die akute, die chronische und die relative Mitralklappeninsuffizienz!**

- Eine **akute** Mitralklappeninsuffizienz entsteht durch Ruptur der Sehnenfäden bzw. Nekrose der Papillarmuskeln als Komplikation eines Myokardinfarkts oder einer Endokarditis.
- Eine **chronische** Mitralklappeninsuffizienz ist die Folge degenerativer Herzklappenveränderungen oder eines Mitralklappenprolapses.
- Eine **relative** Mitralklappeninsuffizienz kann sich im Rahmen einer dilatativen Kardiomyopathie entwickeln.

**? Wie können Sie im Röntgenbild eine Mitralklappeninsuffizienz von einer Mitralklappenstenose unterscheiden?**

Bei der Unterscheidung zwischen Mitralinsuffizienz und -stenose hilft der Blick auf die **Größe der linken Kammer**: Bei der Mitralklappenstenose ist diese normal konfiguriert, bei höhergradiger Mitralklappeninsuffizienz ist der linke Ventrikel vergrößert (Abb. 1.2).

13

# 1 Kardiologie

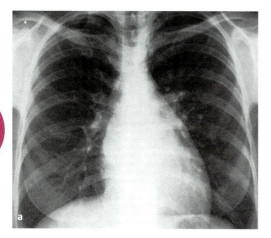

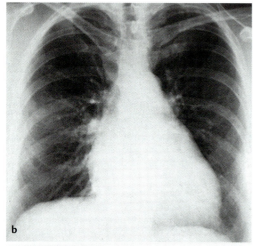

**Abb. 1.2 Röntgen Thorax: a** Mitralstenose mit Vergrößerung des linken Vorhofs, des rechten Ventrikels und des Pulmonalarterienstamms; **b** Mitralinsuffizienz mit Vergrößerung des linken Vorhofs und des linken Ventrikels (aus Burgener, F. A., Kormano, M., Pudas, T.: Differential Diagnosis in Conventional Radiology, 3. Auflage, Georg Thieme Verlag, 2007).

- **vergrößerter linker Vorhof** mit Impression des Ösophagus und Einengung des Retrosternalraums
- **Erweiterung der Pulmonalarterien**, Aufspreizung der Trachealbifurkation und Ausbildung strichförmiger Schatten, der sog. **Kerly B-Linien**, als Folge der pulmonalvenösen Stauung
- eine **Vergrößerung des rechten Herzrandes** durch Dilatation von rechtem Vorhof und Ventrikel infolge der Rechtsherzbelastung.

> **INFOBOX. Einteilung der Herzfehler**
>
> Herzfehler lassen sich nach dem Zeitpunkt ihres Auftretens (**angeboren** oder **erworben**) und nach ihrer **Pathophysiologie** unterteilen:
> - Bei den **angeborenen** Herzfehlern werden **azyanotische** und **zyanotische** Herzfehler unterschieden:
>   - **Zyanotischen Herzfehlern** liegt ein primärer Rechts-Links-Shunt zugrunde, d. h. ein Teil des Blutes fließt nicht in die Lunge, sondern direkt unoxygeniert in den großen Kreislauf.
>   - Die Ursache von **azyanotischen Herzfehlern** ist entweder eine Obstruktion des Ausflusstrakts oder ein primärer Links-Rechts-Shunt. Bei letzterem kommt es zu einer Volumenbelastung der Lungengefäße, des linken Vorhofs und des linken Ventrikels.
> - Bei den **erworbenen** Herzfehlern wird zwischen **Klappenstenosen** mit Druckbelastung und **Klappeninsuffizienzen** mit Volumenbelastung unterschieden. Selbstverständlich können beide Formen auch gemeinsam vorkommen. In diesem Fall wird von einem **kombinierten Herzvitium** gesprochen.

## 1.2 Perikarderkrankungen

**? Was verstehen Sie unter einem Pulsus paradoxus? Wie entsteht dieses Phänomen?**

Als Pulsus paradoxus wird ein **inspiratorischer Blutdruckabfall > 10 mmHg** bezeichnet. Physiologisch ist ein inspiratorischer Blutdruckabfall um etwa 5 mmHg durch die verminderte Füllung des linken Ventrikels während des Einatmens. Ist die diastolische Füllung des linken Ventrikels durch zusätzliche Faktoren behindert, sinkt der systolische Blutdruck beim Einatmen so stark, dass er peripher nicht mehr zu tasten ist.

**? Für welche Erkrankungen ist ein Pulsus paradoxus typisch?**

Ein Pulsus paradoxus kann bei Patienten mit **Herzbeuteltamponade** oder **konstriktiver Perikarditis** durch Einengung des Herzbeutels und bei Patienten mit **Spannungspneumothorax** oder **schwerem Asthmaanfall** durch Kompression von außen auftreten.

**? An welche Form erinnert die Herzsilhouette bei Aortenvitien?**

Von einer **aortalen Herzkonfiguration** spricht man bei nach links ausladendem Ventrikel, der an einen Holzschuh erinnert.

**? Nennen Sie radiologische Befunde, die Sie sowohl bei der Mitralklappeninsuffizienz als auch bei der Mitralklappenstenose finden können!**

Folgende Befunde sind bei beiden Klappenfehlern im Thorax-Röntgen zu finden:

## 1.2 Perikarderkrankungen

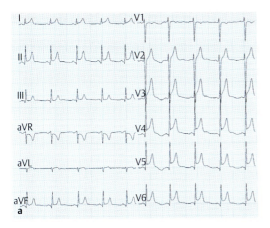

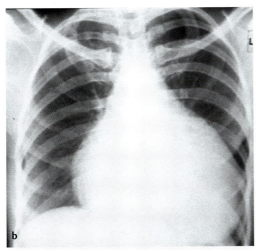

**Abb. 1.3 Befunde des Patienten. a** EKG (aus Hamm, C., Willems, S.: Checkliste EKG, 4. Auflage, Georg Thieme Verlag, 2014); **b** Röntgen Thorax (aus Flachskampf, F. A.: Praxis der Echokardiografie, 3. Auflage, Georg Thieme Verlag, 2010).

**? Sie werden im Dienst zu einem Patienten mit starker Atemnot, sichtbar gestauten Halsvenen und Beinödemen gerufen. Auf der Suche nach der Ursache werfen Sie einen Blick in die Patientenakte und finden dabei folgenden EKG- und Röntgenbefund (siehe Abb. 1.3) vom Vortag. Was erkennen Sie und welche Diagnose stellen Sie?**

Das **EKG** zeigt konkavbogige ST-Streckenhebungen in mehreren Ableitungen, eine Niedervoltage und ein elektrisches Alternans, d.h. der QRS-Komplex verändert seine Größe. Im **Röntgenbild** ist der Herzschatten vergrößert und zeigt die sog. Bocksbeutelform. EGK- und Röntgenbefunde sind typisch für eine **exsudative Perikarditis**.

**? Wie ändern sich Klinik und Auskultationsbefund beim Übergang einer trockenen in eine exsudative Perikarditis?**

Patienten mit **trockener Perikarditis** klagen häufig über stärkste atemabhängige retrosternale Schmerzen, die sich beim Husten oder Hinlegen verstärken. Auskultatorisch ist neben den Herztönen typischerweise ein ohrnahes, systolisch-diastolisches raues Reibegeräusch zu hören. Beim Übergang in eine **feuchte Perikarditis** nimmt das Perikardreiben ab, die Herztöne werden leiser und die Schmerzen verschwinden häufig.

**? Nennen Sie die wichtigste Komplikation einer exsudativen Perikarditis!**

Steigt die Ergussmenge über 400 ml an, droht die Entwicklung einer **Herzbeuteltamponade**.

**? Die Perikarditis ist auch Teil des sog. Postkardiotomiesyndroms nach Herz-OP. Wie behandeln sie ein Postkardiotomiesyndrom?**

Das Postkardiotomiesyndrom ist eine vermutlich autoimmun vermittelte Entzündungsreaktion nach herzchirurgischem Eingriff, die oft erst nach Monaten mit Fieber, Schmerzen, Pleura- oder Perikarderguss, erhöhten Entzündungswerten und ggf. Polyarthritis auftritt. Die Perikarditis nach Kardiotomie spricht gut auf Nichtsteroidale Antirheumatika (**NSAR**) sowie auf **Steroide** an.

**? Wie können Sie einen Perikarderguss bzw. eine Herzbeuteltamponade am sensitivsten nachweisen?**

Der sensitivste Nachweis gelingt mit der **Echokardiografie**. Sie kann bereits Ergussmengen ab 50 ml erfassen.

**? Wie verhalten sich Blutdruck und zentraler Venendruck bei Patienten mit Herzbeuteltamponade?**

Durch den Rückstau des Blutes vor dem rechten Herzen und das verminderte Auswurfvolumen **steigt** der zentrale Venendruck an, gleichzeitig **fällt** der Blutdruck ab.

> **MERKE.** Eine Herzbeuteltamponade ist ein absoluter Notfall: Es droht der kardiogene Schock!

**? Welche Akuttherapie müssen Sie bei einer Herzbeuteltamponade einleiten und wie führen Sie diese durch?**

Therapie der Wahl ist die sofortige **Entlastungspunktion**. Hierfür wird eine Punktionskanüle unter sterilen Bedingungen und sonografischer Kontrolle aspirierend zwischen Xiphoid und linkem Rippenbogen nach kranial vorgeschoben.

## 1 Kardiologie

**? Was kann man bei rezidivierenden Perikardergüssen tun?**

Bei chronisch rezidivierenden Perikardergüssen kann eine Perikardfensterung, d.h. eine punktuelle Öffnung des Perikards zur langfristigen Verhinderung der Perikardtamponade vorgenommen werden. Der Eingriff kann auch minimal invasiv (thorakoskopisch) durchgeführt werden.

**? Woran denken Sie, wenn ein Patient an ausgeprägten Symptomen einer Rechtsherzinsuffizienz leidet, auf dem Röntgenbild aber keine Herzdilatation zu sehen ist?**

Diese Konstellation lässt an eine **Pericarditis constrictiva** denken, die als Spätkomplikation einer akuten Perikarditis auftreten kann. Manchmal finden sich im Röntgenbild und auch sonografisch **verkalkte Perikardschwielen** (Abb. 1.4), echokardiografisch imponiert eine verminderte Bewegungsamplitude des linken Ventrikels.

> **INFOBOX. Ätiologie der akuten Perikarditis**
> - virale (am häufigsten!) oder bakterielle **Infektionen**
> - **Autoimmunerkrankungen** (z. B. systemischer Lupus erythematodes, rheumatoide Arthritis)
> - **Begleitreaktion** nach Kardiotomie oder Myokardinfarkt (Dressler-Syndrom)
> - **Strahlen-** oder **Chemotherapie** (z. B. Doxorubicin)
> - **Tumorerkrankung** mit Perikardbefall
> - **posttraumatisch**
> - **Medikamente** (z. B. Hydralazin, Procainamid)
> - **endokrine** (Myxödem) oder **metabolische Erkrankungen** (Urämie, Gicht)

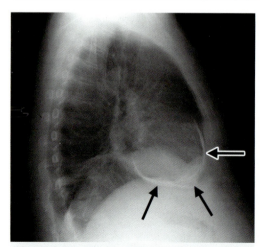

**Abb. 1.4** Seitliche Röntgen-Thorax-Aufnahme mit sichtbaren scholligen Perikardverkalkungen (Pfeile) (aus Claussen, C. D., Miller, S., Fenchel, M. et al.: Pareto-Reihe Radiologie Herz, Georg Thieme Verlag, 2006).

## 1.3 Myokarderkrankungen

### 1.3.1 Kardiomyopathien

**? Sie sind als Notarzt bei einem Leichtathletikwettbewerb tätig. Plötzlich werden Sie gerufen, da ein junger Mann während des Hürdenlaufs ohnmächtig zusammengebrochen ist. Die Reanimation bleibt erfolglos. An welche Erkrankung denken Sie?**

Die häufigste Ursache für den plötzlichen Herztod bei jungen Sportlern ist die **hypertrophe obstruktive Kardiomyopathie**.

**? Welche anatomischen und funktionellen Veränderungen liegen der hypertrophen Kardiomyopathie zugrunde?**

Bei der hypertrophen Kardiomyopathie kommt es zu einer **asymmetrischen linksventrikulären Hypertrophie**, meist im Bereich des Septums. Abhängig vom Schweregrad kann der linksventrikuläre Ausflusstrakt eingeengt sein, was zu einer vermehrten Druckbelastung des Ventrikels und zu einer Zunahme der Hypertrophie führt. In diesen Fällen wird von einer **hypertrophen obstruktiven Kardiomyopathie** gesprochen. Die Obstruktion macht sich v.a. am Ende der Systole bemerkbar, da die Ausflussbahn durch die Kontraktion des Ventrikels weiter eingeengt wird. Es handelt sich also um eine **dynamische Stenose**. Zusätzlich ist die Dehnbarkeit des linken Ventrikels durch die Herzmuskelhypertrophie herabgesetzt, so dass die diastolische Ventrikelfüllung vermindert ist.

**? Die Eltern des jungen Mannes sind durch den plötzlichen Tod geschockt und erzählen Ihnen, dass ihr Sohn niemals über Symptome geklagt habe. Sie wollen nun von Ihnen wissen, ob man die hypertrophe obstruktive Kardiomyopathie nicht bereits früher hätte bemerken können. Was sagen Sie ihnen?**

Leider kann der plötzliche Herztod die **Erstmanifestation** einer hypertrophen obstruktiven Kardiomyopathie sein. Einige Patienten leiden unter belastungsabhängigen pektanginösen Beschwerden, Dyspnoe und Palpitationen infolge von Herzrhythmusstörungen.

**? Die Eltern berichten Ihnen, dass ihr an hypertropher obstruktiver Kardiomyopathie verstorbener Sohn eine Schwester hat. Was raten Sie den Eltern?**

Da die Erkrankung **vererbbar** ist, sollten Familienangehörige auf jeden Fall einen Kardiologen aufsuchen, um weitere Erkrankungsfälle abzuklären.

**? Bei der Schwester des Patienten kann in der Echokardiografie ebenfalls eine hypertrophe obstruktive Kardiomyopathie nachgewiesen werden. Welche Therapieoptionen haben Sie?**

## 1.3 Myokarderkrankungen

Die Patientin sollte sich **körperlich schonen**, positiv inotrope Substanzen sind kontraindiziert. Besonders geeignet zur medikamentösen Therapie sind frequenzsenkende Mittel wie **β-Blocker** und **Kalziumantagonisten**, die zu einer verlängerten Füllungsphase des linken Ventrikels führen. Eine **transarterielle Instillation von Alkohol** in den Septal-Ast ist ein möglicher minimal invasiver Eingriff, in dessen Folge ein Teil des Septums nekrotisch wird und die Obstruktion der Ausflussbahn abnimmt. Ein **ICD** (implantierter Defibrillator) sollte primärprophylaktisch bei Auftreten von ventrikulären Tachykardien, linksventrikulärer Hypertrophie, rezidivierenden Synkopen oder mehreren Herztodfällen in der Familie implantiert werden.

**?** Wie beurteilen Sie den Einsatz von Nitraten und Herzglykosiden in der Therapie der hypertrophen obstruktiven Kardiomyopathie?

Sowohl positiv inotrope Medikamente wie Herzglykoside und Katecholamine als auch Vor- und Nachlast-senkende Medikamente wie Nitrate und ACE-Hemmer sind bei der hypertrophen Kardiomyopathie **kontraindiziert**:
- **Positiv inotrope** Medikamente verstärken die Kontraktilität des Ventrikels, die systolische Obstruktion nimmt zu, das Schlagvolumen sinkt.
- **Vor- und Nachlastsenker** erhöhen zusätzlich den intraventrikulären Druckgradienten und vermindern so das Herzzeitvolumen.

**?** In Ihrer Praxis berichtet ein junger Patient, dass er unter wiederkehrenden Infektionen leidet. Kardiologische Vorerkrankungen lassen sich nicht eruieren. In der Röntgenthoraxaufnahme sehen Sie ein massiv vergrößertes Herz. An welche Ursache denken Sie?

Eine ubiquitäre Herzvergrößerung ohne zugrundeliegende Ursachen wie Hypertonie, Klappenvitien oder myokardiale Ischämie lassen an eine **dilatative Kardiomyopathie** denken.

**?** Wodurch kann eine dilatative Kardiomyopathie, kurz DCM, ausgelöst werden?

Dilatative Kardiomyopathien haben in den meisten Fällen keine bekannte Ursache (**idiopathisch**), häufig sind sie **genetisch** bedingt. **Sekundäre** dilatative Kardiomyopathien werden sehr häufig durch Alkoholmissbrauch ausgelöst oder von Vorerkrankungen wie KHK, Klappenvitien, arterieller Hypertonie, neuromuskulären Erkrankungen und Stoffwechselstörungen verursacht. Ebenfalls kann sie medikamentös-toxische Ursachen haben, inflammatorisch nach Myokarditis oder peripartal auftreten.

**?** Wie therapieren sie eine DCM?

Die Patienten sollten sich körperlich schonen und kardiotoxische Substanzen (z. B. Alkohol) meiden. Wenn eine kausale Therapie, z. B. bei den oben genannten Vorerkrankungen, möglich ist, sollte diese durchgeführt werden. Wichtige Maßnahmen sind eine leitliniengerechte **Herzinsuffizienztherapie**, ggf. eine **Antikoagulation** oder auch eine **Resynchronisationstherapie**. Frühzeitig muss auch an eine **Herztransplantation** gedacht werden, eine Überbrückung ist durch mechanischen Herzersatz stationär möglich (siehe Tab 1.1).

### 1.3.2 Myokarditis

**?** Eine junge Frau wird im Februar tot im Bett gefunden. Auf Nachfrage berichtet der Ehemann, dass seine Frau eigentlich nie ernsthaft krank gewesen sei, in den letzten Tagen habe sie aber über Kopf- und Gliederschmerzen geklagt. An welche Todesursache denken Sie?

Die wahrscheinlichste Todesursache ist eine **Myokarditis** mit **Herzrhythmusstörungen** im Rahmen eines grippalen Infekts oder einer Influenza. Auch wenn eine Myokarditis in den meisten Fällen asymptomatisch oder milde verläuft, werden immer wieder fulminante Verläufe mit letalem Ausgang beobachtet.

> **MERKE.** Am häufigsten tritt eine Myokarditis nach einem viralen, bakteriellen oder parasitären Infekt auf. Infektiöse Myokarditiden werden in Zusammenhang mit Parvovirus B19, Entero-, Adeno-, Herpes- und Influenzaviren, Borreliose, Diphtherie oder Chagas-Krankheit beobachtet. Zu den nicht-infektiösen Myokarditiden zählen die Begleitmyokarditiden im Rahmen von Systemerkrankungen wie Kollagenosen oder Sarkoidose, die medikamentös-toxische Myokarditis (z. B. durch Adriamycin) und die Myokarditis bei rheumatischem Fieber.

**?** Wie können Sie als Hausarzt frühzeitig die Diagnose einer Myokarditis stellen?

Die Myokarditis ist leider schwierig zu diagnostizieren. Die EKG-Veränderungen sind unspezifisch. Sie können, müssen aber nicht auftreten. Beobachtet werden v. a. **ST-Senkungen**, **Reizleitungsstörungen** und **Extrasystolen**. Auch die klinische Symptomatik ist bis zum Auftreten der Herzinsuffizienzzeichen häufig nicht sehr ausgeprägt.

**?** Eine andere Patientin hat Glück und wird mit Herzinsuffizienzzeichen unter dem Verdacht einer Myokarditis auf Ihre Station eingewiesen. Wie gehen Sie nun diagnostisch vor?

Mithilfe der **bildgebenden Verfahren** wie Röntgen Thorax und Echokardiografie können Aussagen über Pumpschwäche und Herzdilatation im Verlauf getroffen werden. Im **Labor** sind in der Regel die Herzenzyme CK-MB, CK, Myoglobin und Troponin erhöht. Gelegentlich finden sich antimyolemmale und antisarkolemmale IgM-Antikörper. Die Labordiagnostik dient in erster Linie der Ursachenfindung. Daher sollte eine Viren- und Bakterienserologie und ein Antikörpersuchtest als Hinweis auf eine rheumatische Systemerkrankung abgenommen werden. Diagnostischer Goldstandard ist die **Myokardbiopsie**, mit deren Hilfe eine

# 1 Kardiologie

**Tab. 1.1** Klassifikation primärer Kardiomyopathien.

| | vorherrschender Pathomechanismus | vorherrschende Klinik und Komplikationen |
|---|---|---|
| **dilatative Kardiomyopathie** | systolische Pumpstörung | Globalinsuffizienz<br>Herzrhythmusstörungen<br>Vorhofflimmern<br>kardiale Embolien |
| **hypertrophe (obstruktive) Kardiomyopathie** | diastolische Compliancestörung endsystolische dynamische Stenose | Angina pectoris<br>Dyspnoe<br>Herzrhythmusstörungen<br>Synkope<br>plötzlicher Herztod |
| **restriktive Kardiomyopathie** | diastolische Compliancestörung | Rechtsherzinsuffizienz |
| **arrhythmogene rechtsventrikuläre Kardiomyopathie** | systolische und diastolische Funktionsstörung mit elektrischer Instabilität | Rechtsherzinsuffizienz<br>Herzrhythmusstörungen<br>plötzlicher Herztod<br>EKG: Typische Epsilonwelle am Ende eines verbreiterten QRS-Komplex |
| **isolierte noncompaction-Kardiomyopathie** | Vermehrte Trabekularisierung des Myokards | Herzinsuffizienz<br>Schlaganfall<br>Herzrhythmusstörung |
| **Stress Kardiomyopathie (Broken Heart Syndrome)** | durch Stress oder Emotionen ausgelöste apikal lokalisierte Bewegungsstörung | EKG: infarktypische Veränderungen akute reversible linksventrikuläre Dysfunktion mit Herzinsuffizienz |

histologische Klassifikation nach den Dallas-Kriterien und ein Virusnachweis mittels PCR möglich ist. Unterschieden werden eine aktive Myokarditis mit entzündlichen Infiltrationen und Nekrosen und die Borderline-Myokarditis mit entzündlichen Infiltrationen ohne Myozytolysen.

## 1.4 Endokarditis

**?** Zu Ihnen kommt ein 55-jähriger Patient, der über rezidivierendes Fieber und Abgeschlagenheit in den letzten 4 Wochen klagt. Die einzige bekannte Vorerkrankung ist ein rheumatisches Fieber im Jugendalter. Vor 5 Wochen seien ihm 2 Zähne gezogen worden. Bei der Auskultation hören Sie ein unspezifisches Herzgeräusch, das laut Patient bislang in keiner Untersuchung festgestellt wurde. An welches Krankheitsbild denken Sie?

Die klinischen Symptome mit rezidivierendem Fieber und Abgeschlagenheit sind relativ unspezifisch. Wegweisend sind die anamnestischen Hinweise auf das **rheumatische Fieber** und die Zahnextraktion sowie der Auskultationsbefund. Gemeinsam mit der beschriebenen Symptomatik handelt es sich am ehesten um eine **subakute bakterielle Endokarditis**.

> **MERKE.** Bei Fieber und neu aufgetretenem bzw. verändertem Herzgeräusch muss immer an eine Endokarditis gedacht werden!

**?** Welche Rollen spielen das rheumatische Fieber in der Kindheit und die Zahnextraktion vor 5 Wochen in der Pathogenese der Endokarditis?

Im Rahmen des rheumatischen Fiebers kommt es relativ häufig zu einem meist asymptomatischen Befall der Herzklappen. Der **entstandene Klappenschaden** prädisponiert aber im späteren Leben für die Entwicklung einer Endokarditis. Im Rahmen der Zahnextraktion kommt es zu einer kurzzeitigen **transitorischen Bakteriämie**, in deren Verlauf sich die zirkulierenden Bakterien an den geschädigten Herzklappen ablagern können.

**?** Welche Ursachen einer Endokarditis kann man unterscheiden?

Eine Endokarditis kann bedingt sein durch **Infektion** (am häufigsten), **immunologische Ursachen** (Antigen-Antikörperkomplexe, z.B. Libmann-Sachs-Endokarditis bei Lupus erythematodes), **endomyokardiale Fibrose** (v.a. in den Tropen) und **Arzneimittel** (z.B. Pergolid, Cabergolid)

**?** Welche beiden Verlaufsformen der infektiösen Endokarditis kennen Sie? Nennen Sie die wesentlichen Unterschiede hinsichtlich Disposition, Erregerspektrum und Klinik!

Bei der infektiösen Endokarditis werden eine **subakute** und eine **akute Verlaufsform** unterschieden:

## 1.4 Endokarditis

- Häufigster Erreger der **subakuten Endocarditis lenta** ist Streptococcus viridans, ein Keim der normalen Mundflora. Er ist nur schwach pathogen und befällt daher in der Regel nur vorgeschädigte Klappen oder Herzklappenprothesen. Die Erkrankung beginnt schleichend, die klinischen Symptome sind wenig eindrucksvoll. Leitsymptom ist das undulierende Fieber.
- Die **akute Endokarditis** wird am häufigsten durch Streptokokken, Staphylokokken und gramnegative Bakterien aus der HACEK-Gruppe ausgelöst. Zur HACEK-Gruppe gehören **H**aemophilus parainfluenzae, **A**ctinobacillus, **C**ardiobacterium, **E**ikinella und **K**ingella. Die Erreger sind hoch pathogen und können auch intakte Herzklappen befallen. Sie führen in kürzester Zeit zu einer Zerstörung des Klappenapparates mit zunehmender Herzinsuffizienz.

**? Mit welchen Manifestationen rechnen Sie bei einem Patienten mit akuter infektiöser Endokarditis?**

Die akute infektiöse Endokarditis kann sich prinzipiell an jedem Organ manifestieren. Häufige Symptome sind:
- **Fieber** mit **Schüttelfrost**
- ausgesprochene **B-Symptomatik**
- **Arthralgien**
- **Hauterscheinungen** mit Petechien und schmerzhaften rötlichen Knötchen (Oslerknötchen, entstehen durch eine Immunkomplexvaskulitis)
- eine **Nierenbeteiligung** in Form der glomerulären Herdnephritis Löhlein
- **bakterielle Mikroembolien** mit Gefahr der Herdenzephalitis, Mikroembolien der Retina oder embolisch bedingten Niereninfarkten
- eine **Splenomegalie**
- eine **progrediente Klappeninsuffizienz** oder **-stenose** mit Entwicklung einer Herzinsuffizienz

**? Welche Untersuchungen sollten Sie bei Verdacht auf Endokarditis unbedingt durchführen?**

Am wichtigsten ist eine umgehende und wiederholte Abnahme von **Blutkulturen** zum Nachweis aerober und anaerober Bakterien. Am günstigsten ist die Abnahme während des Fieberanstiegs. Eine Endokarditis kann in der Bildgebung am besten mithilfe der **transösophagealen Echokardiografie** diagnostiziert werden. Hier können Klappenvegetationen und die Klappendestruktion direkt nachgewiesen werden.

**? Bei welchen Patienten wird am häufigsten eine Endokarditis im Bereich der Trikuspidalklappe beobachtet?**

Bei **i. v.-Drogenabhängigen** können infektiöse Erreger durch verunreinigtes Spritzbesteck in das venöse System eingeschwemmt werden. Typisch ist dann ein Befall der Trikuspidalklappe.

**? Sollten Sie mit der antibiotischen Therapie der Endokarditis auf das Kulturergebnis warten?**

**Nein**. Direkt nach Abnahme der Blutkulturen muss mit einer kalkulierten intravenösen Antibiotikatherapie begonnen werden.

**MERKE.** Bei einer Endokarditis sollten rechtzeitig die Kardiochirurgen hinzugezogen werden, um als ultima Ratio einen Klappenersatz zu planen.

**? Wie sieht die medikamentöse Therapie der Wahl bei infektiöser Endokarditis aus?**

Die Therapie ist unterschiedlich je nach Zeitpunkt des Auftretens einer Endokarditis und je nach Vorbedingungen des jeweiligen Patienten: Bei einer **Nativklappenendokarditis** oder bei einer **späten Endokarditis nach Klappenersatz** sollte eine kalkulierte Antibiose mit Ampicillin, Flucloxacillin und Gentamycin erfolgen. Bei der **frühen Endokarditis nach Klappenersatz** sollte eine Therapie mit Vancomycin, Gentamycin und Rifampicin durchgeführt werden.

**? Wie lange müssen Sie die Antibiotikatherapie bei Endokarditis fortführen?**

Die antibiotische Therapie sollte auch nach Rückgang der klinischen und laborchemischen Entzündungszeichen für **4–6 Wochen** fortgeführt und nach Erhalt des Kulturergebnisses an das Antibiogramm angepasst werden.

> **INFOBOX. Infektiöse Endokarditis: Duke-Kriterien**
>
> Zur Diagnose einer Endokarditis müssen 2 Hauptkriterien, 5 Nebenkriterien oder 1 Hauptkriterium und 3 Nebenkriterien vorliegen.
>
> **Hauptkriterien:**
> - positiver kultureller Nachweis typischer Erreger echokardiografischer Nachweis einer Endokardbeteiligung (Abb. 1.5)
>
> **Nebenkriterien:**
> - prädisponierende Herzerkrankung oder i. v.-Drogenmissbrauch
> - Fieber > 38 °C
> - vaskuläre Phänomene (arterielle Embolien, intrakranielle Blutungen)
> - immunologische Phänomene (Glomerulonephritis, Oslerknötchen)
> - atypischer Echokardiografiebefund (z. B. Perikarderguss)
> - mikrobiologischer Nachweis atypischer Erreger

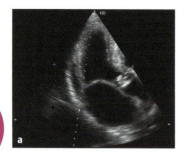 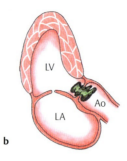

**Abb. 1.5 Aortenklappenendokarditis.**
**a** Sonografie; **b** die Aortenklappe ist im Schema mit Pfeilen bezeichnet. Ao = Aorta, LV = linker Ventrikel, LA = linker Vorhof (nach Böhmeke, T., Schmidt, A.: Checkliste Echokardiographie, 5. Auflage, Georg Thieme Verlag, 2015).

## 1.5 Herzinsuffizienz

**?** Ein 65-jähriger Mann klagt, dass er seit einiger Zeit beim Treppensteigen sehr schlecht Luft bekomme und immer müde sei. Nachts könne er nur noch mit 2 Kissen im Rücken schlafen und müsse häufig Wasser lassen. Die Beine seien immer geschwollen. Auf Nachfrage berichtet er, dass sein Blutdruck zu hoch sei. Er habe hiervon allerdings nie etwas bemerkt, so dass er die verschriebenen Medikamente sehr unregelmäßig eingenommen habe. Woran denken Sie?

Die beschriebenen Symptome (Dyspnoe, Müdigkeit, Flüssigkeitsretention) und der anamnestische Hinweis auf eine langjährige, nur unzureichend therapierte arterielle Hypertonie sprechen für eine **chronische Linksherzinsuffizienz**.

**?** Können Sie anhand der angegebenen Symptome – Luftnot beim Treppensteigen und Schlafen – bereits eine klinische Stadieneinteilung vornehmen?

Die sog. **NYHA-Klassifikation** erlaubt eine Einteilung der Linksherzinsuffizienz nach klinischen Symptomen in Ruhe oder unter Belastung. Ausschlaggebend für die Zuteilung eines Patienten in ein bestimmtes Stadium ist das Auftreten typischer Linksherzinsuffizienzsymptome wie Angina pectoris, Dyspnoe oder Herzrhythmusstörungen abhängig vom Belastungsgrad. Der Patient berichtet über Dyspnoe bei alltäglicher Belastung und **während der Nachtruhe**. Dies entspricht einem **NYHA-Stadium IV** (siehe Tab. 1.2).

**?** Nennen Sie die häufigsten Ursachen einer Links bzw. Rechtsherzinsuffizienz!

Die häufigsten Ursachen der **Linksherzinsuffizienz** sind Hypertonie und KHK. Weitere Ursachen sind Herzrhythmusstörungen, Herzbeuteltamponade, Endo- oder Myokarditis, dilatative Kardiomyopathie und Herzklappenfehler. Die **Rechtsherzinsuffizienz** entwickelt sich am häufigsten als Komplikation einer chronischen Linksherzinsuffizienz. Primär kann sie bei einer Druckerhöhung im kleinen Kreislauf durch Lungenembolien, aber auch durch chronische Lungenerkrankungen (z. B. bei Lungenfibrose, pulmonaler Hypertonie oder COPD) entstehen.

**Tab. 1.2** Linksherzinsuffizienz: NYHA-Klassifikation.

| Stadium | Charakteristika |
| --- | --- |
| NYHA I | Herzerkrankung ohne körperliche Limitation |
| NYHA II | leichte Einschränkung der körperlichen Leistungsfähigkeit und Beschwerden bei alltäglicher Belastung |
| NYHA III | stärkere Beschwerden bei alltäglicher körperlicher Belastung und höhergradige Einschränkung der körperlichen Leistungsfähigkeit, keine Beschwerden in Ruhe |
| NYHA IV | Beschwerden bereits in Ruhe |

**?** Auch bei Ihrem Patienten hat sich die Linksherzinsuffizienz mit hoher Wahrscheinlichkeit auf dem Boden seiner langjährigen, schlecht eingestellten Hypertonie entwickelt. Welchen Befund erwarten Sie im EKG?

Die jahrelange Hypertonie hat zu einer Linksherzhypertrophie geführt, da der linke Ventrikel gegen einen erhöhten Druck anarbeiten musste. Typische **Linksherzhypertrophiezeichen** im EKG sind ein Linkslagetyp, Druckhypertrophiezeichen mit T-Negativierungen und positivem Sokolow-Index in den linksthorakalen Ableitungen V4-V6 und ischämiebedingte ST-Streckenhebungen linkspräkordial.

**?** Bei der körperlichen Untersuchung des herzinsuffizienten Patienten erheben Sie folgende Befunde: feine Rasselgeräusche über der Lunge, Ödeme an den unteren Extremitäten, zentrale Zyanose mit bläulicher Verfärbung von Wangen- und Zungenschleimhaut, leichte Venenstauung an Zungengrund und Hals, leichter Aszites. Beschreiben Sie kurz die Pathogenese dieser Untersuchungsbefunde!

Der auskultatorische Befund mit feinen Rasselgeräuschen zeigt, dass es durch die **Linksherzinsuffizienz** zu einem **Rückwärtsversagen** mit Blutrückstau in das Lungengefäßbett gekommen ist. Der Patient nimmt dies als Luftnot wahr. Auch die zentrale Zyanose ist eine Folge der pulmonalen

## 1.5 Herzinsuffizienz

Funktionsstörung. Die **pulmonale Stauung** bedingt eine erhöhte Druckbelastung des rechten Ventrikels mit Entwicklung einer **Rechtsherzinsuffizienz**. Das Blut staut sich in den großen Kreislauf zurück, was sich bei dem beschriebenen Patienten durch die Ödeme an der unteren Extremität, den Aszites und die Venenstauung am Zungengrund und an den Jugularvenen manifestiert.

> **MERKE.** Leidet ein Patient sowohl an Symptomen einer Links- als auch einer Rechtsherzinsuffizienz, spricht man von einer Globalinsuffizienz.

**?** Besonders lästig findet der Patient, dass er nachts bis zu 4-mal die Toilette aufsuchen muss. Wie kommt es dazu?

Die Nykturie ist ein gemeinsames Zeichen von Links- und Rechtsherzinsuffizienz. Sie entsteht durch die **nächtliche Rückresorption von Ödemen**.

**?** Warum können sich die Akren bei Patienten mit Herzinsuffizienz bereits vor Entstehung einer zentralen Zyanose blau verfärben?

Eine Blauverfärbung der Akren spricht für eine **periphere Zyanose** durch erhöhte Sauerstoffausschöpfung des Blutes im Kapillarbett. Sie ist Folge eines Vorwärtsversagens mit vermindertem Herzzeitvolumen im Rahmen der Linksherzinsuffizienz.

> **MERKE.** Patienten mit Herzinsuffizienz zeigen häufig das klinische Bild einer gemischt pulmonal-zentralen und peripheren Zyanose.

**?** Was fällt Ihnen zum Stichwort „Kompensationsmechanismen" bei Herzinsuffizienz ein?

Bei nachlassender kardialer Pumpleistung setzen im Körper verschiedene **neurohumerale** und **strukturelle** Kompensationsmechanismen ein, um das Herzminutenvolumen solange wie möglich konstant zu halten. Diese haben allerdings nur einen kurzfristigen positiven Effekt, langfristig verschlechtern sie die myokardiale Pumpleistung im Sinne eines **Circulus vitiosus** (siehe Tab. 1.3. und Tab. 1.4).

**?** Welche bildgebenden Maßnahmen helfen Ihnen bei Diagnosestellung und Beurteilung der Herzinsuffizienz? Welche Veränderungen erwarten Sie?

Am wichtigsten sind die Röntgen-Thoraxaufnahme und die Echokardiografie:
- Im **Röntgenbild** zeigen sich ein vergrößerter Herz-Thorax-Quotient und eine pulmonale Stauung mit Kerly B-Linien, eine symmetrische perihiläre Verdichtung und ggf. eine dilatierte V. azygos.
- **Echokardiografische Befunde** bei Herzinsuffizienz sind eine verminderte Ejektionsfraktion und eine Herzvergrößerung, es lassen sich eine systolische und eine diastolische Herzinsuffizienz unterscheiden.

**?** Was verstehen sie unter einer diastolischen Herzinsuffizienz?

Unter einer diastolischen Herzinsuffizienz versteht man eine Herzinsuffizienz mit erhaltener systolischer Funktion (EF > 50 %). Häufig ist sie die Folge eines langjährigen Hypertonus mit entsprechender Hypertrophie und verminderter Dehnbarkeit des Ventrikels. Sie kann ebenso Folge einer konstriktiven Perikarditis, einer restriktiven Kardiomyopathie oder einer Herzbeuteltamponade sein. Bei der hypertrophen Form kommt es zu einem erhöhten Füllungswiderstand (der LVEDP ist auf über 16 mmHg erhöht) des linken Ventrikels bei normaler systolischer Pumpfunktion. Eine Therapie sollte mit Spironolacton erfolgen.

**Tab. 1.3** Klinische Zeichen der Herzinsuffizienz.

| Form der Herzinsuffizienz | Pathomechanismus | Symptome |
|---|---|---|
| Linksherzinsuffizienz | unzureichendes Herzzeitvolumen (Vorwärtsversagen) | Schwäche, Leistungsabfall<br>Schwindel<br>zerebrale Funktionsstörungen<br>periphere Zyanose |
| | Blutrückstau in die Lungenstrombahn | kardiales Lungenödem<br>Dyspnoe<br>zentrale Zyanose |
| Rechtsherzinsuffizienz | Rückwärtsversagen mit Blutstau im venösen System („Stauungszeichen") | Halsvenenstauung (positiver hepatojugulärer Reflux)<br>Ödeme der unteren Körperhälfte<br>generalisierte Wassereinlagerungen (Anasarka)<br>Gewichtszunahme<br>Stauungsenteropathie mit Malabsorption (**Cave:** nachlassende Medikamentenwirkung!)<br>stauungsbedingte Leberzirrhose („Cirrhose cardiaque") |

# 1 Kardiologie

**Tab. 1.4** Herzinsuffizienz: Kompensationsmechanismen.

| Kompensations-mechanismus | kurzfristiger Effekt | langfristiger Effekt[1] |
|---|---|---|
| Herzhypertrophie | Schlagvolumen ↑ | Sauerstoffbedarf ↑<br>Koronardurchblutung ↓ (Wandspannung ↑) |
| Sympathikusaktivierung und erhöhte Katecholamin-ausschüttung | Herzfrequenz und Kontraktionskraft ↑<br>Vasokonstriktion mit verbesserter Gewebe-perfusion<br>Umverteilung des Blutes zu lebenswichtigen Organen | Sauerstoffbedarf ↑<br>Koronardurchblutung ↓ (Diastolendauer ↓)<br>β-Rezeptoren-Sensitivität ↓ (Downregulierung)<br>Nachlast ↑ |
| Aktivierung des Renin-Angiotensin-Aldosteron-Systems | Vasokonstriktion mit verbesserter Gewebe-perfusion<br>Vorlast und Ventrikelvordehnung ↑ →<br>Schlagvolumen ↑ (Frank-Starling-Mecha-nismus) | Nachlast ↑<br>ab einem enddiastolischen Füllungsdruck von 20 mmHg Gefügedilatation mit Blutrückstau in die Lunge |

[1] Die langfristigen Effekte verschlechtern die hämodynamische Situation.

**? Sie erwähnten eben den Herz-Thorax-Quotienten. Wie bestimmen Sie diesen?**

Zur Bestimmung des **Herz-Thorax-Quotienten** misst man den weitesten Herz- und Thoraxdurchmesser und bildet aus diesen Werten den Quotienten. Als Normalbefund gilt ein Quotient < 0,5.

**? Was sagt Ihnen die Ejektionsfraktion?**

Die **Ejektionsfraktion** umfasst das aus dem linken Ventrikel in den Systemkreislauf gepumpte Blut. Sie beschreibt das Verhältnis zwischen Schlagvolumen und enddiastolischem Ventrikelvolumen und beträgt normalerweise **> 60 %**. Von einer hochgradig eingeschränkten systolischen Pumpfunktion spricht man bei Werten < 30 %.

**? Kennen Sie einen Laborwert, der helfen kann, eine kardiale Dyspnoe von einer pulmonalen Dyspnoe zu unterscheiden?**

Ein spezifischer Laborparameter, der bei Herzinsuffizienz erhöht sein kann, ist das **Brain Natriuretic Peptid**, kurz **BNP**. Werte > 400 pg/ml sind ein Hinweis auf eine Herzinsuffizienz, Werte < 100 pg/ml schließen sie mit hoher Wahrscheinlichkeit aus.

**? Wieso steigt das BNP bei Herzinsuffizienz an? Wie wirkt es?**

Auslöser für die BNP-Freisetzung ist die Dehnung des Myokards bei hämodynamischer Überlastung des Herzens. Es wirkt **vasodilatatorisch** und **hemmt** das aktivierte **RAAS** (Renin-Angiotensin-Aldosteron-System).

**? Welche Allgemeinmaßnahmen sollte ein Herzinsuffizienzpatient beachten?**

Am wichtigsten ist die **Normalisierung des Körpergewichts**. Der Kochsalzkonsum sollte auf < 3 g/d reduziert werden, die Flüssigkeitszufuhr auf < 2 l/d. **Kardiovaskuläre Risikofaktoren** wie eine Hypercholesterinämie oder ein Diabetes mellitus müssen adäquat behandelt werden. Männer sollten ihren Alkoholkonsum auf maximal 30 g/d begrenzen, Frauen auf maximal 20 g/d. Die Patienten sollten das Rauchen aufgeben. Bei stabiler Herzinsuffizienz wird regelmäßige körperliche Bewegung empfohlen. Patienten mit akuter, dekompensierter Herzinsuffizienz sollten Bettruhe einhalten. Jährliche Grippeschutzimpfungen werden empfohlen.

**? Welche medikamentöse Therapie leiten Sie bei einem Patienten mit Herzinsuffizienz im Stadium NYHA III ein? Wie beeinflussen diese Medikamente die Herzinsuffizienz?**

Die Stufentherapie der chronischen Herzinsuffizienz orientiert sich an den NYHA-Stadien. Bei einem Patienten im NYHA-Stadium III werden alle Medikamente eingesetzt, die zur Therapie der Herzinsuffizienz zur Verfügung stehen. Im Einzelnen erhält der Patient

- einen **ACE-Hemmer**, der die Herzfunktion durch Senkung von Vor- und Nachlast verbessert
- einen **β-Blocker** ohne intrinsische Aktivität, der die Nachlast und die Herzfrequenz senkt und zu einer Resensitivierung der β-Rezeptoren führt
- ein **Thiazid-** und ein **Schleifendiuretikum** zur effizienten Vorlastsenkung
- einen niedrigdosierten **Aldosteronantagonisten**, da Studien für diese Substanz ab dem NYHA-Stadium III eine günstige prognostische Wirkung gezeigt haben.

## 1.5 Herzinsuffizienz

**MERKE.** Herzglykoside werden in der klinischen Praxis fast nur bei Patienten mit Herzinsuffizienz und begleitendem Vorhofflimmern zur Frequenzsenkung eingesetzt, sie haben prognostisch keinen günstigen Effekt.

**? Erläutern sie die verschiedenen Diuretikatypen bei Herzinsuffizienz sowie ihre Vor-und Nachteile!**

Alle Diuretika wirken durch **Senkung der Vorlast** und führen zu einer Rückbildung von Ödemen und Lungenstauung sowie zu einer Gewichtsreduktion. **Thiaziddiuretika** blockieren den NaCl-Cotransport am distalen Tubulus, wodurch vermehrt Natrium und Kalium ausgeschieden werden. **Schleifendiuretika** blockieren den Na-K-2Cl-Carrier (NKCC) im aufsteigenden Teil der Henleschen Schleife, wodurch bis zu 40 Prozent des filtrierten Natrium ausgeschieden wird. Durch kompensatorische Resorptionsmechanismen im distalen Tubulus schwächt sich die Wirkung mit der Zeit ab (Diuretikaresistenz). Daher werden Schleifendiuretika bevorzugt in Kombination mit Thiaziden verabreicht. Schleifendiuretika wirken auch noch bei ausgeprägter Niereninsuffizienz, führen aber ebenso zu einem Natrium- wie zu einem Kaliumverlust. Zu den **kaliumsparenden Diuretika** gehören neben den Aldosteronantagonisten Spironolacton und Epleperon auch andere Substanzen wie Amilorid und Triamteren. Aldosteronantagonisten senken bei schwerer Herzinsuffizienz (NYHA III und IV) die Mortalität um 30%, eignen sich aber nicht in der Monotherapie. Es besteht die Gefahr der Hyperkaliämie.

**? Was können Sie tun, wenn sich die Symptomatik trotz ausgeschöpfter medikamentöser Therapie im Stadium NYHA III oder IV nicht bessert?**

Primär kann durch **Implantation eines ICD** (Implantierbarer Kardioverter-Defibrillator) die Prognose verbessert werden. Darüber hinaus können Pumpleistung und Prognose durch eine **kardiale Resynchronisationstherapie** mit biventrikulärer Stimulation verbessert werden. Dafür müssen allerdings bestimmte Kriterien erfüllt sein.

**? Welche Kriterien müssen erfüllt sein, damit eine kardiale Resynchronisationstherapie indiziert ist?**

Kriterien für eine kardiale Resynchronisationstherapie sind:
- ausgeschöpfte medikamentöse Therapie im Stadium NYHA III und IV
- Ejektionsfraktion < 35%
- asynchrone Ventrikelkontraktion durch kompletten Linksschenkelblock (QRS Komplex breiter als 120 ms)
- Stimulationsanteil > 40% bei Schrittmacherversorgung
- enddiastolische linksventrikuläre Dilatation > 55 mm (siehe Tab. 1.5.).

**Prognoseverbessernd** wirken:
- ACE-Hemmer bzw. $AT_1$-Rezeptorantagonisten
- β-Blocker
- Aldosteronantagonisten

**Rein symptomatisch** ohne Prognoseverbesserung wirken:
- Herzglykoside
- Diuretika

**Tab. 1.5** Medikamentöse Stufentherapie der Herzinsuffizienz.

| | NYHA I | NYHA II | NYHA III | NYHA IV |
|---|---|---|---|---|
| **ACE-Hemmer** | + | + | + | + |
| **β-Blocker (ohne ISA[1])** | nach Myokardinfarkt, bei Hypertonie | + | + | + |
| **Thiaziddiuretika** | bei Hypertonie | bei Flüssigkeitsretention | + | + |
| **Schleifendiuretika** | – | bei Flüssigkeitsretention | + | + |
| **Aldosteronantagonisten** | – | nach Myokardinfarkt | + | + |
| **Ivabradin** | | + (falls >70bpm) | + | + |
| **Herzglykoside** | bei Vorhofflimmern oder -flattern | | | |
| **$AT_1$-Rezeptorantagonisten** | alternativ zu ACE-Hemmern bei Kontraindikationen oder Nebenwirkungen | | | |

+: indiziert, -: nicht indiziert; [1] intrinsische Aktivität

# Pulmonale Hypertonie (Cor pulmonale)

**? Was verstehen Sie unter einem Cor pulmonale?**

Als Cor pulmonale bezeichnet man eine **Hypertrophie und Dilatation des rechten Ventrikels** als Folge einer Widerstandserhöhung im kleinen Kreislauf.

**? Unter welchen Symptomen leiden Patienten mit einem Cor pulmonale?**

Die Patienten leiden unter den typischen Zeichen der **Rechtsherzinsuffizienz**: prominente Jugularvenen, Belastungsdyspnoe, Tachykardie, zentrale Zyanose, Ödeme der unteren Extremitäten und Leberstauung bzw. Stauungsenteropathie.

> **MERKE.** Die pulmonale Hypertonie ist die Ursache eines Cor pulmonale.

**? Abhängig vom klinischen Verlauf werden ein akutes und ein chronisches Cor pulmonale unterschieden. Nennen Sie die wichtigsten Ursachen eines akuten Cor pulmonale!**

Die wichtigsten Ursachen des **akuten Cor pulmonale** sind die Lungenarterienembolie, der Status asthmaticus und der Spannungspneumothorax.

**? Nennen Sie die häufigsten Ursachen eines chronischen Cor pulmonale!**

Ein **chronisches Cor pulmonale** entsteht auf dem Boden einer pulmonalen Hypertonie. Die häufigsten Ursachen dafür sind chronische Linksherzerkrankungen, chronische Lungenerkrankungen und chronische thromboembolische Erkrankungen, z. B. rezidivierende Lungenembolien (siehe Tab. 1.6).

**? Welche EKG-Veränderungen zeigen sich bei Patienten mit Cor pulmonale?**

Bei den EKG-Veränderungen werden Kriterien hoher und niedriger Spezifität unterschieden:
- **Hochspezifische Kriterien** sind Zeichen der Rechtsherzhypertrophie und eine rechtsventrikuläre Repolarisationsstörung. Rechtsherzhypertrophiezeichen sind eine Erhöhung der R-Zacke in den Ableitungen V1 und V2 und eine Erhöhung der S-Zacke in den Ableitungen V5 und V6 auf > 0,7 mV. Zu den rechtsventrikulären Repolarisationsstörungen zählen ST-Senkungen und T-Negativierungen in den Ableitungen V1-V3.
- **Kriterien mit niedriger Spezifität** sind das P pulmonale, also eine P-Welle in Ableitung II > 0,25 mm, der SI/QIII bzw. Steiltyp und ein Rechtsschenkelblock.

**Tab. 1.6** Dana Point-Klassifikation (2008).

| Klasse | Erkrankungen |
|---|---|
| Klasse 1 | idiopathische PAH<br>familiäre PAH<br>PAH assoziiert mit Erkrankungen (Kollagenosen, Vaskulitiden, arteriovenöse Shunts, portale Hypertonie, HIV-Infektion) oder Medikamenten bzw. Drogen<br>PAH bei venösen oder kapillären Lungenerkrankungen (venookklusive Erkrankung, pulmonal-kapilläre Hämangiomatose)<br>persistierende PAH des Neugeborenen |
| Klasse 2 | PAH bei Linksherzerkrankungen (linksatrial, linksventrikulär oder Klappenvitien) |
| Klasse 3 | PAH bei Lungenerkrankungen (COPD, interstitielle Lungenerkrankungen) und Hypoxie (Schlafapnoesyndrom, Höhenbewohner, alveoläre Hypoventilation) |
| Klasse 4 | PAH bei chronisch-thromboembolischen Erkrankungen (Lungenembolien, Obstruktion der Lungenarterien) |
| Klasse 5 | PAH bei sonstigen Erkrankungen (Sarkoidose, Lymphangioleiomyomatose, Raumforderungen) |

PAH = pulmonal-arterielle Hypertonie

**? Sie erhalten den Röntgen-Thoraxbefund eines Patienten mit Cor pulmonale. Welche Veränderungen erwarten Sie?**

Der typische Befund im Röntgen-Thoraxbild ist der sog. **Kalibersprung** zwischen den prominenten zentralen Pulmonalgefäßen und den engen peripheren Gefäßen. Durch die fehlende Gefäßzeichnung in der Peripherie wirkt die Lunge in diesem Bereich hell. Der vergrößerte rechte Ventrikel zeigt sich im seitlichen Bild durch eine Verkleinerung des Retrosternalraums.

**? Mit welcher Methode können Sie den pulmonalarteriellen Druck direkt bestimmen?**

Mithilfe des **Rechtsherzkatheters** können die rechtsventrikulären Druckwerte in Ruhe und unter Belastung bestimmt werden. Zum Ausschluss einer zugrunde liegenden Linksherzinsuffizienz wird zusätzlich der pulmonal-kapilläre Verschlussdruck ermittelt.

**? Wie können Sie einen Patienten mit pulmonaler Hypertonie therapieren?**

Kausal steht die Behandlung der Grunderkrankung im Vordergrund. Die Rechtsherzinsuffizienz wird symptomatisch mit **Diuretika** behandelt. Sollte der Sauerstoffpartialdruck unter 60 mmHg liegen, ist eine **Sauerstofflangzeittherapie** indiziert. Bei Patienten mit positivem Vasoreagibilitätstest, also bei deutlicher Abnahme des Lungenarteriendrucks nach Gabe von Stickstoffmonoxid oder inhalativem Iloprost, sind **Vasodilatatoren** wie Kalziumantagonisten indiziert. Eingesetzt werden zudem je nach Stadium Prostanoide, Endothelin-Rezeptor-Antagonisten, Guanylatzyklase-Stimulatoren, IP(Prostacyclin)-Rezeptor-Agonisten oder PDE(Phosphodiesterase)-5-Inhibitoren, einzeln oder auch in Kombination. Die Therapie sollte in einem dafür spezialisiertem Zentrum erfolgen.

**?** Was wäre die Therapie der Wahl bei chronisch-thromboembolischer pulmonaler Hypertonie?

Soweit die Patienten operabel sind, wäre hier eine **Thrombendarteriektomie** indiziert, bei inoperablen Patienten eine medikamentöse Therapie. Eine lebenslange **Antikoagulation** ist in dieser Gruppe in jedem Fall indiziert.

## 1.7 Koronare Herzerkrankung (KHK) und stabile Angina pectoris

**?** Zu Ihnen kommt ein 65-jähriger adipöser Patient, der über starke Schmerzen in der Brust klagt. Er habe den ganzen Vormittag im Garten gearbeitet. Auf Nachfrage berichtet er, dass er solche Schmerzattacken häufiger bei Belastung habe. Woran denken Sie?

Belastungsabhängige Brustschmerzen bei einem adipösen Patienten in entsprechendem Alter lassen an eine **Angina pectoris-Symptomatik** im Rahmen einer **KHK** denken.

**?** Wichtig zur Erhärtung Ihrer Diagnose ist die Schmerzanamnese. Welche Angaben erhärten Ihre Verdachtsdiagnose Angina pectoris?

Typisch für die Angina pectoris ist der **retrosternale Thoraxschmerz**, der häufig in den linken Arm, in den Rücken oder den Kiefer ausstrahlt und bei körperlicher oder seelischer Belastung auftritt. Bei nachlassender Belastung oder nach Gabe von Glyceroltrinitrat sistieren die Schmerzen innerhalb kurzer Zeit.

> **MERKE.** Bei der stabilen Angina pectoris bessert die Glyceroltrinitratgabe die Thoraxschmerzen innerhalb von 1–2 Minuten. Die Schmerzen bei instabiler Angina pectoris oder Myokardinfarkt sind in der Regel nitrorefraktär.

**?** Welche Besonderheit ist bei Diabetikern mit KHK zu beachten?

Diabetiker leiden aufgrund der diabetischen Makroangiopathie häufig an einer KHK. Durch die **diabetische autonome Neuropathie** empfinden die Patienten während eines Angina pectoris-Anfalls oder eines Herzinfarktes nicht immer Schmerzen. Diagnose und Therapieeinleitung können sich daher verzögern.

**?** Die Angina pectoris ist die häufigste klinische Manifestation der KHK. Erläutern Sie kurz die Pathogenese der KHK!

Die KHK ist die Manifestation der **Atherosklerose** an den Koronargefäßen. Durch Entwicklung atherosklerotischer Plaques kommt es über eine zunehmende Gefäßsklerose zu einer Koronarinsuffizienz mit einem Missverhältnis von Sauerstoffbedarf und -angebot des Herzens. Die Folge ist eine belastungsabhängige oder chronische **myokardiale Ischämie** mit entsprechenden Symptomen.

> **MERKE.** Alle klinischen Manifestationen der KHK sind Folgen der myokardialen Ischämie. Hierzu gehören Angina pectoris, Herzinfarkt, Linksherzinsuffizienz, Herzrhythmusstörungen und der plötzliche Herztod.

**?** Welche Risikofaktoren für die Atherosklerose bzw. die KHK kennen Sie?

Hier werden beeinflussbare und nicht beeinflussbare Risikofaktoren unterschieden:
- Zu den **nicht beeinflussbaren Risikofaktoren** zählen z. B. männliches Geschlecht, höheres Lebensalter und positive Familienanamnese.
- **Beeinflussbare Risikofaktoren** sind Rauchen, arterielle Hypertonie, Hyperlipidämie bzw. Dyslipoproteinämie, Diabetes mellitus, Übergewicht, Bewegungsmangel und psychosoziale Faktoren.

**?** Was verstehen Sie unter dem Begriff Dyslipoproteinämie?

Bei einer Dyslipoproteinämie liegt die Konzentration des schädlichen **LDL-Cholesterins** über 160 mg/dl und die des protektiven **HDL-Cholesterins** unter 35 mg/dl.

**?** Was unterscheidet eine stabile von einer instabilen Angina pectoris?

Die Schmerzen bei **stabiler** Angina pectoris treten immer bei ähnlicher Belastung auf, sistieren nach Belastungsende und sprechen gut auf Nitrate an. Die stabile Angina pectoris wird abhängig vom Grad der Leistungseinschränkung ähnlich wie die Herzinsuffizienz in **4 Schweregrade** unterteilt (CCS-Klassifikation der AP:
- **I** keine Beschwerden bei normaler Belastung, Beschwerden nur bei schwerer Belastung
- **II** geringe Einschränkung der normalen Aktivität
- **III** erhebliche Einschränkung der normalen Aktivität
- **IV** Beschwerden bei geringster Belastung

Als **primär instabile Angina pectoris** wird jede Erstangina bezeichnet. Bei der **sekundär instabilen Angina pectoris** treten die Beschwerden auch in Ruhe auf, nehmen an Stärke und Frequenz zu und sprechen nur auf steigende Medikamentendosierungen an.

# 1 Kardiologie

**? Worin unterscheidet sich die Prinzmetal-Angina von der klassischen Angina pectoris? Wie diagnostizieren und behandeln Sie diese?**

Die Prinzmetal- oder vasospastische Angina wird durch einen **koronaren Spasmus** hervorgerufen. Diagnostisch wegweisend sind reversible ST-Hebungen im EKG ohne Troponin- und CK-Anstieg. Die Behandlung erfolgt mit Nitraten und Kalziumantagonisten. β-Blocker sind aufgrund ihrer vasokonstriktorischen Wirkung kontraindiziert.

**? Welches Verfahren steht in der Stufendiagnostik der KHK an 1. Stelle?**

Screening-Verfahren der 1. Wahl ist das nicht invasive und kostengünstige **Belastungs-EKG**, wenn es klinisch möglich ist. Unter Belastung kann sich eine Minderperfusion bestimmter Myokardgebiete durch Endstreckenveränderungen im EKG demaskieren.

> **INFOBOX. KHK: Ergometrie**
>
> Hinweise auf eine KHK im Belastungs-EKG:
> - **neu aufgetretene deszendierende** oder **horizontale ST-Senkungen** ≥ 0,1 mV, 80 msec nach dem J-Punkt
> - weitere Absenkung um 0,1 mV bei ST-Senkungen bereits im Ruhe-EKG
> - **aszendierend verlaufende ST-Strecke** mit einer Senkung ≥ 0,15 mV, 80 msec nach dem J-Punkt
> - ST-Hebungen ≥ 0,1 mV (aber: ST-Hebungen ≥ 0,1 mV sind häufig nach einem Q-Zacken-Infarkt nachweisbar und weisen dann nicht unbedingt auf eine Ischämie hin.)
> - klinische **KHK-Symptome** während des Belastungs-EKGs (Angina pectoris und/oder Dyspnoe)
>
> Die Sensitivität des Belastungs-EKGs hängt vom Grad der KHK und der erreichten Herzfrequenz ab und liegt zwischen 60 und 80 %. Die Spezifität beträgt etwa 80 %.

**? Welche Herzfrequenz sollte bei einem Belastungs-EKG im Sitzen und Liegen mindestens erreicht werden?**

Zur Berechnung der minimal zu erreichenden Herzfrequenz existiert eine einfach zu merkende **Faustregel**: Herzfrequenz im Sitzen = 220 minus Lebensalter in Jahren.

**? Sie führen bei einem Patienten eine Ergometrie durch. Wann dürfen Sie Ihren Patienten nicht weiter belasten?**

Abbruchkriterien für ein Belastungs-EKG sind:
- starke Angina pectoris-Beschwerden
- eine ST-Elevation oder eine ST-Senkung > 0,2 mV
- höhergradige ventrikuläre oder bradykarde Herzrhythmusstörungen
- ein Anstieg des systolischen Blutdrucks auf > 240 mmHg bzw. des diastolischen Blutdrucks auf > 115 mmHg
- ein Blutdruckabfall bzw. ein Fehlen des physiologischen Blutdruckanstiegs
- muskuläre Erschöpfung

**? Welchen Stellenwert hat die Stress-Echokardiografie?**

Mit der Stress-Echokardiografie lassen sich belastungsinduzierte Minderperfusionen durch zunehmende Wandbewegungsstörungen demaskieren. Die Belastung kann dabei entweder dynamisch mithilfe der **Ergometrie** oder pharmakologisch durch **Dobutamin, Adenosin** oder **Dypiridamol** erreicht werden. Vorteile der Stress-Echokardiografie gegenüber dem Belastungs-EKG sind die höhere Sensitivität und Spezifität. Mithilfe der pharmakologischen Stress-Echokardiografie können auch körperlich nicht belastbare Patienten mit orthopädischen Problemen untersucht werden.

**? Kennen Sie ein weiteres diagnostisches Verfahren, das in seiner Aussagekraft etwa der Stress-Echokardiografie entspricht?**

Mithilfe der **Myokardszintigrafie**, die in Ruhe und nach Belastung durchgeführt wird, können belastungsabhängige Minderperfusionen von Myokardnarben abgegrenzt werden.
- Eine **belastungsabhängige Minderperfusion** bei KHK zeigt sich als reversible Aktivitätsminderung unter Ergometriebelastung. Unter Ruhebedingungen ist die Perfusion ungestört.
- Bei **Myokardnarben** nach Herzinfarkt ist eine irreversible Aktivitätsverminderung auch unter Ruhebedingungen nachweisbar.

Die Untersuchung ist relativ unspezifisch und daher nicht zum sicheren Ausschluss einer KHK geeignet.

**? Mit welcher diagnostischen Methode kann eine KHK sicher nachgewiesen bzw. ausgeschlossen werden?**

Goldstandard in der Diagnostik der KHK ist die **Koronarangiografie**. Hier können Stenosen der Koronargefäße durch direkte Sondierung der Koronarien und Gabe von Kontrastmittel dargestellt werden.

**? Welchen Vorteil bietet die Koronarangiografie?**

Ein großer Vorteil ist die gleichzeitige therapeutische **Interventionsmöglichkeit**, da Stenosen in der gleichen Sitzung über PTCA und Stentimplantation behandelt werden können.

**? Welche nichtmedikamentösen Basismaßnahmen zur Therapie der KHK kennen Sie?**

An erster Stelle steht die **Reduktion der koronaren Risikofaktoren**. Hierzu gehören
- Nikotinkarenz
- Gewichtsabnahme und moderate körperliche Bewegung

# 1.8 Akutes Koronarsyndrom

- fettarme, ballaststoffreiche Ernährung
- Abbau von Dysstress
- optimale Einstellung einer arteriellen Hypertonie, eines Diabetes mellitus und einer Hyper- bzw. Dyslipidämie (angestrebt werden: LDL < 100 mg/dl, HDL > 40 mg/dl und Triglyzeride < 200 mg/dl)

**? Welche Ziele verfolgt die medikamentöse Basistherapie einer KHK mit stabiler Angina pectoris?**

Das wesentliche Ziel aller Therapieansätze ist eine Verbesserung der myokardialen Sauerstoffversorgung durch **Senkung des Sauerstoffverbrauchs** und **Erhöhung des Sauerstoffangebots**. Außerdem soll die Entstehung eines Myokardinfarkts verhindert und die Letalität gesenkt werden.

**? Auf welche medikamentöse Basistherapie stellen Sie einen Patienten mit stabiler Angina pectoris ein?**

Zur medikamentösen Basistherapie gehören:
- 100 mg **ASS** pro Tag zur Primärprophylaxe eines Myokardinfarkts und zur Senkung der Letalität.
- Bei ASS-Unverträglichkeit kann **Clopidogrel** in einer Dosis von 75 mg/d gegeben werden.
- Bei eingeschränkter linksventrikulärer Funktion und oder arteriellem Hypertonus sind **ACE-Hemmer** indiziert
- **β-Blocker** zur Senkung von Herzfrequenz und Nachlast. Bei β-Blocker-Unverträglichkeit bzw. bei Kontraindikationen können langwirksame Kalziumkanalblocker wie Ivabradin und Ranolazin eingesetzt werden.
- **Nitrate** oder **Molsidomin** zur Anfallscoupierung und zur Senkung von Vorlast, myokardialer Wandspannung und Sauerstoffverbrauch
- **Statine** zur Stabilisierung der artherosklerotischen Plaques und Senkung des LDL-Spiegels auf eine Zielkonzentration von < 100 mg/dl

**MERKE.** Eine Verbesserung der Prognose konnte für ACE-Hemmer, β-Blocker, ASS bzw. Clopidogrel und Statine nachgewiesen werden.

**? Wann besteht die Indikation zu einer Bypass-Operation? Welcher Score hilft Ihnen, das Risiko abzuschätzen?**

Die Indikation zu einer Bypass-Operation besteht bei einer **koronaren Dreigefäßerkrankung**. Ein erhöhter **Syntax-Score II** (> 33, Berechnung des Mortalitätsrisikos von Hochrisikopatienten mittels bestimmter klinischer und laborchemischer Risikofaktoren) kann herangezogen werden als Entscheidungshilfe für ein chirurgisches (gegenüber einem interventionellen) Vorgehen.

**? Was ist der Vorteil einer Bypass OP?**

Die **Restenosierungsrate** liegt bei der OP unter derjenigen bei interventionellen Verfahren.

## 1.8 Akutes Koronarsyndrom

**? Sie werden am frühen Morgen als Notarzt zu einem Patienten mit akut einsetzenden, stärksten Brustschmerzen gerufen. Die Schmerzen hätten ihn aus dem Schlaf gerissen. Er ist kaltschweißig, blass und leidet unter Luftnot. Die Herzfrequenz ist deutlich erhöht, der systolische Blutdruck liegt bei 100 mmHg. Seine Frau berichtet Ihnen, dass Episoden von Brustschmerzen in der Vergangenheit schon öfter aufgetreten seien. Ihr Mann sei deswegen auch schon beim Arzt gewesen, der ihm ein spezielles Mundspray verschrieben habe. Früher habe dieses auch immer gewirkt, heute allerdings nicht. An welche Diagnose denken Sie?**

Die Anamnese mit vorausgehenden Episoden von Angina pectoris in Kombination mit heftigsten, nitrorefraktären Brustschmerzen lässt in erster Linie an einen **akuten Myokardinfarkt** denken. Auch die beschriebenen Begleiterscheinungen sind typisch: Tachykardie, Blässe und Blutdruckabfall sind erste Hinweise auf ein **kardiogenes Schockgeschehen** durch das abnehmende Schlagvolumen. Ursache der Dyspnoe ist der Blutrückstau in die Lunge durch die Linksherzinsuffizienz. Vegetative Symptome wie Kaltschweißigkeit und Übelkeit sind häufig.

**? Nennen Sie einige Differenzialdiagnosen des akut einsetzenden retrosternalen Schmerzes!**

Wichtige Differenzialdiagnosen des akuten Thoraxschmerzes sind Angina pectoris, Aortendissektion, Spannungspneumothorax, Hohlorganperforation (Ösophagus, Magen) und akute Lungenembolie.

**? Was verstehen Sie unter dem Satz „Time is Muscle"?**

Bei hochgradigem Verdacht auf Myokardinfarkt sollte noch im Notarztwagen mit der **Trombozytenaggregationshemmung** und der **Heparinisierung** begonnen werden, da jede Zeitverzögerung das Absterben des Herzmuskels begünstigt und die Prognose des Patienten verschlechtert.

**? Welche Akutmaßnahmen ergreifen Sie noch im Notarztwagen bei einem Patienten mit hochgradigem Verdacht auf einen Myokardinfarkt?**

- Als allgemeine Maßnahmen werden **mindestens 2 großlumige intravenöse Zugänge** gelegt, ein **12-Kanal-EKG** zur Diagnosesicherung geschrieben, **Sauerstoff** über eine Nasensonde gegeben sowie bedarfsadaptiert **Morphin** zur Schmerzbekämpfung, **Diazepam** zur Sedierung und **Metoclopramid** bei Übelkeit verabreicht.
- Zu den spezifischen Therapiemaßnahmen zählen die **duale Plättchenaggregationshemmung** mit intravenöser Gabe von ASS in einer initialen Dosis von 250 mg sowie zusätzlich einem ADP-Rezeptorblocker (z. B. Ticagrelor, Prasugrel oder Clopidogrel) und die Einleitung einer **Vollheparinisierung** mit einem Bolus von 5000 I.E. Heparin

# 1 Kardiologie

**Tab. 1.7** Akuter Thoraxschmerz

| Diagnose | Anamnese | Diagnostik der Wahl | Therapie |
| --- | --- | --- | --- |
| Myokardinfarkt | Hypertonie, KHK | EKG: Infarktzeichen<br>Labor: Herzenzyme und Troponin ↑ | PTCA/Stenting<br>Bypass-Op<br>Lyse |
| Lungenembolie | lange Immobilisation, Operation, bekannte Thrombophilie, Beinvenenthrombose | Labor: D-Dimere ↑<br>Angio-CT: Darstellung des Embolus | Vollheparinisierung<br>Lyse<br>Katheterfragmentation<br>OP |
| Spannungspneumothorax | häufig posttraumatisch | klinische Untersuchung: fehlende Atemgeräusche, hypersonorer Klopfschall, obere Einflussstauung<br>Röntgen-Thorax: Mediastinalverlagerung und Lungenkollaps | notfallmäßige Pleurapunktion<br>Thoraxsaugdrainage |
| Aortendissektion | Hypertonie | Röntgen-Thorax: Mediastinalverbreiterung, ggf. Kalkschalen<br>TEE: Beurteilung der proximalen Aorta und der Aortenklappen<br>Angio-CT: Ausdehnung der Dissektion | Blutdrucksenkung<br>Typ A nach Stanford: immer Operation<br>Typ B nach Stanford: konservativ, bei Komplikationen Operation |
| Ösophagusruptur | häufig nach heftigem Erbrechen | Röntgen-Thorax: Mediastinalverbreiterung und -emphysem<br>Ösophagoskopie: Rupturnachweis | Operation |

bzw. mit niedermolekularem Heparin (NMH) subcutan (Enoxaparin oder Fondaparinux). Insbesondere bei Tachykardie und fehlenden Dekompensationszeichen ist die vorsichtige Gabe eines **β-Blockers** zur Vermeidung von Kammerflimmern indiziert. Das therapeutische Ziel ist eine Herzfrequenz < 70 Schlägen/Minute. Bei einem systolischen Blutdruck > 90 mmHg kann der Sauerstoffverbrauch durch die sublinguale Gabe von 3 Hüben **Nitrat** gesenkt werden (siehe Tab 1.7).

**?** Sie werden im Notarztwagen von einem jungen Kollegen begleitet. Er setzt bei Ihrem Patienten mit Myokardinfarkt zu einer i. m.-Injektion des Morphins an. Was sagen Sie ihm?

Intramuskuläre Injektionen müssen in dieser Phase unbedingt vermieden werden: Sie führen zu einer unspezifischen Erhöhung der CK und erschweren damit die Enzymdiagnostik des Herzinfarkts. Außerdem sind sie eine Kontraindikation für eine evtl. erforderliche Thrombolysetherapie.

**?** Sie erhalten folgendes EKG (Abb. 1.6). Was erkennen Sie?

Das EKG zeigt ST-Hebungen in den Brustwandableitungen V1-V6, einen R-Verlust in V2-V6 sowie ein signifikantes Q in V3-V6 im Sinne eines **Vorderwandinfarkts im Stadium II**.

**?** Auf der folgenden Abbildung (Abb. 1.7) ist das EKG eines anderen Patienten mit klinischem Verdacht auf Myokardinfarkt zu sehen. Was erkennen Sie hier?

Zunächst fällt im EKG eine Bradykardie auf, P-Wellen sind nicht zu erkennen. Die Brustwandableitungen zeigen ST-Senkungen in V1-V4 und angedeutete ST-Hebungen in V5 und V6. Die Extremitätenableitungen zeigen die für einen **Hinterwandinfarkt** typischen Hebungen in II, III und aVF sowie ST-Senkungen in I und aVL. Auch die Bradykardie, die sehr häufig bei Hinterwandinfarkten zu beobachten ist, passt gut ins Bild eines Hinterwandinfarkts im Stadium I.

**?** Sie haben im EKG einen akuten Myokardinfarkt diagnostiziert. Wie gehen Sie nun weiter vor?

Bei Nachweis eines Myokardinfarkts mit ST-Streckenhebung oder neu aufgetretenem Linksschenkelblock sollte der Patient in ein Krankenhaus eingeliefert werden, in dem eine **Akut-PTCA mit Intervention** durchgeführt werden kann. Akut bedeutet in diesem Zusammenhang ein Beginn der Koronarintervention **innerhalb der ersten 90 Minuten** nach Schmerzbeginn.

**MERKE.** Bei einem ST-Hebungsinfarkt (STEMI) ist die Durchführung einer Akut-PTCA mit therapeutischer Intervention das Verfahren der Wahl!

## 1.8 Akutes Koronarsyndrom

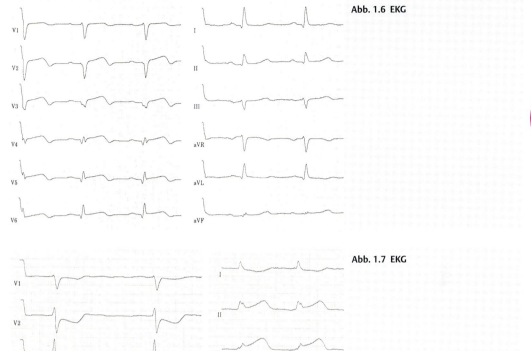

Abb. 1.6 EKG

Abb. 1.7 EKG

**? Was unternehmen Sie, wenn Sie keine Möglichkeit zur Durchführung einer Akut-PTCA haben?**

In diesem Fall sollte unverzüglich mit einer **Lysetherapie** begonnen werden. Das beste Ergebnis haben Patienten, die innerhalb von 90 Minuten nach Schmerzbeginn lysiert werden. Auch hier gilt wieder der Leitsatz „Time is Muscle". Eingesetzt werden Streptokinase, Alteplase, Reteplase oder Tenecteplase.

**? Welchen Nachteil hat die Lysetherapie gegenüber der PTCA?**

Nach Lysetherapie beträgt die **Eröffnungsrate** des Gefäßes nur 70 %, nach PTCA liegt sie bei etwa 95 %. Außerdem ist das **Risiko einer Restenosierung** und damit eines neuerlichen Infarkts sehr hoch, so dass auch lysierte Patienten im Anschluss einer PTCA zugeführt werden sollten.

**? Nach Lysetherapie zeigt sich im EKG ein Kammereigenrhythmus mit einer Frequenz von 140 Schlägen pro Minute. Wie kommt es dazu und was müssen Sie veranlassen?**

Der sog. **akzelerierte idioventrikuläre Rhythmus**, der üblicherweise eine Herzfrequenz > 120/min aufweist, tritt oft nach erfolgreicher Reperfusion auf. Er ist die häufigste Form der Reperfusionsarrhythmie und nicht therapiebedürftig.

**? Was verstehen Sie unter dem Begriff „akutes Koronarsyndrom"?**

Unter diesem Begriff werden die **instabile Angina pectoris** und der **akute Myokardinfarkt** zusammengefasst.

# 1 Kardiologie

**? Welche Form der Thrombozytenaggregation ist nach einem akuten Koronarsyndrom indiziert?**

Nach ACS sollte über 12 Monate eine **duale Thrombozytenaggregation** bestehend aus ASS sowie einem ADP-Rezeptorblocker erfolgen.

**? Wie können Sie zwischen einem STEMI und einer instabilen Angina pectoris differenzieren?**

Die Differenzierung erfolgt mithilfe des **EKG**s anhand der ST-Strecke und im **Labor** durch die Bestimmung der infarkttypischen Biomarker:
- Bei **akuter ST-Elevation** wird von einem **STEMI** gesprochen, der Abkürzung für den englischen Begriff ST-Segment Elevation Myocardial Infarction. Beim STEMI ist ein Anstieg der CK und des Troponins nachweisbar.
- Bei **fehlender ST-Hebung** liegt entweder eine **instabile Angina pectoris** oder ein **NSTEMI**, also eine Non ST-Segment Elevation Myocardial Infarction, vor. Bei instabiler Angina pectoris liegen die CK und das kardiale Troponin im Normbereich, bei einem NSTEMI sind diese Werte erhöht.

**? Wie unterscheidet sich die Akuttherapie eines NSTEMI oder einer instabilen Angina pectoris von der eines STEMI?**

Ursache des NSTEMI und der instabilen Angina pectoris ist meistens ein inkompletter oder intermittierender Koronarverschluss. Ziel der Akuttherapie ist es daher, einen kompletten oder **permanenten Gefäßverschluss zu verhindern**. Eingesetzt werden ASS, Clopidogrel, Heparin und GPIIb/IIIa-Antagonisten.

**? Wie gehen Sie bei einem NSTEMI oder einer instabilen Angina pectoris nach erfolgreicher Akuttherapie vor?**

Bei einer **instabilen Angina pectoris** kann im Anschluss an die Akuttherapie unter Troponinkontrolle eine elektive Abklärung erfolgen. Bei einem **NSTEMI** ist das Risiko für einen kompletten Verschluss deutlich erhöht. Die Patienten sollten daher innerhalb von 48 Stunden nach Beginn der Symptomatik mit einer PTCA therapiert werden.

**? Sie haben den Begriff „infarkttypische Biomarker" erwähnt. Was verstehen Sie unter diesem Begriff?**

Infarkttypische Biomarker sind Proteine, die in den ersten Stunden bis Tagen nach einem Myokardinfarkt im Serum auftreten. Hierzu gehören die **kardialen Troponine T** und **I**, **Myoglobin** und die Enzyme **CK**, **CK-MB**. Ebenfalls erhöht sind meist die Enzyme **GOT** und **LDH**, die unspezifischer einen Gewebezerfall anzeigen (Abb. 1.8).

**MERKE.** Positive Troponin-Werte finden sich auch bei Lungenembolie, Niereninsuffizienz und nach PTCA.

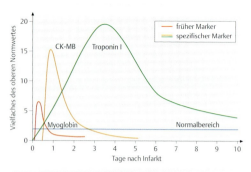

Abb. 1.8 Freisetzungskinetik der Myokardmarker Myoglobin, CK-MB und Toponin I (aus Baenkler, H.-W., Goldschmidt, H., Hahn, J.-M. et al.: Kurzlehrbuch Innere Medizin, 3. Auflage, Georg Thieme Verlag, 2015).

**? Wie können Sie die Lokalisation eines Myokardinfarkts im EKG abschätzen?**

Bei einem Herzinfarkt sind in den EKG-Ableitungen direkt über dem betroffenen Areal die sog. **direkten Infarktzeichen** zu sehen. In den gegenüberliegenden Ableitungen finden sich häufig „gespiegelte Veränderungen". Da die Koronarversorgung aber individuell sehr verschieden ist, gilt hier wie überall in der Medizin: Nichts ist sicher!

**INFOBOX. Myokardinfarkt: EKG**

Typische Infarktzeichen im EKG sind ST-Hebungen und damit einhergehende monophasische Deformierungen des QRS-Komplexes in mehreren zusammenhängenden Ableitungen (siehe auch Abb. 1.9):
- **Stadium 0:** überhöhtes T („Erstickungs-T")
- **Stadium I:** typische ST-Hebung mit monophasischer Deformierung
- **Stadium II:** Rückbildung der ST-Hebungen, T-Negativierung, Ausbildung einer Q-Zacke. Ist sie größer als ¼ der R-Zacke und dauert sie länger als 0,03 Sekunden, wird sie auch als Pardee-Q bezeichnet.
- **Stadium III:** nur noch Pardee-Q und ggf. R-Verlust sichtbar

**? Ein Patient mit frischem Infarkt wird ohnmächtig. Das sofort durchgeführte EKG zeigt eine ventrikuläre Tachykardie. Wie therapieren Sie den Patienten?**

Bei einer ventrikulären Tachykardie mit Kreislaufinsuffizienz muss sofort eine **EKG-gesteuerte Elektrokardioversion** durchgeführt werden.

## 1.8 Akutes Koronarsyndrom

**Tab. 1.8** Zusammenhang zwischen Infarktlokalisation und Infarktzeichen im EKG.

| Infarktlokalisation | betroffene Koronararterie | direkte Infarktzeichen | indirekte Infarktzeichen |
|---|---|---|---|
| anterior | RIVA[1] | V1-V6, aVL, I | II, III, aVF |
| anterolateral | RIVA[1] | V1-4, aVL, I | II, III, aVF |
| lateral | RCX[2] | V5-7, aVL | |
| posterior | RCX[2] | V7-9, aVF, III | V1-V2 |
| inferior | RCA[3] | II, III, aVF | V1-V3 |

[1] RIVA: Ramus interventricularis anterior, [2] RCX: Ramus circumflexus, [3] RCA: A. coronaria dextra

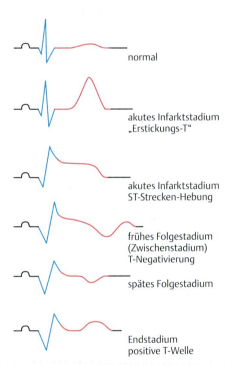

**Abb. 1.9** Veränderungen der T-Welle nach einem Myokardinfarkt (aus Trappe, H.-J., Schuster, H.-P.: EKG-Kurs für Isabel, 6. Auflage, Georg Thieme Verlag, 2013).

(Bildbeschriftungen: normal; akutes Infarktstadium „Erstickungs-T"; akutes Infarktstadium ST-Strecken-Hebung; frühes Folgestadium (Zwischenstadium) T-Negativierung; spätes Folgestadium; Endstadium positive T-Welle)

**? Wie bewerten Sie das Gefährdungspotenzial in den ersten 48 Stunden nach einem Herzinfarkt?**

Die ersten 48 Stunden nach einem Herzinfarkt sind die **gefährlichsten**. Das Mortalitätsrisiko liegt in den ersten 24 Stunden bei 30 %.

**? Nennen Sie die beiden wichtigsten Akutkomplikationen nach einem Herzinfarkt!**

Die wichtigsten Akutkomplikationen sind **Herzrhythmusstörungen**, insbesondere ventrikuläre Tachykardien und Kammerflimmern sowie die **akute Linksherzinsuffizienz** mit kardialem Lungenödem oder kardiogenem Schock.

**MERKE.** Kammerflimmern ist die häufigste Todesursache in den ersten Stunden nach Infarktbeginn.

**? Wie können Sie das Risiko für Kammerflimmern prophylaktisch reduzieren?**

Der frühzeitige Einsatz von **β-Blockern** reduziert das Risiko eines Kammerflimmerns nach einem Myokardinfarkt. Allerdings muss man vorsichtig dosieren, um die ohnehin reduzierte Pumpfunktion nicht zu sehr einzuschränken!

**? Sie haben eben das Risiko des akuten kardialen Lungenödems erwähnt. Nennen Sie die wichtigsten klinischen Symptome!**

Das akute Lungenödem imponiert durch **schwerste Dyspnoe** mit rasselnder Atmung und feuchten Rasselgeräuschen über den basalen Lungenabschnitten.

**? Wie therapieren Sie einen Patienten mit akutem Lungenödem?**

Zur Akuttherapie werden folgende Schritte empfohlen:
- Der Patient wird in eine **sitzende Körperposition** mit herabhängenden unteren Extremitäten gebracht und erhält **Sauerstoff** über eine Maske (10 l/min).
- Da die Patienten durch die ausgeprägte Luftnot häufig unter starken Angstzuständen leiden, die die Atmung weiter verschlechtern, wird **Morphin** in niedriger Dosierung i. v. verabreicht. Dabei muss aber unbedingt auf die atemdepressive und die blutdrucksenkende Wirkung geachtet werden!
- Bei einem systolischen Blutdruck > 90 mmHg erhält der Patient zur Vorlastsenkung **Nitroglyzerin** und **Furosemid** i. v.
- Lässt sich das Lungenödem durch diese Maßnahmen nicht beherrschen, werden eine Überdruckbeatmung über **CPAP-Maskenbeatmung** oder ggf. eine **invasive Beatmung** empfohlen.

# 1 Kardiologie

**?** Nennen Sie die wichtigsten Spätkomplikationen nach einem Myokardinfarkt!

Spätkomplikationen durch die Myokardnekrosen sind
- Ventrikel- oder Septumperforation mit akutem Links-Rechts-Shunt
- Papillarmuskelabriss mit akuter Mitralinsuffizienz
- Ausbildung eines Herzwandaneurysmas mit Bildung intrakardialer Thromben und kardioembolischen Ereignissen
- Postinfarktperikarditis
- ischämische Kardiomyopathie

**?** Kennen Sie neben β-Blockern und ASS zwei weitere Substanzgruppen, die die Langzeitprognose bei Patienten nach Herzinfarkt verbessern?

Nach einem Herzinfarkt beginnen Umbauvorgänge am Myokard, die zu einer Gefügedilatation mit Verschlechterung der hämodynamischen Situation führen können. **ACE-Hemmer** können dieses Remodeling aufhalten und gehören daher zur Standardtherapie nach einem Herzinfarkt. Auch für **Statine** konnte eine Prognoseverbesserung nachgewiesen werden: Das LDL-Cholesterin sollte unter 100 mg/dl gesenkt werden, bei Diabetikern unter 70 mg/dl.

**?** Woran denken Sie, wenn ein Patient mit Myokardinfarkt jünger als 30 Jahre ist?

Ein Myokardinfarkt vor dem 30. Lebensjahr ist sehr ungewöhnlich, wenn nicht prädisponierende Faktoren vorliegen. Zu diesen zählen eine **familiäre Hyperlipidämie** oder eine **Hypothyreose** mit sekundärer Hyperlipidämie, das **Antiphospholipidantikörpersyndrom**, **Vaskulitiden** und **Kokainmissbrauch**.

## 1.9 Herzrhythmusstörungen

### 1.9.1 Bradykarde Herzrhythmusstörungen

**?** Ein Patient mit bekannter KHK klagt über ein ständiges Schwindelgefühl, das bei Belastung deutlich zunimmt. Heute Morgen sei ihm schwarz vor Augen geworden. Bei der körperlichen Untersuchung fühlen Sie einen Puls von 25 Schlägen pro Minute. Was erkennen Sie auf dem folgenden EKG und welche therapeutische Konsequenz ergibt sich hieraus?

Auffällig ist, dass nur jede dritte P-Welle weitergeleitet wird. Die PQ-Zeit ist regelhaft. Dieser Befund ist typisch für einen **AV-Block II° Typ Mobitz** mit konstantem 3:1-Block. Die Leitungsunterbrechung liegt hierbei **unterhalb des His'schen Bündels**, so dass ein Kammerersatzrhythmus mit einer sehr niedrigen, nicht mehr tolerablen Frequenz von etwa 30 Schlägen pro Minute einsetzt. Dieser Zustand kann in einen **AV-Block III°** übergehen mit kompletter Unterbrechung der atrioventrikulären Überleitung und Asystolie durch einen **Adams-Stokes-Anfall**. Therapie der Wahl bei diesem Patienten ist die Implantation eines **Herzschrittmachers**.

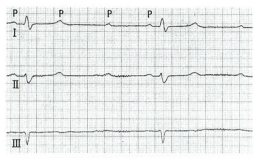

Abb. 1.10 EKG (aus Klinge, R.: Das Elektrokardiogramm, 10. Auflage, Georg Thieme Verlag, 2015).

**?** Ab wann spricht man von einer Bradykardie?

Ab einer Frequenz < 60 bpm tagsüber. Körperlich gut trainierte Menschen können nachts Frequenzen bis zu 40 bpm haben.

**?** Sie sprechen von einem AV-Block II° Typ Mobitz. Gibt es noch eine andere Form eines zweitgradigen AV-Blocks? Kennen Sie therapeutische Unterschiede?

Beim AV-Block II° unterscheidet man die Typen Mobitz und Wenckebach. Bei der **Wenckebachperiodik** (Abb. 1.11) verlängert sich das PQ-Intervall mit jeder Aktion bis zum Ausfall einer Aktion. Die Leitungsstörung liegt **oberhalb des His'schen Bündels**, in dem ein tolerabler Ersatzrhythmus mit etwa 40 Schlägen pro Minute entsteht. Die Patienten sind häufig asymptomatisch, die Frequenz lässt sich kurzfristig mit Atropin steigern. Nur symptomatische Patienten sollten mit einem Herzschrittmacher versorgt werden.

**?** Welche Form des Herzschrittmachers ist bei Patienten mit AV-Block indiziert? Wie wirkt er?

Schrittmacher der Wahl ist ein **DDD-Schrittmacher**, der die AV-Leitung ersetzt und die Sinusknotenfunktion imitiert. Praktisch bedeutet dies, dass der Schrittmacher bei Unterschreiten einer determinierten Minimalfrequenz bedarfsweise Vorhof und Kammer stimuliert. Hierdurch werden Vorhof- und Kammerkontraktion wieder synchronisiert und das Herzzeitvolumen um etwa 20 % erhöht.

> **MERKE.** Die Vorhofkontraktion trägt etwa 20 % zum Schlagvolumen bei!

**?** Was halten Sie von der Implantation eines AAI-Schrittmachers bei einem Patienten mit AV-Block?

Ein AAI-Schrittmacher stimuliert bei Unterschreiten einer eingestellten Mindestfrequenz nur den Vorhof. Voraussetzung ist also eine **intakte atrioventrikuläre Überleitung**, die bei einem AV-Block ausgefallen ist. Ein AAI-Schrittmacher ist bei diesen Patienten also **kontraindiziert**.

## 1.9 Herzrhythmusstörungen

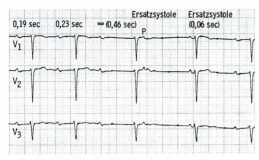

**Abb. 1.11 AV-Block II°, Typ Wenckebach** (aus Klinge, R.: Das Elektrokardiogramm, 10. Auflage, Georg Thieme Verlag, 2015).

> **INFOBOX. Herzschrittmacher**
>
> Die Art des Herzschrittmachers wird durch die folgenden Buchstaben definiert:
> - Der 1. Buchstabe steht für den **Stimulationsort** (A = Vorhof, V = Ventrikel, D = dual [A und V]).
> - Der 2. Buchstabe beschreibt den **Wahrnehmungsort** der Stimulation (s. 1. Buchstabe).
> - Der 3. Buchstabe erläutert die **Wirkungsart** (i = inhibieren, t = triggern, d = doppelt [i und t]).
> - Der 4. Buchstabe steht für die **Programmierbarkeit** (R = QT-Zeit-gesteuerte, Atemminutenvolumen-gesteuerte oder Muskelaktivität-gesteuerte Frequenzadaptation zur Vermeidung einer chronotropen Inkompetenz).
> - Der 5. Buchstabe beschreibt die **multifokale Stimulation** (A = Vorhof, V = Ventrikel, D = dual [A und V])

**? Welche Medikamente können Sie bei einer symptomatischen Bradykardie einsetzen?**

Bei symptomatischer Bradykardie können **Parasympatholytika** wie Atropin und Ipratropiumbromid oder **Sympathomimetika** wie Orciprenalin und Adrenalin gegeben werden. Bei fehlendem Erfolg kann abhängig von der Ursache ein temporärer oder definitiver Herzschrittmacher implantiert werden.

**? Ein älterer Patient mit bekannter pAVK und chronischer Angina abdominalis klagt seit einiger Zeit über gelegentlichen Schwindel. Zweimal sei er bereits beim Rasieren ohnmächtig geworden, das letzte Mal heute Morgen. Der Hausarzt habe bislang nichts gefunden, das EKG sei immer unauffällig gewesen. Woran denken Sie?**

Synkope beim Rasieren, unauffälliges EKG und generalisierte Atherosklerose sprechen für ein sog. **Karotissinussyndrom**, also eine zerebrale Minderperfusion aufgrund eines hyperreagiblen Karotissinus mit Bradykardie und/oder Blutdruckabfall. Ursächlich sind am häufigsten **atherosklerotische Veränderungen** im Bereich des Karotissinus. Die Patienten klagen typischerweise über Schwindel und Synkopen nach Kopfwendung oder beim Rasieren, da es dabei zu einem Druck auf den Karotissinus kommt.

**? Wie können Sie Ihre Verdachtsdiagnose „Karotissinussyndrom" bestätigen? Müssen Sie eine Therapie einleiten?**

Die Verdachtsdiagnose lässt sich mit dem **Karotisdruckversuch** bestätigen: Nach kurzer einseitiger Massage des Karotissinus unter EKG-Kontrolle kommt es zu einer Asystolie von mindestens 3 Sekunden oder einem Blutdruckabfall > 50 mmHg. Bei symptomatischen Patienten ist die Implantation eines **AAI-Schrittmachers** indiziert.

**? Worauf müssen Sie bei der Durchführung eines Karotisdruckversuchs achten?**

Da bei den Patienten in der Regel eine generalisierte Atherosklerose vorliegt, muss auch von **Plaquebildungen in der Karotis** ausgegangen werden. Diese können sich bei zu brüsker Massage lösen und einen **Schlaganfall** auslösen. Daher gilt: Die Karotismassage darf nur vorsichtig und nur einseitig durchgeführt werden!

### 1.9.2 Tachykarde Herzrhythmusstörungen

**? Bei einer 30-jährigen Patientin ist vor 1 Stunde schlagartig ein starkes Herzjagen aufgetreten. Weitere Symptome oder Vorerkrankungen bestehen nicht. Die Patientin ist allerdings sehr aufgeregt und ängstlich, da ihr Vater vor ½ Jahr an einem Herzinfarkt gestorben ist. Was unternehmen Sie als erstes?**

Zunächst gilt es, die Patientin zu beruhigen und ihr zu erklären, dass Herzjagen – insbesondere bei herzgesunden jungen Menschen – nicht Ausdruck einer gefährlichen Erkrankung sein muss. In jedem Fall sollte als erstes ein **EKG** zur genaueren Abklärung geschrieben werden.

**? Das angeordnete EKG (Abb. 1.12) zeigt den folgenden Befund. Was können Sie erkennen?**

Das EKG zeigt eine Tachykardie mit einer Frequenz von 190 Schlägen/Minute. Die QRS-Komplexe sind normal konfiguriert, P-Wellen sind nicht erkennbar. Der Befund ist typisch für eine **supraventrikuläre paroxysmale Tachykardie**.

**? Wie entsteht eine supraventrikuläre paroxysmale Tachykardie?**

Die Ursache sind **zusätzliche atrioventrikuläre Leitungsbahnen** mit unterschiedlichen Leitungsgeschwindigkeiten und Refraktärzeiten. Die Folge ist eine minuten- bis stundenlange kreisende Erregung, die häufig durch eine einfache Vorhofextrasystole ausgelöst wird. Man spricht daher auch von einer AV-Knoten-Reentrytachykardie. Die Patienten spüren typischerweise ein bedrohlich wirkendes, schlagartig einsetzendes Herzjagen.

# 1 Kardiologie

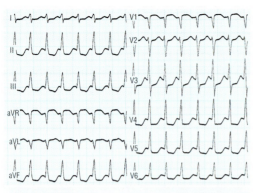

Abb. 1.12 EKG.

**?** Mit welchen nicht-medikamentösen Maßnahmen können Sie eine supraventrikuläre Tachykardie terminieren?

Eine Tachykardie kann durch verschiedene **vagale Manöver** unterbrochen werden, welche die Herzfrequenz senken:
- **Valsalva-Pressversuch**, bei dem der Patient die Nase zuhalten und bei geschlossenem Mund pressen soll
- das Trinken von **Eiswasser**
- einseitiger **Druck** auf den **Karotissinus**

**?** Leider lässt sich die supraventrikuläre Tachykardie bei Ihrer Patientin durch diese Manöver nicht terminieren. Welches Medikament setzen Sie nun ein?

In diesem Fall ist die intravenöse Bolusgabe von **Adenosin** die Therapie der Wahl. Adenosin blockiert kurzfristig den AV-Knoten, wodurch der Reentrymechanismus unterbrochen und die Tachykardie terminiert wird.

**?** Wie können Sie mithilfe des EKGs zwischen supraventrikulären und ventrikulären Tachykardien differenzieren?

Das wichtigste Unterscheidungskriterium im EKG ist die **Breite des QRS-Komplexes**: Bei supraventrikulären Tachykardien ist dieser in der Regel normal breit, bei ventrikulären Tachykardien ist er auf über 120 msec verbreitert.

**?** Wie therapieren Sie einen Patienten mit regelmäßiger supraventrikulärer Tachykardie und schmalem QRS-Komplex?

Supraventrikuläre Tachykardien mit schmalem QRS-Komplex werden in der Regel mit **β-Blockern** oder **Verapamil** behandelt.

**?** Selten ist der QRS-Komplex auch bei supraventrikulären Tachykardien verbreitert, so dass die Differenzierung zu einer ventrikulären Tachykardie erschwert ist. Wie gehen Sie in diesen Fällen therapeutisch vor?

Nach dem Leitsatz „treat the worst case" wird in diesem Fall wie bei einer ventrikulären Tachykardie therapiert. Medikament der Wahl ist **Ajmalin**.

**?** Das erste EKG zeigt Ihnen ein Beispiel für eine supraventrikuläre Tachykardie mit breitem QRS-Komplex. Bei genauem Hinsehen werden Sie im zweiten EKG, das nach dem Anfall geschrieben wurde, 2 weitere Veränderungen erkennen, die charakteristisch für die gesuchte Herzrhythmusstörung sind. Um welches Krankheitsbild handelt es sich? Siehe Abb. 1.13

Die PQ-Zeit ist auf unter 120 ms verkürzt und am Beginn des verbreiterten QRS-Komplexes ist eine Deformierung erkennbar, die als Deltawelle bezeichnet wird. Diese Befunde sind charakteristisch für das **Wolff-Parkinson-White-Syndrom**, kurz WPW-Syndrom. Es handelt sich um ein **Präexzitationssyndrom**, bei dem neben dem spezifischen Reizleitungssystem eine akzessorische Leitungsbahn zwischen Vorhof und Kammer ausgebildet ist.

**?** Welche Medikamente sind bei Präexzitationssyndromen kontraindiziert und warum?

Kontraindiziert sind **Digitalis**, **Adenosin** und **Verapamil**, da sie die Refraktärzeit des akzessorischen Bündels verkürzen und daher ein Kammerflimmern auslösen können.

**?** Eine 62-jährige Patientin mit bekannter mittelgradiger Mitralklappenstenose und Vorhofdilatation leidet seit 3 Tagen an Herzrasen und Schwindel. Bei der körperlichen Untersuchung stellen Sie einen unregelmäßigen Herzschlag und ein peripheres Pulsdefizit fest. Das abgeleitete EKG (Abb. 1.14) bringt den folgenden Befund. Welche Diagnose stellen Sie? Welche Therapie schlagen Sie vor?

Das EKG zeigt fehlende P-Wellen, unregelmäßige RR-Intervalle und sog. Flimmerwellen. Dargestellt ist der charakteristische Befund eines Vorhofflimmerns mit Tachykardie und unregelmäßiger AV-Überleitung. Dieser Befund wird als **Tachyarrhythmia absoluta** bezeichnet.

**?** Nennen Sie die beiden wichtigsten Komplikationen des Vorhofflimmerns!

Die tachykarden Herzaktionen können eine **Herzinsuffizienz** auslösen. Durch die wegfallende Vorhofkontraktion fehlen etwa 20% des Schlagvolumens. Die insuffizienten Vorhofkontraktionen begünstigen die Entstehung von Vorhofthromben, die **arterielle Embolien** auslösen können. Klinische Folgen sind akute Infarzierungen verschiedener Organe, die sich z.B. als Organinfarkte, Apoplex oder akuter Extremitätenverschluss manifestieren können.

## 1.9 Herzrhythmusstörungen

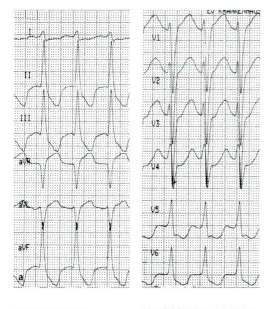

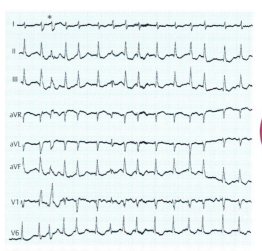

**Abb. 1.14 EKG** (aus Hamm, C., Willems, S.: Checkliste EKG, 4. Auflage, Georg Thieme Verlag, 2014).

### ? Welche der beiden Therapieoptionen wählen Sie bei der oben beschriebenen Patientin mit Vorhofflimmern auf dem Boden einer Mitralklappenstenose und einer Vorhofdilatation?

Bei dieser Patientin ist die Chance auf eine erfolgreiche Konversion aufgrund der Mitralklappenstenose mit Vorhofdilatation eher gering. Therapie der Wahl ist daher die **Frequenzkontrolle** mit β-Blockern, Verapamil, Amiodaron oder Digitalis. In jedem Fall ist im Anschluss an die Frequenznormalisierung eine adäquate, lebenslange, **orale Antikoagulation** indiziert, um embolische Ereignisse zu verhindern.

> **MERKE.** Grundsätzlich sind Rhythmisierungsversuche nur sinnvoll bei:
> - symptomatischem Vorhofflimmern seit < 12 Monaten,
> - fehlender kardialer Grunderkrankung,
> - Größe des linken Vorhofs < 50 mm und
> - Fehlen eines höhergradigen Mitralvitiums.

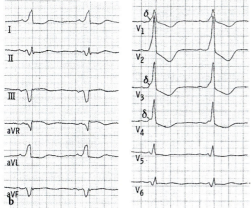

**Abb. 1.13 EKG.**
**a** im Anfall (aus Horacek, T.: Der EKG-Trainer, 3. Auflage, Georg Thieme Verlag, 2013); **b** in Ruhe (aus Klinge, R.: Das Elektrokardiogramm, 10. Auflage, Georg Thieme Verlag, 2015).

### ? Welche grundsätzlichen Therapieoptionen bei Vorhofflimmern kennen Sie?

Abhängig von der Risikokonstellation werden grundsätzlich 2 Therapieoptionen unterschieden:
- medikamentöse oder elektrische Konversion in den Sinusrhythmus
- Frequenzkontrolle

### ? Anhand welcher Parameter entscheiden Sie über die Form der Emboliepropylaxe?

Bei der Entscheidung zwischen einer Emboliepropylaxe mit Cumarinen oder ASS hilft der sog. **CHA$_2$DS$_2$-VASc-Score**: Er berücksichtigt die Parameter Herzinsuffizienz, Hypertonie, Alter, Geschlecht, Diabetes mellitus, Schlaganfall/Thrombembolie in der Anamnese und vaskuläre Vorerkrankung. Erzielt ein Patient > 2 Punkte, ist bei Fehlen von Kontraindikationen eine Antikoagulation mit **Cumarinen** (Ziel-INR zwischen 2 und 3) oder den neuen Antikoagulatien (**NOAKs**) wie Dabigatran, Rivaroxaban oder Apixaban angezeigt (siehe Tab. 1.9).

# 1 Kardiologie

**Tab. 1.9** CHA$_2$DS$_2$-VASc-Score zur Abschätzung des Risikos eines Schlaganfalls bei Vorhofflimmern

| Risikofaktoren | Punkte |
| --- | --- |
| **C**hronische Herzinsuffizienz oder linksventrikuläre Dysfunktion | 1 |
| **H**ypertonie | 1 |
| **A**lter ≥ 75 Jahre | 2 |
| **D**iabetes mellitus | 1 |
| **S**chlaganfall/TIA/Thrombembolie | 2 |
| **V**askuläre Vorerkrankung | 1 |
| **A**lter 65–74 Jahre | 1 |
| Weibliches Geschlecht (**S**ex **c**ategory) | 1 |

Bei 0 Punkten ist das Risiko klein (keine Indikation zur oralen Antikoagulation). Bei ≥ 2 Punkten ist eine orale Antikoagulation auf jeden Fall zu empfehlen, dazwischen kann sie nach Abschätzung der individuellen Faktoren und des Blutungsrisikos erwogen werden.

**? Welche Informationen sollten Sie vor Beginn einer Kardioversion immer einholen?**

Die **Dauer des Vorhofflimmerns** bestimmt das weitere Vorgehen: Besteht das Vorhofflimmern weniger als 48 Stunden, kann sofort kardiovertiert werden. Besteht es länger als 48 Stunden oder ist die Dauer unbekannt – was leider meistens der Fall ist – müssen zunächst mit der **transösophagealen Echokardiografie** Thromben im linken Vorhof ausgeschlossen werden. Diese könnten sich nach der Rhythmisierung ablösen und eine Embolie auslösen. In diesem Fall ist vor der Kardioversion eine **4-wöchige Antikoagulation mit Cumarinen** notwendig.

**MERKE.** Aufgrund der hohen Spontankonversionsrate von 50 % ist eine Kardioversion nicht immer zwingend erforderlich.

**? Wie führen Sie eine elektrische Kardioversion durch?**

Eine elektrische Kardioversion sollte immer in **Reanimationsbereitschaft** durchgeführt werden. Zunächst muss der Patient sediert und analgetisiert werden. Hierfür werden Midazolam, Etomidate und Fentanyl verabreicht. Die Kardioversion muss unbedingt **R-Zacken-synchronisiert** durchgeführt werden, da ein Stromstoß in der vulnerablen Phase Kammerflimmern auslösen kann. Die Paddles werden sternal und apikal oder anterior-posterior positioniert. Die initiale Schockhöhe sollte 200 J betragen und kann bei fehlendem Erfolg gesteigert werden. Bei biphasischen Geräten sind auch geringere initiale Energiemengen von z. B. 150 J möglich. Nach der Kardioversion sollte das Ergebnis im EKG dokumentiert und eine Antikoagulation eingeleitet werden.

**? Welche Substanzen stehen Ihnen für eine medikamentöse Kardioversion zur Verfügung? Welche Patienteninformationen beeinflussen Ihre Entscheidung?**

Bei der Auswahl der richtigen Medikation ist die **myokardiale Pumpfunktion** entscheidend:
- Bei strukturell nicht vorgeschädigtem Herz werden für die medikamentöse Kardioversion **Antiarrhythmika der Klasse I** eingesetzt. Empfohlen werden 100–200 mg Flecainid oder 300–600 mg Propafenon als Einmalgabe.
- Bei **strukturell vorgeschädigtem Herz** und **eingeschränkter linksventrikulärer Funktion** ist Amiodaron 1200 mg/d über 10 Tage und dann dauerhaft 200 mg/d die Therapie der Wahl. Im Vergleich zu den anderen Antiarrhythmika wirkt Amiodaron nicht negativ inotrop.

**MERKE.** Im Anschluss an eine medikamentöse oder elektrische Kardioversion ist aufgrund der zunächst fortbestehenden mechanischen Dysfunktion eine 4-wöchige orale Antikoagulation mit Phenprocoumon (Marcumar®) oder NOAKs indiziert.

**INFOBOX. Vorhofflimmern: Ätiopathogenese**

Vorhofflimmern ist eine der **häufigsten Rhythmusstörungen** mit einer altersabhängigen Prävalenz von bis zu 10 %. Es entsteht durch Mikro-Reentry-Störungen oder ektope Foci in den Pulmonalvenen, die zu ungeordneten Vorhofdepolarisationen und ineffektiven Vorhofkontraktionen führen. Die schnellen Vorhofaktionen werden durch den AV-Knoten abgebremst und unregelmäßig auf die Kammern übergeleitet, der Herzschlag ist unregelmäßig. Meistens liegt dem Vorhofflimmern eine **strukturelle Herzerkrankung** (z. B. KHK, Herzhypertrophie, Mitralvitium) zugrunde, die durch eine Druck- oder Volumenbelastung zu einer **Vergrößerung des Vorhofs** führt. Vorhofflimmern kann aber auch im Rahmen einer Hyperthyreose auftreten oder medikamentös-toxisch (z. B. Alkohol, Theophyllin) ausgelöst werden.

**? Welche therapeutischen Möglichkeiten kennen Sie für die Rezidivprophylaxe bei Vorhofflimmern?**

Zur **medikamentösen Rezidivprophylaxe** können Flecainid, Propafenon, Amiodaron, Sotalol oder β-Blocker eingesetzt werden. Bei therapierefraktärem Vorhofflimmern ist eine **Katheter- bzw. Pulmonalvenenablation**, ggf. mit anschließender Schrittmacherversorgung indiziert. Die **Operation nach Maze** ist eine sehr invasive, aber erfolgreiche Methode zur Terminierung des Vorhofflimmerns: Durch direkte Naht oder elektrische Ablation werden Narben erzeugt, die die kreisenden Erregungen unterbinden. Sie ist indiziert, wenn bei einem Patienten ohnehin eine Herzoperation, z. B. Korrektur eines Vitiums, erforderlich ist.

## 1.9 Herzrhythmusstörungen

**? Warum kann ein VVI-Schrittmacher gut bei Vorhofflimmern, aber nicht bei anderen supraventrikulären Arrhythmien eingesetzt werden?**

VVI-Schrittmacher führen zu einer **unkoordinierten Vorhofkontraktion**, da die Vorhöfe gegen die geschlossenen AV-Klappen anschlagen. Die Folge ist das sog. Schrittmachersyndrom mit reflektorischem Blutdruckabfall und Schwindel, da die Ejektionsfraktion um 20 % abnimmt. Der VVI-Schrittmacher ist daher bei **noch bestehendem Sinusrhythmus kontraindiziert**. Da der Sinusrhythmus bei Vorhofflimmern gestört ist, kann bei diesen Patienten ein VVI-Schrittmacher eingesetzt werden.

**? Wie behandeln Sie akut eine monomorphe ventrikuläre Tachykardie?**

Bei ventrikulärer Tachykardie und **hämodynamischer Instabilität** muss **sofort elektrisch kardiovertiert** werden. In der Regel sind niedrige Energiemengen, z. B. 50 J, ausreichend. Bei **hämodynamischer Stabilität** kann auch ein **medikamentöser Kardioversionsversuch** unternommen werden. Maßnahme der 1. Wahl ist die langsame intravenöse Gabe von Amiodaron. Der Vorteil ist, dass Amiodaron auch bei supraventrikulären Tachykardien mit Blockbild und bei Herzinsuffizienz gegeben werden kann. Bei Patienten ohne Herzinsuffizienz kann auch Ajmalin langsam i. v., sowie Lidocain oder Flecainid als Bolus eingesetzt werden.

**MERKE.** Bei Patienten mit kardialer Vorerkrankung ist Amiodaron das Mittel der Wahl, da es nicht negativ inotrop wirkt! Alle anderen Antiarrhythmika senken die Kontraktionskraft, so dass sie nur bei Patienten ohne kardiale Vorschädigung eingesetzt werden dürfen!

**? Welche langfristige Therapie ist bei Z. n. malignen Kammertachykardien oder Kammerflimmern häufig indiziert?**

Bei Patienten mit strukturellen Herzerkrankungen oder angeborenen Ionenkanaldefekten ist die Implantation eines **Kardioverter-Defibrillators** indiziert, da er die Patienten vor erneuten Kammertachykardien schützt. Bei idiopathischen Kammertachykardien ist die **Katheterablation** das Verfahren der Wahl.

**? Ich gebe Ihnen zusätzlich zu dem folgenden Monitor-EKG folgenden Anhaltspunkt: Die Patientin leidet an Schizophrenie und wurde vor 2 Wochen neu auf Clozapin eingestellt. Welche Diagnose stellen Sie und welche Soforttherapie leiten Sie ein?**

Das EKG zeigt eine **Torsade de Pointes-Tachykardie**, eine Kammertachykardie mit wechselnder Morphologie der QRS-Komplexe. Die Ursache ist eine **verlängerte QT-Zeit**, Auslöser sind in den meisten Fällen Medikamente, die den transmembranösen K+-Strom hemmen. Ein klassisches Beispiel sind atypische Neuroleptika wie das bei der Patientin neu angesetzte Clozapin. Akuttherapie der Wahl ist die langsame i. v.-Gabe von 2 g Magnesiumsulfat.

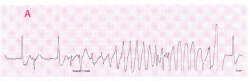

Abb. 1.15 **Monitor-EKG** (aus Horacek, T.: Der EKG-Trainer, 3. Auflage, Georg Thieme Verlag, 2013).

**? Kennen Sie eine angeborene kardiale Funktionsstörung mit erhöhtem Risiko für Torsade de Pointes-Tachykardien?**

Das seltene **Long-QT-Syndrom**, eine angeborene Ionenkanalerkrankung des Herzens, kann zu rezidivierenden Torsade de Pointes-Tachykardien führen.

**? Auf der Straße bricht ein älterer Mann ohnmächtig zusammen. Sie sind zufällig als Ersthelfer ohne medizinische Ausrüstung zur Stelle. Sie tasten weder Puls noch ist eine Atmung wahrnehmbar. Sie stellen einen Herz-Kreislauf-Stillstand fest. Was unternehmen Sie?**

Als erstes muss der **Rettungsdienst** gerufen werden. Dann darf keine weitere Zeit verloren gehen, da das Gehirn bei einem Herz-Kreislauf-Stillstand bereits nach 3 Minuten irreversibel geschädigt wird. Zunächst muss kontrolliert werden, ob die Atemwege frei sind. Sichtbare Behinderungen wie eine zurückgefallene Zunge müssen behoben werden. Anschließend wird mit der kardiopulmonalen Reanimation begonnen. Dabei erfolgen Herzdruckmassage und Beatmung unabhängig von der Anzahl der Helfer in einem Wechsel von **30 : 2**.

**MERKE.** Die Kardiokompression ist wichtiger als die Beatmung. Die früher obligatorische initiale Beatmung und Pulskontrolle sind heute nicht mehr indiziert! Stattdessen wird sofort mit der Herzdruckmassage begonnen!

**? Nun kommen Sie als Notarzt zu dem Geschehen hinzu. Der ältere Mann ist nach wie vor ohnmächtig. Nach welchem Befund richtet sich Ihre weitere Therapie?**

Die erweiterten „Life-support"-Maßnahmen richten sich nach der **EKG-Analyse**.

**? Im EKG sehen Sie eine Asystolie. Wie gehen Sie weiter vor?**

Bei einem Kreislaufstillstand durch Asystolie ist zusätzlich zur kardiopulmonalen Reanimation die Gabe von 1 mg **Adrenalin** verdünnt auf 1 : 10 000 Methode der Wahl. Die Adrenalingabe sollte alle 3–5 Minuten bis zum Eintreten eines Kreislaufes oder bis zum Ableben des Patienten wiederholt werden.

# 1 Kardiologie

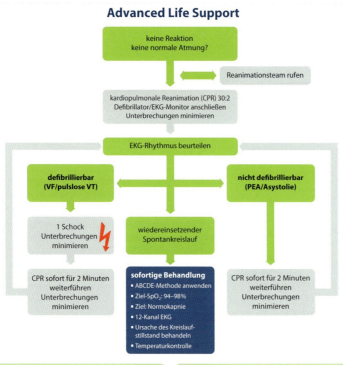

Abb. 1.16 Kardiopulmonale Reanimation – Differenzialtherapie (nach den Leitlinien des European Resuscitation Council 2015) (aus Soar J., Nolan J. P., Böttiger B. W., et al.: Erweiterte Reanimationsmaßnahmen für Erwachsene (adult advanced life support). Notfall + Rettungsmedizin (2015), 18:780; © German Resuscitation Council (GRC) und Austrian Resuscitation Council (ARC) 2015).

**?** Welches Vorgehen wäre bei Kammerflimmern indiziert?

In diesem Fall ist die sofortige **Defibrillation** indiziert. Monophasische Geräte werden auf 360 J eingestellt, bei biphasischen Geräten wird mit 150–360 J defibrilliert. Bei Erfolglosigkeit muss sofort mit der kardiopulmonalen Reanimation fortgefahren werden. **Nach 2 Minuten** wird – nach Rhythmuskontrolle – erneut bei monophasischen Geräten mit 360 J und bei biphasischen Geräten mit 150–360 J defibrilliert und dieser Zyklus bis zum Eintreten eines Kreislaufs oder bis zum Ableben des Patienten wiederholt. Nach 3 erfolglosen Defibrillationen werden **1 mg Adrenalin** in einer Verdünnung von 1 : 10 000 und **300 mg Amiodaron i. v.** oder intraossär gegeben. Die Adrenalingabe wird alle 3–5 Minuten wiederholt. Siehe Abb. 1.16.

**MERKE.** Bei der Kardioversion wird synchronisiert mit dem QRS-Komplex Strom abgegeben, um die vulnerable Phase zu umgehen. Bei Kammerflimmern wird unabhängig von der Herzaktion defibrilliert!

## 1.10 Arterielle Hypertonie

**?** Sie messen bei einem deutlich übergewichtigen Patienten mehrmals einen arteriellen Blutdruck von 150/95 mmHg. Welches Stadium der arteriellen Hypertonie liegt vor?

Die arterielle Hypertonie wird anhand des systolischen und diastolischen Wertes klassifiziert. Ein Blutdruck von 150 mmHg systolisch und 95 mmHg diastolisch entspricht einer **leichten Hypertonie, Grad I**. Allerdings reicht eine einmalige Blutdruckmessung nicht aus – Cave Praxishypertonie – daher sollte eine **Langzeitblutdruckmessung** bzw. häusliche Blutdruckmessungen erfolgen.

**MERKE.** Die Diagnose „Bluthochdruck" kann erst nach mindestens 3-maliger Messung zu verschiedenen Zeitpunkten gestellt werden.

# 1.10 Arterielle Hypertonie

**? Was müssen Sie praktisch bei der Blutdruckmessung beachten?**

Der Patient sollte sich vor der Messung mindestens 5 Minuten lang **ausgeruht** haben. Die Messung erfolgt im **Sitzen**, der Arm befindet sich in Herzhöhe. Das Stethoskop wird auf die A. radialis an der Ellenbeugeseite aufgelegt und die Manschette am Oberarm etwa **30 mmHg** über den verschwindenden Radialispuls aufgepumpt. Anschließend wird der Druck um ca. 5 mmHg/s abgelassen. Das erste zu hörende Geräusch entspricht dem systolischen Blutdruck. Ist kein Geräusch mehr zu hören, ist der diastolische Blutdruckwert erreicht.

> **MERKE.** Grundsätzlich sollte der Blutdruck immer vergleichend an beiden Armen und Beinen gemessen werden! Eine Blutdruckdifferenz zwischen beiden Armen findet man bei Aortenbogensyndrom, einseitigem A. subclavia-Verschluss und thorakaler Aortendissektion. Eine Blutdruckdifferenz zwischen Armen und Beinen > 20 mmHg spricht für eine Aortenisthmusstenose.

**? Was müssen Sie speziell bei adipösen Patienten bei der Blutdruckmessung beachten?**

Bei einem Oberarmumfang > 35 cm wird bei normaler Manschettenbreite ein zu hoher Blutdruck gemessen. Bei diesen Patienten sollte daher eine **breitere Manschette** verwendet werden.

> **INFOBOX. Arterielle Hypertonie: Stadieneinteilung**
>
> Die oberen Normwerte wurden **in Abhängigkeit zum kardiovaskulären Risiko** und der **Notwendigkeit einer antihypertensiven Therapie** festgelegt. Blutdruckwerte > 140/90 mmHg erhöhen das kardiovaskuläre Risiko, so dass eine antihypertensive Behandlung die Lebenserwartung und -qualität der Patienten deutlich verbessern kann.

**? Wie wird die arterielle Hypertonie nach ätiologischen Gesichtspunkten eingeteilt?**

Bei der Hypertonie wird die primäre oder auch essenzielle von der sekundären Hypertonie unterschieden:
- Die **essenzielle Hypertonie** ist mit > 90 % die häufigste Form. Die genaue Ursache ist noch nicht geklärt, vermutlich handelt es sich um eine multifaktorielle, polygene Erkrankung.
- **Sekundären Hypertonieformen** liegt eine bekannte Ursache zugrunde.

**? Nennen Sie die häufigsten Ursachen der sekundären Hypertonie!**

Am häufigsten ist die **renale Hypertonie** bei renoparenchymatösen oder renovaskulären Erkrankungen, wie z. B. der Glomerulonephritis und der Nierenarterienstenose.

**Tab. 1.10** Klassifikation der arteriellen Hypertonie.

|  | systolischer Blutdruck (mmHg) | diastolischer Blutdruck (mmHg) |
|---|---|---|
| **optimal** | < 120 | < 80 |
| **normal** | < 130 | < 85 |
| **hochnormal** | 130–139 | 85–89 |
| **leichte Hypertonie (Grad I)** | 140–159 | 90–99 |
| **mittelschwere Hypertonie (Grad II)** | 160–179 | 100–109 |
| **schwere Hypertonie (Grad III)** | ≥ 180 | ≥ 110 |
| **isolierte systolische Hypertonie** | > 140 | < 90 |

Seltener sind **endokrine Funktionsstörungen** wie Hyperthyreose, Conn-Syndrom, Cushing-Syndrom, Akromegalie und Phäochromozytom. Auch das **Schlafapnoe-Syndrom** kann zu einer sekundären Hypertonie führen. Zu den sekundären Hypertonieformen zählen auch temporäre Blutdrucksteigerungen bei erhöhtem Hirndruck oder Einnahme bestimmter Medikamente oder Drogen, z. B. Steroiden, Ovulationshemmern, Kokain oder Amphetaminen.

**? Welche Basisdiagnostik führen Sie bei Ihrem Patienten mit arterieller Hypertonie durch?**

Zur Basisdiagnostik gehören:
- **Ausführliche Anamnese** hinsichtlich der **kardiovaskulären Risikofaktoren** wie: Nikotinabusus, Adipositas, Hyperlipidämie, Diabetes mellitus. Außerdem Frage nach Medikamenteneinnahme, Begleiterkrankungen, evtl. vorliegenden **Hypertoniebeschwerden** (z. B. Kopfschmerzen oder Nasenbluten) und **-komplikationen** (z. B. Angina pectoris oder Belastungsdyspnoe). Wichtig ist auch die Exploration der **Familienanamnese** auf Hypertonie oder deren Komplikationen (Schlaganfall, Nierenerkrankungen oder Herzinfarkt).
- **Körperliche Untersuchung** mit Blutdruck- und Pulsmessung an beiden Armen und Beinen, eine Gefäßauskultation inkl. der Nierenarterien, die Spiegelung des Augenhintergrunds und eine 24-Stunden-Blutdruckmessung
- **Laboruntersuchung** mit Bestimmung von Hämoglobin, Nüchtern-Glukose, Kreatinin, Elektrolyten, Harnsäure, Cholesterin und Triglyzeriden im Serum sowie von Eiweiß im Urin
- **EKG** und eine **Echokardiografie**

# 1 Kardiologie

**? Die Laborergebnisse Ihres Patienten mit Hypertonie erbringen folgende pathologische Befunde: Cholesterin: 240 mg/dl, Triglyzeride: 200 mg/dl, Nüchtern-Glukose im Plasma: 120 mg/dl, Eiweiß im Urin: 250 mg/dl. Im EKG finden Sie einen positiven Sokolow-Lyon-Index und in der Echokardiografie eine Zunahme der Septumdicke auf 16 mm. Wie interpretieren Sie diese Befunde?**

Die Blutuntersuchung zeigt eine **Hyperlipidämie** und eine erhöhte Glukosekonzentration als Hinweis auf eine **pathologische Glukosetoleranz**. Beide Befunde sind wichtige Risikofaktoren für die Entwicklung einer Hypertonie. Die erhöhte Eiweißkonzentration im Urin weist auf eine Mikroalbuminurie hin und ist Ausdruck einer beginnenden hypertensiven Nephropathie. EKG und Echokardiografie zeigen eine Hypertrophie des linken Ventrikels. **Linksherzhypertrophie** und **Nephropathie** sind typische Komplikationen eines Hypertonus.

**? Leiten Sie bei Ihrem adipösen Patienten mit einem Blutdruck von 150/95 mmHg, Hyperlipidämie, pathologischer Glukosetoleranz, beginnender Nephropathie und Linksherzhypertrophie eine medikamentöse Therapie ein?**

Die Therapie richtet sich nach dem Schweregrad der Hypertonie, den Folgeerkrankungen und den Risikofaktoren. Der Patient leidet an einer leichten Hypertonie. Mit Adipositas, Hyperlipidämie und pathologischer Glukosetoleranz liegen 3 Risikofaktoren vor. Sowohl an der Niere als auch am Herzen zeigen sich erste Folgeerscheinungen der Hypertonie. Bei dieser Konstellation ist eine **sofortige medikamentöse Therapie** angezeigt.

> **INFOBOX. Arterielle Hypertonie: Therapieindikationen und Folgeerkrankungen**
>
> Die Therapie richtet sich nach dem **Schweregrad der Hypertonie**, den **Risikofaktoren** und den **Folge-** bzw. **Begleiterkrankungen**. Hieraus ergeben sich folgende Therapieindikationen, s. Tab. 1.10.
> - Pathophysiologisch werden die Folgeerkrankungen durch **mikro-** oder **makrovaskuläre Schäden** hervorgerufen. Organschäden manifestieren sich v. a. an:
> - **Gehirn**: Schlaganfall, hypertensive Massenblutung
> - **Herz**: Linksherzhypertrophie, hypertensive Kardiomyopathie, KHK, Myokardinfarkt, Herzinsuffizienz
> - **Niere**: hypertensive Nephropathie mit Gefahr einer Niereninsuffizienz
> - **Netzhaut**: hypertensive Retinopathie
> - **Gefäße**: periphere arterielle Gefäßkrankheit (pAVK), Aortendissektion, Bauchaortenaneurysma (80% aller Bauchaortenaneurysmata lassen sich auf eine Hypertonie zurückführen!)

**? Was bezeichnen Sie als Lebensstil verändernde Maßnahmen?**

Zu diesen Maßnahmen zählen
- Kochsalzrestriktion auf 5–6 g pro Tag
- Beschränkung des Alkoholkonsums auf 20 g pro Tag bei Frauen bzw. 30 g pro Tag bei Männern
- erhöhter Konsum an Gemüse und Obst sowie Milchprodukten mit niedrigem Fettgehalt
- Gewichtsreduktion auf einen BMI unter 25 kg pro m$^2$ bzw. Taillenumfang < 88 (Frauen) bzw 102 (Männer) cm
- regelmäßige Bewegung 30 Minuten an 5–7 Tagen in der Woche
- Nikotinkarenz

**? Bei welchen Patienten würden Sie nach Ursachen für eine sekundäre Hypertonie suchen?**

Da nur etwa 10% der Hypertoniker an einer sekundären Hypertonie leiden, ist eine weitergehende Abklärung nur bei bestimmten **Risikokonstellationen** bzw. klinischen Hinweisen auf einen sekundären Hypertonus angezeigt. Solche Hinweise können sein: Strömungsgeräusche bei der Auskultation, Muskelschwäche, paroxysmale hypertensive Entgleisungen oder Gewichtszunahme.

> **MERKE.** Physiologisch sinkt der Blutdruck nachts um etwa 10 mmHg. Bei etwa ⅔ aller sekundären Hypertonieformen fehlt diese Blutdruckabsenkung („Non-Dipper") oder ist vermindert.

**? Wie gehen Sie bei der Abklärung einer sekundären Hypertonie vor?**

Anamnestisch sollte nach den typischen Symptomen einer **Nierenerkrankung** oder einer **endokrinen Funktionsstörung** wie Hyperthyreose oder Morbus Cushing gefragt werden. Bereits das bei jedem Patienten durchgeführte **Basislabor** kann erste Hinweise liefern. So kann eine Hypokaliämie auf ein Conn-Syndrom und ein erhöhter Kreatininwert bzw. eine Proteinurie auf eine Nierenerkrankung hinweisen. Für die weitere Diagnostik stehen apparative und laborchemische Untersuchungen zur Verfügung:
- **Dopplersonografie** zum Nachweis oder Ausschluss einer Nierenarterienstenose
- **24-Stunden-Sammelurin**: Bestimmung von Elektrolyten und Eiweiß: ein Kaliumwert > 30 mmol/d spricht für ein Conn-Syndrom, eine erhöhte Eiweißausscheidung für eine Nephropathie. Quantifizierung der Katecholamine zur Abklärung eines Phäochromozytoms.
- Bestimmung des **Renin/Aldosteron-Quotienten im Serum**: Ein Wert > 50 spricht für ein Conn-Syndrom.
- Bestimmung der **Schilddrüsenhormone** zur Abklärung einer Hyperthyreose
- **Dexamethasonhemmtest** bei Verdacht auf Morbus Cushing

## 1.10 Arterielle Hypertonie

**Tab. 1.11** Therapeutisches Eingreifen bei arterieller Hypertonie.

| | Hochnormal (130–139 / 85–89)** | Hypertonie Grad I (140–159 / 90–99)** | Hypertonie Grad II (160–179 / 100–109)** | Hypertonie Grad III (≥ 180 / ≥ 110)** |
|---|---|---|---|---|
| Keine Risikofaktoren | - | Versuch Lebensstiländerung (Monate) danach plus RR-Medikamente* | Versuch Lebensstiländerung (Wochen) danach plus RR-Medikamente* | Lebensstiländerung plus sofort RR-Medikamente* |
| 1 – 2 RF | Lebensstiländerungen | Versuch Lebensstiländerung (Wochen) danach plus RR-Medikamente* | Versuch Lebensstiländerung (Wochen) danach plus RR-Medikamente* | Lebensstiländerung plus sofort RR-Medikamente* |
| ≥ 3 RF | Lebensstiländerungen | Versuch Lebensstiländerung (Wochen) danach plus RR-Medikamente* | Lebensstiländerung plus RR-Medikamente* | Lebensstiländerung plus sofort RR-Medikamente* |
| Diabetes mellitus, bereits Schäden an Organen, chronische Schädigung der Niere | Lebensstiländerungen | Lebensstiländerung plus RR-Medikamente* | Lebensstiländerung plus RR-Medikamente* | Lebensstiländerung plus sofort RR-Medikamente* |
| Symptome der KHK, schwere Nierenschädigung, Folgeschäden durch Diabetes mellitus | Lebensstiländerungen | Lebensstiländerung plus RR-Medikamente* | Lebensstiländerung plus RR-Medikamente* | Lebensstiländerung plus sofort RR-Medikamente* |

*Zielblutdruck: 140/90; ** systolisch oder diastolisch, höherer Grad zählt

**? Welche Therapie leiten Sie bei Ihrem Patienten mit leichter Hypertonie, 3 Risikofaktoren und ersten Endorganschäden ein?**

Die Grundlage der Therapie ist eine **Änderung des Lebensstils** durch Allgemeinmaßnahmen wie Gewichtsreduktion, körperliche Aktivität und kochsalzarme Kost. Medikamentös bietet sich – insbesondere bei vorgeschädigter Niere – ein **ACE-Hemmer** an, der ggf. mit einem **Diuretikum** kombiniert wird.

**? Warum halten Sie den ACE-Hemmer bei vorgeschädigter Niere für besonders geeignet?**

ACE-Hemmer wirken **nephroprotektiv**. Sie hemmen die vasokonstriktorische Wirkung von Angiotensin II an der efferenten Arteriole und führen über eine Senkung des intraglomerulären Kapillardrucks zu einer Abnahme der Proteinurie.

**MERKE.** Die Proteinurie ist ein eigenständiger Progressionsfaktor der Niereninsuffizienz. Durch Senkung der Eiweißausscheidung kann die Prognose von Patienten mit Niereninsuffizienz verbessert werden.

**INFOBOX. Antihypertensiva der 1. Wahl**

Die **Substanzklassen der 1. Wahl** zur Behandlung der arteriellen Hypertonie sind
- Diuretika
- ACE-Hemmer
- $AT_1$-Rezeptorantagonisten (Sartane)
- β-Blocker
- Kalziumkanalblocker

Für diese Antihypertensiva ist eine **Senkung von Morbidität und Mortalität** nachgewiesen. Das Risiko für einen Schlaganfall sinkt unter Therapie um 35–40 %, das für einen Herzinfarkt um 20–25 % und das für eine Herzinsuffizienz um über 50 %.

**? Welches Blutdruckmedikament ist die Therapie der ersten Wahl in der Schwangerschaft? Wie stark sollten Sie in diesem Fall den Blutdruck senken?**

In der Schwangerschaft besteht eine Indikation zur medikamentösen Blutdrucksenkung ab Werten von 160/105 mmHg, Mittel der ersten Wahl ist hier **Methyldopa** oder kardioselektive **β-Blocker**. ACE-Hemmer und $AT_1$-Rezeptorantagonisten sind kontraindiziert. Der Blutdruck sollte auf 150/100 mmHg gesenkt werden.

# 1 Kardiologie

**?** Sie werden als Notarzt zu einem Patienten mit starker Dyspnoe und retrosternalen Schmerzen gerufen. Seine Frau berichtet Ihnen, dass ihr Mann seit Jahren an Bluthochdruck leidet. Welche Maßnahme ergreifen Sie als erstes?

Als erstes muss sofort der **Blutdruck gemessen** werden, da die Symptome in Zusammenhang mit der anamnestischen Angabe eines Hypertonus für einen hypertensiven Notfall sprechen.

**?** Definieren Sie den Begriff hypertensiver Notfall!

Als hypertensiver Notfall wird ein akuter Blutdruckanstieg bezeichnet, der zu **Schädigungen an verschiedenen Organen** führt. Zu diesen Organschädigungen gehören
- Hochdruckenzephalopathie mit Sehstörungen
- Schwindel oder Bewusstseinsstörungen
- intrakranielle Blutungen
- frische Blutungen und Papillenödem am Augenhintergrund
- Lungenödem
- instabile Angina pectoris, Myokardinfarkt und dissezierendes Aortenaneurysma

**MERKE.** Entscheidend für die Diagnose hypertensiver Notfall ist das Auftreten akuter Organschädigungen und nicht die absolute Höhe des Blutdrucks!

**?** Welche Maßnahmen leiten Sie bei einem hypertensiven Notfall bereits außerhalb der Klinik ein?

Jeder Patient mit hypertensivem Notfall muss bereits vor Einweisung in das Krankenhaus durch den Notarzt adäquat therapiert werden. Für keines der einsetzbaren Medikamente konnte eine Überlegenheit nachgewiesen werden, so dass sich die Auswahl in erster Linie nach möglichen Komplikationen und Kontraindikationen richtet. Therapie der Wahl bei Lungenödem, instabiler Angina pectoris und Myokardinfarkt sind 1,2 mg **Nitroglyzerin** als Spray oder Kapsel. Die orale Gabe von 5 mg **Nifedipin** oder **Nitrendipin** in einer schnell resorbierbaren Form ist zwar sehr wirksam, allerdings sind kurzwirksame Kalziumantagonisten bei instabiler Angina pectoris und Myokardinfarkt kontraindiziert. Weitere Alternativen sind die i. v.-Gabe von 25 mg **Urapidil** oder die langsame i. v.-Verabreichung von 0,075 mg **Clonidin**. Zusätzlich erhalten die Patienten 20–40 mg **Furosemid** i. v.

**MERKE.** Die Wirkung von Nitroglyzerin und den kurzwirksamen Kalziumantagonisten tritt bereits nach wenigen Minuten ein. Urapidil und Clonidin wirken nach etwa 10 Minuten.

**?** Was müssen Sie bei der Blutdrucksenkung bei einem hypertensiven Notfall unbedingt beachten?

Der Blutdruck darf **nicht zu schnell** gesenkt werden, da es sonst zu zerebraler Minderperfusion kommen kann. Das Ziel ist eine abgestufte Blutdrucksenkung um ca. 25 % oder auf 100–110 mmHg diastolisch innerhalb von 2 Stunden.

## 1.11 Schock

**?** Ein Patient wird mit primär unklaren Oberbauchbeschwerden, ausgeprägter Hypotonie und Kaltschweißigkeit in die Notaufnahme eingewiesen. Kurze Zeit später verliert er das Bewusstsein. Woran denken Sie?

Die Hypotonie und die vegetativen Reaktionen könnten auf einen **Kreislaufschock** durch einen absoluten oder relativen akuten Volumenmangel hinweisen.

**MERKE.** Bei einem Schock kommt es zu einem akuten – gemessen am Bedarf – unzureichenden Sauerstoffangebot an das Gewebe. Die Folge dieses Kreislaufversagens sind irreversible Organschäden, die zu einem Multiorganversagen führen können. Hämodynamisch ist der Schock als anhaltender systolischer Blutdruck < 80 mmHg oder als arterieller Mitteldruck < 60 mmHg definiert.

**?** Nennen Sie die wichtigsten Schockformen mit den häufigsten Ursachen!

- **hypovolämische Schock**: entsteht durch akuten Volumenmangel bei Blut- oder Plasmaverlusten z. B. nach Aortenaneurysmaruptur, gastrointestinaler Blutung oder Verbrennungen.
- **kardiogene Schock**: Folge eines akuten kardialen Pumpversagens nach Myokardinfarkt, Lungenembolie, ausgeprägten Herzrhythmusstörungen oder Herzbeuteltamponade.
- **septische** und **anaphylaktische Schock**: beruhen auf einer Störung der peripheren Gefäßdilatation bei Sepsis oder durch erhöhte Kapillarpermeabilität bei einer allergischen Reaktion.

**?** Wie unterscheidet sich die Therapie des hypovolämischen von der des kardiogenen Schocks?

Beim **hypovolämischen Schock** steht die Kreislaufstabilisierung durch Volumen- und Katecholamingabe im Vordergrund. Patienten mit **kardiogenem Schock** dürfen in keinem Fall zu viel Volumen erhalten, da das Lungenödem ansonsten zunimmt. Therapie der Wahl ist die Ursachenbekämpfung, z. B. durch adäquate Behandlung eines Myokardinfarkts und die Gabe von kontraktionssteigernden Sympathomimetika wie Dobutamin.

**?** Nennen Sie die therapeutischen Besonderheiten bei der Behandlung des allergischen und des septischen Schocks!

Bei **allergischem Schock** sind die Kreislaufstabilisierung und die absolute Allergenkarenz die wichtigsten Maßnahmen. Die allergischen Symptome können durch die zusätzliche Gabe von Glukokortikoiden und Antihistaminika gelindert werden. Die wichtigsten Maßnahmen bei **septischem Schock** sind die Kreislaufstabilisierung, die systemische Antibiotikatherapie und die Fokussanierung.

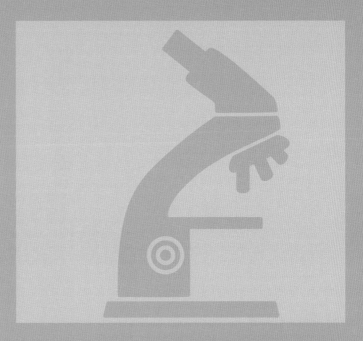

# Hämatologie

2.1 Anämien
2.2 Agranulozytose
2.3 Maligne Lymphome
2.4 Akute Leukämien
2.5 Chronische myeloproliferative Erkrankungen
2.6 Myelodysplastisches Syndrom (MDS)
2.7 Hämorrhagische Diathesen

# 2 Hämatologie

## 2.1 Anämien

### 2.1.1 Eisenmangelanämie

**? Das Labor Ihres Patienten zeigt folgende Veränderungen: Hb 9 mg/dl, MCV 60 fl, MCH 19 pg, Ferritin 5 mg/l. Was ist die häufigste Ursache für diese Veränderungen?**

Das mittlere korpuskuläre Volumen, der mittlere korpuskuläre Hämoglobingehalt der Erythrozyten, der Ferritinwert und der Hb-Gehalt des Blutes sind vermindert. Es handelt sich also um eine **hypochrome, mikrozytäre Anämie**, d. h. die Erythrozyten sind zu klein und enthalten zu wenig Hämoglobin. Die häufigste Ursache ist ein **Eisenmangel**, der zu einer verminderten Hämoglobinbildung führt.

**? Kennen Sie neben dem Eisenmangel weitere Erkrankungen, die zu einer hypochromen Anämie führen?**

Weitere häufige Ursachen einer hypochromen Anämie sind
- Thalassämie
- Begleitanämie im Rahmen von Tumoren oder chronischen Entzündungen wie z. B. der rheumatoiden Arthritis
- Anämie infolge einer Bleivergiftung

**? Kennen Sie neben dem MCV und dem MCH weitere Parameter, die bei der Differenzierung der verschiedenen Formen der hypochromen Anämie helfen?**

Zur Differenzierung helfen die **Ferritin-** und die **Transferrinkonzentration** sowie die **Transferrinsättigung**:
- **Ferritin** ist die Speicherform des Eisens, seine Serumkonzentration gibt Auskunft über die Eisenvorräte im Körper. Bei Eisenmangel ist es vermindert, bei Thalassämie und Entzündungs- bzw. Tumoranämie aufgrund der Eisenverwertungsstörung erhöht.
- Mithilfe von **Transferrin** wird Eisen im Blut transportiert. Bei Eisenmangel bildet die Leber als Reaktion auf den verminderten Eisengehalt vermehrt Transferrin, die Sättigung ist entsprechend vermindert. Umgekehrt ist die Transferrinkonzentration bei der Thalassämie und der Entzündungs- bzw. Tumoranämie durch die erhöhte Eisenspeicherung erniedrigt. Die Transferrinsättigung ist daher erhöht.

**MERKE.** Die normale Ferritinkonzentration ist abhängig von Alter und Geschlecht. Feste Normwerte existieren daher nicht, eine Konzentration von < 15 µl/l gilt als beweisend für einen manifesten Eisenmangel. Die Transferrinsättigung beträgt normalerweise 30 %. Ferritin- und Transferrinkonzentration verhalten sich immer gegensätzlich!

**? Kennen Sie einen einfachen Parameter, der bei der Differenzierung von Thalassämie und Eisenmangelanämie hilft?**

Gemeint ist der sog. **Mentzer-Index**, der Quotient aus MCV und Erythrozytenzahl. Bei Eisenmangel ist er auf über 13 erhöht, bei Thalassämie ist er < 13.

**? Nennen Sie Ursachen einer Eisenmangelanämie!**

Eisenmangel entsteht durch
- **erhöhten Bedarf** z. B. während des Wachstums oder in der Schwangerschaft
- **Malnutrition** v. a. bei Vegetariern und Kleinkindern
- **Blutverlust** bei chronischen Blutungen
- **gestörte Resorption** z. B. bei Z. n. Magenresektion oder im Rahmen eines Malabsorptionssyndroms

**MERKE.** Die häufigsten Ursachen eines Eisenmangels sind chronische gynäkologische und gastrointestinale Blutungen. Daher sollte im Zweifelsfall immer eine gynäkologische Untersuchung oder eine Gastro- bzw. Koloskopie durchgeführt werden.

**? Wie hoch ist der tägliche Eisenbedarf?**

Nach der deutschen Gesellschaft für Ernährung liegt der tägliche Eisenbedarf des **Mannes** bei etwa **10 mg**. **Frauen** benötigen mit **15 mg/d** etwas mehr.

**? Welche Symptome erwarten Sie bei einem Patienten mit länger bestehendem Eisenmangel?**

Klinisch zeigen die Patienten die typischen **Anämiesymptome** wie Blässe der Haut und der Schleimhäute, Rillenbildung und Brüchigkeit der Nägel (Abb. 2.1), verminderte körperliche und geistige Leistungsfähigkeit, Dyspnoe und Tachykardie. Charakteristisch für die Eisenmangelanämie ist das sog. **Plummer-Vinson-Syndrom** mit schmerzhafter

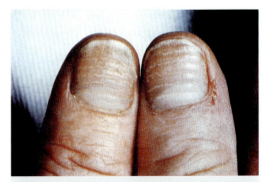

**Abb. 2.1** Veränderungen der Nägel bei Eisenmangelanämie (aus Baenkler, H.-W., Goldschmidt, H., Hahn, J.-M. et al.: Kurzlehrbuch Innere Medizin, 3. Auflage, Georg Thieme Verlag, 2015).

## 2.1 Anämien

Schleimhautatrophie von Zunge und Hypopharynx. Häufig leiden die Patienten an Mundwinkelrhagaden, mitunter verspüren sie abnorme Essgelüste.

**? Wie therapieren Sie einen Patienten mit Eisenmangel?**

Ein Eisenmangel wird in der Regel durch **orale Substitution** von **zweiwertigem Eisen** therapiert, da nur diese Form in ausreichendem Maß über den Darm resorbiert wird. Die Tagesdosis von 100–200 mg wird in 2 Einzeldosen gegeben. Die gleichzeitige Gabe von Vitamin C-reichem Obstsaft kann die Eisenresorption verbessern.

> **MERKE.** Obwohl die Eiseneinnahme zu den Mahlzeiten in der Regel besser vertragen wird als im Nüchternzustand, sollte sie vermieden werden, da sich die Eisenresorption hierbei um etwa 20 % vermindert.

**? Wann sollten Sie auf eine parenterale Eisengabe umsteigen? Welche Nachteile hat diese Applikationsart?**

Eine parenterale Substitution mit **dreiwertigem Eisen** ist nur indiziert, wenn Eisen durch ein **Malabsorptionssyndrom** oral schlecht resorbiert wird, wenn also der Hb-Wert unter oraler Eisensubstitution nicht ansteigt. Bei parenteraler Eisensubstitution erhöht sich allerdings das Risiko für Unverträglichkeitsreaktionen bis hin zur Anaphylaxie. In der Praxis wird parenterales Eisen daher nach einer kleinen Testdosis langsam als Kurzinfusion gegeben.

> **MERKE.** Steigt das Serumeisen nach oraler Gabe von 100 mg zweiwertigem Eisen innerhalb von 2 Stunden nicht auf mindestens 18 µmol/l an (Eisenresorptionstest), liegt eine Eisenresorptionsstörung vor.

**? Woran lässt sich der Erfolg einer Eisentherapie messen?**

Für eine erfolgreiche Therapie spricht ein **Anstieg der Retikulozyten innerhalb von 1 Woche** nach Therapiebeginn. Auch der Hämoglobinwert sollte im Verlauf kontinuierlich ansteigen.

**? Wie lange muss die Eisensubstitution fortgeführt werden?**

Die Therapie sollte bis zur Normalisierung der Eisenspeicher fortgeführt werden. Dies dauert etwa **3–6 Monate**, die Eisenspeicher können anhand der Ferritinwerte überprüft werden.

**? Welche Nebenwirkungen können bei einer oralen Eisensubstitution auftreten?**

In therapeutischer Dosierung führt Eisen häufig zu **gastrointestinalen Beschwerden** und einer **Schwarzfärbung des Stuhls**.

**? Eine Eisenintoxikation kann bei Kindern schon durch das 5-fache der therapeutischen Dosis eines Erwachsenen ausgelöst werden. Wie äußert sie sich?**

Klinische Symptome der Eisenintoxikation sind Übelkeit, Erbrechen, Diarrhö, Lebernekrosen und metabolische Azidose.

### 2.1.2 Megaloblastäre Anämie

**? Ihnen wird ein Patient mit Zustand nach Gastrektomie vorgestellt, der die typischen klinischen Anämiesymptome Blässe, Leistungsminderung und Dyspnoe zeigt. An welche Anämieform denken Sie und warum?**

Bei diesem Patienten liegt am ehesten eine **megaloblastäre Anämie** durch eine gestörte Vitamin $B_{12}$-Resorption vor. Voraussetzung für die Resorption von Vitamin $B_{12}$ im Ileum ist der in den Belegzellen des Magens gebildete **Intrinsic Factor**, der nach einer Gastrektomie fehlt.

> **MERKE.** Da der Mensch Vitamin $B_{12}$ nicht synthetisieren kann, ist er allein von der Zufuhr über die Nahrung abhängig. Ursachen für einen Vitamin $B_{12}$-Mangel sind
> - vermindertes Angebot, z. B. bei veganer Kost
> - gestörte Resorption, z. B. durch Intrinsic Factor-Mangel nach Gastrektomie, chronisch-atrophische Gastritis, Malabsorptionssyndrom oder Parasitenbefall des Darms
> 
> Eine Anämie infolge eines Vitamin $B_{12}$-Mangels wird auch als perniziöse Anämie oder Morbus Biermer bezeichnet.

**? Nennen Sie 3 klinische Manifestationen des Vitamin $B_{12}$-Mangels!**

Der Vitamin $B_{12}$-Mangel verursacht
- makrozytäre, hyperchrome Anämie
- gastrointestinale Beschwerden
- neurologische Symptome (funikuläre Myelose)

Die Symptome der **funikulären Myelose** ähneln denen einer Tabes dorsalis im Spätstadium der Syphilis: Typisch sind Ataxie, Areflexie, schmerzhafte Parästhesien und ein positiver Babinskireflex. Frühsymptom ist der Verlust des Vibrationsempfindens. Die Patienten können auch durch psychiatrische Störungen auffällig werden. Am **Gastrointestinaltrakt** kommt es zu Diarrhö, Obstipation und unspezifischen Oberbauchbeschwerden. Typisch für den Vitamin $B_{12}$-Mangel ist die sog. **Hunter-Glossitis** mit Schleimhautatrophie der Zunge und Schluckstörungen.

> **MERKE.** Bei allen unklaren neurologischen Krankheitsbildern, die einer funikulären Myelose zugeordnet werden könnten, sollte ein Vitamin $B_{12}$-Mangel auch bei Fehlen einer Anämie ausgeschlossen werden.

## 2 Hämatologie

**? Was müssen Sie bei der Therapie eines Vitamin $B_{12}$-Mangels berücksichtigen?**

Durch die Substitution von Vitamin $B_{12}$ wird die Erythropoese stark gesteigert. Hierdurch ist der Kalium- und Eisenbedarf erhöht, so dass auf eine **adäquate Eisen- und Kaliumsubstitution** geachtet werden muss.

> **MERKE.** Der tägliche Vitamin $B_{12}$-Bedarf liegt bei 2–10 µg, die Reserven reichen für 1–2 Jahre. Die Substitution bei einem Mangel beginnt mit einer schnellen Aufdosierung durch eine 5-tägige Gabe von 1000 mg/d. Danach werden bis zur Normalisierung der Blutwerte 500 mg/Woche substituiert. Ist dieses Ziel erreicht, reicht eine Dosis von 500 mg alle 3 Monate.

**? Auch chronischer Alkoholismus führt häufig zu einer megaloblastären Anämie. Wie erklären Sie sich diese Tatsache?**

Patienten mit Alkoholerkrankung leiden häufig an einer Malnutrition mit nutritivem **Folsäuremangel**, der ebenfalls zu einer megaloblastären Anämie führen kann.

**? Kennen Sie neben dem chronischen Alkoholismus noch weitere Ursachen für einen Folsäuremangel?**

Weitere Ursachen sind eine Therapie mit **Folsäureantagonisten** wie Methotrexat und Phenytoin, ein **Malabsorptionssyndrom** oder ein physiologisch erhöhter Bedarf in der **Schwangerschaft**.

> **MERKE.** Der tägliche Folsäurebedarf beträgt etwa 100–150 µg. Während Schwangerschaft und Stillzeit ist er deutlich erhöht. Die Folsäurereserven reichen nur für 3 Monate.

**? Warum ist die Folsäuresubstitution präkonzeptionell und in der Frühschwangerschaft so wichtig?**

Ein Folsäuremangel während der Schwangerschaft erhöht das Risiko für **Neuralrohrdefekte**, bei einer adäquaten Folsäure-Substitution mit 5 mg/d kann dieses um 70 % gesenkt werden.

### 2.1.3 Hämolytische Anämien

**? Sie haben einem Patienten auf Ihrer Station eine Bluttransfusion verabreicht. Kurze Zeit später entwickelt er Fieber, Schüttelfrost, Blutdruckabfall, Ikterus, Kopf-, Bauch- und Rückenschmerzen. Sein Urin ist rot verfärbt. Welche Diagnose stellen Sie? Begründen Sie!**

Der Patient leidet an einer **akuten hämolytischen Krise**. Ursache ist eine Fehltransfusion im AB0-System, am häufigsten durch eine Verwechselung von Blutkonserve und Empfänger. Die Alloantikörper des Patienten zerstören die transfundierten Spendererythrozyten.

**? Welche Sofortmaßnahmen müssen Sie bei einer akuten hämolytischen Krise im Rahmen eines Transfusionszwischenfalls einleiten?**

Die Transfusion muss **sofort gestoppt** werden. Die Konserven müssen steril verpackt und gemeinsam mit einer Blutprobe des Patienten zur serologischen Untersuchung geschickt werden. Symptomatische Maßnahmen umfassen **Volumensubstitution**, **Urinalkalisierung** mit Natriumbikarbonat und die Gabe von **Kortikosteroiden**. Als Ultima Ratio muss ggf. eine **Austauschtransfusion** durchgeführt werden.

**? Mit welcher Komplikation müssen Sie bei einer akuten hämolytischen Krise rechnen und wie reagieren Sie?**

Durch die Ausbildung intravasaler Erythrozytenaggregate und die massive Hämoglobinurie kann es zu einem **akuten Nierenversagen** kommen. In diesem Fall muss eine **Dialyse** eingeleitet werden.

**? Häufiger als die hämolytische Sofortreaktion ist die verzögerte hämolytische Transfusionsreaktion. Wie äußert sich diese?**

Klinische Symptome sind **Fieber**, **Anämie** und **leichter Ikterus**.

**? Eine intravasale Hämolyse zeigt sich im Labor durch die sog. Hämolyseparameter. Welche Parameter sind gemeint?**

Zu den Hämolyseparametern zählen freies Hämoglobin, Haptoglobin, LDH, Retikulozyten und indirektes Bilirubin.

**? Wie verändern sich die Hämolyseparameter im Rahmen einer intravasalen Hämolyse?**

Durch den intravasalen Erythrozytenzerfall sind die Konzentrationen des **freien Hämoglobins**, der **LDH** und des **indirekten Bilirubins** im Serum **erhöht**. Wird die tubuläre Reabsorptionskapazität für Hämoglobin überschritten, erscheint es im Urin. Durch den erhöhten Bilirubinanfall im Darm entsteht vermehrt Urobilinogen, das rückresorbiert und anschließend über die Nieren ausgeschieden wird. **Hämoglobinurie** und **Urobilinogenurie** führen zu einer rötlich-bräunlichen Verfärbung des Urins. Das freie Hämoglobin bindet in der Blutbahn an sein Transportprotein Haptoglobin. Durch die hepatische Eliminierung des Haptoglobin-Hämoglobin-Komplexes **sinkt** die **Haptoglobinkonzentration** im Blut. Die kompensatorisch gesteigerte Erythropoese im Knochenmark zeigt sich im peripheren Blut durch eine **Retikulozytose**.

> **MERKE.** Da die Erythropoese bei hämolytischen Anämien kompensatorisch gesteigert ist, spricht man auch von einer **hyperregenerativen Anämie**.

## 2.1 Anämien

**? Wie können Sie eine Hämolyse durch falsche Abnahmetechnik ausschließen?**

Bei falscher Abnahmetechnik kann das abgenommene Blut im Röhrchen hämolysieren. Der **Haptoglobinspiegel** ist in diesem Fall **normal**.

**? Sie haben bei einem Patienten den Verdacht auf eine hämolytische Anämie. Zur Sicherung Ihrer Verdachtsdiagnose wollen Sie Blut abnehmen. Dies erweist sich allerdings als äußerst schwierig, da das Blut nicht konstant durch die Kanüle fließt, sondern in ihr agglutiniert. Welcher Verdacht kommt Ihnen?**

Die Agglutination der Erythrozyten in der Kanüle weist auf **Kälteantikörper** hin. Kälteantikörper sind sog. komplette Autoantikörper vom IgM-Typ, die bei Raumtemperatur zu einer Erythrozytenagglutination führen. Durch Aktivierung des Komplementsystems werden die Erythrozyten in der Blutbahn lysiert. Der Patient leidet vermutlich an einer **autoimmunhämolytischen Anämie** durch intravasale Hämolyse.

**? Wie unterscheidet sich die BSG bei Wärme- und Kälteantikörpern?**

In beiden Fällen ist die BSG stark beschleunigt. Bei Kälteantikörpern **normalisiert** sie sich bei **Erhitzen** im Inkubator.

> **MERKE.** Die Blutgruppenbestimmung bzw. die Kreuzprobe ist bei Wärme- und Kälteantikörpern durch die Interferenz mit den Autoantikörpern erschwert.

**? Mit welchem Test können Sie Kälte- bzw. Wärmeantikörper nachweisen? Erklären Sie kurz das Testprinzip!**

Kälte- und Wärmeantikörper können mit dem **direkten Coombs-Test** nachgewiesen werden, der erythrozytengebundene Antikörper erfasst. Bei diesem Testverfahren werden die gewaschenen Erythrozyten des Patienten mit einem speziellen Serum, das Anti-Humanglobulin enthält, inkubiert. Agglutinieren die Erythrozyten, so liegen erythrozytengebundene Antikörper vor.

**? Was wird mit dem indirekten Coombs-Test nachgewiesen? Wie wird er durchgeführt?**

Mit dem indirekten Coombs-Test werden inkomplette, **frei zirkulierende IgG-Antikörper** nachgewiesen. Das Patientenserum wird mit Test-Erythrozyten inkubiert. Diese binden an die frei zirkulierenden Antikörper ohne eine Agglutination auszulösen. Anschließend wird das Coombs-Serum mit Anti-Humanglobulin zugegeben. Eine Agglutination der Test-Erythrozyten beweist das Vorliegen freier Antikörper.

**? Bei welchen Verdachtsdiagnosen ist ein indirekter Coombs-Test indiziert?**

Die wichtigsten Indikationen sind ein Verdacht auf eine **hämolytische Transfusionsreaktion** oder eine **Rhesusinkompatibilität**.

> **MERKE.** Der Coombs-Test wird generell bei immunogener Hämolyse eingesetzt: Der direkte Coombs-Test weist erythrozytengebundene, der indirekte Coombs-Test frei zirkulierende Antikörper nach.

**? Das Labor eines Patienten zeigt Hämolysezeichen und eine Thrombozytopenie. Im Blutausstrich erkennen Sie sog. Fragmentozyten. Woran denken Sie bei dieser Konstellation? Siehe Abb. 2.2**

Die Kombination aus Fragmentozyten, also Bruchstücken zerstörter Erythrozyten, Hämolyse und Thrombozytopenie spricht für eine **mikroangiopathische hämolytische Anämie**.

**? Wie entsteht eine mikroangiopathische hämolytische Anämie?**

Durch eine **Endothelschädigung kleiner Gefäße** kommt es zu einer Thrombozytenaggregation mit Thrombozytenverbrauch. Dadurch entstehen **Mikrothrombosierungen**, die die Erythrozyten mechanisch schädigen.

> **MERKE.** Zu den mikroangiopathischen hämolytischen Anämien zählen die thrombotisch-thrombozytopenische Purpura (Moschkowitz-Syndrom) und das hämolytisch-urämische Syndrom (HUS).

**? An welche Differenzialdiagnosen müssen Sie bei einem Nachweis von Fragmentozyten denken?**

Neben den mikroangiopathischen hämolytischen Anämien können Fragmentozyten auch bei **mechanischer Hämolyse**, z. B. durch **künstliche Herzklappen**, nachgewiesen werden.

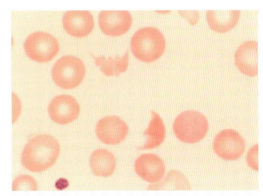

Abb. 2.2 Blutausstrich: Fragmentozyten (aus Dörner, K.: Klinische Chemie und Hämatologie, 8. Auflage, Georg Thieme Verlag, 2013).

## 2 Hämatologie

**?** Sie sehen im Blutausstrich kleine kugelige Erythrozyten ohne zentrale Aufhellung. Welche Erkrankung vermuten Sie? Wie kommt es zu den morphologischen Veränderungen der Erythrozyten? Siehe Abb. 2.3

Kleine kugelige Erythrozyten sind pathognomonisch für die **Sphärozytose** (Kugelzellanämie). Die Kugelform der Erythrozyten entsteht durch den Einstrom von Natrium und Wasser in die Zelle. Ursache ist ein **genetischer Membrandefekt der Erythrozyten**, der die osmotische Permeabilität vermindert.

**?** Unter welchen Symptomen leiden Patienten mit Sphärozytose? In welchem Alter manifestiert sie sich?

Der vorzeitige Abbau der kugelig verformten Erythrozyten in der Milz bedingt eine extravasale Hämolyse. Die Erkrankung manifestiert sich bereits im **Kindesalter** mit **Anämie**, **Splenomegalie**, **Bilirubingallensteinen** und **Ikterus**. Im Verlauf können **hämolytische Krisen** mit Fieber und Oberbauchbeschwerden auftreten.

> **MERKE.** Die Sphärozytose ist die häufigste hämolytische Anämie in Nordeuropa.

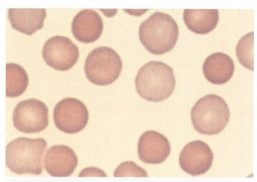

**Abb. 2.3** Blutausstrich: Kugelzellen bei Sphärozytose (aus Dörner, K.: Klinische Chemie und Hämatologie, 8. Auflage, Georg Thieme Verlag, 2013).

> **MERKE.** Die Sichelzellanämie ist die häufigste Hämoglobinopathie. Sie kommt besonders häufig in der schwarzen Bevölkerung vor und wird nur bei homozygoten Anlageträgern symptomatisch.

**?** Kennen Sie eine typische Kinderkrankheit, die bei Patienten mit Sphärozytose eine schwere Komplikation verursachen kann?

**Ringelröteln** durch Parvovirus B19 können bei Sphärozytose-Patienten eine lebensbedrohliche aplastische Krise auslösen.

**?** Mit welchem einfachen Test können Sie eine Sphärozytose diagnostizieren?

Die Sphärozytose kann durch eine **Verdünnungsreihe mit zunehmend hypotoner Kochsalzlösung** aufgedeckt werden. Normalerweise hämolysieren Erythrozyten erst bei Zugabe einer stark hypotonen Kochsalzlösung mit einer Konzentration < 0,46 %. Bei der Sphärozytose hämolysieren die Erythrozyten durch die verminderte osmotische Resistenz bereits früher.

**?** Ihnen wird ein afrikanischer Patient vorgestellt, der nach einem Flug unter einer Anämie und starken Schmerzen in Flanken und Händen leidet. Wie können Sie sich diesen Zusammenhang erklären?

Der Patient leidet wahrscheinlich unter einer **Sichelzellanämie**. Bei homozygoten Anlageträgern bildet sich abnormes HbS, das im desoxygenierten Zustand, z. B. beim Fliegen oder Bergsteigen, präzipitiert. Die Erythrozyten verformen sich in die typische Sichelform und verstopfen kleine Gefäße, was sich durch schmerzhafte Organ- und Knocheninfarkte äußert.

**?** Kennen Sie einen Trick, mit dem sich die Sichelzellen im Blutausstrich nachweisen lassen?

Sichelzellen sind nur im **hypoxischem Milieu**, z. B. unter einem mit Nagellack versiegelten Deckglas, nachweisbar.

**?** Durch welche Besonderheit zeichnen sich heterozygote HbS-Anlageträger aus?

Diese Menschen sind gegenüber einer Infektion mit Plasmodien, also **gegenüber Malaria**, **resistenter** als die Allgemeinbevölkerung.

**?** Bei der Durchsicht Ihrer Laborbefunde im Nachtdienst stoßen Sie auf den Befund einer Hämoglobinelektrophorese, der eine Vermehrung von HbA$_2$ und HbF zeigt. Interessiert schauen Sie in der Akte des Patienten nach und sehen, dass Serumeisen und Ferritin erhöht sind und Transferrin erniedrigt ist. An welche Erkrankung denken Sie?

Die Hämoglobinelektrophorese zeigt eine quantitative Hämoglobinopathie. Das fetale Hämoglobin HbF ist stark erhöht. Ursache ist eine verminderte Synthese der β-Ketten von Hämoglobin mit kompensatorisch erhöhter Synthese von γ- und δ-Ketten. Die Erhöhung von Serumeisen und Ferritin und die Erniedrigung von Transferrin weisen auf eine Eisenverwertungsstörung hin. Beide Befunde sind typisch für die **homozygote β-Thalassämie**, die auch als **Thalassaemia major** bezeichnet wird.

## 2.1 Anämien

**? Beschreiben Sie das typische klinische Bild eines Patienten mit homozygoter β-Thalassämie!**

Die Thalassaemia major fällt bereits im Kindesalter auf. Die Kinder haben **Wachstumsstörungen** und leiden häufig an **Infektionen**. Typisch sind aufgetriebene Knochen durch eine **Knochenmarkshyperplasie** bei ineffektiver Erythropoese. Im Röntgenbild zeigt sich häufig ein **Bürsten-** oder **Turmschädel**, im Blut eine schwere mikrozytäre, hypochrome, gering hämolytische **Anämie**.

**? Was erwarten Sie bei einem Patienten mit homozygoter β-Thalassämie im Blutausstrich?**

Im Blutausstrich sind hypochrome Erythrozyten mit zentraler Verdichtung zu sehen, sog. **Target- oder Schießscheibenzellen**.

**? Wie wird die Thalassaemia major therapiert?**

Die Therapie besteht in regelmäßigen Transfusionen von **Erythrozytenkonzentraten**.

**? Was ist die wichtigste Komplikation bei der Transfusion von multiplen Erythrozytenkonzentraten und wie behandeln Sie diese?**

Die wichtigste Komplikation wiederholter Erythrozytentransfusionen ist die **Hämosiderose**, also eine Eisenüberladung. Liegt die Ferritinkonzentration wiederholt > 1000 ng/ml, ist eine Eisenelimination mit Deferoxamin oder Deferipon indiziert.

> **INFOBOX. Anämien: Systematik**
>
> **Einteilung der Anämien in Abhängigkeit von der Retikulozytenzahl:**
> - **Hyperregeneratorische Anämien** sind durch eine kompensatorisch gesteigerte Erythropoese im Knochenmark mit peripherer Retikulozytose gekennzeichnet (Tab. 2.1).
> - Bei den **hyporegeneratorischen Anämien** ist die Erythropoese gestört (Tab. 2.2).
>
> **Einteilung anhand von MCV und MCH:**
> In Abhängigkeit vom mittleren korpuskulären Volumen (MCV) und dem mittleren korpuskulären Hb-Gehalt (MCH) werden hypochrome, normochrome und hyperchrome Anämien unterschieden (Tab. 2.3).

**Tab. 2.1** Hyperregeneratorische Anämien.

| Anämieform | Ursachen |
|---|---|
| Blutungsanämie | Blutungen unterschiedlicher Genese (am häufigsten: gastrointestinale und gynäkologische Erkrankungen) |
| hämolytische Anämien | korpuskuläre hämolytische Anämien:<br>• Hämoglobinopathien (z. B. Thalassämie)<br>• Enzymopathien (z. B. Glukose-6-Phosphat-Dehydrogenase-Mangel)<br>• Membrandefekte (z. B. Sphärozytose) |
| | extrakorpuskuläre hämolytische Anämien:<br>• Autoantikörper (Wärme- oder Kälteantikörper): im Rahmen von Infektionen (z. B. Malaria), malignen oder autoimmunen Grunderkrankungen<br>• Medikamenten-induzierte Immunhämolyse<br>• mechanische Erythrozytenschädigung (z. B. bei künstlichen Herzklappen)<br>• Alloantikörper (Fehltransfusion, Rhesusinkompatibilität)<br>• mikroangiopathische Anämie (hämolytisch-urämisches Syndrom, Moschkowitz-Syndrom)<br>• Stoffwechselerkrankungen |

**Tab. 2.2** Hyporegeneratorische Anämien.

| Anämieform | Ursachen |
|---|---|
| Störung der Hämoglobinbildung | Eisenmangelanämie |
| Erythropoetinmangel | renale Anämie |
| DNA-Bildungsstörung | megaloblastäre Anämie (Folsäure- oder Vitamin $B_{12}$-Mangel) |
| Störung der erythropoetischen Stammzellen | aplastische Anämie myelodysplastisches Syndrom |

## 2 Hämatologie

**Tab. 2.3** Einteilung der Anämien nach MCV und MCH.

| Anämieform | Kennzeichen | Weitere Befunde und Differenzialdiagnosen | |
|---|---|---|---|
| hypochrome Anämie | MCH, MCV ↓ | Eisen, Ferritin, Transferrinsättigung ↓ Transferrin ↑ | Eisenmangelanämie |
| | | Eisen, Ferritin, Transferrinsättigung ↑ Transferrin ↓ | Thalassämie |
| normochrome Anämie | MCH, MCV normal | Retikulozyten ↓ | aplastische Anämie, renale Anämie |
| | | Retikulozyten ↑ | hämolytische Anämien, Blutungsanämie |
| hyperchrome Anämie | MCH, MCV ↑ | Retikulozyten ↓ | myelodysplastisches Syndrom |
| | | Retikulozyten normal | megaloblastäre Anämien |

## 2.2 Agranulozytose

**?** Zu Ihnen kommt eine junge Patientin mit hohem Fieber, Halsschmerzen und Schüttelfrost. Sie berichtet Ihnen, dass sie seit 10 Tagen aufgrund starker Kopfschmerzen Metamizol einnehme. Woran denken Sie?

Die Einnahme von Metamizol in Zusammenhang mit den geschilderten Symptomen spricht für eine **allergisch bedingte Agranulozytose**.

**?** Wie entsteht eine allergische Agranulozytose?

Bei der allergischen Agranulozytose sinken die Granulozyten nach Einnahme verschiedener Medikamente unvorhersehbar und dosisunabhängig ab. Das auslösende Medikament wirkt als Hapten. Durch Bindung an Plasmaproteine entsteht ein „komplettes Antigen", das bei wiederholter Medikamenteneinnahme zur **Autoantikörperbildung** führt. Die Antigen-Antikörper-Komplexe lagern sich an die Granulozytenoberfläche an und führen über eine **zytotoxische Immunreaktion** zu einer **Zelllyse**.

> **MERKE.** Die wichtigsten Agranulozytose-auslösenden Medikamente sind:
> - Metamizol
> - Thyreostatika (Carbimazol, Thiamazol)
> - NSAR
> - Sulfonamide, Sulfasalazin, Cotrimoxazol
> - Clozapin
> 
> Seltenere Ursachen für eine Agranulozytose sind autoimmune Krankheitsprozesse, z. B. das Felty-Syndrom oder der systemische Lupus erythematodes (SLE).

**?** Ab wann spricht der Kliniker von einer Agranulozytose? Welche Gefahr besteht für die Patienten?

Von einer Agranulozytose spricht man bei einer **Granulozytenzahl < 500/μl**. Bereits bei einer Granulozytenzahl zwischen 500 und 1000/μl sind die Patienten anfälliger für Infekte. Sinken die Granulozyten unter 500/μl, steigt das **Infektions- und Sepsisrisiko** erheblich an. Die typische klinische Trias umfasst Fieber, Angina tonsillaris und Stomatitis aphthosa.

**?** Wie therapieren Sie Ihre Patientin mit allergischer Agranulozytose und Fieber?

Die wichtigste Maßnahme ist das **Absetzen** des auslösenden Medikaments. Die Patientin muss isoliert werden. Da sie fiebert, erhält sie nach Abnahme von Blutkulturen und Rachenabstrich ein Breitbandantibiotikum, bei Verdacht auf eine Pilzinfektion zusätzlich ein Breitbandantimykotikum. Die Granulozytenproduktion kann durch Gabe von Filgastrim, der rekombinanten Form des Granulozytenkoloniestimulierenden Faktors, kurz G-CSF, stimuliert werden.

## 2.3 Maligne Lymphome

### 2.3.1 Hodgkin-Lymphom

**?** Ihnen wird ein Patient vorgestellt, dem seit einigen Monaten eine Lymphknotenschwellung im Bereich des Halses und der Leisten auffällt. Wie können Sie mithilfe von Anamnese und körperlicher Untersuchung erste Hinweise auf die zugrundeliegende Ursache erlangen?

Eine Lymphknotenschwellung kann viele Ursachen haben. Anamnestisch muss unbedingt nach **Begleitbeschwerden** und der **zeitlichen Entwicklung** gefragt werden. Bei der körperlichen Untersuchung werden die vergrößerten Lymphknoten palpiert, wobei v. a. auf **Konsistenz, Verschieblichkeit und Schmerzhaftigkeit** geachtet werden muss.
- Eine begleitende B-Symptomatik, also Fieber, Nachtschweiß und eine signifikante Gewichtsabnahme > 10 % innerhalb eines halben Jahres, eine langsame Zunahme der Schwellung und harte, indolente, mit der Umgebung „verbackene" Lymphknoten sprechen für einen malignen Prozess oder eine Tuberkulose.
- Eine akut aufgetretene, schmerzhafte Lymphknotenschwellung mit weicher Konsistenz und guter Verschieblichkeit spricht eher für eine virale oder bakterielle Infektion.

## 2.3 Maligne Lymphome

**?** Der Patient berichtet Ihnen, dass er sich oft müde und abgeschlagen fühle und immer wieder unter Fieber leide. Bei der Palpation sind die Lymphknoten indolent, dem Patient ist allerdings aufgefallen, dass die Schwellungen nach Alkoholgenuss schmerzen. An welche Diagnose denken Sie und welche Diagnostik müssen Sie einleiten?

Die Anamnese mit langsamer Entwicklung und B-Symptomatik und der Palpationsbefund sprechen für eine **maligne Lymphknotenschwellung**, z. B. durch ein malignes Lymphom oder Lymphknotenmetastasen. Die Angabe des alkoholinduzierten Schmerzes ist typisch, aber nicht pathognomonisch für das **Hodgkin-Lymphom**. In jedem Fall ist eine **zügige Lymphknotenbiopsie** zur Diagnosesicherung erforderlich.

**?** In der Lymphknotenbiopsie bestätigt sich der Verdacht eines Morbus Hodgkin. Beschreiben Sie kurz den typischen histologischen Befund!

Histologische Charakteristika des Hodgkin-Lymphoms sind **mehrkernige Sternberg-Reed-Zellen** und **einkernige Hodgkin-Zellen**.

> **INFOBOX. Hodgkin-Lymphom: Histologische Einteilung**
>
> Histologisch werden 4 Formen des Hodgkin-Lymphoms unterschieden:
> - **noduläre Sklerose** (63 %)
> - **gemischtzelliger Typ** (27 %)
> - **lymphozytenreicher Typ** (4 %)
> - **lymphozytenarmer Typ** (< 1 %)

**?** Welche Untersuchungen sind bei histologisch gesichertem Morbus Hodgkin erforderlich?

Im **Labor** sollten Differenzialblutbild, BSG, LDH, Leber- und Nierenparameter bestimmt und eine Serumelektrophorese veranlasst werden. Da sich das Hodgkin-Lymphom im fortgeschrittenen Stadium als Systemerkrankung auch in extralymphatischen Geweben manifestiert, müssen die notwendigen **Staginguntersuchungen** zur Erfassung aller Organmanifestationen durchgeführt werden. Hierzu zählen Röntgen Thorax, Sonografie, CT oder MRT von Abdomen, Mediastinum und Hals, ggf. mit Biopsieentnahme aus verdächtigen Arealen und die Knochenmarksbiopsie zur Abklärung einer Knochenmarksinfiltration.

**?** Welche Risikofaktoren für einen progredienten Verlauf des Hodgkin-Lymphoms kennen Sie?

Die Hauptrisikofaktoren sind ein **großer Mediastinaltumor**, der mehr als ⅓ des Thoraxdurchmessers einnimmt, ein **extranodaler Befall**, ein Befall von ≥ **3 Lymphknotenarealen** und eine **hohe BSG**.

**?** Sie diagnostizieren bei Ihrem Patienten einen Morbus Hodgkin im Stadium III. Wie therapieren Sie ihn?

Die Therapie sollte im Rahmen von Studienprotokollen in einem onkologischen Zentrum erfolgen. Im Stadium III ist eine **Chemotherapie** nach dem **BEACOPP-Schema** indiziert, bei dem Bleomycin, Etoposid, Adriamycin, Cyclophosphamid, Vincristin, Procarbazin und Prednisolon eingesetzt werden. In der Regel werden 8 Zyklen durchgeführt. Sind nach der Behandlung noch Restlymphome nachweisbar, wird eine Strahlentherapie angeschlossen (siehe Tab. 2.4).

**?** Etwa 2 Wochen nach einer Mantelfeldbestrahlung klagt der Patient über elektrisierende Schmerzen entlang der Wirbelsäule, die in Arme und Beine ausstrahlen. Die Schmerzen treten v. a. nach Kopfneigung auf. Welche Verdachtsdiagnose stellen Sie? Erläutern Sie kurz!

Die Symptomatik, insbesondere die Schmerzprovokation durch Kopfneigung, ist typisch für das sog. **Lhermitte-Syndrom**, das bei etwa 25 % der Patienten 2–3 Wochen nach einer Mantelfeldbestrahlung auftritt. Auslöser ist eine Endangiitis obliterans der A. spinalis anterior.

**Tab. 2.4** Hodgkin- und Non-Hodgkin-Lymphome: Ann-Arbor-Klassifikation der Lymphome.

| Stadium | Befund |
| --- | --- |
| I | Befall von 1 Lymphknotenregion oder 1 extranodaler Herd |
| II | Befall von ≥ 2 Lymphknotenregionen oder extranodale Herde auf einer Zwerchfellseite |
| III | Befall von ≥ 2 Lymphknotenregionen oder extranodale Herde beidseits des Zwerchfells<br>• III1: Lymphknotenbefall oberhalb des Truncus coeliacus<br>• III2: Lymphknotenbefall unterhalb des Truncus coeliacus |
| IV | disseminierter Organbefall |

**Beachte:** Bei B-Symptomen wie Fieber, Nachtschweiß und Gewichtsverlust wird der Buchstabe B angefügt.

**?** Wie unterscheidet sich die Prognose des Hodgkin-Lymphoms im limitierten vom fortgeschrittenen Stadium?

Im limitierten Stadium liegt die Quote anhaltender Remissionen nach kombinierter Radio-Chemotherapie bei etwa **90%**. Im fortgeschrittenen Stadium erreichen nur etwa **50%** der Patienten eine komplette Remission.

> **MERKE.** Auch nach kompletter Remission ist das Risiko für therapieinduzierte Zweitneoplasien erhöht. Häufig sind Schilddrüse, Mammae und lymphatische Gewebe betroffen.

### 2.3.2 Non-Hodgkin-Lymphome

**?** Nach welchen Kriterien werden die Non-Hodgkin-Lymphome unterteilt?

Non-Hodgkin-Lymphome werden entsprechend ihres **Malignitätsgrades** in indolente, aggressive und sehr aggressive Lymphome unterteilt. Die WHO unterscheidet Lymphome nach ihrem Ursprung in der **B-** oder der **T-Zellreihe**. Innerhalb der B- bzw. T-Zell-Lymphome werden Neoplasien aus **Vorläuferzellen** und aus **reifen Zellstufen** unterschieden.

**?** Welche Non-Hodgkin-Lymphome haben bessere Heilungschancen, die aggressiven oder die indolenten? Begründen Sie Ihre Antwort!

Allgemein haben **niedrigmaligne Lymphome** eine **geringere** Heilungschance, zeigen aber meist nur eine langsame Progression. Die meisten Zytostatika sind sog. **Proliferationsgifte**, d.h. sie wirken nur auf Tumorzellen, die sich in der Wachstumsfraktion bzw. im Proliferationspool befinden. Da sich bei schnell proliferierenden Lymphomen viele Zellen gleichzeitig im Proliferationspool befinden, sprechen sie **besser** auf eine Chemotherapie an. Die Heilungschance bei **hochmalignen Lymphomen** liegt immerhin bei ca. **50%**.

**?** Nennen Sie prognostisch ungünstige Faktoren bei Non-Hodgkin-Lymphomen!

Prognostisch ungünstig sind
- Erhöhung der LDH
- mehrere extranodale Krankheitsherde
- Alter > 60 Jahre
- schlechter Allgemeinzustand.

### 2.3.3 Extranodale Lymphome

**?** Wo sind extranodale Lymphome am häufigsten lokalisiert und wie werden diese bezeichnet?

Am häufigsten sind extranodale Lymphome im **Gastrointestinaltrakt** lokalisiert. Sie nehmen ihren Ursprung im schleimhautassoziierten Lymphgewebe, dem Mucosa Associated Lymphatic Tissue und werden daher als **MALT-Lymphome** bezeichnet. Am häufigsten sind MALT-Lymphome im Magen zu finden, seltener im Dünndarm, sehr selten im Dickdarm.

**?** Durch welche Symptome manifestieren sich gastrointestinale Lymphome?

Die Lymphome sind in der Regel **symptomarm**. Die Patienten leiden an den uncharakteristischen Symptomen konsumierender Erkrankungen. Klinisch auffällig werden sie häufig erst durch Komplikationen wie gastrointestinale Blutungen, Ileus oder Malabsorptionssyndrom.

**?** Nennen Sie 2 Risikofaktoren für die Entwicklung eines MALT-Lymphoms!

Wichtige Risikofaktoren sind eine chronische Infektion mit **Helicobacter pylori** und eine diätetisch nicht behandelte **Sprue**.

> **MERKE.** 90% der MALT-Lymphome des Magens sind Helicobacter pylori-positiv. Eine Eradikationstherapie kann hier in 75% der Fälle zur Abheilung des Lymphoms führen.

### 2.3.4 Haarzellleukämie

**?** Hier sehen Sie einen Knochenmarksbefund (siehe Abb. 2.4). An welche Diagnose denken Sie bei folgender Konstellation: Punctio sicca mit dem abgebildeten Knochenmarksbefund, Splenomegalie und Erhöhung der tartratresistenten Phosphatase? Wie erklären Sie sich diese Veränderungen?

Auf der Abbildung ist eine **B-Zelle** mit ausgefransten Zytoplasmaausläufern zu sehen. Die Kombination mit Punctio sicca, Splenomegalie und Erhöhung der tartratresistenten Phosphatase ist typisch für die **Haarzellleukämie**, ein niedrigmalignes B-Zell-Lymphom. Die Punctio sicca entsteht durch eine Fibrosierung des Knochenmarks, die ausgeprägte Splenomegalie durch eine erhöhte Zellsequestration in der Milz.

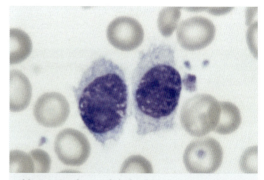

**Abb. 2.4 Knochenmarksbefund** (aus Greten, H., Rinninger, F., Greten, T.: Innere Medizin, 13. Auflage, Georg Thieme Verlag, 2010).

## 2.3 Maligne Lymphome

**MERKE.** Die Haarzellleukämie erhält ihren Namen von den im Knochenmark nachweisbaren ausgefransten B-Zellen.

**?** Was verstehen Sie unter einem Hyperspleniesyndrom?

In der vergrößerten Milz kommt es zu einem **„Pooling"** der Blutzellen mit verstärkter Zellsequestration. Die typische Trias des Hyperspleniesyndroms umfasst:
- Splenomegalie
- periphere Zytopenie
- reaktive Knochenmarkshyperplasie

### 2.3.5 Chronisch lymphatische Leukämie (CLL)

**?** Was unterscheidet die chronisch lymphatische Leukämie, kurz CLL, von den anderen Non-Hodgkin-Lymphomen?

Die CLL ist ein **primär leukämisch verlaufendes B-Zell-Lymphom**. Typisch ist die starke Lymphozytose im peripheren Blut.

**MERKE.** Die CLL ist die häufigste Leukämieform. Sie gehört zu den niedrig-malignen Non-Hodgkin-Lymphomen und beruht in 95 % der Fälle auf einer malignen Transformation eines B-Zell-Klons.

**?** In welchem Alter manifestiert sich die CLL am häufigsten?

Die CLL ist eine Erkrankung des höheren Alters und manifestiert sich in der Regel bei **über 70-jährigen** Patienten.

**?** Welche klinischen Symptome führen in der Regel zur Diagnose?

Da die CLL lange Zeit asymptomatisch verläuft, wird sie häufig **zufällig** bei **Routineblutuntersuchungen** entdeckt. Etwa die Hälfte der Patienten leidet zum Diagnosezeitpunkt unter unspezifischen Allgemeinsymptomen wie Leistungsminderung und Nachtschweiß.

**?** Welche Symptome können in späteren Stadien der CLL auftreten?

Charakteristisch für die „späte CLL" ist eine **schmerzlose Lymphknotenschwellung** bei praktisch allen Patienten. Auch eine **Hepatosplenomegalie** wird häufig beobachtet. Typisch ist eine **Hautbeteiligung**, z. B. mit Pruritus, Urtikaria, Erythrodermie und/oder knotigen Hautinfiltraten. Wird die normale Blutbildung im Knochenmark verdrängt, kommen Anämie, erhöhte Infektanfälligkeit und hämorrhagische Diathese hinzu.

**?** Woran sterben Patienten mit CLL am häufigsten?

Etwa die Hälfte der Patienten stirbt an **Infektionen**. Ursachen für die erhöhte Infektanfälligkeit sind die Granulozytopenie, die immunsuppressive Therapie und ein Antikörpermangelsyndrom, das durch die klonale Vermehrung nicht immunkompetenter Lymphozyten begünstigt wird.

**?** Nennen Sie die typischen Befunde der CLL in Labor, Blutausstrich, Knochenmark und Durchflusszytometrie!

- **Laborchemisch** zeigt sich eine persistierende Leukozytose mit hohem Lymphozytenanteil, in späteren Stadien auch eine Anämie und eine Thrombozytopenie.
- Im **Blutausstrich** sind Fragmente zerstörter Lymphozyten typisch, die sog. Gumprecht'schen Kernschatten. Der Anteil reifer Lymphozyten im Knochenmark ist auf über 30 % erhöht.
- In der **Durchflusszytometrie** können monoklonale B-Zellen nachgewiesen werden, die durch Typisierung ihrer Antigenstruktur weiter klassifiziert werden (siehe Tab. 2.5).

**?** Wie therapieren Sie einen Patienten mit Smoldering CLL?

Gar nicht. Die Lebenserwartung von Patienten mit Smoldering CLL ist annähernd normal, eine Therapie ist **nicht indiziert**.

**MERKE.** Eine hohe Lymphozytenzahl an sich ist keine Therapieindikation!

**Tab. 2.5** Chronisch lymphatische Leukämie: Klassifikation nach Binet.

| Stadium | Befund |
|---|---|
| A | Befall von ≤ 3 Lymphknotenregionen<br>• Smoldering CLL: geringe Aktivität, Lymphozytenzahlen < 30 000/μl, Verdopplungszeit der Lymphozyten > 12 Monate<br>• Active CLL: Stadium A ohne die Kriterien der Smoldering CLL |
| B | Befall von ≥ 3 Lymphknotenregionen |
| C | beliebige Anzahl von Lymphknotenregionen befallen, zusätzlich Anämie (Hb < 10 g/dl) und Thrombozytopenie (< 100 000/μl) |

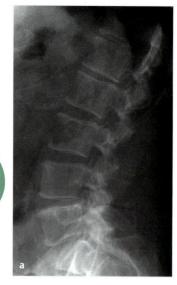
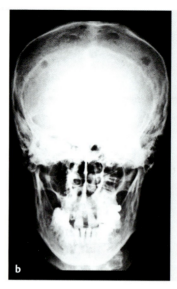

**Abb. 2.5 Röntgen.**
**a** Lendenwirbelsäule (aus Imhof, H., Halpern, B., Herneth, A. M. et al.: Pareto-Reihe Radiologie Wirbelsäule, Georg Thieme Verlag, 2006); **b** Schädel, (aus Niethard, F. U., Pfeil, J., Biberthaler, P.: Duale Reihe Orthopädie und Unfallchirurgie, 8. Auflage, Georg Thieme Verlag, 2017).

## 2.3.6 Multiples Myelom

**?** Ein 70-jähriger Patient stellt sich Ihnen mit chronischen Knochenschmerzen, Kopfschmerzen und reduziertem Allgemeinzustand vor. Die BSG ist stark erhöht und die Röntgenaufnahmen von Wirbelsäule und Schädel (Abb. 2.5) zeigen die folgenden Befunde. An welche Diagnose denken Sie?

In der Wirbelsäulenaufnahme sind osteolytische Knochenherde zu sehen, die Schädelaufnahme zeigt das typische Bild eines „Schrotschuss-Schädels". Zusammen mit den klinischen Symptomen und der erhöhten BSG besteht der hochgradige Verdacht auf ein **Multiples Myelom**.

**?** Wie sichern Sie die Diagnose Multiples Myelom?

Die Diagnose wird klinisch anhand der **Ossermann-Kriterien** gestellt, von denen 2 erfüllt sein müssen. Hierzu gehören:
- laborchemischer Nachweis **monoklonaler Immunglobuline** in Serum oder Urin mit Hilfe von Serum- und Urinelektrophorese und Immunfixation: Charakteristisch ist eine Eiweißvermehrung im γ-Bereich, der sog. M-Gradient (Abb. 2.6).
- Nachweis einer **klonalen Proliferation von Plasmazellen** im Knochenmark, deren Anteil > 15 % liegt, oder eines Plasmazelltumors durch Knochenmarksbiopsie
- radiologischer Nachweis von **Osteolysen**

**?** Wie entstehen die Knochenschmerzen beim multiplen Myelom?

Die Plasmozytomzellen stimulieren Osteoklasten und hemmen Osteoblasten. Die entstehenden **Osteolysen** und die **Osteoporose** führen zu Knochenschmerzen und fördern das Auftreten von Spontanfrakturen ohne adäquates Trauma.

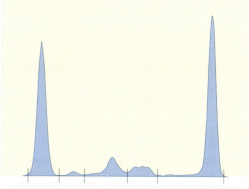

**Abb. 2.6 Serumelektrophorese: M-Gradient bei Multiplem Myelom** (aus Greten, H., Rinninger, F., Greten, T.: Innere Medizin, 13. Auflage, Georg Thieme Verlag, 2010).

**?** Zu welcher Erkrankungsgruppe gehört das mutiple Myelom? Wie entsteht es?

Das Plasmozytom gehört zu den **Non-Hodgkin-Lymphomen**. Im Unterschied zu den anderen NHL ist die Ursache eine **klonale Vermehrung maligner Plasmazellen**. Es ist daher primär im Knochenmark und nicht im lymphatischen Gewebe lokalisiert.

## 2.3 Maligne Lymphome

**? Was verstehen Sie unter „Para-" bzw. „Bence-Jones-Proteinen"?**

Die transformierten Plasmazellen bilden monoklonale Immunglobuline, sog. **Paraproteine**. Sie sind am häufigsten vom IgG-, seltener vom IgA-Typ. In etwa 20 % der Fälle werden nur **Leichtketten** produziert, sog. **Bence-Jones-Proteine**. In diesen Fällen spricht man auch von einem „Leichtketten"- oder „Bence-Jones-Plasmozytom".

**? Bei einem Patienten mit bekanntem Multiplem Myelom steigt das Kreatinin im Verlauf weniger Tage an. An welche Komplikation denken Sie?**

Bei etwa ⅓ der Patienten kommt es zu einer **progredienten Nierenschädigung**, etwa 10 % werden dialysepflichtig.

**? Wie entsteht die sog. Plasmozytomniere?**

Eine Plasmozytomniere entsteht entweder durch **Ablagerung der Leichtketten** in den Nierentubuli oder durch eine Immunglobulin-assoziierte **Amyloidose**.

**? Kennen Sie neben der Nierenschädigung 3 weitere Komplikationen, die bei einem Plasmozytom auftreten können?**

- Da die gebildeten Immunglobuline nicht immunkompetent sind und die Knochenmarksinfiltration die Bildung funktionstüchtiger Immunglobuline hemmt, entsteht ein **Antikörpermangelsyndrom** mit vermehrter Infektneigung.
- Die Bildung von Immunglobulinkomplexen und eine veränderte thrombozytäre Oberflächenstruktur durch aufgelagerte Immunglobuline erhöht die Blutviskosität und führt zu Mikrozirkulationsstörungen. Hierdurch droht die Entwicklung eines **Hyperviskositätssyndroms** mit zerebralen Durchblutungsstörungen, Herzinsuffizienz und Schleimhautblutungen.
- Übersteigt die Tumor-induzierte Hyperkalzämie einen Wert von 3,5 mmol/l kann es zu einer **hyperkalzämischen Krise** kommen.

**? Wodurch sind Patienten mit hyperkalzämischer Krise gefährdet?**

Bei hyperkalzämischer Krise können Patienten neben Polyurie und Exsikkose auch an Hyperpyrexie, Herzrhythmusstörungen und Somnolenz bis hin zum Koma leiden.

**? Wie therapieren Sie eine hyperkalzämische Krise?**

Die wichtigste therapeutische Maßnahme ist die **forcierte Diurese** mit Flüssigkeitssubstitution und intravenöser Furosemidgabe. Mittel der Wahl bei tumorinduzierter Hyperkalzämie sind Bisphosphonate, da sie die Osteoklastenaktivität hemmen. Glukokortikoide senken den erhöhten Kalziumspiegel durch eine Hemmung der Plasmozytomzellen.

**? Welche Laborparameter können gut für die Verlaufsbeobachtung beim Multiplen Myelom verwendet werden?**

Mit der Tumormasse korrelieren $\beta_2$-Mikroglobulin, monoklonale Immunglobuline, CRP und LDH, sie können als **Verlaufsparameter** genutzt werden.

**? Eignet sich die Skelettszintigrafie zum Nachweis der Knochenmanifestationen beim Plasmozytom? Begründen Sie Ihre Antwort!**

**Nein**. Da die ossären Plasmozytomherde die radioaktiven Marker nicht speichern, lassen sie sich nicht mithilfe der Skelettszintigrafie nachweisen.

**? Mit welchen Methoden können Sie die Osteolysen beim Multiplen Myelom nachweisen? In welchen Knochen treten sie bevorzugt auf?**

Die osteolytischen Knochenherde können mit der konventionellen Röntgendiagnostik nachgewiesen werden. Sie finden sich v. a. in den langen Röhrenknochen, der Wirbelsäule und dem Schädel. Im Frühstadium sind die Röntgenaufnahmen gelegentlich unauffällig, in diesen Fällen zeigen CT oder MRT ggf. frühe Infiltrationen der Weichteile.

**? Wie unterscheidet sich die Therapie des Multiplen Myeloms bei jüngeren und älteren Patienten?**

Die Therapie richtet sich in erster Linie nach dem Patientenalter und sollte im Rahmen von Studienprotokollen an spezialisierten Zentren erfolgen.
- Patienten **< 75 Jahre** ohne Begleiterkrankungen können mit einer **hochdosierten Chemotherapie** (z. B. mit Bortezomib, Cyclophosphamid und Dexamethason) und anschließender **autologer Stammzelltransplantation** therapiert werden.
- Patienten **> 75 Jahre** oder mit Begleiterkrankungen werden in der Regel mit einer Chemotherapie (z. B. mit den Substanzen Lenalidomid und Dexamethason) behandelt.

> **MERKE.** Die Kombination aus Chemotherapie und autologer Stammzelltransplantation führt bei > 40 % der Patienten zu einer kompletten Remission, die 10-Jahres Überlebensrate liegt bei bis zu 50 %. Im Vergleich hierzu liegt die Rate kompletter Remissionen bei konventioneller Chemotherapie nur bei 5–10 %.

**? Wie können Sie die Knochenschmerzen beim Multiplen Myelom lindern?**

Die Knochenschmerzen können durch adäquate **Schmerztherapie**, Gabe von **Bisphosphonaten** und lokale **Strahlentherapie** der Knochenherde gebessert werden.

## 2 Hämatologie

**? Sie behandeln Ihren Plasmozytompatienten mit Bisphosphonaten. 3 Tage nach einem Zahnarztbesuch mit Bohrung klagt er über Kieferschmerzen. Woran denken Sie und wie reagieren Sie?**

Einige Bisphosphonate können zu **Kieferosteonekrosen** führen. Sie treten besonders häufig nach zahnärztlichen Eingriffen auf, die zu einer transienten Bakteriämie führen. Die Therapie mit Bisphosphonaten sollte bis zum Abheilen der Osteonekrose **pausiert** werden.

> **MERKE.** Patienten unter Bisphosphonattherapie sollten vor zahnärztlichen Eingriffen eine antibiotische Prophylaxe erhalten.

**? Worin unterscheidet sich eine monoklonale Gammopathie unklarer Signifikanz, kurz MGUS, von einem Multiplen Myelom?**

Bei einer MGUS **fehlen** Osteolysen, Anämie, Hyperkalzämie oder Niereninsuffizienz. Die Paraproteinmenge beträgt < 3 g/dl, die Konzentration der Bence-Jones-Proteine < 0,5 g/24 h und die Plasmazellzahl im Knochenmark < 10 %.

> **MERKE.** In ca. 1 % der Fälle geht eine MGUS in ein Multiples Myelom über.

**? Was verstehen Sie unter einem „Smoldering multiplen Myelom"?**

Diese Unterform des Multiplen Myelomsist durch einen **langsamen Verlauf** und das **Fehlen** myelomtypischer Skelettveränderungen, Anämie oder Niereninsuffizienz gekennzeichnet. Die Konzentration der Paraproteine liegt in der Regel konstant bei 3 g/dl, die Knochenmarksinfiltration bei < 10 %.

**? Nennen Sie die wichtigsten laborchemischen und klinischen Charakteristika des Morbus Waldenström! Wie unterscheidet er sich vom Plasmozytom?**

Beim Morbus Waldenström werden monoklonale Immunglobuline vom Typ **IgM** gebildet. Anders als beim Plasmozytom werden weder Osteolysen noch eine Hyperkalzämie beobachtet, auch eine Nierenschädigung ist selten. Die Patienten leiden an **Osteoporose** und **hämorrhagischer Diathese** durch eine Thrombozytenaggregationshemmung und die Bindung von Gerinnungsfaktoren durch die IgM-Globuline.

> **INFOBOX. Multiples Myelom: Stadieneinteilung**
>
> Die Einteilung erfolgte früher **nach Durie und Salmon** in 3 Stadien nach den Differenzierungskriterien Hb-Wert, Serum-Kalzium, radiologisch nachweisbare Osteolysen und Immunglobulin-Konzentration im Serum (Tab. 2.6).
> Seit 2005 existiert nach dem ISS (Internationales Staging System) **eine neuere Einteilung**, die nur die Werte für $\beta_2$-Mikroglobulin und Albumin umfasst (Tab. 2.7) und die zunehmend die ältere Einteilung ersetzt.

**Tab. 2.6** Stadieneinteilung des Plasmozytoms nach Durie und Salmon.

| Stadium | Befund |
|---|---|
| I | Hb > 10 g/dl<br>Kalzium i. S. normal<br>Osteolysen: max. 1 ossärer Herd<br>Immunglobuline: IgG < 5 g/dl, IgA < 3 g/dl,<br>Bence-Jones-Proteinurie < 4 g/24 h |
| II | weder die Kriterien für Stadium I noch für Stadium III erfüllt |
| III | Hb < 8,5 g/dl<br>Kalzium i. S ↑<br>Osteolysen: ≥ 3 ossäre Herde<br>Immunglobuline: IgG > 7 g/dl, IgA > 5 g/dl,<br>Bence-Jones-Proteinurie > 12 g/dl |

Berücksichtigung der Nierenfunktion:
- *Zusatz A bei Serum-Kreatinin < 2 mg/dl*
- *Zusatz B bei Serum-Kreatinin > 2 mg/dl*

**Tab. 2.7** Stadieneinteilung des Multiplen Myeloms (ISS, 2005).

| Stadium | Befund | mittlere Überlebenszeit |
|---|---|---|
| I | $\beta_2$-Mikroglobulin < 3,5 mg/dl; Albumin ≥ 3,5 g/l | 62 Monate |
| II | weder die Kriterien für Stadium I noch für Stadium III erfüllt | |
| III | $\beta_2$-Mikroglobulin ≥ 5,5 mg/dl | 29 Monate |

## 2.4 Akute Leukämien

**?** Ein 60-jähriger Patient leidet seit 3 Wochen an Müdigkeit, Abgeschlagenheit und rezidivierenden Atemwegsinfektionen. Bei der klinischen Untersuchung fallen Ihnen eine blasse Haut und blaue Flecke an mehreren Körperpartien auf. Diese seien in der letzten Woche spontan entstanden, an ein Trauma erinnere er sich nicht. Vor 10 Jahren sei er wegen eines Schilddrüsenkarzinoms bestrahlt worden. Wie erklären Sie sich die Symptome und an welche Diagnose denken Sie?

Die beschriebenen Symptome sind auf eine akute, progrediente Suppression der normalen Hämatopoese im Knochenmark zurückzuführen. Zusammen mit dem Z. n. Bestrahlung vor 10 Jahren muss an eine **akute Leukämie** gedacht werden, bei der die große Anzahl unreifzelliger Blasten im Knochenmark die normale Blutbildung verdrängt. Typische Folgen sind eine **Anämie** mit Blässe, Müdigkeit und Tachykardie, eine **Thrombozytopenie** mit erhöhter Blutungsneigung und eine **Leukopenie** mit erhöhter Infektanfälligkeit und Sepsisgefahr.

**MERKE.** Risikofaktoren für eine akute myeloische Leukämie (AML) sind die Exposition gegenüber ionisierender Strahlung, Benzol und bestimmten Zytostatika wie Alkylanzien und Etoposid. Außerdem tritt eine AML gehäuft bei Down-Syndrom auf.

**?** Während der Patient von seinen Symptomen berichtet, fällt Ihnen der folgende Zahnfleischbefund (siehe Abb. 2.7) auf. An welche Diagnose denken Sie? Passt diese zu Ihrer Verdachtdiagnose einer akuten Leukämie?

Die Abbildung zeigt den typischen Befund einer **hypertrophischen Gingivitis** durch Infiltration des Zahnfleisches mit Blasten. Diese Veränderung ist bei akuter Leukämie relativ häufig.

**?** Welche beiden Hauptformen der akuten Leukämie gibt es und welche ist bei dem 60-jährigen Patienten am wahrscheinlichsten?

Unterschieden werden die **akute myeloische** und die **akute lymphatische Leukämie**. Die akute myeloische Leukämie oder AML betrifft in 80 % der Fälle Erwachsene, die akute lymphatische Leukämie oder ALL tritt in ca. 90 % der Fälle im Kindesalter auf. Daher ist bei einem 60-Jährigen am ehesten von einer **AML** auszugehen.

**?** Anhand welcher Laborbefunde lässt sich die Diagnose AML sichern?

Diagnostisch am aussagekräftigsten ist das Auftreten unreifer Zellen in Blut und Knochenmark. Beweisend ist ein **Blastenanteil > 20 % im Knochenmark**. Typisch ist der sog. „**Hiatus leucaemicus**", also das Vorkommen unreifer Blasten

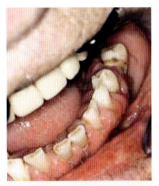

**Abb. 2.7 Makroskopischer Zahnfleischbefund** (aus Baenkler, H.-W., Goldschmidt, H., Hahn, J.-M. et al.: Kurzlehrbuch Innere Medizin, 3. Auflage, Georg Thieme Verlag, 2015).

und reifer Zellen bei gleichzeitigem Fehlen der mittleren Entwicklungsstufen der Granulopoese. Im Knochenmarksausstrich lassen sich bei der AML typischerweise stäbchenförmige Granula im Zytoplasma unreifer Leukämiezellen nachweisen, die sog. **Auerstäbchen**.

**MERKE.** Die Leukozytenzahl an sich ist wenig beweisend für eine Leukämie, da akute Leukämien auch subleukämisch (d. h. mit normaler oder nur leicht erhöhter Leukozytenzahl) verlaufen können.

**?** Was verstehen Sie unter einer Linksverschiebung und wie unterscheiden sich die pathologische und die reaktive Linksverschiebung voneinander?

Eine Linksverschiebung bezeichnet das vermehrte Auftreten **stabkerniger Neutrophiler** oder ihrer Vorläuferzellen im **peripheren Blut**.
- Typisch für die **pathologische** Linksverschiebung sind frühe Entwicklungsstadien wie Metamyelozyten, Myelozyten und Promyelozyten bis hin zu Blasten.
- Bei der **reaktiven** Linksverschiebung sind v. a. die stabkernigen Granulozyten erhöht, frühere Entwicklungsstadien werden nur vereinzelt beobachtet.

**?** Nennen Sie die wichtigsten Ursachen einer pathologischen und einer reaktiven Linksverschiebung!

Eine **pathologische** Linksverschiebung entsteht durch **maligne Entartung der pluripotenten Stammzelle** im Knochenmark, z. B. bei Leukämien. Eine **reaktive** Linksverschiebung ist die **physiologische Reaktion** auf einen erhöhten peripheren Leukozytenverbrauch, z. B. bei bakteriellen Infektionen, entzündlichen Erkrankungen, Zellzerfall und metabolischen Veränderungen wie Schwangerschaft, Hyperthyreose oder Azidose.

## 2 Hämatologie

**MERKE.** Eine Linksverschiebung kann, muss aber nicht mit einer Vermehrung der Granulozyten einhergehen!

**? Bei einer AML sind im Labor häufig die sog. „unspezifischen Marker eines erhöhten Zellumsatzes" zu finden. Welche Parameter sind gemeint und warum werden sie so bezeichnet?**

Zu diesen Parametern zählen z. B. **BSG**, **Harnsäure** und **LDH**. Sie sind bei jeder Form eines vermehrten Zellumsatzes erhöht, also z. B. bei malignen Erkrankungen wie der AML oder im Rahmen einer Chemotherapie.

**? Auf welcher Grundlage wird die AML eingeteilt?**

Grundlage für die Einteilung der AML nach der FAB-Klassifikation ist das Entwicklungsstadium der Blasten, das anhand der **Zytomorphologie** bestimmt wird (siehe Tab 2.8).

**? Wie behandeln Sie Ihren 60-jährigen Patienten mit AML?**

Therapie der 1. Wahl bei über 50-Jährigen ist die **intensive Chemotherapie**, die risikoadaptiert im Rahmen kontrollierter Studien durchgeführt werden sollte. Häufig eingesetzte Chemotherapeutika sind Cytarabin und Anthracycline.

**? Welche Phasen werden bei einer Chemotherapie unterschieden? Welche Ziele verfolgen diese Phasen?**

- Die **remissionsinduzierende Therapie** soll die Zahl maligner Zellen um mindestens 3 Zehnerpotenzen senken.
- Ziel der anschließenden **Konsolidierungstherapie** ist eine weitere Reduktion der malignen Zellmasse.
- Mit der **remissionserhaltenden Therapie** soll das Rezidivrisiko vermindert werden.

**? Unter einer Chemotherapie können verschiedene Komplikationen auftreten. Mit welchen supportiven Maßnahmen können Sie die Risiken minimieren?**

Durch die Immunsuppression ist die Infektanfälligkeit erhöht. Daher sollten alle Patienten eine **Infektionsprophylaxe** durch selektive Dekontamination des Gastrointestinaltrakts mit lokal wirkenden Antibiotika und Antimykotika erhalten. Außerdem sollte auf eine **keimarme Umgebung** geachtet werden. Durch den vermehrten Zellturnover kommt es zur Hyperurikämie. Zur Prophylaxe einer Uratnephropathie erhalten daher alle Patienten **Allopurinol** und der Harn wird alkalisiert.

**Tab. 2.8** Akute myeloische Leukämie: WHO-Klassifikation der AML (2008, gekürzte Version).

| AML-Typen | Charakteristika |
|---|---|
| **AML mit spezifischen chromosomalen Aberrationen** | z. B. t(8;21), t(15;17) = Promyelozytenleukämie (FAB-Typ M3)*, t(11;17), t(16;16, inv16, 11q23-Anomalien |
| **AML mit multilinearer Dysplasie** | mit oder ohne vorausgegangenes MDS |
| **therapiebedingte AML** | z. B. nach Alkylanzien, Topoisomerase-II-Inhibitoren |
| **nicht weiter klassifizierte AML** | AML mit minimaler Differenzierung (FAB-Typ M0)* |
| | AML ohne Ausreifung (FAB-Typ M1)* |
| | AML mit Ausreifung (FAB-Typ M2)* |
| | akute myelomonozytäre Leukämie (FAB-Typ M4) * |
| | akute monozytäre-Leukämie (FAB-Typ M5)* |
| | akute erythroide Leukämie (FAB-Typ M6)* |
| | akute megaloblastäre Leukämie (FAB-Typ M7)* |
| | akute Basophilenleukämie |
| | akute Panmyelose mit Myelofibrose |
| **akute Leukämie ohne eindeutige Linienzugehörigkeit** | akute biphänotypische Leukämie |

* die früher übliche FAB-Klassifikation teilte die AML in die Typen M0 (minimal differenziert) bis M7 (Megakaryoblastenleukämie) ein. Einen Sonderstatus hat der Typ M3 (Promyelozytenleukämie).

## 2.5 Chronische myeloproliferative Erkrankungen

**? Eine Heilung der AML ist nur durch eine allogene Stammzelltransplantation möglich. Nennen Sie die Voraussetzungen für diese Therapieoption!**

Eine Stammzelltransplantation ist nur indiziert, wenn die Patienten **infektfrei, in Remission** und jünger als **50 Jahre** sind. Die wichtigste Voraussetzung ist ein **histokompatibler Spender**, d. h. Spender und Empfänger müssen HLA-identisch sein und die Lymphozyten dürfen sich in der gemischten Lymphozytenkultur nicht stimulieren. Diese Voraussetzungen werden v. a. bei Spendern aus der eigenen Familie erfüllt.

**? Welche Maßnahmen müssen Sie vor der allogenen Stammzelltransplantation bei Empfänger und Spender durchführen?**

Vor Beginn der Stammzelltransplantation erfolgt beim **Empfänger** eine sog. **Konditionierung**. Durch eine hochdosierte Chemo- und Strahlentherapie wird das komplette Immunsystem mit den vorhandenen Leukämiezellen abgetötet, der Patient ist immunsupprimiert. Der **Spender** erhält etwa 1 Woche vor der Stammzellentnahme den Granulozytenkolonie-stimulierenden Faktor **G-CSF**, wodurch ein Teil der Stammzellen aus dem Knochenmark ins periphere Blut übertreten.

**? Wie wird die allogene Stammzelltransplantation durchgeführt?**

Die Stammzelltransplantation wird heute häufig als **periphere Stammzelltransplantation** durchgeführt, d. h. die Stammzellen werden aus dem Blut des Spenders entnommen. Im Vergleich zur konventionellen Knochenmarkstransplantation ist keine Knochenmarksentnahme mehr notwendig. Nach intravenöser Gabe der Spenderzellen siedeln sich diese im Knochenmark des Empfängers an. Leukämiezellen, die die Konditionierungstherapie „überlebt" haben, werden dabei im Idealfall durch das neue, transplantierte Immunsystem zerstört.

**? Müssen Spender und Empfänger bei einer Stammzelltransplantation dieselbe Blutgruppe haben?**

**Nein**, eine AB0-Kompatibilität ist keine absolute Voraussetzung. Da das blutbildende System beim Empfänger durch die Konditionierung zerstört und anschließend durch die Stammzellen des Spenders ersetzt wird, nimmt der Empfänger im Prinzip die Blutgruppe seines Spenders an.

**? Eine wichtige Nebenwirkung der Stammzelltransplantation ist die Graft-versus-Host-Reaktion. Wie entsteht sie und welche beiden Formen werden unterschieden? Nennen Sie die wichtigsten Charakteristika!**

Die mittransfundierten **T-Lymphozyten des Spenders** infiltrieren das lymphatische Empfängergewebe und reagieren auf die fremden Wirtsantigene mit einer zellulären Immunreaktion. Abhängig vom Zeitpunkt des Auftretens werden die akute und die chronische Graft-versus-Host-Reaktion unterschieden.

- Die **akute** Graft-versus-Host-Reaktion tritt innerhalb der ersten 3 Monate nach einer Transplantation auf. Klinische Symptome umfassen Fieber, Hauterscheinungen, gastrointestinale Beschwerden, Panzytopenie und Leberwerterhöhungen.
- Die **chronische** Graft-versus-Host-Reaktion tritt frühestens 100 Tage nach der Transplantation auf. Sie verläuft ähnlich wie eine Kollagenose und betrifft v. a. die Haut, die Schleimhäute und die Lungen.

**? Wie therapieren Sie die akute und die chronische Graft-versus-Host-Reaktion?**

- Eine **akute** Graft-versus-Host-Reaktion kann durch Intensivierung der immunsuppressiven Therapie mit Glukokortikoiden, Antilymphozytenserum und monoklonalen Antikörpern gegen T-Lymphozyten behandelt werden.
- Bei einer **chronischen** Graft-versus-Host-Reaktion werden Prednisolon, Azathioprin oder andere Immunsuppressiva eingesetzt.

## 2.5 Chronische myeloproliferative Erkrankungen

### 2.5.1 Allgemeines

**? Welche Erkrankungsgruppe betrifft alle hämatopoetischen Linien? Welche Störung liegt dieser Erkrankungsgruppe zugrunde?**

Gemeint sind die **chronischen myeloproliferativen Erkrankungen**. Ihre Ursache ist eine autonome Proliferation der myeloischen Stammzellen, die mit einer Vermehrung aller 3 Zellreihen einhergeht.

**? Welche Erkrankungen werden unter dem Oberbegriff „chronische myeloproliferative Erkrankungen" zusammengefasst?**

Zu dieser Erkrankungsgruppe gehören
- chronisch myeloische Leukämie (CML)
- Polycythaemia vera
- essenzielle Thrombozythämie
- Osteomyelosklerose.

> **MERKE.** Die chronisch myeloische Leukämie (CML) wird heutzutage als gesonderte Entität betrachtet. Zum Diagnosezeitpunkt noch nicht einzuordnende Erkrankungen werden als unklassifizierte myeloproliferative Erkrankungen (MPE) bezeichnet.

## 2 Hämatologie

**? Nennen Sie die gemeinsamen klinischen und laborchemischen Charakteristika der chronischen myeloproliferativen Erkrankungen!**

Charakteristisch für diese Erkrankungen sind
- Splenomegalie und extramedulläre Blutbildung
- Knochenmarksfibrose
- Leukozytose (mit Basophilie), Erythrozytose und Thrombozytose
- Erhöhung von Harnsäure, LDH und alkalischer Leukozytenphosphatase
- genetische Merkmale (z. B. JAK-2 Mutation)

**MERKE.** Bei der CML ist der Index der alkalischen Leukozytenphosphatase im Unterschied zu den anderen Formen vermindert.

**? Wie palpieren Sie eine vergrößerte Milz?**

Die Milz lässt sich am besten in **Rechtsseitenlage** palpieren. Der Patient wird aufgefordert, tief einzuatmen. Während der Inspiration tastet der Untersucher, ausgehend vom Unterbauch, langsam auf den Rippenbogen zu.

### 2.5.2 Chronisch myeloische Leukämie (CML)

**? Bei der CML werden 3 Krankheitsphasen unterschieden. Welche Phasen sind gemeint und wie können sie laborchemisch voneinander abgegrenzt werden?**

Bei der CML werden die chronisch-stabile Phase, die Akzelerationsphase und die Blastenkrise unterschieden:
- In der **chronisch-stabilen Phase** liegt der Blastenanteil bei ca. 10 %.
- Während der **Akzelerationsphase**, also der Übergangsphase zwischen stabiler Phase und Blastenschub, nimmt die Blastenzahl in Blut und Knochenmark zu, bleibt aber < 30 %.
- Bei einem Blastenanteil im Blut > 30 % wird von einer **Blastenkrise** gesprochen.

**? Unter welchen Symptomen und Komplikationen leiden Patienten während der Phase der stabilen CML?**

Leitsymptome in dieser Phase sind die **Splenomegalie** und die **Leukozytose mit Linksverschiebung**. Oft werden Granulozytenzahlen > 500 000/µl erreicht. Die ausgeprägte Leukozytose kann zu einem **Leukostasesyndrom** mit Mikrozirkulationsstörungen in Milz, Lunge, Nieren und ZNS führen. Bei Männern wird gelegentlich ein leukämischer Priapismus beobachtet.

**? Charakterisieren Sie die Blastenkrise bei der CML!**

Die Blastenkrise ist durch die **massive Ausschwemmung unreifer Blastenzellen** ins Blut gekennzeichnet. Klinisch verschlechtert sich die Symptomatik krisenhaft. Der Blastenschub ähnelt sowohl klinisch als auch im Differenzialblutbild einer akuten Leukämie. Er ist häufig therapieresistent, die Patienten versterben an der progredienten Knochenmarksinsuffizienz.

**? Welche molekulargenetischen Veränderungen finden Sie bei Patienten mit CML mit hoher Wahrscheinlichkeit?**

In 95 % der Fälle liegt der CML eine Translokation zwischen Genabschnitten der Chromosomen 9 und 22, das sog. **Philadelphia-Chromosom** zugrunde. Das c-abl-Protoonkogen von Chromosom 9 fusioniert mit dem bcr-Gen auf Chromosom 22 zu einem **bcr-abl-Fusionsgen**.

**? Für welches Protein kodiert das Philadelphia-Chromosom?**

Das **bcr-abl-Fusionsgen** kodiert für eine dysregulierte, dauerhaft aktivierte **Tyrosinkinase**, die die Zellproliferation fördert und die Apoptose hemmt.

**? Nennen Sie die First-Line-Therapie bei einem 66-jährigen Patienten mit bcr-abl-positiver CML! Welche Erfolge lassen sich mit dieser Therapie erzielen?**

Therapie der Wahl bei Patienten über 60 Jahren mit Philadelphia-Chromosom-positiver CML sind **Tyrosinkinaseinhibitoren** wie **Imatinib**, wodurch die zugrunde liegende genetische Aberration der CML gezielt angegangen wird. Wird diese Therapie in der chronisch-stabilen Phase eingesetzt, gelingt in 70 % der Fälle eine zytogenetische und in 90 % der Fälle eine hämatologische Remission. Die 5-Jahresüberlebensrate beträgt 90 %.

**MERKE.** Eine zytogenetische Remission bezeichnet das Verschwinden der Philadelphia-Chromosom-positiven Zellklone. Unter einer hämatologischen Remission wird eine Normalisierung des Blutausstrichs und ein Rückgang der klinischen Symptomatik verstanden. Die Therapie mit Imatinib sollte immer so früh wie möglich begonnen werden. Bei Therapiebeginn in der Akzelerationsphase beträgt die Rate an zytogenetischen Remissionen nur noch 25 %, in der Blastenkrise nur 15 %.

**? Welche Therapieoptionen haben Sie, wenn ein Patient Imatinib nicht verträgt?**

In diesen Fällen können andere Tyrosikinasinhibitoren (Nilotinib, Dasatinib) eingesetzt werden.

**MERKE.** Unter der Kombination aus Interferon-α, Hydroxyurea und Cytarabin erreichen 55 % der Patienten eine hämatologische, aber nur < 10 % eine zytogenetische Remission. Geheilt werden kann eine CML nur durch eine allogene Knochenmarkstransplantation.

## 2.5 Chronische myeloproliferative Erkrankungen

### 2.5.3 Polycythaemia vera

**? Ihnen wird ein Patient mit erhöhtem Hb und Hämatokrit sowie Lippenzyanose vorgestellt. Woran denken Sie?**

Laborwerte und Klinik sind typisch für eine **Polyglobulie**.

**? Abhängig von der Ätiologie werden 2 Formen der Polyglobulie unterschieden. Welche Formen sind gemeint und welche Ursachen liegen ihnen zugrunde?**

Ätiologisch wird zwischen einer primären und einer sekundären Polyglobulie unterschieden. Die **primäre Polyglobulie** beruht auf einer Störung der erythropoetischen Stammzelle und geht in der Regel auch mit einer Vermehrung weiterer Blutzellreihen einher. Bei der **sekundären Polyglobulie** sind die Erythrozyten isoliert erhöht. Auslöser sind
- eine reaktive Stimulierung der Erythropoese bei **Hypoxie**, z. B. im Rahmen chronischer Lungenerkrankungen, bei Herzfehlern mit Rechts-Links-Shunt und bei Aufenthalt in großen Höhen
- eine **autonome paraneoplastische Erythropoetinproduktion**, z. B. bei Nierenzellkarzinom
- eine **exogene EPO-Zufuhr** bei Doping
- eine Stimulation der Erythropoese durch **Steroide oder Androgene**

**? Welcher Parameter hilft Ihnen, zwischen einer primären und einer sekundären Polyglobulie zu unterscheiden?**

Die Unterscheidung gelingt mit dem **Erythropoetin-Spiegel**: Bei der primären Polyglobulie ist Erythropoetin erniedrigt, bei der sekundären Polyglobulie erhöht.

**? Zu welcher Form der Polyglobulie zählt die Polycythaemia vera?**

Die Polycythaemia vera ist eine Erkrankung der myeloischen Stammzelle und gehört daher zu den **primären Polyglobulien**.

> **MERKE.** Der Polycythaemia vera liegt eine gesteigerte Erythropoetin-unabhängige Erythropoese zugrunde.

**? Unter welchen Symptomen leiden Patienten mit Polycythaemia vera?**

Typische Symptome sind **Plethora**, also eine Gesichtsrötung durch die vermehrte Blutfülle der Gefäße, **Lippenzyanose**, **Erythromelalgie**, d. h. eine schmerzhafte Rötung und Schwellung der Extremitäten, **Juckreiz** und **Bluthochdruck** mit Schwindel und Kopfschmerzen.

**? Ab wann tritt eine Zyanose auf?**

Eine Zyanose, also eine Blaufärbung von Haut- und Schleimhäuten, tritt auf ab einer Konzentration des desoxygenierten Hämoglobins von **5 g/dl**.

**? Lässt sich vom Auftreten einer Zyanose auf die Sauerstoffversorgung des Gewebes schließen? Erläutern Sie Ihre Antwort anhand von 2 Beispielen!**

**Nein.** Bei Patienten mit **Polyglobulie** tritt die Zyanose durch den erhöhten Hämoglobingehalt bei noch normalem arteriellen $pO_2$-Wert auf. Umgekehrt kann eine **Anämie** trotz ausgeprägten Sauerstoffmangels lange Zeit ohne Zyanose einhergehen, da die Hämoglobinkonzentration erniedrigt ist.

**? Auf welche Komplikationen müssen Sie bei Patienten mit Polycythaemia vera achten?**

Polyglobulie und Thrombozytose können ein **Hyperviskositätssyndrom** mit arteriellen oder venösen thromboembolischen Komplikationen auslösen. Typische Symptome sind pektanginöse Beschwerden, Luftnot und die Entwicklung eines Herzinfarkts oder Schlaganfalls. Ein Hyperviskositätssyndrom tritt bei etwa 20–40 % der Patienten auf und wird durch die häufig bestehende Hypertonie gefördert. Trotz Thrombozytose entwickeln etwa 5 % der Patienten durch die Funktionsstörung der Blutplättchen eine **hämorrhagische Diathese** mit Blutungen. Bei einigen Patienten entsteht im Verlauf eine **progrediente Knochenmarksinsuffizienz** oder die Polycythaemia vera geht in eine **akute Leukämie** über.

**? Nennen Sie die Therapie der Wahl der Polycythaemia vera! Welches Ziel verfolgen Sie und worauf müssen Sie achten?**

Therapie der Wahl sind **Aderlässe**. Ziel ist eine **Senkung des Hämatokrits** auf < 45 % bei Männern bzw. < 42 % bei Frauen. Gegebenenfalls muss gleichzeitig **Plasma ersetzt** werden, um einem Eiweißverlust vorzubeugen. Ein durch die Aderlässe induzierter Eisenmangel darf auf keinen Fall ausgeglichen werden, um die Erythropoese nicht zu stimulieren.

**? Nach wiederholter Aderlasstherapie liegt der Hämatokrit Ihres Patienten mit Polycythaemia vera immer noch bei 55 %. Außerdem hat er vor 3 Wochen einen leichten Herzinfarkt erlitten. Welche Therapieoptionen haben Sie nun?**

Ist eine Aderlasstherapie alleine nicht ausreichend oder ist es zu thromboembolischen Komplikationen wie einem Herzinfarkt gekommen, ist eine **zytoreduktive Therapie** mit Interferon-α oder Anagrelid indiziert. Zur Prophylaxe weiterer thromboembolischer Komplikationen sollte der Patient 100 mg **ASS** pro Tag erhalten.

> **MERKE.** Da unter einer Behandlung mit Hydroxyurea gehäuft Übergänge in eine akute Leukämie beobachtet wurden, wird es heute nur noch als Therapie der 2. Wahl eingesetzt.

## 2 Hämatologie

**Tab. 2.9** WHO-Kriterien zur Diagnose der Polycythaemia vera.

| Gruppe | diagnostische Kriterien |
|---|---|
| A | Hämatokrit > 25 % bzw. Hb > 18,5 g/dl (Männer) bzw. > 16,5 g/dl (Frauen)<br>Ausschluss einer sekundären Erythrozytose<br>Splenomegalie<br>klonale genetische Anomalie der Knochenmarkszellen (Ausnahme: Philadelphia-Chromosom): JAK2-Mutation kernhaltiger Blut- oder Knochenmarkszellen oder PRV1-Expression in reifen Neutrophilen<br>erythroide Koloniebildung in vitro |
| B | Thrombozytose > 450 000/µl<br>Leukozytose > 12 000/µl<br>Knochenmarksproliferation mit Überwiegen der Erythropoese und Megakaryopoese (Abb. 2.8)<br>erniedrigter Erythropoetin-Spiegel |

**? Wie unterscheidet sich die Prognose der behandelten von der der unbehandelten Polycythaemia vera?**

Mit Behandlung liegt die mittlere Überlebenszeit bei 10–15 Jahren, ohne Behandlung nur bei 6–12 Monaten.

**INFOBOX. Polycythaemia vera: Diagnosekriterien**

Die Diagnose ist gesichert, wenn der Hämatokrit > 25 % erhöht und eine sekundäre Polyglobulie ausgeschlossen ist und zusätzlich 1 weiteres Kriterium der Gruppe A oder 2 Kriterien der Gruppe B zutreffen (siehe Tab. 2.9).

### 2.5.4 Essenzielle Thrombozythämie

**? Zu Ihnen kommt ein Patient, der unter Abgeschlagenheit, kalten Extremitäten, spontan auftretenden blauen Flecken, Schwindel und Kopfschmerzen leidet. Im Labor sehen Sie eine Thrombozytenzahl von 6 000 000/µl, eine Hyperurikämie und eine Erhöhung der LDH. An welche Erkrankung denken Sie?**

Der Laborbefund zeigt eine ausgeprägte Thrombozytose und eine Erhöhung der Marker für einen erhöhten Zellumsatz. In Kombination mit der klinischen Symptomatik muss an eine **essenzielle Thrombozythämie** gedacht werden.

**? Warum ist die Blutungsneigung bei essenzieller Thrombozythämie trotz erhöhter Thrombozytenzahlen erhöht?**

Die Blutplättchen bei essenzieller Thrombozythämie sind **nicht funktionstüchtig**. Durch die verstärkte Bindung des von-Willebrand-Faktors an die Thrombozyten ist die Thrombozytenadhäsion während der primären Blutstillung gestört: Die Thrombozyten können nicht mehr aggregieren und an die Gefäßwand binden.

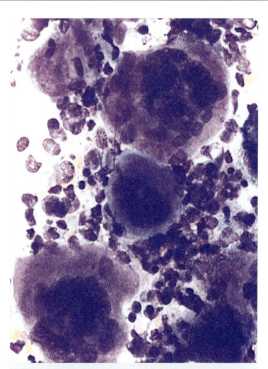

**Abb. 2.8** Megakaryozyten bei Polycythämia vera. Die Abbildung zeigt eine starke Vermehrung und Vergrößerung der hyperglobulierten Zellen (aus Haferlach, T., Bacher, U., Theml, H. K. et al.: Taschenatlas Hämatologie, 6. Auflage, Georg Thieme Verlag, 2012).

**? Die essenzielle Thrombozythämie ist eine Ausschlussdiagnose! Wie können Sie sie von den häufigsten Ursachen einer reaktiven Thrombozytose abgrenzen?**

Bei der reaktiven Thrombozytose sind häufig weitere Laborauffälligkeiten nachweisbar, die auf die zugrundeliegende Ursache schließen lassen: Bei **Infektionen** oder entzündlichen Erkrankungen sind meist die Akute-Phase-Proteine CRP und Fibrinogen erhöht. Bei **chronischen Blutverlusten** oder Eisenmangel zeigt sich die Anämie durch einen erniedrigten Hämoglobinwert. **Nach Splenektomie** ist zusätzlich eine Erythro- und Granulozytose nachweisbar. Die essenzielle Thrombozytämie ist dagegen durch den Nachweis einer **JAK-2/V617F-Mutation** charakterisiert.

**? Wie therapieren Sie Ihren Patienten mit symptomatischer essenzieller Thrombozythämie?**

Patienten mit Symptomen oder Thrombozytenzahlen > 1 000 000/µl werden **zytoreduktiv** mit Anagrelid, Hydroxyurea oder Interferon-α behandelt. In Notfällen hilft eine **Thrombozytenapherese**, die Wirkung hält jedoch nur 3–4 Tage an.

## 2.7 Myelodysplastisches Syndrom (MDS)

**?** Was ist die häufigste Todesursache bei Patienten mit essenzieller Thrombozythämie?

Die Patienten versterben häufig an **thromboembolischen Komplikationen** wie Herzinfarkt oder Schlaganfall.

## 2.6 Myelodysplastisches Syndrom (MDS)

**?** Wie definieren Sie das myelodysplastische Syndrom, kurz MDS?

Das MDS ist eine **klonale Stammzellerkrankung**, die zu einer Störung der normalen Hämatopoese führt.

**?** Wie äußert sich ein MDS im Blut bzw. Blutausstrich und im Knochenmarkspunktat?

Typischer Befund des MDS im **Blut** bzw. Blutausstrich ist die unterschiedlich ausgeprägte periphere Zytopenie mit morphologischen Dysplasiezeichen, z.B. Makrozytose, Tränenform, fehlende Granulationen der Neutrophilen, agranuläre Thrombozyten oder Riesenthrombozyten. Im **Knochenmark** finden sich zahlreiche dysplastische Zellen wie z.B. Ringsideroblasten. Da viele Zellen bereits im Knochenmark zugrunde gehen, sind Zellfragmente nachweisbar.

**?** Nach welchen Kriterien richtet sich die Therapie eines MDS?

Die Behandlung richtet sich nach dem Prognose-Score, der sich aus **Hb-** und **LDH-Wert**, **Thrombozytenanzahl** und **medullärem Blastenanteil** ableitet.

**?** Wie therapieren Sie ein Niedrig- und wie ein Hochrisiko-MDS?

- Bei einem Niedrigrisiko-MDS stehen **supportive Therapiemaßnahmen** wie die Substitution von Blutprodukten im Vordergrund.
- Ein Hochrisiko-MDS wird mit dem **Methyltransferaseinhibitor Azacitidin** therapiert. Bei jüngeren Patienten kommt eine **allogene Stammzelltransplantation** in Frage.

## 2.7 Hämorrhagische Diathesen

### 2.7.1 Allgemeines

**?** Ihnen wird ein Patient mit erhöhter INR vorgestellt. Welche Ursachen kommen in Frage?

Zu einer INR-Erhöhung kommt es bei einem **Mangel der Gerinnungsfaktoren II, VII, IX und X**. Diese Faktoren werden in der Leber synthetisiert und benötigen für ihre Aktivierung Vitamin K. Ursachen für eine INR-Erhöhung sind:

- **Vitamin K-Mangel** z. B. bei Therapie mit dem kompetitiven Vitamin K-Antagonisten Phenprocoumon (Marcumar®) oder bei gestörter Vitamin K-Resorption
- verminderte hepatische Faktorsynthese bei **Leberschädigung**
- erhöhter Faktorenverbrauch bei **Verbrauchskoagulopathie**

**MERKE.** Vitamin K gehört zu den fettlöslichen Vitaminen (A, D, E und K), deren enterale Aufnahme von einer intakten Fettresorption abhängig ist. Ist diese durch einen Gallensäuremangel oder ein Malabsorptionssyndrom gestört, kommt es zum Vitamin K-Mangel.

**?** Welcher einfache klinische Test hilft Ihnen, zwischen einer INR-Erhöhung durch eine Vitamin K-Resorptionsstörung und durch eine gestörte hepatische Faktorensynthese zu differenzieren?

Die Differenzierung gelingt mit dem sog. **Koller-Test**: Der Patient erhält **intravenös Vitamin K**. Fällt die INR nach 24 Stunden ab, ist die Ursache ein Vitamin K-Mangel durch eine Resorptionsstörung. Fällt sie nicht ab, handelt es sich um eine Synthesestörung bei Leberschädigung.

**?** Warum ist die Thromboseneigung zu Beginn einer antikoagulatorischen Therapie mit Phenprocoumon (Marcumar®) zunächst erhöht?

Auch die Synthese der **antikoagulatorischen Proteine S und C** ist Vitamin K-abhängig. Da die Halbwertszeit dieser Proteine deutlich kürzer ist als die der Vitamin K-abhängigen Gerinnungsfaktoren, ist die Gerinnungsaktivität unter Marcumar®-Einnahme initial erhöht.

**?** Aus welchen Gründen kann die aPTT verlängert sein?

Ursachen für eine verlängerte aPTT sind
- Therapie mit **Heparin**
- **Koagulopathie**, d. h. eine **Störung** der **plasmatischen Gerinnung**
- **Verbrauchskoagulopathie**

**MERKE.** Eine Heparintherapie wird durch die aPTT, eine Phenprocoumon (Marcumar®)-Therapie durch die INR kontrolliert.

**?** Ätiologisch können 3 Formen der hämorrhagischen Diathese unterschieden werden. Welche Formen sind gemeint?

Hämorrhagische Diathesen entstehen bei **Thrombozytenmangel** bzw. **-funktionsstörungen**, bei **Koagulopathien** und bei **vaskulären Störungen**.

## 2 Hämatologie

**? Die unterschiedlichen Formen der hämorrhagischen Diathese gehen klinisch mit charakteristischen Blutungstypen einher. Ordnen Sie den Blutungsstörungen den vorherrschenden Blutungstyp zu!**

- Typisch für Koagulopathien sind größere **flächenhafte Hautblutungen** und Einblutungen in **Muskeln und Gelenke**.
- Thrombozytäre oder vaskuläre hämorrhagische Diathesen gehen mit **Petechien und Purpura** einher. Patienten mit thrombozytärer Blutungsneigung leiden häufig unter **Nasenbluten**.

**? Welche zwei einfachen klinischen Tests helfen bei der Abgrenzung der verschiedenen Diatheseformen? Beschreiben Sie kurz die Durchführung!**

Gemeint sind die Messung der **Blutungszeit** und der **Rumpel-Leede-Test**:
- Die **Blutungszeit** ist bei **Thrombozytopenien** bzw. -**pathien** und **Vaskulopathien** verlängert. Dem Patienten wird durch einen kleinen Stich Blut aus der Fingerbeere oder dem Ohrläppchen entnommen und die entstehende Blutung durch sanftes Tupfen aufgehalten. Gemessen wird die Zeit vom Setzen des Stichs bis zum Sistieren der Blutung.
- Der sog. **Rumpel-Leede-Test** ist bei **Vaskulopathien** positiv: Nach Stauung mit der Blutdruckmanschette kommt es nach 5 Minuten zu petechialen Blutungen.
- Bei einer **reinen Koagulopathie** ist die **Blutungszeit normal** und der **Rumple-Leed-Test** fällt **negativ** aus.

Siehe Abb. 2.10

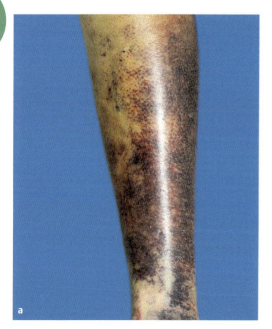
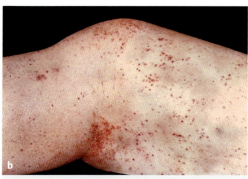

**Abb. 2.9 Blutgerinnungsstörungen** (aus Battegay, E.: Differenzialdiagnose Innerer Krankheiten, 21. Auflage, Georg Thieme Verlag, 2017);
**a** frisches Hämatom bei plasmatischer Gerinnungsstörung;
**b** petechiale Hautblutungen bei Thrombozytopenie.

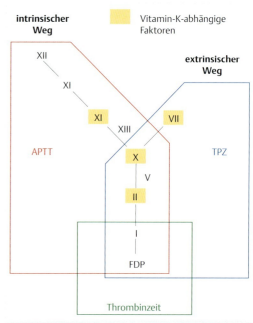

**Abb. 2.10 Globaltests der Gerinnung, APTT**: aktivierte partielle Thromboplastinzeit, **TPZ**: Thromboplastinzeit (Prothrombinzeit), **FDP**: Fibrindegradationsprodukte (aus Greten, H., Rinninger, F., Greten, T.: Innere Medizin, 13. Auflage, Georg Thieme Verlag, 2010).

## 2.7 Hämorrhagische Diathesen

### 2.7.2 Hämophilien

**?** In der Gerinnungsambulanz stellt sich ein 16-jähriger Patient mit großflächigen Einblutungen an mehreren Körperpartien vor, die spontan entstanden seien. Beim Eintreten des jungen Mannes fällt Ihnen ein hinkender Gang auf. An welche Erkrankung denken Sie? Wodurch entsteht sie?

Spontan entstehende, großflächige Einblutungen bei einem jungen Mann lassen an eine **schwere Hämophilie**, auch Bluterkrankheit genannt, denken. Die Hämophilie ist eine **Koagulopathie** durch einen angeborenen Mangel oder qualitativen Defekt der Gerinnungsfaktoren **VIII** oder **IX**.

> **MERKE.** Formen der Hämophilie:
> - Hämophilie A (ca. 90 %): Verminderung von Faktor VIII
> - Hämophilie B (ca. 10 %): Verminderung von Faktor IX

**?** Passt das hinkende Gangbild des Patienten zu Ihrem Verdacht auf Hämophilie?

Gelenkeinblutungen können die sog. **hämophile Arthropathie** mit frühzeitiger Arthrose auslösen.

**?** Sie fragen die Eltern Ihres Hämophilie-Patienten, ob in der Familie ähnliche Beschwerden vorkämen. Der Vater berichtet, dass er nach Verletzungen unter starken Blutungen leide, die Mutter klagt über starke Regelblutungen. Der Bruder und die Schwester des Patienten seien gesund. Wie beurteilen Sie die klinische und genetische Konstellation bei den Familienangehörigen?

Die Hämophilie wird **X-chromosomal rezessiv** vererbt. Der Vater des Patienten leidet an einer **mittelschweren Hämophilie**, die sich durch Blutungen nach Verletzungen äußert. Die Mutter des Patienten muss **Trägerin** des defekten Gens sein, da der Sohn einer genetisch gesunden Mutter gesund wäre. Weibliche Überträgerinnen werden auch als **Konduktorinnen** bezeichnet, sie sind in der Regel **gesund**, gelegentlich leiden sie – wie die Mutter des Patienten – an **starken Menstruationsblutungen**. Der Bruder des Patienten ist gesund, er trägt das **gesunde X-Chromosom** der Mutter. Da die Schwester des Bruders keine Symptome zeigt, ist sie **Konduktorin**. Sie trägt das **defekte X-Chromosom** des Vaters und das **gesunde X-Chromosom** der Mutter.

> **MERKE.** Männer, die das defekte X-Chromosom tragen, erkranken immer. Frauen mit defektem X-Chromosom sind gesund, vererben das Gen aber in 50 % an ihre Kinder. Bluterinnen (selten) sind homozygote Anlageträgerinnen, die aus einer Verbindung eines männlichen Bluters mit einer Konduktorin hervorgehen (siehe Tab. 2.10).

> **MERKE.** Ein erster klinischer Hinweis auf eine Hämophilie sind Nabelschnurblutungen.

**Tab. 2.10** Schweregrad der Hämophilie. Die klinische Symptomatik ist abhängig von der Restaktivität des fehlenden Gerinnungsfaktors.

| Einteilung | Restaktivität | klinische Symptomatik |
|---|---|---|
| leichte Hämophilie | > 5 % | i. d. R. asymptomatisch, ggf. postoperative Nachblutungen oder Hämatome nach stärkeren Traumata |
| mittelschwere Hämophilie | 1–5 % | Blutungen nach leichten Traumata |
| schwere Hämophilie | < 1 % | spontane Blutungen |

**?** Kennen Sie neben der hämophilen Arthropathie noch 2 weitere Komplikationen, die durch die Blutungen bei Hämophilie entstehen können?

Bei Blutungen im Bereich des **Mundbodens** kann akute Erstickungsgefahr bestehen. Einblutungen in die **Muskulatur** können sehr schmerzhaft sein und den Muskel irreversibel schädigen. Typische Beispiele sind die Psoasblutung, die häufig mit einer Appendizitis verwechselt wird, und die Einblutung in die Wadenmuskulatur, die durch Verkürzung der Muskulatur zu einer Spitzfußstellung führen kann.

**?** Mit welchen Untersuchungen bestätigen Sie Ihre Verdachtsdiagnose Hämophilie?

Im Labor ist die **aPTT verlängert**. Sprechen Klinik und aPTT für eine Hämophilie, müssen gezielt die Aktivitäten der **Faktoren VIII** und **IX** bestimmt werden.

**?** Wie therapieren Sie einen Patienten mit schwerer Hämophilie A? Welches Ziel verfolgt die Therapie?

Bei Patienten mit schwerer Hämophilie muss der **fehlende Faktor VIII regelmäßig substituiert** werden. Dabei sollte dauerhaft eine Mindestkonzentration des Faktors von 1 % aufrechterhalten werden, um Blutungen vorzubeugen und eine normale Lebensqualität zu ermöglichen.

> **MERKE.** Bei leichter Hämophilie wird heute in der Regel eine „On-Demand-Substitution" durchgeführt: Die Patienten erhalten die Gerinnungsfaktoren nur bei Bedarf, z. B. präoperativ oder bei akuter Blutung.

# 2 Hämatologie

**?** Früher haben sich viele Hämophiliepatienten mit HIV und Hepatitis B oder C infiziert. Durch welche Maßnahmen konnte dieses Risiko weitgehend ausgeschlossen werden?

Heute stehen **hochgereinigte** und **virusinaktivierte** Faktorenkonzentrate aus gereinigtem Frischplasma oder **rekombinante** Faktorenkonzentrate zur Verfügung.

**?** Haben Sie schon einmal von dem Wirkstoff Desmopressin in der Behandlung der Hämophilie gehört? Können Sie sich vorstellen, wann und warum er eingesetzt wird und welches Problem sich unter der Behandlung ergibt?

Desmopressin wird bei **leichter Hämophilie A** eingesetzt, da es zu einer **vermehrten Faktor VIII-Freisetzung** führt. Allerdings nimmt die Wirkung nach mehrmaliger Anwendung ab.

**?** Nennen Sie eine typische Komplikation der Substitutionstherapie bei Hämophilie A! Wie therapieren Sie diese?

Bei etwa 15–30% der Patienten tritt im Rahmen der Substitutionstherapie eine sog. **Hemmkörper-Hämophilie** auf. Die Patienten bilden inhibitorische Alloantikörper gegen die substituierten Faktoren, so dass deren Wirkung aufgehoben wird. Therapeutisch wird versucht, durch hochdosierte Faktor VIII-Substitution eine Immuntoleranz des Organismus zu induzieren. Durch **Plasmapherese** und **Immunadsorption** können die Antikörper aus dem Blut entfernt werden.

## 2.7.3 Von-Willebrand-Syndrom

**?** Eine wichtige Differenzialdiagnose der Hämophilie ist das von-Willebrand-Syndrom. Wie können Sie diese beiden Blutungsstörungen im Labor voneinander abgrenzen?

Bei der Hämophilie ist **nur die aPTT** verlängert. Beim von-Willebrand-Syndrom ist sowohl die **aPTT** als auch die **Blutungszeit** verlängert.

**MERKE.** Das von-Willebrand-Syndrom ist die häufigste angeborene Gerinnungsstörung und wird autosomal dominant vererbt.

**?** Wie kommt es beim von-Willebrand-Syndrom zur Verlängerung von aPTT und Blutungszeit?

Die Ursache ist ein **Mangel** des **von-Willebrand-Faktors**. Dieser Faktor übernimmt bei der Gerinnung 2 wichtige Aufgaben:
- Er spielt eine wichtige Rolle bei der **Thrombozytenadhäsion** an die verletzte Gefäßwand. Bei einem Mangel ist die Plättchenthrombusbildung behindert und die Blutungszeit verlängert.
- Der von-Willebrand-Faktor dient als **Trägerprotein für den aktivierten Faktor VIII**. Bei einem Mangel ist die plasmatische Gerinnung also sekundär gestört und die aPTT verlängert.

**MERKE.** Die Hämophilie ist eine reine Koagulopathie. Das von-Willebrand-Syndrom ist eine kombinierte Diathese durch eine Störung sowohl der Thrombozytenfunktion als auch der plasmatischen Gerinnung.

**?** Unter welchen Symptomen leiden Patienten mit von-Willebrand-Syndrom?

Typisch für das von-Willebrand-Syndrom sind **Schleimhautblutungen** in Nase, Mund und Magen-Darm-Trakt. Die Blutungen sind allerdings häufig nur diskret.

**?** Wie therapieren Sie einen Patienten mit von-Willebrand-Syndrom?

Die meisten Patienten leiden nur unter diskreten Blutungen. In diesen Fällen genügt die Gabe von **Desmopressin**, das den Faktor VIII aus Endothelzellen freisetzt. Bei stärkeren Blutungen oder vor Eingriffen mit erhöhter Blutungsgefahr erhalten die Patienten ein Konzentrat, das den **Faktor VIII** und den **von-Willebrand-Faktor** enthält.

**MERKE.** Acetylsalicylsäure ist bei Patienten mit Hämophilie oder von-Willebrand-Syndrom kontraindiziert!

## 2.7.4 Disseminierte intravasale Gerinnung (DIC) und Verbrauchskoagulopathie

**?** Sie werden als diensthabender Arzt auf die Intensivstation zu einem Patienten mit Sepsis gerufen. Die Schwester ist aufgeregt, da sie soeben die neuen Laborparameter des Patienten erhalten hat. Diese zeigen einen erniedrigten Quick-Wert und eine verlängerte aPTT, eine Thrombozytopenie und eine Erniedrigung von Antithrombin III und Fibrinogen. Was vermuten Sie?

Die Kombination aus Sepsis und Laborbefunden weist auf eine manifeste **disseminierte intravasale Gerinnung** (**DIC**) hin.

**?** Was passiert pathophysiologisch bei einer DIC?

Bei der DIC kommt es durch diverse Auslöser zu einer **intravasalen Aktivierung des Gerinnungssystems**. In den Kapillaren bilden sich multiple **Mikrothromben**, die Konzentration der Thrombozyten und Gerinnungsfaktoren sinkt. Übersteigt der pathologisch gesteigerte Faktorenverbrauch die Produktion (**Verbrauchskoagulopathie**), entwickelt sich eine hämorrhagische Diathese. Der Organismus versucht, die Thromben durch eine **reaktive Steigerung der Fibrinolyse** aufzulösen, die Blutungsgefahr steigt weiter. Überlebt der Patient die manifeste DIC, entwickelt sich im Anschluss eine reaktive Hyperkoagulabilität.

## 2.7 Hämorrhagische Diathesen

**? Welche Auslöser für eine DIC kennen Sie?**

Häufige Auslöser sind
- **Sepsis** mit Aktivierung der Gerinnung durch Endotoxine
- **Mikrozirkulationsstörungen im Schock** mit starker Aktivierung der plasmatischen Gerinnung auf dem intrinsischem Weg
- **geburtshilfliche Komplikationen** oder **Operationen** an Pankreas, Lunge oder Prostata mit massiver Einschwemmung von Prothrombinaktivatoren in die Zirkulation

> **MERKE.** Die Prothrombinaktivator-reichen Organe lassen sich leicht durch die „4P"-Regel merken: **P**ankreas, **P**ulmo, **P**rostata und **P**lazenta.

**? Welche Laborparameter sind charakteristisch für die manifeste DIC?**

Während der manifesten DIC zeigt sich im Labor ein Abfall von **Thrombozyten**, **Antithrombin III** und **Fibrinogen**, die **aPTT** steigt, der **Quickwert** sinkt. Durch die intravasale Gerinnung entstehen Fibrinmonomere. Mit Einsetzen der sekundären Hyperfibrinolyse treten Fibrinogenspaltprodukte, die sog. **D-Dimere**, auf.

**? Durch welche Komplikationen sind die Patienten gefährdet?**

Die Patienten sind v.a. durch **Blutungen** und ein **ischämisches Multiorganversagen** gefährdet.

**? Wie entsteht eine primäre Hyperfibrinolyse? Wie unterscheidet sie sich im Labor von der sekundären Hyperfibrinolyse z. B. bei DIC?**

Eine primäre Hyperfibrinolyse entsteht durch massive Freisetzung von **Plasminogenaktivatoren**, z.B. postoperativ oder bei malignen Tumoren. Da ihr keine Thrombenbildung vorausgeht, sind **keine Fibrinmonomere** nachweisbar. Thrombozytenzahl und Antithrombin III-Konzentration sind normal.

**? Wie behandeln Sie eine manifeste DIC?**

Bei der manifesten DIC werden **Frischplasma** sowie **Antithrombin III-**, **Prothrombin-** und **Thrombozytenkonzentrate** substituiert.

**? Warum geben Sie während der manifesten DIC kein Heparin?**

Während der manifesten DIC ist die **Blutungsgefahr deutlich erhöht**. Daher ist Heparin in dieser Phase kontraindiziert.

> **MERKE.** In der Prä- und der Post-DIC-Phase ist die Gerinnungsaktivität gesteigert. In diesen Phasen ist Heparin zur Prophylaxe thromboembolischer Komplikationen indiziert (siehe Tab. 2.11).

### 2.7.5 Thrombozytopenien

**? Ihnen wird konsiliarisch ein Patient vorgestellt, der seit über 4 Monaten Thrombozytenzahlen von 25 000/µl aufweist. Eine maligne Grunderkrankung und eine medikamentös induzierte Thrombozytopenie wurden bereits ausgeschlossen. Sie vermuten einen Morbus Werlhof. Worum handelt es sich bei diesem Krankheitsbild und wie entsteht es?**

Morbus Werlhof ist das Synonym für die chronische idiopathische Thrombozytopenie, kurz chronische **ITP**. Die ITP ist eine **autoimmune Thrombozytopenie**: Das Immunsystem bildet Autoantikörper gegen die eigenen Thrombozyten, diese binden an die Blutplättchen und fördern deren vorzeitigen Abbau in der Milz.

> **MERKE.** Verlaufsformen der ITP:
> - akute ITP: häufig im Kindesalter nach Virusinfekt, selbstlimitierender Verlauf
> - chronische ITP: häufiger bei Erwachsenen, Erkrankungsdauer > 6 Monate

**Tab. 2.11** Disseminierte intravasale Gerinnung (DIC). Stadienabhängige Laborbefunde, Pathophysiologie und Therapie der DIC.

| Phase | Pathophysiologie | Laborbefunde | Therapie |
|---|---|---|---|
| **Prä-DIC** | Aktivierung des Gerinnungssystems → Hyperkoagulabilität | keine typischen Laborbefunde | Heparin (Prophylaxe thromboembolischer Komplikationen) |
| **manifeste DIC** | Verbrauch von Thrombozyten und Gerinnungsfaktoren und sekundäre Hyperfibrinolyse → hämorrhagische Diathese | ↓: Thrombozyten, Gerinnungsfaktoren, Antithrombin III, Fibrinogen, Quick<br>↑: Fibrinmonomere, D-Dimere, aPTT, INR | Substitution von:<br>• Gerinnungsfaktoren (FFP[1] und PPSB[2])<br>• AT III-Konzentraten<br>• Thrombozytenkonzentraten<br>**cave**: kein Heparin (erhöhte Blutungsgefahr!) |
| **Post-DIC** | reaktive Hyperkoagulabilität | Normalisierung der Laborparameter Fibrinmonomere nicht mehr nachweisbar | Heparin (Unterdrückung der reaktiven Hyperkoagulabilität) |

[1]FFP: Fresh Frozen Plasma, [2]PPSB: Prothrombinkonzentrate

## 2 Hämatologie

**? Ab welcher Thrombozytenzahl müssen Sie mit Symptomen rechnen?**

Bei einer Thrombozytenkonzentration **< 20 000/µl** muss mit Spontanblutungen gerechnet werden.

**? Wie behandeln Sie Ihren Patienten mit chronischer ITP?**

Die chronische ITP wird mit **Steroiden** behandelt. In besonders schweren Fällen können auch **Azathioprin** und **Cyclophosphamid** eingesetzt werden. Kommt es unter immunsuppressiver Therapie innerhalb von 6 Monaten zu keiner Besserung, ist eine **Splenektomie** indiziert.

**? Die ITP kann durch eine bestimmte chronische Infektionskrankheit ausgelöst werden. Welche Erkrankung ist gemeint und welche Konsequenzen ergeben sich daraus für die Therapie?**

Bei einigen Patienten wird die Erkrankung durch eine **Helicobacter pylori-Infektion** ausgelöst. Bei HP-positiven Patienten sollte vor Beginn einer immunsuppressiven Therapie zunächst eine **Keimeradikation** versucht werden, da dies in etwa ⅓ der Fälle zu einer Besserung führt.

**? Wie behandeln Sie eine akute Blutung bei chronischer ITP?**

Akute Blutungen werden mit **Immunglobulinen** behandelt, die vorübergehend das retikulohistiozytäre System, kurz RHS, und damit den Thrombozytenabbau blockieren.

**? Warum geben Sie einem Patienten mit akuter Blutung bei ITP nur in Ausnahmefällen Thrombozytenkonzentrate?**

Die transfundierten Thrombozyten werden durch die **Autoantikörper** des Patienten zerstört. Außerdem können wiederholte Transfusionen die **Antikörperbildung boostern** und damit die Thrombozytopenie verstärken.

**? Eine 66-jährige Patientin wurde vor 10 Tagen mit einer Lungenembolie auf Ihre Station aufgenommen und entsprechend therapiert. Im aktuellen Labor fällt Ihnen eine deutliche Verminderung der Thrombozyten auf unter 80 000/µl auf. Woran denken Sie?**

Patienten mit Lungenembolie erhalten regelmäßig Heparin. Eine deutlich verminderte Thrombozytenzahl 10 Tage nach einer Lungenembolie deutet auf eine **Heparin-induzierte Thrombozytopenie Typ II**, kurz **HIT II**, hin.

**? Wie entsteht eine HIT II?**

Dir Ursache ist eine dosisunabhängige **Antikörperbildung** gegen den **Heparin-Plättchenfaktor IV-Komplex**.

> **MERKE.** Das Risiko für eine HIT II unter Heparintherapie ist abhängig von der Art des Heparins. Bei unfraktioniertem Heparin (UFH) tritt eine HIT II in ca. 3 % der Fälle, bei fraktioniertem Heparin (NMH) in nur 0,2 % aller Fälle auf.

**? Wie sichern Sie Ihren Verdacht auf eine HIT II?**

Zur Diagnosestellung werden die Autoantikörper gegen den Heparin-Plättchenfaktor IV-Komplex mithilfe eines **ELISA** nachgewiesen.

**? Wie reagieren Sie bei einer HIT II?**

**Heparin** muss **sofort abgesetzt** werden und durch eine andere Therapie, z. B. Danaparoid oder Lepirudin, ersetzt werden.

> **MERKE.** Patienten mit HIT II dürfen auch in Zukunft kein Heparin erhalten (siehe Tab. 2.12)!

**Tab. 2.12** Heparin-induzierte Thrombozytopenie Typ I und II (HIT I und II).

| | HIT I | HIT II |
|---|---|---|
| **betroffener Personenkreis** | nur sensibilisierte Patienten | auch nicht sensibilisierte Patienten |
| **Zeitpunkt des Auftretens** | etwa 2 Tage nach Therapiebeginn (Frühthrombozytopenie) | 5–10 Tage nach Therapiebeginn (Spätthrombozytopenie) |
| **Ätiologie** | direkte Heparin-induzierte Thrombozytenaktivierung (dosisabhängig) | Antikörperbildung gegen den Heparin-Plättchenfaktor IV-Komplex (dosisunabhängig) |
| **Komplikationen** | keine | arterielle und venöse Thrombosen („White Clot Syndrome") |
| **Thrombozytenabfall** | < 30 % des Ausgangswertes aber nicht < 100 000/µl | < 50 % des Ausgangswertes bzw. < 500 000/µl |
| **Verlauf und Therapie** | selbstlimitierender Verlauf, Heparin kann weiter gegeben werden | Heparin absetzen, umstellen auf Hirudin oder Danaparoid |

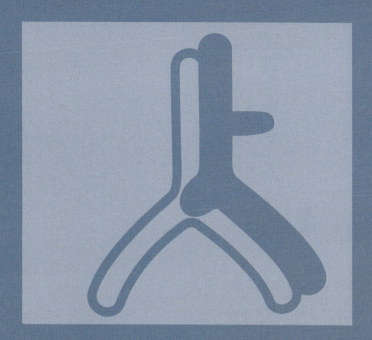

Angiologie  3.1  Erkrankungen der Arterien
3.2  Erkrankungen der Venen

# 3 Angiologie

## 3.1 Erkrankungen der Arterien

### 3.1.1 Periphere arterielle Verschlusskrankheit (pAVK)

**?** Ein Patient klagt beim Gehen über Schmerzen in beiden Waden, die ihn immer wieder zwingen, stehen zu bleiben. Er raucht seit 30 Jahren etwa 1 Schachtel Zigaretten pro Tag. Welche Verdachtsdiagnose haben Sie?

Der jahrelange Nikotinabusus und die beschriebene Symptomatik sprechen für eine **periphere arterielle Verschlusskrankheit**, kurz pAVK. Man spricht auch von der sog. Schaufensterkrankheit, da die Patienten durch die belastungsinduzierten Beinschmerzen gezwungen sind, immer wieder stehen zu bleiben.

**MERKE.** Der wichtigste Risikofaktor der pAVK ist das Rauchen!

**?** Ab welchem Stenosegrad werden die klinischen Symptome einer Claudicatio intermittens beobachtet?

Eine Claudicatio intermittens tritt erst auf, wenn bereits **etwa 75 %** des Gefäßes verschlossen sind.

**?** Bei der klinischen Untersuchung können Sie auf beiden Seiten keinen Puls in der A. poplitea tasten, über den Aa. femorales hören Sie ein Strömungsgeräusch. Die Füße sind blass und kühl. Können Sie aus diesen Befunden und der Anamnese mit Schmerzen in den Waden auf die Verschlusslokalisation schließen?

Fehlende Popliteapulse, Strömungsgeräusche über den Aa. femoralis, blasse, kühle Füße und Schmerzen in den Waden sprechen für einen Verschluss im Bereich der **A. femoralis**. Diese Lokalisation wird auch als **Oberschenkeltyp** bezeichnet.

**?** Der Oberschenkeltyp ist mit 50 % der häufigste pAVK-Typ. Kennen Sie Bezeichnung, Verschlusslokalisation, Häufigkeit und Symptomatik der beiden anderen Lokalisationstypen?

- Beim sog. **Beckentyp** liegt der Verschluss in der Aorta oder der A. iliaca, er ist mit 35 % am zweithäufigsten. Die Femoralispulse sind nicht tastbar und die Patienten klagen über Schmerzen im Gesäß und in den Oberschenkeln.
- Verschlüsse in den Unterschenkel- und Fußarterien werden als **peripherer Typ** bezeichnet. Typisch sind fehlende Fußpulse und Schmerzen an der Fußsohle. Er ist mit 15 % am seltensten.

**Tab. 3.1** Klassifikation der pAVK nach Fontaine.

| Stadium | Beschreibung |
|---|---|
| I | asymptomatisch |
| IIa | Claudicatio intermittens, schmerzfreie Gehstrecke > 200 m |
| IIb | Claudicatio intermittens, schmerzfreie Gehstrecke < 200 m |
| III | ischämischer Ruheschmerz |
| IV | zusätzlich Ulkus, Gangrän |

**?** Nach welchen Kriterien wird die pAVK eingeteilt?

Das Stadium wird anhand der **klinischen Symptomatik** festgelegt. Beurteilt werden das Ausmaß der ischämiebedingten Schmerzen und die Komplikationen. Bei den Schmerzen ist das wichtigste Unterscheidungskriterium, ob sie nur bei Belastung oder bereits in Ruhe auftreten (siehe Tab. 3.1).

**MERKE.** Etwa 75 % der pAVK-Patienten sind asymptomatisch!

**?** Kennen Sie einen einfachen funktionellen Test, mit dem sich bei Patienten im Stadium I oder II der pAVK die verminderte Durchblutung der Beingefäße nachweisen lässt? Beschreiben Sie kurz die Durchführung!

Gemeint ist die **Lagerungsprobe nach Ratschow**. Der Patient soll zunächst im Liegen die Beine anheben und kreisen lassen. Der Arzt beobachtet dabei die Farbe der Füße und die Venenfüllung. Typisch für die pAVK sind ein **Abblassen der Fußsohlen** beim Hochhalten der Beine und eine **verzögerte Rotfärbung** der Füße nach Absenken der Beine, da sich die Arterien nur langsam mit Blut füllen.

**MERKE.** Die Lagerungsprobe nach Ratschow eignet sich gut, um bei Patienten im pAVK-Stadium I und II den Erfolg des Gehtrainings (Kollateralgefäßbildung) zu überprüfen. Im Stadium III und IV ist sie wegen der unzureichenden hämodynamischen Kompensation kontraindiziert!

**?** Patienten mit pAVK im Stadium II leiden häufig auch an anderen Erkrankungen. Um welche Erkrankungen handelt es sich und wie lässt sich das häufige Zusammentreffen erklären?

Die pAVK entsteht in > 95 % der Fälle auf dem Boden einer **obliterierenden Atherosklerose**, die häufig das gesamte Gefäßsystem betrifft. Etwa die Hälfte der Patienten mit pAVK im Stadium II leidet daher auch an einer **koronaren Herzerkrankung** und/oder einer arteriellen Verschlusskrankheit der **Hirnarterien**.

## 3.1 Erkrankungen der Arterien

**? Was verstehen Sie unter dem „Knöchel-Arm-Index"? Wie ermitteln Sie ihn?**

Der Knöchel-Arm-Index ist der Quotient aus dem **systolischen Druck** in der **Knöchel-** und **Oberarmarterie**. An Oberarm und distalem Unterschenkel wird eine Blutdruckmanschette so weit aufgepumpt bis der systolische Druck verschwindet. Anschließend wird der Druck langsam abgelassen und mit der Dopplersonde derjenige Druck ermittelt, bei dem das Blut wieder fließt.

**? Wie beurteilen Sie einen Knöchel-Arm-Index von 0,7? Begründen Sie Ihre Antwort!**

Gesunde Menschen haben einen Knöchel-Arm-Index **> 0,9**, da der systolische Druck in der Knöchelarterie normalerweise 10 mmHg über dem systolischen Druck in der Oberarmarterie liegt. Werte **< 0,9** sprechen für eine **Durchblutungsstörung der unteren Extremität**. Ein Knöchel-Arm-Index von **0,7** entspricht einer **mittelschweren pAVK** im Stadium Fontaine II-III.

**? Welcher Verdacht kommt Ihnen, wenn Sie bei einem 60-jährigen Patienten mit Diabetes mellitus einen Knöchel-Arm-Index > 1,3 messen?**

Ein Knöchel-Arm-Index > 1,3 ist **klinisch unmöglich**, der Wert ist zu hoch. Ein falsch hoher Knöchel-Arm-Index bei einem Patienten mit Diabetes mellitus ist typisch für die **Mönckeberg-Mediasklerose**, die durch spangenartige Kalkeinlagerungen in der Gefäßmedia entsteht. Da die Gefäße nicht mehr vollständig komprimiert werden können, ergibt die Blutdruckmessung falsch hohe Werte (siehe Tab. 3.2).

**? Sie messen bei einem Patienten trotz typischer Claudicatio intermittens einen normalen Knöchel-Arm-Index. Wie können Sie beweisen, dass die Schmerzen dennoch durch eine Durchblutungsstörung der Beine entstehen?**

Bei Patienten mit leichter oder mäßig schwerer pAVK kann der Knöchel-Arm-Index trotz typischer Claudicatio intermittens normal sein. In diesen Fällen kann man versuchen, die Claudicatio durch einen **Belastungstest** zu objektivieren. Häufig wird der **standardisierte Gehtest** angewandt, bei dem man den Patienten bis zum Auftreten der Ischämieschmerzen auf dem Laufband gehen lässt.

**? Das klinische Leitsymptom Ihres Patienten ist der belastungsabhängige Beinschmerz. An welche Differenzialdiagnosen müssen Sie denken und wie können Sie diese durch Schmerzanamnese und klinische Untersuchung gegenüber einer pAVK abgrenzen?**

Häufige Auslöser belastungsabhängiger Beinschmerzen sind degenerative oder entzündliche Gelenkveränderungen, Erkrankungen der Wirbelsäule und die tiefe Beinvenenthrombose.

- Typisch für die Schmerzen bei **Knie- oder Hüftgelenksarthrose** ist der sog. Anlaufschmerz, der nach längerer Belastung nachlässt. Arthritische Gelenkschmerzen nehmen während der Belastung zu und klingen in der Ruhephase nur sehr langsam ab. Bei der klinischen Untersuchung ist das betroffene Gelenk häufig geschwollen, überwärmt und gerötet.
- Patienten mit **Spinalkanalstenose** berichten darüber, dass sich die Schmerzen durch aufrechtes Stehen oder Gehen verschlechtern und in gebeugter und sitzender Haltung bessern. Bei einem Wurzelkompressionssyndrom liegt der Schmerzfokus meist in der Lendenwirbelsäule, von dort ziehen die Schmerzen in die Beine. Der Schmerz lässt sich durch Pressen oder Husten provozieren.
- Typisch für die **Phlebothrombose** sind dumpfe Beinschmerzen, die sich beim Auftreten verschlechtern. Klinisch fällt häufig eine ödematös geschwollene, überwärmte Extremität auf. Die Patienten berichten, dass sich die Beschwerden durch Hochlagern der Extremität bessern.

> **MERKE.** Der Knöchel-Arm-Index ist bei den beschriebenen Differenzialdiagnosen normal.

**? Welche bildgebende Untersuchungsmethode steht bei Verdacht auf eine pAVK in der Stufendiagnostik an erster Stelle?**

Zunächst sollte eine **farbkodierte Duplexsonografie** durchgeführt werden. Mit ihr können Gefäßmorphologie, Stenosegrad und Restperfusion beurteilt werden.

**Tab. 3.2** Korrelation zwischen Knöchel-Arm-Index und Schweregrad der pAVK.

| Knöchel-Arm-Index | Schweregrad der pAVK | Fontaine-Stadium |
|---|---|---|
| > 1,3 | falsch hohe Werte (Verdacht auf Mediasklerose) | – |
| > 0,9 | Normalbefund | – |
| 0,75–0,9 | leichte pAVK | I-II |
| 0,5–0,75 | mittelschwere pAVK | II-III |
| < 0,5 | schwere pAVK (kritische Ischämie → Amputationsgefahr) | III-IV |

## 3 Angiologie

> **MERKE.** pAVK:
> - Diagnose meist durch typische anamnestische Risikofaktoren und klinische Befunde (Schmerzen bei Belastung, kühle Haut, abgeschwächte bis fehlende Fußpulse, ggf. trophische Störungen, Dopplerdruckmessung) sowie durch die Duplexsonografie
> - Wichtigste Indikation für eine weiterführende Bildgebung ist die Planung revaskularisierender Eingriffe.
> - Goldstandard bei geplanter interventioneller Therapie ist die digitale Subtraktionsangiografie, da hier eine Intervention in der gleichen Sitzung möglich ist. Ihr großer Nachteil ist die Kontrastmittelbelastung (cave pAVK-Patienten mit Nierenschädigung!), alternativ kommt die MR-Angiografie zum Einsatz (Nachteil: keine gleichzeitige Intervention möglich).

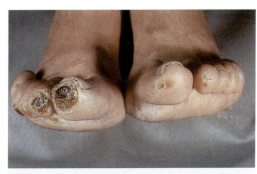

**Abb. 3.1 Hautdefekt an Fußsohle und Zehe** (aus Moll, I.: Duale Reihe Dermatologie, 8. Auflage, Georg Thieme Verlag, 2016).

**? Die Therapie der pAVK richtet sich nach dem Stadium. Kennen Sie 2 Behandlungsansätze, die stadienunabhängig bei jedem Patienten zur Basistherapie gehören?**

Unabhängig vom Stadium müssen die **vaskulären Risikofaktoren** (Rauchen, Diabetes mellitus, arterielle Hypertonie und Hypercholesterinämie) reduziert bzw. optimiert werden. Medikamentös erhält jeder Patient **ASS** in einer Dosis von 100 mg/d, um die Thrombozytenaggregation zu hemmen. Verträgt der Patient kein ASS, kann auf **Clopidogrel** umgestellt werden.

**? Stellen Sie ein Behandlungskonzept für einen Patienten mit pAVK im Stadium Fontaine II auf!**

An erster Stelle stehen das Risikomanagement und die Behandlung mit ASS. Patienten im Stadium II sollten versuchen, durch ein **tägliches strukturiertes Gehtraining** die Ausbildung von Kollateralen zu fördern, um die Blutversorgung der Extremität zu verbessern. Führen diese Maßnahmen zu keiner Besserung, ist eine **interventionelle Revaskularisation** durch eine perkutane transluminale Angioplastie mit Stenteinlage indiziert. Rheologika werden im Stadium II nur eingesetzt, wenn ein Gehtraining und/oder eine Revaskularisation nicht möglich sind.

**? In Ihre Praxis kommt ein Patient mit bekannter pAVK. Er kann kaum gehen, da er unter starken Schmerzen in Waden und Füßen leidet. Bei der Inspektion sehen Sie den folgenden Befund. Welches Stadium der pAVK liegt vor? Wie therapieren Sie den Patienten?**

Die Abbildung zeigt Ulzerationen an der Fußsohle und der Großzehe. **Ulzera** und **Nekrosen** sind typisch für das **Stadium IV der pAVK**. In diesem Stadium ist eine **interventionelle oder operative Revaskularisation** indiziert. Die Auswahl des Verfahrens hängt von der Ausprägung des Verschlusses ab. Bei kurzstreckigen und konzentrischen Stenosen ist die perkutane transluminale Angioplastie mit Stenteinlage die Methode der Wahl. In jedem Fall muss ein **Hautabstrich** genommen werden. Die Wunde wird gereinigt, Nekrosebereiche werden abgetragen. Anschließend wird versucht, die Wunde durch phasengerechte Wundauflagerungen **auszuheilen**. Wichtig ist, dass der Fuß durch passendes Schuhwerk entlastet und Verletzungen vermieden werden. Bei Infektionszeichen wird mit einer kalkulierten systemischen Antibiose begonnen, die später an das Ergebnis des Antibiogramms angepasst wird.

**? Wie beurteilen Sie die Lokalisation des abgebildeten Hautdefekts bei einem Patienten mit pAVK?**

Die Lokalisation an der Fußsohle und den Zehen ist **typisch**, da sich das arterielle Ulkus v. a. an **druckbelasteten Stellen** entwickelt.

**? Kennen Sie ein weiteres Patientenkollektiv, das durch Ulzera an der Fußsohle und den Zehen gefährdet ist?**

Auch das neuropathische Ulcus pedis bei **Diabetikern**, das sog. **Malum perforans**, ist häufig an der Fußsohle und den Zehen lokalisiert.

**? Welche Therapieoption haben Sie in den Stadien III und IV der pAVK, wenn die Revaskularisierung erfolglos war?**

In diesen Fällen können **kurzwirkende Prostaglandinderivate** wie z. B. Prostaglandin $E_1$ oder Alprostadil infundiert werden. Als Ultima Ratio kommt die **Amputation** der betroffenen Extremität in Betracht.

**? Mit welcher Untersuchung können Sie das Amputationsrisiko bei einem pAVK-Patienten abschätzen?**

Das Amputationsrisiko kann durch die Bestimmung des **transkutanen Sauerstoffpartialdrucks**, der in etwa dem kapillären Partialdruck entspricht, abgeschätzt werden. Bei gesunden Patienten liegt er bei etwa 60 mmHg. Ein Wert < 30 mmHg deutet auf eine kritische Ischämie hin, bei Werten < 10 mmHg liegt das Amputationsrisiko bei 70 %.

## 3.1 Erkrankungen der Arterien

> **INFOBOX. Therapie der pAVK**
>
> Die Therapie der pAVK richtet sich nach dem **Erkrankungsstadium** (Tab. 3.3). Stadienunabhängig werden **sekundärpräventive Maßnahmen** zur Reduktion oder Ausschaltung der vaskulären Risikofaktoren empfohlen (Nikotinverzicht, optimale Einstellung von Diabetes mellitus und Hypertonus, Therapie einer Hypercholesterinämie mit CSE-Hemmern). Außerdem sollten alle Patienten mit pAVK **Acetylsalicylsäure** (ASS) zur Hemmung der Thrombozytenaggregation einnehmen (bei ASS-Unverträglichkeit: Clopidogrel).

**? Warum kommt es bei Patienten mit Subclavian-Steal-Syndrom v. a. bei Belastung des Armes zu Symptomen? Welche Symptome sind typisch?**

Das Subclavian-Steal-Syndrom entsteht durch eine **Stenose der A. subclavia** proximal des Vertebralisabgangs. Wird der Arm beansprucht, kehrt sich der Blutfluss in der **A. vertebralis** um, damit die Armmuskulatur ausreichend mit Sauerstoff versorgt wird. Hierdurch wird dem Gehirn Blut entzogen und es kommt zu typischen Symptomen der zerebralen Minderversorgung wie Schwindel, Kopfschmerzen und Übelkeit.

**Tab. 3.3** Stadienabhängige Therapie bei pAVK.

| Fontaine-Stadium | Therapie |
|---|---|
| I | • strukturiertes Gehtraining |
| II | • strukturiertes Gehtraining<br>• Revaskularisation: bei Erfolglosigkeit der konservativen Therapie, hohem Leidensdruck und geeigneter Gefäßmorphologie<br>• Vasoaktiva (Cilostazol und Naftidrofuryl): wenn Gehtraining/Revaskularisation nicht möglich |
| III | • Revaskularisation (interventionell/operativ)<br>• Vasoaktiva (Prostanoide): bei Kontraindikationen gegen Revaskularisation<br>• Schmerztherapie<br>• bei Infektionen: systemische Antibiose, lokale Wundbehandlung |
| IV | • Revaskularisation (interventionell/operativ)<br>• Vasoaktiva (Prostanoide): bei Kontraindikationen gegen Revaskularisation<br>• Wund- und Infektbehandlung: Nekrosektomie, Druckentlastung, systemische Antibiose<br>• Amputation: Ultima Ratio |

**? Nennen Sie 2 typische klinische Untersuchungsbefunde bei einem Subclavian Steal Syndrom!**

Typische Befunde sind **seitendifferente Blutdruckwerte** und ein **differenter Pulsstatus** an den Armen.

### 3.1.2 Akuter peripherer Arterienverschluss

**? Sie werden als Notarzt zu einem Patienten gerufen, der über stärkste, plötzlich aufgetretene Schmerzen im rechten Bein klagt. Die Extremität ist blass und kalt, Fußpulse sind nicht tastbar. Was vermuten Sie?**

Akut einsetzende Schmerzen und eine blasse, kühle Extremität mit fehlenden Fußpulsen sprechen für einen **akuten arteriellen Gefäßverschluss**.

**? Was ist der häufigste Auslöser für einen akuten arteriellen Gefäßverschluss?**

Der häufigste Auslöser ist eine **Embolie**. Die häufigste Emboliequelle ist das linke Herz, die häufigste Grunderkrankung ist Vorhofflimmern.

> **INFOBOX. Akuter peripherer Arterienverschluss: Ätiologie**
>
> - **Embolien** (70–80 %):
>   – **kardiale Embolie** (90 %): Vorhofflimmern (am häufigsten), Mitralklappenstenose, Endokarditis, Erkrankungen mit eingeschränkter linksventrikulärer Funktion (Herzinfarkt, Herzwandaneurysma, dilatative Kardiomyopathie); sehr selten sog. paradoxe Embolie bei offenem Forman ovale
>   – **arterio-arterielle Embolie** (10 %): aus thrombosierten atherosklerotischen Plaques (Atheroembolie) oder Aneurysmata der Aorta und A. iliaca
>   – **seltener**: Cholesterinembolien, Katheterembolien, abgeschwemmtes Tumorgewebe
> - **arterielle Thrombose** (20 %): lokale arterielle Thrombosen bei Atherosklerose (pAVK)
> - **seltene Ursachen**: Kompression von außen, Gefäßdissektion, entzündliche Gefäßerkrankungen (Vaskulitiden), Traumata (auch iatrogen nach Gefäßpunktion)

**? Pratt hat die typischen Symptome des akuten arteriellen Gefäßverschlusses mit den sog. „6 P" beschrieben. Welche Symptome sind gemeint?**

Die **„6 P"** sind:
- **P**ain, also Schmerzen,
- **P**aresthesia, also Gefühlstörung,
- **P**ulslessness, also Pulsdefizit,
- **P**alor, also Blässe,
- **P**aralysis, also Lähmung und
- **P**rostration, also Schock.

# 3 Angiologie

**? Welche Sofortmaßnahmen müssen Sie bei hochgradigem Verdacht auf einen akuten arteriellen Verschluss bereits im Notarztwagen einleiten?**

Symptomatisch stehen die **Schmerzbekämpfung** mit einem starken Analgetikum wie z.B. dem Opioid Pethidin und die Schockprophylaxe durch **Volumensubstitution** im Vordergrund. Die Extremität muss unbedingt **tief gelagert** und **vor Druck geschützt** werden, um eine mögliche Restperfusion zu erhalten. Gegen die Auskühlung hat sich die Anlage eines **Watteverbands** bewährt. Kausal wird sofort mit einer **Vollheparinisierung** mittels 10 000 I.E. Heparin als Bolus begonnen.

> **MERKE.** Bei Verdacht auf einen akuten arteriellen Gefäßverschluss sind intramuskuläre und intraarterielle Injektionen kontraindiziert, da in der Klinik u. U. eine fibrinolytische Therapie eingeleitet wird.

**? Der Patient bittet Sie, statt des Watteverbands eine Wärmflasche auf sein Bein zu legen, da es so kalt sei. Was sagen Sie ihm?**

Die Applikation von Wärme ist beim akuten Arterienverschluss **kontraindiziert**, da dies die Ischämietoleranzzeit der Extremität senkt.

> **MERKE.** Die Ischämietoleranzzeit unterschiedlicher Gewebe ist verschieden:
> - Haut: bis zu 12 Stunden
> - Muskulatur: bis zu 8 Stunden
> - Nerven: bis zu 4 Stunden
> - Darm: bis zu 6 Stunden

**? Sie übernehmen den Patienten mit Verdacht auf einen akuten Gefäßverschluss in der Klinik. Eine kurze orientierende Anamnese und die klinische Untersuchung bringen folgende Informationen: Schlagartiger Beginn der Schmerzen im rechten Bein, rechtsseitig fehlender Knöchelarterienpuls bei normalem kontralateralen Pulsstatus, Sensibilitätsstörungen und verminderte Muskelkraft im Bereich der rechten unteren Extremität, unregelmäßiger Pulsschlag bei Palpation der A. radialis. Das EKG zeigt ein Vorhofflimmern. Wie gehen Sie nun vor?**

Der einseitige Pulsverlust, die schlagartig einsetzende Symptomatik, der unregelmäßige Puls und das Vorhofflimmern sprechen eindeutig für einen **embolischen Gefäßverschluss**. Da bereits Sensibilitäts- und Bewegungsstörungen aufgetreten sind, handelt es sich um ein **komplettes Ischämiesyndrom**. Bei embolischem Gefäßverschluss und komplettem Ischämiesyndrom ist eine **sofortige operative Revaskularisation** durch Embolektomie indiziert. Auf eine weitergehende Diagnostik muss aus Zeitgründen verzichtet werden.

> **MERKE.** Bei einem kompletten Ischämiesyndrom treten alle 6 Symptome des akuten arteriellen Gefäßverschlusses auf. Bei einem inkompletten Ischämiesyndrom fehlen die Gefühls- und Bewegungsstörungen.

**? Welche anamnestischen Angaben und klinischen Untersuchungsbefunde wecken bei Ihnen den Verdacht auf einen akuten Gefäßverschluss bei arterieller Thrombose?**

Eine arterielle Thrombose entwickelt sich meistens auf dem Boden eines atherosklerotisch vorgeschädigten Gefäßsystems. Die Symptomatik beginnt **weniger akut** als beim embolischen Gefäßverschluss, da der Körper im Vorfeld Kollateralen ausgebildet hat. Durch den erhaltenen Blutfluss über die Kollateralen ist ein komplettes Ischämiesyndrom selten. Auf Nachfrage berichten die Patienten häufig über **weitere atherosklerotische Manifestationen**, z.B. belastungsabhängige Schmerzen beim Gehen als Hinweis auf eine pAVK und pektanginöse Beschwerden durch eine KHK. Klinisch fallen neben dem Pulsverlust in der akut betroffenen Extremität häufig **beidseitige Strömungsgeräusche** über der A. femoralis, der A. renalis und der A. carotis auf.

**? Welche weiterführenden Maßnahmen ergreifen Sie bei Verdacht auf eine arterielle Thrombose mit inkomplettem Ischämiesyndrom?**

Die Extremität ist nicht hochakut gefährdet, es bleibt also Zeit, die Verdachtsdiagnose durch eine **Bildgebung** zu sichern. Methode der 1. Wahl ist eine orientierende Beurteilung des betroffenen Gefäßes durch die **Duplexsonografie**. Hiermit können Plaques, Thromben und Stenosierungen direkt nachgewiesen werden. Bestätigt sich der Verdacht, wird eine **Angiografie** mit **lokaler Lysetherapie** durchgeführt.

> **INFOBOX. Akuter peripherer Arterienverschluss: Diagnostik und Therapie**
>
> - eindeutiger Verdacht auf **embolischen Gefäßverschluss** mit **komplettem Ischämiesyndrom** → **sofortige operative Revaskularisation** (keine Zeitverzögerung durch Diagnostik)
> - **Verdacht auf arterielle Thrombose** (pAVK in der Anamnese) oder **periphere Embolie** (Unterschenkel, -arm) und **inkomplettes Ischämiesyndrom** → weiterführende **Diagnostik** (Duplexsonografie, Angiografie), bei Bestätigung der Verdachtsdiagnose **lokale Katheter-Lyse** oder **Katheter-Thrombektomie** während der Angiografie

## 3.1 Erkrankungen der Arterien

### 3.1.3 Zerebrale arterielle Verschlusskrankheit (cAVK)

**?** In der Notaufnahme berichtet ein 70-jähriger Patient, dass er vor 1 Stunde plötzlich seinen linken Arm nicht mehr hätte anheben können. Er habe kurzfristig auf dem rechten Auge nichts mehr gesehen und das Sprechen sei ihm schwer gefallen. Das Ganze hätte nur etwa 15 Minuten gedauert. Seit etwa 15 Jahren sei ein Bluthochdruck bekannt. Die klinische Untersuchung ist mit Ausnahme eines Strömungsgeräuschs über beiden Karotiden unauffällig. An welche Diagnose denken Sie?

Flüchtige neurologische Ausfallerscheinungen in Kombination mit Strömungsgeräuschen in den Karotiden und einem langjährigen Hypertonus sprechen für einen **Schlaganfall**.

**MERKE.** Man differenziert 3 Stadien der zerebralen Verschlusskrankheit:
I asymptomatische Stenose
II TIA: reversible neurologische Ausfälle ohne pathologischen Befund in der Bildgebung
III Hirninfarkt: partielle oder fehlende Rückbildung neurologischer Ausfälle und/oder Gewebeschaden in der Bildgebung sichtbar

**?** Wie ist es bei dem Hypertoniker zum Schlaganfall gekommen?

Ein Schlaganfall ist am häufigsten die Folge einer arteriellen Hypertonie, die zu **atherosklerotischen Veränderungen** in den **Karotiden** geführt hat. Durch eine **Plaqueruptur** mit anschließendem thrombotischem bzw. **embolischem Verschluss** wurden kurzfristig Strombahnen der Hirnarterien verlegt.

**MERKE.** Die arterielle Hypertonie ist der wichtigste Risikofaktor der zerebralen arteriellen Verschlusskrankheit. Etwa 70 % der zerebralen Ischämien entstehen durch eine Atherosklerose mit arterieller Thrombose. Prädilektionsstelle ist die Karotisbifurkation. Bei etwa 30 % der Patienten kommt es zu einem embolischen zerebralen Gefäßverschluss. Die wichtigsten Emboliequellen sind das Herz (v. a. bei Vorhofflimmern) und atherosklerotische Plaques.

**?** Der Patient klagt über eine kurzfristige linksseitige Armparese, Aphasie und rechtsseitige Amaurosis fugax. Welches Gefäß ist von der Durchblutungsstörung betroffen?

Die Symptome sind typisch für eine Durchblutungsstörung der **rechten A. carotis interna**. Sie ist durch eine kontralaterale Parese, häufig im Bereich der oberen Extremität, eine Aphasie und eine ipsilaterale Amaurosis fugax durch Verschluss der A. ophthalmica gekennzeichnet.

**?** Da sich die Symptome der TIA spontan zurückgebildet haben, sieht der Patient nicht ein, sich weiter untersuchen zu lassen. Wie reagieren Sie auf diesen Wunsch?

Eine TIA ist häufig ein **Vorbote** eines **manifesten Schlaganfalls**, der zu bleibenden neurologischen Schäden führen kann. Der Patient sollte den Vorfall unbedingt als „Warnschuss" betrachten und eine weiterführende bildgebende Diagnostik mit Dopplersonografie der hirnversorgenden Arterien und CT bzw. MRT des Schädels durchführen lassen.

**MERKE.** Nach einem Schlaganfall liegt das Re-Insult-Risiko im nächsten Jahr bei etwa 20 %!

**?** Die Duplexsonografie zeigt bei Ihrem Patienten mit Schlaganfall eine beidseitige hochgradige Karotisstenose. Zu welcher Therapie raten Sie ihm?

Bei symptomatischem Patienten oder einer Stenose von > 70 % ist eine **operative Thrombendarteriektomie** indiziert. Medikamentös wird er auf **ASS** eingestellt, da sich dadurch das Schlaganfallrisiko um ca. 25 % vermindern lässt. Wichtig ist eine konsequente **Minimierung von Risikofaktoren**, z. B. eine strenge Blutdruckeinstellung und eine Atherosklerosetherapie mit Statinen.

**?** In die Notaufnahme wird ein 54-jähriger Patient eingeliefert, bei dem vor 1 Stunde akut eine komplette linksseitige Hemiparese, eine Aphasie und leichte Bewusstseinsstörungen aufgetreten sind. Was ist Ihre erste Maßnahme?

Die Symptome sprechen für einen Durchblutungsstörung der **rechtsseitigen A. carotis interna** oder **A. cerebri media**. Für das weitere therapeutische Vorgehen muss abgeklärt werden, ob es sich um einen ischämischen oder einen hämorrhagischen Schlaganfall handelt. Als erstes muss daher eine **kraniale CT oder MRT** veranlasst werden. Wichtig ist eine zügige Durchführung der Untersuchungen **ohne Zeitverlust**, da die Hirngewebsischämie innerhalb kürzester Zeit lebenswichtige Funktionen irreversibel beeinträchtigt und die Therapieentscheidung so schnell wie möglich fallen muss. (Abb. 3.2)

**MERKE.** 80 % der Schlaganfälle sind ischämisch bedingt, 20 % entstehen durch eine akute intrakranielle Blutung (hypertensive Massenblutung, fibrinolytische oder antikoagulatorische Therapie, seltener Subarachnoidalblutung).

**?** Die CCT zeigt eine leichte Hypodensität im Bereich des Strombahngebiets der A. cerebri media. Welche Therapie leiten Sie ein?

Hypodense Areale in der CCT sprechen für einen **ischämischen Schlaganfall**. Ist das Lysezeitfenster von **3–4 Stunden** („time is brain") noch nicht überschritten, sollte nach Ausschluss von Kontraindikationen eine **Lyse mit rt-PA** unter intensivmedizinischer Überwachung eingeleitet werden.

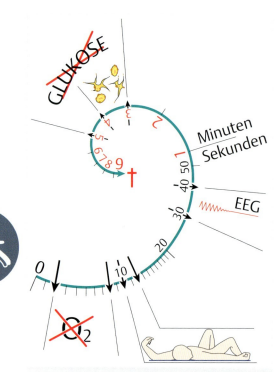

**Abb. 3.2 Zeitlicher Verlauf einer Hirngewebsischämie.** Dargestellt sind die Auswirkungen der Ischämie auf den Stoffwechsel des Gewebes, das Bewusstsein, das EEG, die Morphologie der Gehirnzellen und den Glucosegehalt (aus Mattle, H., Mumenthaler, M.: Kurzlehrbuch Neurologie, 4. Auflage, Georg Thieme Verlag, 2015).

**MERKE.** Für eine erfolgreiche Lyse dürfen zwischen Beginn des Schlaganfalls und der Lyse maximal 3–4 Stunden liegen!

? Welche absoluten Kontraindikationen müssen Sie vor Lysebeginn unbedingt ausschließen?

Absolute Kontraindikationen für eine Lysetherapie sind
- akute **Hirnblutung**
- ischämischer **Schlaganfall** oder **Schädel-Hirn-Trauma** in den letzten 6 Monaten
- fortgeschrittenes **ZNS-Malignom**
- größeres **Trauma** oder ein **chirurgischer Eingriff** in den letzten 3 Wochen
- florides **Magen-Darm-Ulkus** oder eine **gastrointestinale Blutung** im letzten Monat
- bekannte **Blutgerinnungsstörung**
- **Aortendissektion**

? Welche relativen Kontraindikationen für eine Lysetherapie kennen Sie?

Relative Kontraindikationen für eine Lysetherapie sind
- TIA innerhalb der letzten 6 Monate
- orale Antikoagulation mit Phenprocoumon (Marcumar®) oder NOAKS,
- Schwangerschaft und Wochenbett
- nicht kompressible Punktionen
- Z. n. traumatischer Reanimation
- therapierefraktäre Hypertonie > 185 mmHg systolisch
- fortgeschrittene Lebererkrankung
- infektiöse Endokarditis

? Nach der Lysetherapie wurde der Patient mit ischämischem Schlaganfall auf eine Stroke-Unit verlegt. Bei der Überprüfung der Vitalparameter bemerken Sie einen Blutdruck von 170/95 mmHg. Wie bewerten Sie diese Werte und was unternehmen Sie?

In den ersten Stunden nach einer akuten zerebralen Ischämie ist der Blutdruck häufig **reaktiv erhöht**. Innerhalb der ersten 24 Stunden nach einem ischämischen Schlaganfall sollte der Blutdruck auf **hochnormale Werte >160/90 mmHg** eingestellt werden, um eine Restperfusion der ischämischen Areale aufrechtzuerhalten. Ein Blutdruck von 170/95 mmHg ist in dieser Phase daher **nicht therapiebedürftig**.

**MERKE.** Der Blutdruck sollte nur bei hypertensiver Entgleisung mit Blutdruckwerten > 200/110 mmHg medikamentös gesenkt werden und auch dann nur maximal um 20 %.

? Nach einem ischämischen Schlaganfall ist unbedingt eine Sekundärprophylaxe indiziert. Welche Maßnahmen leiten Sie bei einem Patienten mit Nikotinabusus, Hypertonie, Diabetes mellitus und linksseitiger Karotisstenose mit einer Lumeneinengung von 75 % ein?

Nach einem ischämischen Schlaganfall erhalten alle Patienten **Thrombozytenaggregationshemmer** wie ASS oder Clopidogrel. Selbstverständlich müssen die **vaskulären Risikofaktoren** so weit wie möglich ausgeschaltet werden. Hierzu zählen bei dem beschriebenen Patienten eine konsequente Blutdruck- und Diabeteseinstellung und die Nikotinabstinenz. Die hochgradige Karotisstenose sollte operativ oder interventionell saniert werden, um einen zweiten Insult zu vermeiden.

? Ein bewusstloser Patient wird in die Notaufnahme eingeliefert. Die Ehefrau berichtet, dass ihr Mann kurz vor seinem Zusammenbruch seine gesamte rechte Körperseite nicht mehr bewegen konnte. Er leide seit Jahren an einem schweren Bluthochdruck. Das sofort durchgeführte CCT zeigt den folgenden Befund (siehe Abb. 3.3). Welche Diagnose stellen Sie und wie gehen Sie vor?

Das CCT zeigt ein hyperdenses Areal und eine Mittellinienverlagerung. Dieser Befund ist typisch für eine **intrazerebrale Blutung mit begleitendem Hirnödem**. Im Vor-

## 3.1 Erkrankungen der Arterien

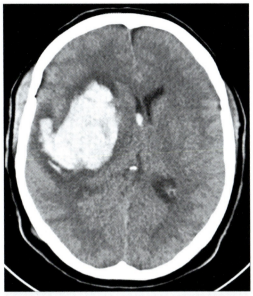

**Abb. 3.3 Schädel-CT des Patienten** (aus Ritter, M., Schulte-Altedorneburg, G.: Bildgebung der intrazerebralen Blutung – CT, MRT oder beides?, Klinische Neurophysiologie, 02/2008).

dergrund steht die intensivmedizinische Behandlung mit **Intubation**, **Beatmung** und **Blutdrucksenkung**. Zur konservativen **Senkung des erhöhten intrakraniellen Drucks** werden Oberkörperhochlagerung, kontrollierte Beatmung mit Hyperventilation, Osmotherapeutika und eine Narkose mit Thiopental empfohlen. Die Neurochirurgen sollten konsiliarisch hinzugezogen werden, um über eine **operative Hämatomausräumung** zur Hirndrucksenkung zu entscheiden.

### 3.1.4 Abdominelle arterielle Verschlusskrankheit

**?** Eine 82-jährige Patientin kommt mit stärksten Bauchkrämpfen in die Notaufnahme. Sie gibt an, in letzter Zeit öfter nach dem Essen Bauchschmerzen zu haben. Ihr Allgemeinzustand ist stark reduziert und sie ist kaltschweißig. Der Puls ist arrhythmisch, er liegt bei 140 Schlägen pro Minute. Bei der Untersuchung des Abdomens bemerken Sie eine diffuse Abwehrspannung, Darmgeräusche können Sie nicht hören. Bei der rektalen Untersuchung beobachten Sie Blut am Fingerling. An welche Ursache denken Sie?

Bauchkrämpfe, Symptome des akuten Abdomens und blutiger Stuhl bei einer über 80-jährigen Patientin mit Verdacht auf Vorhofflimmern lenken den Verdacht auf einen **akuten Mesenterialinfarkt**.

**?** Nach welchen Symptomen fragen Sie, um Ihren Verdacht zu erhärten?

Ein akuter Mesenterialinfarkt entsteht am häufigsten durch eine lokale **arterielle Thrombose** auf dem Boden **atherosklerotisch** vorgeschädigter Gefäße. Typisch für die arterielle Verschlusskrankheit der Viszeralgefäße sind **ischämisch bedingte postprandiale Schmerzen**, die sog. **Angina abdominalis**.

**?** Beschreiben Sie den typischen klinischen Verlauf eines akuten Mesenterialinfarkts!

Klinisch verläuft der akute Mesenterialinfarkt häufig in **3 Phasen**:
- Er beginnt mit **akut** einsetzenden, **stärksten Bauchschmerzen**, die von **Übelkeit** begleitet werden.
- Anschließend folgt ein **symptomarmes Intervall**, das auch als Stadium des „**faulen Friedens**" bezeichnet wird.
- Nach etwa **12–48 Stunden** entwickelt sich ein **akutes Abdomen** mit Durchwanderungsperitonitis, paralytischem Ileus und evtl. blutigem Stuhlabgang.

**?** Wie reagieren Sie bei Verdacht auf einen akuten Mesenterialinfarkt?

Es ist eine **sofortige bildgebende Diagnostik** mit Duplexsonografie, Angiografie oder Angio-CT indiziert. Bestätigt sich der Verdacht, wird **sofort laparotomiert**, der Thrombus entfernt und die infarzierten Darmabschnitte reseziert (siehe Tab. 3.4).

**MERKE.** Bei Verdacht auf einen akuten Mesenterialinfarkt muss aus Zeitgründen auf eine weiterführende Diagnostik verzichtet werden, da die Ischämietoleranzzeit des Darms nur etwa 6 Stunden beträgt.

**Tab. 3.4** Abdominelle arterielle Verschlusskrankheit: Stadieneinteilung.

| Stadium | Befunde |
|---|---|
| I | asymptomatisches Stadium (nur angiografisch oder duplexsonografisch nachweisbar) |
| II | Angina abdominalis (postprandiale Abdominalschmerzen) |
| III | abdomineller Dauerschmerz, Malabsorptionssyndrom, ggf. ischämische Kolitis |
| IV | akuter Mesenterialarterienverschluss mit Mesenterialinfarkt |

# 3 Angiologie

## 3.1.5 Aortendissektion und Aortenaneurysma

**? Ein 45-jähriger übergewichtiger Patient klagt über akut aufgetretene, heftige thorakale Schmerzen. An welche Diagnosen müssen Sie unbedingt denken?**

Bei akuten, heftigen Thoraxschmerzen müssen sofort **akut lebensbedrohliche Ursachen** abgeklärt werden. Hierzu gehören Myokardinfarkt, Lungenembolie, Spannungspneumothorax, Ösophagusruptur und Aortendissektion. Die wichtigsten diagnostischen Erstmaßnahmen sind **Auskultation**, **EKG**, **Troponinschnelltest**, **Echokardiografie** und **Röntgenthorax**.

**? Die Thoraxaufnahme zeigt eine Mediastinalverbreiterung und Kalkablagerungen in der Aorta. Alle anderen angeordneten Untersuchungen erbringen normale Befunde. Anamnestisch berichtet der Patient über einen jahrelangen, schlecht eingestellten Hypertonus. Bei einer genauen Schmerzanamnese erklärt der Patient, dass die akuten Schmerzen im Brustbereich wandern, eine genaue Lokalisation ist nicht möglich. An welche Diagnose denken Sie nun?**

Wandernde Thoraxschmerzen, jahrelanger Hypertonus und ein verbreitertes Mediastinum mit Kalknachweis lassen an eine **Aortendissektion** denken.

**? Wie kommt es zu einer Aortendissektion?**

Eine Aortendissektion entwickelt sich meistens auf dem Boden einer **atherosklerotisch vorgeschädigten Aorta**. Durch einen Einriss in der Intima wühlt sich das Blut **zwischen die Gefäßwandschichten** und bildet ein zweites, „falsches" Lumen, in dem sich das Blut in Längsrichtung ausbreitet.

**? Welche diagnostische Maßnahme leiten Sie bei Verdacht auf eine thorakale Aortendissektion ein?**

Bei Verdacht auf eine thorakale Aortendissektion ist die **Angio-CT** von **Thorax** und **Abdomen** sinnvoll, welche die Ausdehnung der Dissektion und eventuelle Komplikationen erfasst. Aber auch in der TEE (transösophageale Echokardiografie) lässt sich eine Dissektion gut darstellen.

> **MERKE.** Normale D-Dimer-Werte schließen eine Aortendissektion aus.

**? Die Angio-CT zeigt eine Aortendissektion im Bereich der Aorta descendens. Aorta ascendens und Aortenbogen sind nicht betroffen. Welcher Typ nach Stanford bzw. DeBakey liegt vor?**

Es handelt sich um eine Aortendissektion **Typ B nach Stanford** bzw. **Typ III nach DeBakey**.

**? Welche Komplikationen können bei einer Aortendissektion Typ B auftreten?**

Die gefährlichste Komplikation ist die **Aneurysmaruptur**. Bei einer Verlegung der aortalen Abgangsäste werden die **Organe ischämisch geschädigt**. Typische Symptome sind Schmerzen in den Beinen, Flanken- oder Abdominalschmerzen bei Nieren- oder Mesenterialinfarkt, eine Anurie bei akutem Nierenversagen und neuromuskuläre Defizite bei Verlegung der Rückenmarksarterien.

**? Wie therapieren Sie einen Patienten mit Aortendissektion Typ B nach Stanford?**

Die **komplikationslose** Typ B-Dissektion wird **konservativ** behandelt, da die Operationsletalität höher ist als das Risiko einer Spontanruptur. Die wichtigste Maßnahme ist eine **konsequente Blutdruckeinstellung**. Bei Komplikationen muss sofort operiert werden.

**? Bei einer Aortendissektion im Bereich der Aorta ascendens stehen kardiale und zerebrale Komplikationen im Vordergrund. Welche Komplikationen sind gemeint?**

- Eine Ruptur kann zu einer **akuten Herzbeuteltamponade** führen.
- Werden die Aortensegel in die Dissektion miteinbezogen, kann sich eine **Aortenklappeninsuffizienz** entwickeln.
- Die Folgen einer Verlegung der rechten Koronararterie und der Aortenbogenarterien sind **Myokardinfarkt** und **Schlaganfall**.

**? Wie therapieren Sie einen Patienten mit Aortendissektion Typ A nach Stanford?**

Eine Aortendissektion Typ A wird **immer operativ** behandelt, da ohne Operation etwa 50 % der Patienten innerhalb der nächsten 48 Stunden und > 90 % innerhalb von 1 Monat an einer Ruptur versterben (siehe Tab. 3.5).

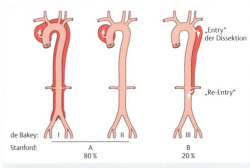

**Abb. 3.4 Aortendissektion** (aus Raiser, M., Kuhn, F.-P., Debus, J.: Duale Reihe Radiologie, 4. Auflage, Georg Thieme Verlag, 2017).

## 3.1 Erkrankungen der Arterien

**Tab. 3.5** Einteilung der Aortendissektion nach Stanford und DeBakey.

|  | Standford A (80%) = DeBakey Typ I und II | Standford B (20%) = DeBakey Typ III |
|---|---|---|
| **Ausdehnung** | Aorta ascendens oder Aortenbogen | Aorta descendens |
| **Klinik** | heftige retrosternale Thoraxschmerzen | heftige wandernde Thoraxschmerzen, Ausstrahlung zwischen Schulterblätter, in Rücken und Abdomen |
| **Komplikationen** | Ruptur, Herzbeuteltamponade, Aortenklappeninsuffizienz, Herzinfarkt, Schlaganfall | Ruptur, Beinischämie, Mesenterial-/Niereninfarkt, akutes Nierenversagen, neuromuskuläre Defizite |
| **Therapie** | absolute OP-Indikation<br>Blutdruck senken | OP bei drohenden Komplikationen<br>Blutdruck senken |

? In Ihrer Praxis stellt sich ein schlanker Patient zur Routineuntersuchung vor. Bei der Palpation und Auskultation des Abdomens können Sie einen pulsierenden Tumor tasten, über dem Sie Strömungsgeräusche hören. Der Blutdruck beträgt 155/95 mmHg. Welche Verdachtsdiagnose stellen Sie und wie sichern Sie diese?

Ein pulsierender abdomineller Tumor mit hörbaren Strömungsgeräuschen deutet auf ein **abdominelles Aortenaneurysma** bei **arterieller Hypertonie** hin. Die Verdachtsdiagnose kann durch eine **abdominelle Sonografie** gesichert werden.

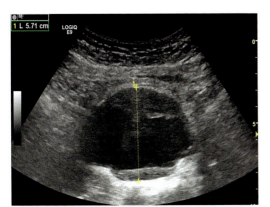

**Abb. 3.5** Abdominelle Sonografie: Bauchaortenaneurysma (aus Seitz, K., Braun, B. W.: Sonografie kompetent, Georg Thieme Verlag, 2016).

? Nach welchen Symptomen sollten Sie einen Patienten mit Verdacht auf ein Bauchaortenaneurysma fragen?

Patienten mit Bauchaortenaneurysma klagen gelegentlich über **Rückenschmerzen**, die in Flanken und Beine ausstrahlen.

? Im abdominellen Ultraschall sehen Sie eine Aussackung der Bauchaorta von 4 cm Durchmesser. Abgesehen von den erhöhten Blutdruckwerten ist der Patient gesund. Wie verhalten Sie sich?

Ein **asymptomatisches** Bauchaortenaneurysma in dieser Größe wird **konservativ** therapiert. Der Blutdruck muss **konsequent eingestellt** und der Sonografiebefund **halbjährlich kontrolliert** werden. Der Patient sollte übermäßige körperliche Belastungen vermeiden.

? Was ist die bedrohlichste Komplikation beim Bauchaortenaneurysma?

Die bedrohlichste Komplikation ist die **freie Aneurysmaruptur**, da sie innerhalb weniger Sekunden zu einem fulminanten hypovolämischen Schock führt. Die Patienten versterben meistens vor Erreichen des Krankenhauses an innerer Verblutung.

? Wie äußert sich eine gedeckte Bauchaortenaneurysmaruptur?

Bei einer gedeckten Ruptur klagen die Patienten über **starke Rückenschmerzen**. Durch Einblutungen in den Retroperitonealraum kann es zu einem **hypovolämischen Schock** kommen.

> **INFOBOX. Bauchaortenaneurysma: Komplikationen**
> - freie oder gedeckte **Ruptur**
> - **Aortendissektion**
> - **Penetration in Nachbarorgane**: Duodenum (→ gastrointestinale Blutung), V. cava inferior (→ Rechtsherzinsuffizienz)
> - **Plaqueembolisation** aus dem thrombotischen Aneurysma mit akutem arteriellen Gefäßverschluss
> - **Hydronephrose** durch Ureterkompression

? Ab welchem Durchmesser muss ein asymptomatisches Bauchaortenaneurysma interventionell oder operativ versorgt werden?

Eine interventionelle oder operative Versorgung ist bei asymptomatischem Bauchaortenaneurysma ab einem **Durchmesser** von **5,5 cm** bei **Männern** bzw. ab **4,5 cm** bei **Frauen** und **Wachstumstendenz** in den Verlaufskontrollen indiziert.

# 3 Angiologie

**MERKE.** Bei einem Aneurysmadurchmesser > 5 cm (Männer) bzw. > 4,5 cm (Frauen) steigt das Rupturrisiko innerhalb des nächsten Jahres von 3 % auf 10 %.

**?** Kennen Sie eine Erbkrankheit, die die Ausbildung von Aortenaneurysmen begünstigt und das Risiko besonders von Aortendissektionen erhöht? Welche Symptome zeigen diese Patienten außerdem?

Patienten mit **Marfan-Syndrom** bilden durch einen autosomal-dominant vererbten Gendefekt im FBN1-Gen eine nur ungenügende Menge an funktionsfähigem Fibrillin 1 und damit an Mikrofibrillen, die unter anderem im elastischen Bindegewebe, besonders in den großen Gefäßen vorkommen. Folge ist eine progredientes Aneurysma V.a. der Aorta ascendens. Weitere betroffene Organsysteme sind **Skelettsystem** (Hochwuchs, Skoliose, lange schmale Finger und Hände) und das **Auge** (Kurzsichtigkeit, Linsenluxation). Patienten mit Marfan-Syndrom müssen regelmäßig kardiologisch untersucht und bei Erreichen einer kritischen Weite der Aorta rechtzeitig operiert werden.

**MERKE.** Das Marfan-Syndrom ist relativ häufig – bleibt aber nicht selten unerkannt, da viele Patienten zunächst keine oder nur unspezifische Beschwerden haben. Wichtig ist, im Notfall auch bei jüngeren Menschen mit entsprechenden Symptomen an eine Aortendissektion zu denken.

## 3.1.6 Raynaud-Syndrom

**?** Eine 20-jährige Patientin klagt, dass ihr die Finger an beiden Händen bei kaltem Wetter immer wieder weh tun. Während einer solchen Attacke ist die Haut kühl und bläulich verfärbt. Wenn die Patientin ins Warme kommt, verschwinden die Schmerzen, zwischen den Attacken ist sie schmerzfrei. Ansonsten ist sie völlig gesund. Welchen Verdacht haben Sie?

Anfallsartige Schmerzen in den Fingern bei Kältekontakt, Beschwerdefreiheit zwischen den Attacken und fehlende Hinweise auf eine Systemerkrankung sprechen für ein **primäres Raynaud-Syndrom**.

**?** Das Raynaud-Phänomen läuft häufig in 3 Phasen ab. Beschreiben Sie die klinische Symptomatik und die Pathophysiologie der Phasen!

Der Raynaud-Anfall beginnt mit einem funktionellen Vasospasmus der Digitalarterien, die Haut wird **blass**. Die Patienten klagen in dieser Phase über Parästhesien und ein Taubheitsgefühl. Durch die anschließende kapilläre und venöse Paralyse ist die Sauerstoffausschöpfung gesteigert, die **Haut** färbt sich **blau-zyanotisch**. Gelangen die Patienten ins Warme, löst sich der Spasmus und die Durchblutung nimmt schlagartig zu. Die Patienten klagen über eine **schmerzhafte Rotfärbung**.

**MERKE.** Die charakteristische Färbung der Finger während eines Raynaud-Anfalls (weiß, blau, rot) wird auch als Trikolore-Phänomen bezeichnet. Der Daumen ist typischerweise nicht betroffen!

**?** Nennen Sie eine einfache Untersuchungsmethode, mit der Sie den Verdacht auf ein primäres Raynaud-Syndrom erhärten können!

Die Objektivierung der klinischen Symptome gelingt mit dem **Kälteprovokationstest**: Der Patient soll die Hände für etwa 3 Minuten in Eiswasser halten. Kommt es in dieser Zeit zu einem **vasospastischen Anfall**, ist die Diagnose primäres Raynaud-Syndrom sehr wahrscheinlich.

**?** Nennen Sie Ursachen für eine sekundäres Raynaud-Syndrom!

Ursachen für ein sekundäres Raynaud-Syndrom sind
- **Kollagenosen** wie die progressive systemische Sklerose oder der systemische Lupus erythematodes
- **Thrombangiitis obliterans**
- **Kälteagglutinationssyndrom**
- Einnahme von **β-Blockern** oder **Ergotaminpräparaten**
- **Nikotin**-, **Kokain**- oder **Amphetaminabusus**
- **Vibrationsschäden**
- **pAVK**
- **Hyperviskositätssyndrom**, z.B. bei Polycythaemia vera oder essenzieller Thrombozythämie

**MERKE.** Das sekundäre Raynaud-Syndrom ist das häufigste Frühsymptom einer progressiven systemischen Sklerose!

**?** Wie behandeln Sie Ihre Patientin mit primärem Raynaud-Syndrom?

Am wichtigsten ist ein **konsequenter Kälte-** und **Nässeschutz**. Rauchen die Patienten, sollten sie damit unbedingt aufhören, da Nikotin den funktionellen Gefäßspasmus verstärkt. Symptomatisch können gefäßaktive Kalziumantagonisten wie Nifedipin oder Nitratsalbe hilfreich sein.

**?** Welche medikamentöse Therapiemöglichkeit haben Sie bei Patienten mit schwerem sekundärem Raynaud-Syndrom und Fingerkuppennekrosen?

In diesen Fällen erhalten die Patienten **intravenös Prostanoide** wie Iloprost (siehe Tab. 3.6).

## 3.2 Erkrankungen der Venen

**Tab. 3.6** Differenzialdiagnose zwischen primärem und sekundärem Raynaud-Syndrom.

|  | primäres Raynaud-Syndrom | sekundäres Raynaud-Syndrom |
|---|---|---|
| Ursache | funktionelle Durchblutungsstörung | strukturelle Durchblutungsstörung im Rahmen verschiedener Grunderkrankungen |
| Auslöser | Kälte, Nässe, emotionaler Stress | keine spezifischen Auslöser |
| Befall | Finger II-V, symmetrisch | asymmetrisch, Finger und Zehen |
| trophische Störungen | keine | häufig (Fingerkuppennekrosen) |
| Diagnostik | Kälteprovokationstest, akrale Oszillografie, ggf. Handarteriografie (Ausschluss organischer Veränderungen) | Kapillarmikroskopie (morphologische Kapillarabnormitäten) Labor: Antikörpernachweis, Entzündungsparameter |
| Therapie | Kälte- und Nässeschutz, Nikotinabstinenz Vasodilatatoren (Kalziumantagonisten, Nitratsalbe) | Therapie der Grunderkrankung Iloprost bei trophischen Störungen |

### 3.1.7 Thrombangiitis obliterans

**?** Ein 35-jähriger starker Raucher stellt sich nun schon zum zweiten Mal mit einem Verschluss der A. tibialis anterior vor. Vor 3 Jahren habe er eine Thrombose einer Armvene gehabt. Bei Belastung täten ihm die Füße weh. Bei der Untersuchung fallen zyanotisch verfärbte Akren und Fingerkuppennekrosen auf. An welche Diagnose denken Sie?

Rezidivierende arterielle und venöse Thrombosen, belastungsabhängige Schmerzen, zyanotische Akren und trophische Störungen bei einem starkem Raucher sprechen für eine **Thrombangiitis obliterans**.

> **MERKE.** Praktisch alle Patienten mit Thrombangiitis obliterans (Synonym: Morbus Winiwater Buerger) sind starke Raucher.

**?** Zu welcher Erkrankungsgruppe gehört die Thrombangiitis obliterans? Beschreiben Sie kurz die Pathogenese!

Die Thrombangiitis obliterans gehört zu den **Vaskulitiden** und befällt die kleinen und mittleren Arterien und Venen distal von Knie- und Ellenbogengelenk. Die **Entzündung** bedingt eine **sekundäre Thrombosierung** des Gefäßlumens.

**?** Wie diagnostizieren Sie eine Thrombangiitis obliterans?

Die Diagnose wird **angiografisch** gesichert. Typisch sind multiple Verschlüsse in den Hand- und Fußarterien mit korkenzieherartig gewundenen Kollateralen.

**?** Wie behandeln Sie Ihren Patienten mit Thrombangiitis obliterans?

Die wichtigste therapeutische Maßnahme ist die **Nikotinkarenz**. Da die Patienten häufig überdurchschnittlich viel rauchen, sollten sie an einem Raucherentwöhnungstraining teilnehmen. Bessern sich die Symptome unter Nikotinkarenz nicht, ist eine intravenöse Therapie mit **Prostanoiden** indiziert. Sinnvoll ist eine **Thromboseprophylaxe** mit Acetylsalicylsäure.

## 3.2 Erkrankungen der Venen

### 3.2.1 Thrombophlebitis

**?** Eine Krankenschwester zeigt Ihnen bei einem Patienten eine gerötete Eintrittsstelle im Bereich einer Venenverweilkanüle und möchte von Ihnen wissen, was sie tun soll. Was antworten Sie?

Venenverweilkanülen disponieren für **oberflächliche Thrombophlebitiden**. Bei ersten Anzeichen für eine Entzündung müssen sie **entfernt** werden.

**?** Beschreiben Sie die typische Klinik einer Thrombophlebitis!

Typisch ist eine **schmerzhafte Rötung** entlang des Venenverlaufs, evtl. mit **Fieber**. Manchmal lässt sich ein thrombosierter Venenstrang palpieren.

> **MERKE.** Bei Patienten mit unklarem Fieber sollten immer alle venösen Zugänge überprüft werden!

**?** Was ist die wichtigste Komplikation der Thrombophlebitis?

Eine Thrombophlebitis kann in 20% der Fälle auf die tiefen Beinvenen übergreifen und zu einer **tiefen Beinvenenthrombose** führen.

## 3 Angiologie

**? Wie behandeln Sie eine frische Thrombophlebitis?**

Die Vene kann **inzidiert** und das **thrombotische Material entfernt** werden. Anschließend erhält der Patient einen **Kompressionsverband** und den Ratschlag, sich viel zu bewegen.

**? Wann ist bei einer Thrombophlebitis eine prophylaktische Heparinisierung indiziert?**

Eine prophylaktische Heparinisierung ist nur bei Thrombophlebitis der **V. saphena magna** und bei **bettlägerigen** Patienten indiziert.

### 3.2.2 Tiefe Beinvenenthrombose

**? Eine 62-jährige Patientin klagt 1 Woche nach Implantation einer Hüftgelenksprothese über ziehende Schmerzen im linken Unterschenkel und unter der linken Fußsohle. Die Haut des linken Beins ist im Seitenvergleich deutlich überwärmt. Bei der Inspektion präsentiert sich der folgende Befund (siehe Abb. 3.6). Welche Verdachtsdiagnose haben Sie?**

Der linke Unterschenkel ist ödematös geschwollen. Die Haut ist zyanotisch und wirkt glänzend. Zusammen mit den klinischen Symptomen und der Hüftoperation spricht der Befund für eine **tiefe Beinvenenthrombose** (siehe Tab. 3.7).

**? Ihr Famulant möchte wissen, welche klinischen Untersuchungsbefunde den Verdacht auf eine tiefe Beinvenenthrombose erregen. Was sagen Sie ihm?**

Typische klinische Zeichen sind:
- schmerzhafte, druckempfindliche **Schwellung** der Extremität
- überwärmte, zyanotische **Glanzhaut**

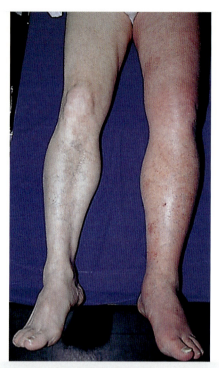

**Abb. 3.6 Unterschenkelbefund im Seitenvergleich** (aus Schewior-Popp, S., Sitzmann, F., Ullrich, L.: Thiemes Pflege, 11. Auflage, Georg Thieme Verlag, 2009).

- sichtbare **Kollateralvenen** an der Tibiakante, sog. Warnvenen
- die **Provokation** der Schmerzen bei Kompression der Waden, Druck auf die mediale Fußsohle und Dorsalflexion des Fußes

**Tab. 3.7** Pathogenetische Faktoren und Ursachen der Phlebothrombose (Virchow-Trias).

| Faktor | Ursachen |
| --- | --- |
| Gefäßwandveränderungen | Trauma, Operation (v. a. nach großen urologischen oder orthopädischen Operationen) |
| Blutstromverlangsamung | Immobilisation (Bettruhe, Gips), lokale Abflussbehinderungen (langes Sitzen, Tumoren, Thoracic-Outlet-Syndrom), Herzinsuffizienz, Varikosis, postthrombotisches Syndrom |
| veränderte Blutzusammensetzung („Hyperkoagulabilität") | **erhöhte Blutviskosität**: Exsikkose, Polyglobulie, Thrombozytose<br>**erworbene Thrombophilien**: Protein C-/S-Mangel (Lebererkrankungen, Therapiebeginn mit Vitamin K-Antagonisten, Vitamin K-Mangel), Antithrombin III-Mangel (Lebererkrankungen, Eiweißverlustsyndrom, DIC), Heparin-induzierte Thrombozytopenie Typ II **hereditäre Thrombophilien** (in der Reihenfolge der Häufigkeit): APC-Resistenz (Faktor V-Leiden), Hyperhomocysteinämie, Prothrombinmutation, Protein C-/S-/Antithrombin III-Mangel, Antiphospholipidantikörper-Syndrom |
| **weitere Risikofaktoren**: Einnahme östrogenhaltiger Präparate (Kontrazeptiva), Nikotinabusus, Schwangerschaft, Alter > 60 Jahre, positive Thromboseanamnese | |

## 3.2 Erkrankungen der Venen

> **MERKE.** typische Schmerzprovokation bei tiefer Beinvenenthrombose:
> - Wadenkompressionsschmerz (Meyer-Zeichen)
> - Fußsohlendruckschmerz (Payr-Zeichen)
> - Wadenschmerz bei Dorsalflexion des Fußes (Homans-Zeichen)

**? Wie diagnostizieren Sie eine tiefe Beinvenenthrombose?**

In der **Doppler- und Duplexsonografie** kann der Thrombus häufig direkt dargestellt werden (Abb. 3.7). Indirekte Thrombosezeichen sind eine verminderte oder fehlende Komprimierbarkeit des Venenlumens, eine aufgehobene Atemmodulation der Blutströmung und der fehlende Blutfluss bei komplettem Venenverschluss. Eine **Phlebografie** ist nur bei unklaren Sonografiebefunden indiziert. Laborchemisch kann der Nachweis von **D-Dimeren** die Diagnose untermauern, ein negativer D-Dimer-Test spricht mit hoher Wahrscheinlichkeit gegen eine frische Thrombose.

> **MERKE.** D-Dimere sind nicht spezifisch für eine Thrombose. Sie sind auch nach Operationen, bei Malignomen und bei der disseminierten intravasalen Gerinnung (DIC) positiv.

**? Was ist die wichtigste Akutkomplikation der tiefen Beinvenenthrombose und wie entsteht sie?**

Die gefährlichste Akutkomplikation ist die **Lungenembolie**. Sie entsteht durch eine **Verschleppung** des thrombotischen Materials in die Lungenstrombahn.

**? In der Doppler- und Duplexsonografie erkennen Sie einen Thrombus in der V. femoralis, der an der Gefäßwand haftet. Welche nichtmedikamentösen Maßnahmen leiten Sie ein?**

Wichtige Allgemeinmaßnahmen sind eine **konsequente Kompressionstherapie**, die **Mobilisierung** des Patienten und die **Stuhlregulierung**, um die Bauchpresse auszuschalten.

> **MERKE.** Eine strenge Bettruhe ist bei tiefer Beinvenenthrombose nicht indiziert, unabhängig von der Thrombuslokalisation und -morphologie (frei flottierend oder an der Gefäßwand haftend). Bettruhe ist ausschließlich zur Symptomlinderung bei stark schmerzhafter Beinschwellung indiziert.

**? Wie führen Sie eine Kompressionstherapie durch und welche Ziele verfolgt diese Maßnahme?**

Zu Beginn sollte die betroffene Extremität mit einer **elastischen Binde** umwickelt werden, später genügen in der Regel **Wadenkompressionsstrümpfe** der Kompressionsklasse II. Hierdurch wird der venöse und lymphatische Abstrom gefördert und der Rückgang der Schwellung wirkt analgetisch.

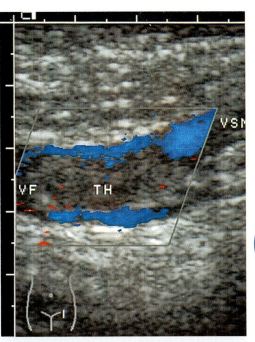

Abb. 3.7 **Dopplersonografie: Thrombose der V. femoralis communis** (aus Schmidt, G.: Checkliste Sonographie, 3. Auflage, Georg Thieme Verlag, 2004).

Durch eine adäquate Kompressionstherapie sinkt das Risiko eines **postthrombotischen Syndroms** um etwa die Hälfte.

**? Welche medikamentöse Therapie leiten Sie bei Ihrer Patientin mit tiefer Beinvenenthrombose ein?**

Akuttherapie der Wahl ist die **Antikoagulation** mit **NMH** und später **Phenprocoumon** (Marcumar®) oder **NOAKs**, ggf. auch direkt NOAKs (Fondaparinux, Rivaroxaban, Apixaban, Dabigatran). Dies hält das weitere Thrombuswachstum auf und senkt das Lungenembolierisiko.

> **MERKE.** Die therapeutische Heparinisierung senkt das Lungenembolierisiko um 60 % (vergleichbar mit Lyse)! Da das Risiko einer intrazerebralen Blutung unter Heparin deutlich niedriger ist als nach Lyse, gilt die Heparinisierung als Mittel der 1.Wahl in der Akuttherapie.

**? In welchen Situationen müssen Sie die Therapie mit niedermolekularen Heparinen im Labor kontrollieren? Welchen Laborparameter bestimmen Sie dabei?**

Bei Patienten mit **Niereninsuffizienz** und **Schwangeren** muss die Therapie mit niedermolekularen Heparinen durch die Bestimmung der **Anti-Faktor Xa-Aktivität** überprüft werden.

## 3 Angiologie

**MERKE.** Bei schwerer Niereninsuffizienz (Kreatinin-Clearance < 20 ml/min) sollte auf niedermolekulare Heparine verzichtet werden, da sie akkumulieren und zu schweren Blutungen führen können. Bei diesen Patienten sollte unfraktioniertes Heparin eingesetzt werden.

**?** Wie lange sollte Ihre Patientin mit postoperativer erstmaliger tiefer Beinvenenthrombose antikoaguliert werden?

Nach einem **ersten thromboembolischen Ereignis** (distale TVT) aufgrund eines **reversiblen Risikofaktors** wird die Patientin für **3 Monate oral antikoaguliert**. Bei proximaler TVT, Rezidivereignis oder aktiver Tumorerkrankung wird die Therapie lebenslang weitergeführt.

**INFOBOX. Orale Antikoagulation**

Die Dauer der oralen Antikoagulation richtet sich nach
- der Pathogenese des thromboembolischen Ereignisses (**idiopathisch** oder **sekundär**),
- der Art der Risikofaktoren (**reversibel** oder **persistierend**) und
- der Anzahl der Thrombosen in der Anamnese (**erste** oder **Rezidivthrombose**) (siehe Tab. 3.8).

**?** Was ist das Ziel der Lysetherapie und bei welchen Patienten mit tiefer Beinvenenthrombose ist sie indiziert?

Das Ziel ist die **Wiedereröffnung** des thrombosierten Gefäßes. Dadurch sinkt das Risiko für ein postthrombotisches Syndrom. Indikationen für eine Lyse sind:
- frische proximale TVT, Thrombosealter < 7 Tage, mit massiver Schwellung
- Phlegmasia coerulea dolens
- schwere Lungenembolie
- frischer Herzinfarkt oder Schlaganfall

**?** Welche Verdachtsdiagnose haben Sie bei einer 35-jährigen Patientin mit tiefer Beinvenenthrombose und 2 Spontanaborten in der Anamnese? Wie gehen Sie diagnostisch vor?

Die Kombination aus Thrombose und Spontanaborten ist hochverdächtig auf ein **Antiphospholipidantikörper-Syndrom**. Diagnostisch wegweisend ist der Nachweis von **Anti-Cardiolipin-** oder **Anti-β$_2$-Glykoprotein-Antikörpern**.

**MERKE.** Trias des Antiphospholipidantikörper-Syndroms:
- venöse und/oder arterielle Thrombosen
- rezidivierende Spontanaborte
- Thrombozytopenie

**Tab. 3.8** Dauer der oralen Antikoagulation nach Thromboembolie.

| Konstellation | Dauer |
|---|---|
| **erste Thromboembolie** | |
| • reversible Risikofaktoren (z. B. postoperativ, Immobilisation) | • 3 Monate |
| | • 3 Monate |
| • idiopathische distale TVT | • lebenslang |
| • idiopathische proximale TVT | |
| **rezidivierende Thromboembolien** | lebenslang |
| **aktive Krebserkrankung** | lebenslang |

**?** In welchen Situationen ist eine Thrombophiliediagnostik indiziert?

Indikationen für eine Thrombophiliediagnostik sind:
- idiopathische rezidivierende Thromboembolie bei jungen Patienten
- ungeklärte Thromboembolien in der Familie
- rezidivierende Thromboembolien
- Rezidivthrombosen unter suffizienter Antikoagulation
- ungewöhnliche Thromboselokalisation, z. B. Sinus- oder Mesenterialvenenthrombose
- Hinweise auf ein Antiphospholipidantikörper-Syndrom

**INFOBOX. Thrombophiliediagnostik**

Überprüfung von (nach Häufigkeit):
- Faktor-V-Mutation
- Prothrombin-Mutation
- Antiphospholipid-Antikörper, Anti-Cardiolipin-Antikörper, Lupusantikoagulans
- Antithrombin III
- Protein C und S
- Faktor VIII

### 3.2.3 Chronisch-venöse Insuffizienz

**?** Eine ältere, sehr sportliche Dame klagt, dass sie abends die Schuhe kaum ausziehen könne, da ihre Füße so stark geschwollen seien. Am nächsten Morgen seien die Schwellungen verschwunden. Anamnestisch berichtet sie über eine tiefe Beinvenenthrombose vor 10 Jahren. Was vermuten Sie?

Stark geschwollene Füße am Abend bei Zustand nach einer tiefen Beinvenenthrombose sprechen für eine **chronisch-venöse Insuffizienz** bei **postthrombotischem Syndrom**.

## 3.2 Erkrankungen der Venen

**MERKE.** Nach Heparinisierung entwickelt fast die Hälfte der Patienten mit tiefer Beinvenenthrombose ein postthrombotisches Syndrom mit chronisch-venöser Insuffizienz. Nach erfolgreicher Lysetherapie tritt diese Spätkomplikation nur bei ca. 10 % der Patienten auf.

**? Wie entsteht das postthrombotische Syndrom mit chronisch-venöser Insuffizienz?**

Gelingt es bei Patienten mit tiefer Beinvenenthrombose nicht, den Thrombus komplett aufzulösen und das Lumen der Beinvene wieder zu eröffnen, können sich **intravenöse Narbenstränge** entwickeln, die auch die **Venenklappen** mit einbeziehen können. Die Folge ist eine **tiefe Leitveneninsuffizienz** mit chronischem Blutrückstau im venösen System.

**? Bei der klinischen Untersuchung der Patienten bemerken Sie Krampfadern, dunkelblaue Hautveränderungen an den Fußrändern und eine leichte Hautinduration. Können Sie aus diesen Befunden und der Klage über abendliche Fußschwellungen auf das Stadium der chronisch-venösen Insuffizienz schließen?**

Abendliche, über Nacht reversible Ödeme, Krampfadern und die beschriebenen Hautveränderungen sind typisch für das **Stadium 1** der chronisch-venösen Insuffizienz.

**? Wie therapieren Sie eine chronisch-venöse Insuffizienz im Stadium 1?**

Die wichtigsten Maßnahmen sind eine frühzeitig begonnene und konsequent durchgeführte **Kompressionstherapie** und die **regelmäßige aktive Bewegung** zur Aktivierung der Muskelpumpe.

**MERKE.** „3 × L- und 3 × S-Regel": Lieber Laufen und Liegen statt Stehen und Sitzen.

> **INFOBOX. Chronisch-venöse Insuffizienz (CVI): Stadieneinteilung (siehe Abb. 3.8)**
>
> - **Stadium I**: reversible Ödeme, dunkelblaue Hautveränderungen an den Fußrändern (Corona phlebectatica), perimalleoläre Köbchenvenen
> - **Stadium II**: persistierende Ödeme, rotbraune Hyperpigmentierung (Hämosiderose und Purpura), Dermato- und Lipodermatosklerose, schmerzhafte und depigmentierte Hautareale oberhalb des Sprunggelenks (Atrophie blanche), Stauungsekzeme (Juckreiz!) und Zyanose
> - **Stadium III**: chronisches Ulcus cruris (häufig über insuffizienten Perforansvenen im Bereich des Innen- und Außenknöchels)

**? Bei einer Patientin mit chronisch-venöser Insuffizienz hat sich die abgebildete Veränderung am Unterschenkel entwickelt (siehe Abb. 3.9). Die Haut ist überwärmt und druckschmerzhaft. Die Patientin fühlt sich schlecht und hat Fieber. Im Labor sind die Entzündungsparameter erhöht. Zu welcher Komplikation ist es gekommen?**

Die Abbildung zeigt eine **scharf abgrenzbare Rötung**. Der klinische Befund, das Fieber und die erhöhten Entzündungsparameter sprechen für ein **Erysipel**, das gehäuft bei Patienten mit chronisch-venöser Insuffizienz auftritt.

**MERKE.** Das Erysipel ist eine Infektion der Haut und des Subkutangewebes durch β-hämolysierende Streptokokken der Gruppe A.

**? Wie behandeln Sie ein Erysipel?**

Das Antibiotikum der 1. Wahl ist **Penicillin**. Die Extremität sollte **gekühlt** und **ruhig gestellt** werden.

### 3.2.4 Phlegmasia coerulea dolens

**? Ein Patient kommt mit akut aufgetretenen stärksten Schmerzen im linken Bein in die Notaufnahme. Die Extremität ist maximal geschwollen, die Haut ist kühl und zyanotisch, Pulse lassen sich nicht tasten. Welchen Verdacht haben Sie?**

Das klinische Bild ist typisch für die **Phlegmasia coerulea dolens**.

**? Wie entsteht die Phlegmasia coerulea dolens?**

Die Ursache ist ein perakuter thrombotischer Verschluss **aller Venen** einer Extremität. Durch die venöse Abflussstörung steigt der Gewebedruck maximal an, die Arterien werden sekundär komprimiert und die arterielle Zirkulation ist aufgehoben.

**? Durch welche Komplikationen sind Patienten mit Phlegmasia coerulea dolens gefährdet und welche Akutmaßnahmen leiten Sie ein?**

Die **wichtigsten Komplikationen** sind der hypovolämische Schock, eine Verbauchskoagulopathie, ein akutes Nierenversagen und eine Gangrän. Die **Akutmaßnahmen** umfassen Volumensubstitution zur Schockprophylaxe, eine rasche Thrombektomie und eine Fasziotomie zur Senkung des Gewebedrucks.

## 3 Angiologie

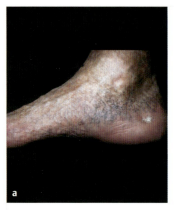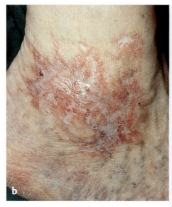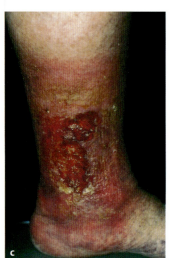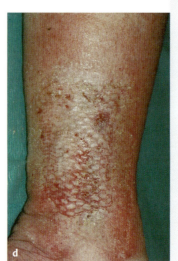

**Abb. 3.8 Chronisch-venöse Insuffizienz** (aus Moll, I.: Duale Reihe Dermatologie, 7. Auflage, Georg Thieme Verlag, 2010): **a** Stadium 1: Corona phlebectatica; **b** Stadium 2: Atrophie blanche; **c** Stadium 3: Ulcus cruris vor Shave-Therapie und Meshgraft-Transplantation; **d** Stadium 3: Ulcus cruris nach Shave-Therapie und Meshgraft-Transplantation.

**Abb. 3.9 Unterschenkelbefund der Patientin** (aus Arastéh, K., Baenkler, H.-W., Bieber, C. et al.: Duale Reihe Innere Medizin, 3. Auflage, Georg Thieme Verlag, 2012).

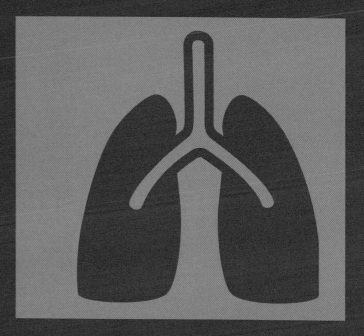

# Pulmologie

4.1 Chronisch obstruktive Lungenerkrankung (COPD)
4.2 Asthma bronchiale
4.3 Bronchiektasien
4.4 Schlafbezogene Atmungsstörungen
4.5 Pneumonien
4.6 Tuberkulose
4.7 Interstitielle Lungenerkrankungen
4.8 Bronchialkarzinom
4.9 Lungenembolie
4.10 ARDS (Acute Respiratory Distress Syndrome)
4.11 Pleuraerkrankungen

# 4 Pulmologie

## 4.1 Chronisch obstruktive Lungenerkrankung (COPD)

**?** Ihr Oberarzt kündigt Ihnen einen 64-jährigen Patienten an, der seit 2 Jahren an einer einfachen chronischen Bronchitis leidet. Über welche Symptome klagt dieser Patient wahrscheinlich und welche Angabe werden Sie aller Voraussicht nach in der Risikoanamnese finden?

Die beiden Kardinalsymptome der einfachen, nicht-obstruktiven chronischen Bronchitis sind ein **persistierender Husten** und ein **zäher, weißlicher Auswurf**, zu Beginn v. a. morgens, im weiteren Verlauf auch ganztägig. Die meisten Betroffenen sind **starke Raucher**.

> **MERKE.** Nach der WHO-Definition liegt eine chronische Bronchitis vor, wenn ein Patient in 2 aufeinanderfolgenden Jahren an mindestens 3 aufeinanderfolgenden Monaten an Husten und Auswurf leidet.

**?** Aktuell klagt der Patient mit bekannter chronischer Bronchitis über zunehmende Luftnot. Bei der körperlichen Untersuchung bemerken Sie eine leichte Lippenzyanose, ein exspiratorisches Giemen und ein verlängertes Exspirium. Erläutern Sie kurz die Pathogenese der Symptome und Befunde!

Symptome und Befunde sind charakteristisch für die **chronisch obstruktive Lungenerkrankung**, kurz **COPD**. Die intrathorakalen Atemwege sind verengt, damit erhöht sich der Atemwiderstand und die Atemarbeit nimmt v. a. in der Exspirationsphase zu. Subjektiv empfinden die Patienten die gesteigerte Atemanstrengung als **Luftnot**. Objektive Befunde sind ein **verlängertes Exspirium** und **Giemen**. Durch die eingeschränkte Belüftung der Lungenareale wird das Blut nicht mehr ausreichend mit Sauerstoff gesättigt, der Patient wird **zyanotisch**.

**?** Die Blutgasanalyse Ihres Patienten mit COPD zeigt einen $pO_2$ von 55 mmHg und einen $pCO_2$ von 44 mmHg. Wie beurteilen Sie diese Konstellation?

Bei dem Patienten besteht eine **isolierte arterielle Hypoxämie**, der Kohlendioxidpartialdruck, kurz $pCO_2$, ist normal. Eine **normokapnische Hypoxämie** ist typisch für die **respiratorische Partialinsuffizienz**.

> **MERKE.** Der $pCO_2$ im Blut korreliert linear mit der alveolären Ventilation, durch Steigerung der Ventilation nimmt die $CO_2$-Abgabe zu.
> - Die $O_2$-Aufnahme in das Blut ist weitgehend unabhängig vom $pO_2$ in den Alveolen ($O_2$-Bindungskurve im gesättigten Bereich).
> - Eine Hyperventilation kann zwar den alveolären $pO_2$ erhöhen, nicht aber die $O_2$-Aufnahme in das Blut.

**?** Was verstehen Sie unter einer respiratorischen Globalinsuffizienz? Wann kommt es bei chronischen Lungenerkrankungen wie der COPD dazu?

Bei der respiratorischen Globalinsuffizienz ist der **$pO_2$ vermindert** und der **$pCO_2$ erhöht**. Eine hyperkapnische Hypoxämie entsteht, wenn die Atemmuskulatur durch die kompensatorische Hyperventilation erschöpft ist und der Körper den steigenden $pCO_2$ nicht mehr durch Steigerung des Atemminutenvolumens senken kann.

**?** Erklären Sie kurz, warum bei Patienten mit intrathorakaler Obstruktion v. a. die Exspiration und nicht die Inspiration betroffen ist!

Bei der Inspiration sinkt der intrathorakale Druck und die Atemwege werden erweitert. Bei der Ausatmung werden die Bronchien durch den erhöhten intrathorakalen Druck **zusätzlich komprimiert**. Daher macht sich eine Obstruktion in den intrathorakalen Atemwegen v. a. in dieser Atmungsphase bemerkbar.

**?** Nennen Sie die wichtigsten Risikofaktoren der COPD!

Der wichtigste **exogene** Risikofaktor der COPD ist der **langjährige Zigarettenkonsum**, 90 % aller COPD-Patienten haben geraucht. Allerdings entwickeln nur 15–50 % aller Raucher eine COPD, was auch für **genetische Einflüsse** spricht. Entscheidend ist der frühe Beginn des Rauchens in der Jugend und die Summe der Pack Years. Weitere exogene Risikofaktoren sind **berufsbedingte Noxen** wie quarzhaltige, Baumwoll- und Getreidestäube sowie Schweißrauche und Gase wie Stickoxid, Ozon und Chlorgas, außerdem die allgemeine **Luftverschmutzung** und gehäufte **Infektionen** in der Kindheit. **Endogene Risikofaktoren** sind der angeborene $\alpha_1$-Antitrypsin-Mangel, bronchiale Hyperreagibilität und Störungen des Lungenwachstums.

# 4.1 Chronisch obstruktive Lungenerkrankung (COPD)

**? Welche Lungenfunktionsparameter sind entscheidend für die Diagnose einer Atemwegsobstruktion bei COPD?**

Entscheidend ist der Nachweis einer nicht vollständig reversiblen Atemwegsobstruktion: Diese lässt sich am einfachsten durch eine **Abnahme der Einsekundenkapazität**, kurz **$FEV_1$**, nachweisen. Die $FEV_1$ beschreibt die Luftmenge, die ein Patient nach maximaler Inspiration innerhalb von 1 Sekunde unter maximaler Anstrengung ausatmen kann. Sie wird entweder als Absolutwert in % des altersabhängigen Solls oder in Relation zur verfügbaren inspiratorischen Vitalkapazität als sog. **Tiffeneauwert** angegeben. Die **inspiratorische Vitalkapazität** repräsentiert die individuelle Luftmenge, die der Patient nach maximaler Ausatmung maximal einatmen kann. Siehe Abb. 4.1

> **MERKE.** Grenzwerte: Eine $FEV_1$ < 80 % bzw. ein Tiffeneauwert < 70 % sprechen für eine obstruktive Lungenerkrankung.

**? Bei einigen Patienten mit COPD finden Sie trotz ausgeprägter obstruktiver Symptomatik einen normalen relativen Tiffeneauwert. Bei welcher Unterform der COPD wird diese Konstellation beobachtet? Begründen Sie, wie es dazu kommt!**

Patienten mit **Lungenemphysem** können die eingeatmete Luft nicht mehr vollständig abatmen. Durch die Zerstörung der elastischen Lungenfasern verliert die Lunge ihre Retraktionskraft, die Wand der kleinen Bronchien wird instabil und einzelne Alveolen verbinden sich zu großen, funktionsuntüchtigen Emphysemblasen. Durch den Verlust der Retraktionskraft und den funktionellen Kollaps der instabilen Bronchiolen während der Ausatmung wird die Luft in den Emphysemblasen „gefangen" und die **Lunge überbläht**. Hierdurch steigt das nach maximaler Ausatmung in der Lunge verbleibende **Residualvolumen**, die Atemmittellage verschiebt sich in Richtung Inspiration und die **Vitalkapazität** sinkt. Die relative, auf die Vitalkapazität bezogene **Einsekundenkapazität** bleibt folglich normal.

**? Mit welcher Untersuchungsmethode können Sie bei einem Patienten mit Lungenemphysem eine Lungenüberblähung und eine Atemwegsobstruktion nachweisen? Beschreiben Sie kurz das Verfahren!**

In diesem Fall können Lungenüberblähung und Atemwegsobstruktion mit der **Bodyplethysmografie** nachgewiesen werden. Aus den atmungsbedingten Druckschwankungen in der Kammer können Parameter wie der **Atemwegswiderstand**, das **Residualvolumen**, die **totale Lungenkapazität** und das **intrathorakale Gasvolumen** berechnet werden. Für eine **Überblähung** sprechen erhöhe Werte beim Residualvolumen, bei der totalen Lungenkapazität und beim intrathorakalen Gasvolumen. Siehe Abb. 4.2

> **MERKE.** Bei einer Atemwegsobstruktion ist der Atemwegswiderstand typischerweise auf > 0,3 kPa × s/l erhöht.

**? Welche Grunderkrankung sollten Sie bei einem 44-jährigen Patienten mit Lungenemphysem ausschließen? Wie kommt es bei dieser Erkrankung zu einem Lungenemphysem?**

Bei Patienten < 50 Jahren sollte ein angeborener **homozygoter $α_1$-Antitrypsinmangel** ausgeschlossen werden. $α_1$-Antitrypsin ist die wichtigste physiologische Antiproteinase. Ist ihre Konzentration auf < 0,9 g/l vermindert, wird die Lungenstruktur durch das Übergewicht der Proteasen zerstört. Die Folge ist ein frühzeitig, zwischen dem 20. und 30. Lebensjahr auftretendes Lungenemphysem. Inzwischen kann man einen $α_1$-Antitrypsinmangel per Schnelltest ausschließen, im positiven Fall müssen weitere genetische Untersuchungen folgen.

**? Welche Therapie leiten Sie bei einem Patienten mit Lungenemphysem bei $α_1$-Antitrypsinmangel ein?**

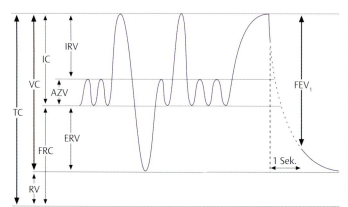

**Abb. 4.1 Spirometrie: Statische und dynamische Lungenvolumina. AZV:** Atemzugvolumen, **ERV:** exspiratorisches Residualvolumen, **$FEV_1$:** Einsekundenkapazität, **FRC:** funktionelle Restkapazität, **IC:** inspiratorische Kapazität, **IRV:** inspiratorisches Residualvolumen, **RV:** Residualvolumen, **TC:** Totalkapazität, **VC:** Vitalkapazität (aus Hahn, J.-M.: Checkliste Innere Medizin, 7. Auflage, Georg Thieme Verlag, 2013).

# 4 Pulmologie

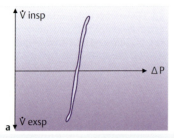 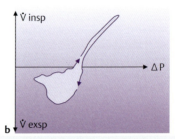

**Abb. 4.2 Resistanceschleifen** (aus Lorenz, J., Bals, R., Nowak, D. et al.: Checkliste XXL Pneumologie, 4. Auflage, Georg Thieme Verlag, 2016): **a** Normalbefund; **b** Lungenemphysem.

Bei Patienten mit homozygotem $\alpha_1$-Antitrypsinmangel, mittelgradiger Funktionseinschränkung – also einer $FEV_1$ zwischen 40 und 65 % – und einem hohen jährlichen $FEV_1$-Verlust > 50 ml wird $\alpha_1$-**Antitrypsin substituiert**. Voraussetzung ist allerdings eine **Nikotinkarenz**!

**MERKE.** Am häufigsten entsteht das Lungenemphysem auf dem Boden einer chronischen Bronchitis, die durch Inhalation von Tabakrauch oder Umweltgasen ausgelöst ist (Lungenemphysem bei COPD). Weitere Ursachen:
- allgemeine Alterungsprozesse (Altersemphysem) ohne klinische Relevanz
- angeborener $\alpha_1$-Antitrypsinmangel
- Narbenemphysem
- Überdehnungsemphysem nach Lungenteilresektion

**? Welche klinischen Untersuchungsbefunde erwarten Sie bei einem Patienten mit Lungenemphysem?**

Zeichen der **Lungenüberblähung** bei Lungenemphysem sind
- **Fassthorax** mit horizontal verlaufenden Rippen, geblähten Schlüsselbeingruben und inspiratorischen Einziehungen im Flankenbereich
- leise, kaum hörbare Atem- und Herzgeräusche, die sog. „Silent Lung"
- tiefstehendes Zwerchfell
- hypersonorer Klopfschall

**? Nennen Sie typische radiologische Veränderungen bei Lungenemphysem!**

Typisch sind tiefstehende, abgeflachte Zwerchfelle, horizontal verlaufende Rippen, ein erweiterter a.-p.-Thoraxdurchmesser mit weitem Retrosternal- und Retrokardialraum sowie eine erhöhte Strahlentransparenz. Siehe Abb. 4.3

**? Beschreiben Sie eine typische Flussvolumenkurve bei einem Patienten mit Atemwegsobstruktion und Lungenemphysem!**

In der Flussvolumenkurve werden die ex- und inspiratorischen Gasflüsse über das Volumen aufgezeichnet. Zu jedem aus- oder eingeatmeten Luftvolumen wird die entsprechende Atemstromstärke registriert.
- Bei **intrathorakaler Atemwegsobstruktion** nehmen der initiale Atemspitzenfluss und die maximale exspiratorische Atemstromstärke bei 75 %, 50 % und 25 % der Vitalkapazität ab. Der exspiratorische Anteil der Flussvolumenkurve verläuft nicht mehr linear, sondern **konkavförmig**.
- Typisch für das **Lungenemphysem** ist ein **frühexspiratorischer Knick** bei Ausatmung von **75 %** der Vitalkapazität. Dieser Wert repräsentiert den exspiratorischen Kollaps der instabilen Bronchien.

Siehe Abb. 4.4

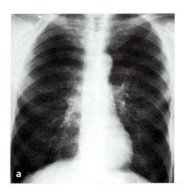 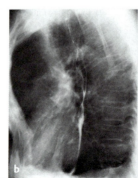

**Abb. 4.3 Röntgen Thorax: Lungenemphysem** (aus Burgener, F. A., Kormano, M., Pudas, T.: Differential Diagnosis in Conventional Radiology, 3. Auflage, Georg Thieme Verlag, 2007): **a** a.-p.; **b** seitlich.

## 4.1 Chronisch obstruktive Lungenerkrankung (COPD)

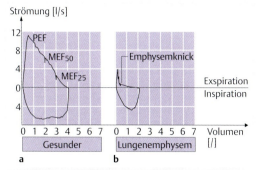

**Abb. 4.4 Flussvolumenkurve** (nach Hahn, J.-M.: Checkliste Innere Medizin, 7. Auflage, Georg Thieme Verlag, 2013). **a** Normalbefund; **b** Lungenemphysem. **PEF**: exspiratorischer Atemspitzenfluss (Peak-Flow), **MEF$_{25}$ bzw. MEF$_{50}$**: maximale exspiratorische Atemstromstärke bei 25 % bzw. 50 % der Vitalkapazität.

**Tab. 4.1** COPD Phänotypen.

|  | Pink Puffer | Blue Bloater |
| --- | --- | --- |
| **Gewicht** | kachektisch | übergewichtig |
| **Hautkolorit** | blass | zyanotisch |
| **Symptome** | ausgeprägte Dyspnoe, leichter trockener Husten | produktiver Husten, kaum Dyspnoe |
| **Untersuchungsbefunde** | leise Atemgeräusche, Silent Chest | Distanz-Giemen, feuchte Rasselgeräusche |
| **Blutgasanalyse** | respiratorische Partialinsuffizienz (pO$_2$ ↓ und pCO$_2$ normal oder ↓) | respiratorische Globalinsuffizienz (pO$_2$ ↓ und pCO$_2$ ↑) |
| **Komplikationen** | pulmonale Kachexie spät: Cor pulmonale | chronische Hypoxie mit sekundärer Polyglobulie, Trommelschlägelfingern und Uhrglasnägeln früh: Cor pulmonale |

? **Warum wird für die Anerkennung einer COPD als Berufserkrankung nicht nur eine Abnahme der relativen Einsekundenkapazität, sondern auch ein erhöhter Atemwegswiderstand in der Bodyplethysmografie gefordert?**

Die Bestimmung des Tiffeneauwerts hängt von der **aktiven Mitarbeit** und **Motivation** des Patienten ab. Da die Bodyplethysmografie den Atemwegswiderstand **bei normaler Atmung** misst, ist der ermittelte Wert weitestgehend **unabhängig** von der Mitarbeit des Patienten.

? **Bei der COPD können Emphysem und Bronchialobstruktion unterschiedlich stark ausgeprägt sein. Abhängig vom Überwiegen der einen oder anderen Komponente werden 2 typische klinische Phänotypen beschrieben. Welche sind gemeint? Nennen Sie kurz die wesentlichen Unterschiede!**

Bei Patienten mit COPD werden der „**Emphysematiker**" bzw. „**Pink Puffer**" und der „**Bronchitiker**" bzw. „**Blue Bloater**" unterschieden. Die beiden Typen unterscheiden sich v.a. durch das Ausmaß der respiratorischen Insuffizienz und der Dyspnoe.

- Kennzeichen des „**Pink Puffers**" sind ein kachektischer Körperbau, eine ausgeprägte Dyspnoe mit trockenem Reizhusten, eine respiratorische Partialinsuffizienz mit nur minimaler Zyanose und leise Atemgeräusche in der Auskultation.
- Kennzeichen des „**Blue Bloaters**" sind Übergewicht, produktiver Husten, exspiratorisches Giemen, respiratorische Globalinsuffizienz mit ausgeprägter Zyanose und sekundärer Polyglobulie, aber kaum Dyspnoe. Bei ihm entwickelt sich frühzeitig ein Cor pulmonale (siehe Tab. 4.1).

**MERKE.** Der Pink Puffer „erkämpft" sich seine respiratorische Partialinsuffizienz auf Kosten starker Dyspnoe (sog. „Fighter"). Der Blue Bloater leidet kaum unter Dyspnoe, entwickelt dafür aber frühzeitig eine respiratorische Globalinsuffizienz („Nonfighter"). Beide Typen sind klinische Extreme, die vollständig ausgeprägt nur selten beobachtet werden.

? **Welcher kausale Therapieansatz führt bei Patienten mit COPD zur Besserung der Symptome und der Prognose?**

Nur die **konsequente Nikotinkarenz** bzw. **Arbeitsplatzhygiene** bei beruflicher Exposition kann Symptome und Prognose bessern.

# 4 Pulmologie

> **INFOBOX. COPD: Pathogenese**
>
> Unter den **Überbegriff COPD** fallen die **chronisch-obstruktive Bronchitis** und das **obstruktive Lungenemphysem**. Der häufigste Auslöser (> 90 %) ist das **langjährige Inhalationsrauchen**. Seltenere Ursachen sind inhalative **Umweltnoxen** (Stäube wie quarzhaltige, Baumwoll- und Getreidestäube, Schweißrauche und Gase wie Stickoxid, Ozon und Chlorgas), allgemeine **Luftverschmutzung**, **gehäufte Infektionen** in der Kindheit und ein angeborener $\alpha_1$-**Antitrypsinmangel**. Am Anfang entwickelt sich eine **chronische, nicht-obstruktive Bronchitis**. In diesem Stadium ist die Erkrankung bei Noxenkarenz reversibel. Bei fortwährender Noxeneinwirkung hypertrophiert die Bronchialschleimhaut und das Lumen wird eingeengt (**Remodelling der Atemwege** mit Entwicklung einer **chronisch obstruktiven Bronchitis**. Durch die chronische Irritation ist der Tonus der Bronchialmuskulatur erhöht, die Schleimhaut schwillt an und reagiert mit vermehrter **Schleimsekretion** (Dyskrinie). Durch die Schädigung des zilientragenden Oberflächenepithels ist die **mukoziliäre Clearance** gestört, Bakterien besiedeln die Bronchialschleimhaut. Im weiteren Verlauf setzen eingewanderte Entzündungszellen gewebezerstörende **Proteasen** frei. Sie können das Lungenparenchym ungehindert angreifen, da die Antiproteasen durch die inhalativen Noxen inaktiviert werden (**Lungenemphysem** durch Proteasen/Antiproteasen-Ungleichgewicht). Das Alveolargerüst wird irreversibel zerstört, es bilden sich große, funktionsuntüchtige Lufträume, in denen kein Gasaustausch stattfinden kann. Die Wand der kleinen Bronchiolen wird instabil, so dass sie bei Exspiration durch den zunehmenden intrathorakalen Druck kollabieren (**obstruktives Lungenemphysem**).

**? Nach welchen Kriterien wird die COPD in ihre Schweregrade eingeteilt?**

Nach den GOLD Leitlinien (**G**lobal Initiative for chronic **O**bstructive **L**ung **D**isease) teilt man die COPD in **4 Gruppen (A–D)** ein (Abb. 4.5) nach
- **Exazerbationshäufigkeit**: > oder < 2/Jahr
- **Dyspnoeempfinden** nach dem modifizierten MRC (Medical Research Council)-Score:
  - 0: keine Atemnot
  - 1: Atemnot bei Treppensteigen
  - 2: Atemnot bei 100 m ebenerdig gehen
  - 3: Patient kann Haus nicht verlassen
  - 4: Beschwerden bei Körperpflege
- **Symptomatik**: durch den CAT-Fragebogen (COPD Assessment Test) mit 8 Fragen abgeklärt.

**? Beschreiben Sie kurz die wichtigsten medikamentösen und nicht-medikamentösen Therapieansätze bei COPD!**

Die COPD wird medikamentös je nach Schweregrad therapiert Abb. 4.5
- mit **inhalativen Bronchodilatatoren**: $\beta_2$-Sympathomimetika und Anticholinergika (antiobstruktiv),
- mit inhalativen oder systemischen **Glukokortikoiden**
- sowie ggf. mit **Phosphodiesterase-4-Inhibitoren** (PDE-4-Hemmer, z. B. Roflumilast)

Alle COPD-Patienten sollten regelmäßig gegen **Influenza** und einmalig gegen **Pneumokokken geimpft** werden. Daneben sind **Patientenschulung** (Nikotinkarenz!), **körperliches Training** und Physiotherapie sowie ggf. **Rehabilitationsmaßnahmen** wichtig (siehe Tab. 4.2).

> **MERKE.** Die medikamentöse Therapie der COPD ist rein symptomatisch. Der einzige kausale Therapieansatz ist die konsequente Nikotinkarenz!

**? Glukokortikoide gehören nicht zur Routinebehandlung der COPD. Nennen Sie die 2 wichtigsten Indikationen für ihren Einsatz und begründen Sie Ihre Antwort!**

**Inhalative Glukokortikoide** werden bei schwerer COPD ab **Stadium C** eingesetzt, wenn die Patienten unter **rezidivierenden Infektexazerbationen** (d. h. mehr als 2 pro Jahr) leiden. Beobachtungen haben gezeigt, dass Glukokortikoide die Exazerbationsrate reduzieren können. Allerdings erhöhen inhalative Glukokortikoide auch die Pneumonierate und sollten daher mit Bedacht eingesetzt werden. Im Falle eines **Asthma-COPD-Overlap Syndroms** (ACOS) sind inhalative Glukokortikoide eine gute Therapieoption.
**Systemische Glukokortikoide** können bei **akuter Infektexazerbation** den Krankheitsverlauf verkürzen.

**? Welche Therapieoption haben Sie bei einem Patienten mit schwerster COPD im Stadium IV mit chronischer respiratorischer Insuffizienz und ausgeprägter Hypoxämie? Welche Ziele verfolgt diese Therapie?**

Bei Patienten mit chronischer Hypoxämie und einem $pO_2$ < 55 mmHg bzw. < 60 mmHg bei gleichzeitiger Rechtsherzbelastung unter Raumluftbedingungen ist eine **Sauerstofflangzeittherapie** indiziert. Hierdurch wird die Sauerstoffversorgung des Körpers verbessert und der Patient durch den Wegfall der kompensatorischen Hyperventilation entlastet.

> **MERKE.** Die Sauerstofflangzeittherapie senkt die Mortalität und steigert die Lebensqualität bei COPD-Patienten. Empfohlen wird eine Sauerstoffgabe über 16–24 h/d.

## 4.1 Chronisch obstruktive Lungenerkrankung (COPD)

**Tab. 4.2** Stufentherapie der COPD

| Stadium | Medikamente der 1. Wahl |
|---|---|
| A | kurz wirksame Anticholinergika oder kurz wirksame $\beta_2$-Sympathomimetika bei Bedarf |
| B | lang wirksame Anticholinergika oder lang wirksame $\beta_2$-Sympathomimetika |
| C | inhalative Glukokortikoide in Kombination mit lang wirksamen Anticholinergika oder inhalative Glukokortikoide in Kombination mit lang wirksamen $\beta_2$-Sympathomimetika |
| D | inhalative Glukokortikoide in Kombination mit lang wirksamen Anticholinergika und/oder inhalative Glukokortikoide in Kombination mit lang wirksamen $\beta_2$-Sympathomimetika |

*Alternativ können die Medikamentengruppen noch weiter kombiniert werden, in Stadium D werden auch PDE-Hemmer und Sauerstofftherapie eingesetzt.

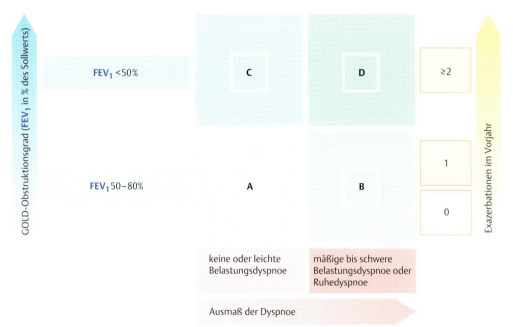

**Abb. 4.5 COPD-Risikoklassen nach der GOLD-Klassifikation** (aus Herdegen, T.: Kurzlehrbuch Pharmakologie und Toxikologie, 3. Auflage, Georg Thieme Verlag, 2013).

**? Bei welchen Patienten sollte eine Langzeitsauerstofftherapie initial immer unter BGA-Kontrolle durchgeführt werden?**

Patienten mit **COPD** und **respiratorischer Globalinsuffizienz** sind an einen **chronisch erhöhten $pCO_2$ adaptiert**, der wichtigste Atemantrieb – die Hyperkapnie – fällt weg. Der verminderte Sauerstoffgehalt des Blutes ist nun der **einzig verbliebene Atemantrieb**. Wird in dieser Situation unkontrolliert Sauerstoff verabreicht, fällt auch dieser Atemantrieb weg, der $pCO_2$ steigt und die Patienten können eine **$CO_2$-Narkose** entwickeln.

**MERKE.** Als Grundregel für die Sauerstoffgabe bei Patienten mit COPD und respiratorischer Globalinsuffizienz gilt: Es sollte nur soviel Sauerstoff gegeben werden, dass der $pO_2$ auf etwa 60–70 mmHg ansteigt. Bemerkt der Arzt in der BGA eine stetige Zunahme der Hyperkapnie, muss die Sauerstofftherapie abgebrochen und der Patient bei klinischer Verschlechterung (z. B. Vigilanztrübung) beatmet werden.

# 4 Pulmologie

**? Eine ältere Patientin mit bekannter COPD bemerkt zunehmende Wassereinlagerungen an ihren Beinen. Der Bauch wölbe sich seit einigen Wochen vor und sie müsse nachts häufiger Wasser lassen. Bei der klinischen Untersuchung bemerken Sie eine Hepatosplenomegalie und gestaute Halsvenen. Für welche Komplikation sprechen diese Befunde?**

Ödeme, Aszites, Hepatosplenomegalie, Nykturie und gestaute Halsvenen sind typische Symptome eines **Cor pulmonale** mit **Rechtsherzinsuffizienz**.

**? Wie entsteht das Cor pulmonale bei COPD?**

Bei einer obstruktiven Ventilationsstörung werden gut durchblutete Alveolen nicht mehr ausreichend belüftet. Das Verhältnis zwischen Ventilation und Perfusion ist gestört und nicht-arterialisiertes Blut gelangt in die Lungenvenen. Um diesen Shuntfluss zu minimieren, reagiert der Körper reflektorisch mit einer **Konstriktion der Lungenarterien** in den minderbelüfteten Bereichen, dem sog. **Euler-Liljestrand-Effekt**. Außerdem reduziert sich das Kapillarbett durch den Parenchymverlust bei Emphysem und die Lungenkapillaren werden durch die überblähten Alveolen komprimiert. Hierdurch **steigt der pulmonale Gefäßwiderstand** und der rechte Ventrikel muss gegen einen erhöhten Druck anarbeiten. Langfristig führt die **chronische Druckbelastung** zu einer **Rechtsherzinsuffizienz**.

**? Ein 64-jähriger Patient leidet seit vielen Jahren an einer COPD, die mit einem inhalativen $\beta_2$-Mimetikum gut eingestellt ist. Seit 2 Tagen klagt er über starken produktiven Husten, der Auswurf sei gelblich verfärbt und er bekomme nur noch schlecht Luft. Die Lungenfunktion zeigt eine deutliche Abnahme der $FEV_1$ im Vergleich zu Voruntersuchungen, in der BGA bemerken Sie eine normokapnische Hypoxämie. Was ist die wahrscheinliche Ursache der akuten Verschlechterung?**

Eine akute und deutliche Verschlechterung der Grundsymptomatik, die über 24 Stunden anhält und mit eitrigem Auswurf einhergeht, ist typisch für eine **akute bakterielle Infektexazerbation**.

**? Wie therapieren Sie eine Infektexazerbation bei COPD?**

Die Therapie umfasst
- Intensivierung der antiobstruktiven Therapie mit inhalativen Bronchodilatatoren
- kurzzeitige Gabe systemischer Glukokortikoide
- kalkulierte Antibiotikatherapie Amoxicillin-Clavulansäure bei putridem Auswurf
- Sauerstofftherapie bei schwerer Hypoxämie
- ggf. die systemische Applikation von $\beta_2$-Rezeptoragonisten oder Theophyllin

**? Welche Antibiotika setzen Sie bei einem Patienten mit infektexazerbierter COPD kalkuliert ein?**

Häufige Auslöser von Infektexazerbationen sind **Haemophilus influenzae** und **Pneumokokken**. Mittel der 1. Wahl sind daher
- Aminopenicilline in Kombination mit einem Betalactamaseinhibitor
- Cephalosporine der Gruppen 2 und 3 oder
- pneumokokkenwirksame Fluorchinolone

**? Wodurch werden Exazerbationen bei Patienten mit COPD häufig ausgelöst?**

Häufige Auslöser sind bakterielle oder virale **Atemwegsinfektionen**, feuchtes **Klima** und ein Aufenthalt in Gegenden mit starker **Luftverschmutzung**.

**? Nennen Sie die wichtigsten Komplikationen der COPD!**

Komplikationen der COPD sind akute **Infektexazerbationen**, die **pulmonale Kachexie**, eine **respiratorische Insuffizienz**, eine **sekundäre Polyglobulie** und eine **pulmonale Hypertonie** mit Cor pulmonale.

## 4.2 Asthma bronchiale

**? Eine 16-jährige Schülerin klagt über anfallsweise auftretende Luftnotattacken mit pfeifender Atmung, v. a. in den Morgenstunden gegen 4 Uhr. Die Attacken hätten im Juni begonnen. Im letzten Sommer sei es zu einer ähnlichen Symptomatik gekommen. Auch ihre Mutter leide an diesen Symptomen. Worum könnte es sich handeln?**

Anfallsweise saisonale Luftnot bei einer jungen Patientin ist charakteristisch für das **allergische Asthma bronchiale**, das sich z. B. als Reaktion auf eine **Pollenallergie** entwickelt. Typisch ist die positive Familienanamnese, da die Asthmaneigung vererbt wird.

> **MERKE.** Leidet ein Elternteil an allergischem Asthma bronchiale, beträgt das Risiko für die Nachkommen etwa 40 %. Sind beide Eltern erkrankt, liegt das Risiko für die Kinder bei 60–80 %.

**? Zu welchem Formenkreis zählt das Asthma bronchiale? Was liegt diesen Erkrankungen zugrunde?**

Das allergische Asthma bronchiale gehört zu den polygen vererbten **atopischen Erkrankungen**, die durch eine überschießende **IgE-Bildung** gekennzeichnet sind. Hierzu zählen die allergische Rhinokonjunktivitis, das allergische Asthma bronchiale, die Urtikaria und die IgE-vermittelten Nahrungs- und Arzneimittelallergien.

## 4.2 Asthma bronchiale

**? Durch welche Reize wird ein nicht-allergisches Asthma bronchiale ausgelöst?**

Typische Auslöser des nicht-allergischen Asthma sind **Atemwegsinfektionen**, **Inhalationsnoxen** wie Tabakrauch, Ozon oder Nitrosegase, **physikalische Reize** wie z. B. kalte Luft oder Nebel und körperliche oder seelische **Anstrengung**.

**? Woran denken Sie, wenn eine 44-jährige Patientin nach ASS-Einnahme unter akuter Atemnot leidet? Erläutern Sie kurz die Pathogenese!**

Acetylsalicylsäure kann ein sog. **Analgetikaasthma** auslösen. ASS und andere nicht-steroidale Antiphlogistika hemmen die Cyclooxygenase, so dass Arachidonsäure über Lipooxygenasen zu bronchokonstriktorisch und inflammatorisch wirkenden Leukotrienen abgebaut wird.

**MERKE.** Das Analgetikaasthma gehört zu den genetisch determinierten pseudoallergischen Reaktionen, die ohne vorhergehende Sensibilisierung zu einer IgE-unabhängigen, unspezifischen Mastzellaktivierung und Histaminfreisetzung führen, d. h. auch ohne vorherige Einnahme zu Beschwerden führen können.

**? Welche Veränderungen findet der HNO-Arzt bei Patienten mit Analgetikaasthma häufig?**

Diese Patienten leiden neben dem **Asthma** häufig an einer **Rhinopathie** und einer **Polyposis nasi** (Samter Trias).

**? Beschreiben Sie kurz die Pathogenese des Asthma bronchiale!**

Asthma bronchiale beginnt mit einer **Entzündung** der Atemwege, die bei genetisch prädisponierten Menschen durch unterschiedliche exogene Noxen, z.B. Allergene, Atemwegsinfekte oder inhalative Reizstoffe ausgelöst wird. Durch die Entzündung nimmt die Empfindlichkeit der glatten Bronchialmuskulatur gegenüber unterschiedlichen bronchokonstriktorischen Reizen zu. Auf dem Boden dieser **bronchialen Hyperreagibilität** können eine Vielzahl exogener Reize eine **akute, reversible Atemwegsobstruktion** mit Bronchospasmus, Schleimhautödem und Hypersekretion eines hochviskösen Bronchialschleims auslösen. Im Spätverlauf führt der chronische Entzündungsreiz zu einem **Remodelling der Atemwege**, die Atemwegsobstruktion wird irreversibel (siehe Tab. 4.3).

**? In Ihrer Notfallpraxis stellt sich eine junge Patientin mit mäßig schwerem Asthmaanfall vor. Über welche Symptome klagt sie und welche klinischen Befunde werden Sie vermutlich erheben können?**

Leitsymptom des akuten Asthmaanfalls ist die **plötzlich auftretende Atemnot**. Typische Befunde bei der körperlichen Untersuchung sind
- auskultatorisch deutlich **verlängertes Exspirium** mit **Giemen** und **Brummen**,
- **hypersonorer Klopfschall**,
- **Zwerchfelltiefstand** sowie
- **Tachypnoe** und **Tachykardie**.

**? Warum nehmen Patienten mit akutem Asthmaanfall häufig eine sitzende Haltung mit abgestützten Armen ein und atmen durch zusammengepresste Lippen aus?**

Durch die sitzende Haltung mit abgestützten Armen fällt das Gewicht der oberen Extremität weg, so dass die **Atemhilfsmuskulatur** besser eingesetzt werden kann. Die zusammengepressten Lippen wirken quasi als **vorgeschalteter Atemwegswiderstand**, der Atemstrom wird während der Exspiration gebremst. Die Bronchien bleiben durch den erhöhten Innendruck länger geöffnet, so dass eine weitere Überblähung vermieden wird.

**MERKE.** Das Ausatmen durch zusammengepresste Lippen wird auch als Lippenbremse bezeichnet.

**Tab. 4.3** Allergisches und nicht-allergisches Asthma bronchiale.

| | allergisches Asthma (Extrinsic Asthma) | nicht-allergisches Asthma (Intrinsic Asthma) |
|---|---|---|
| **Auslöser** | spezifische Auslöser:<br>• inhalative Umweltallergene (z. B. Pollen, Hausstaub, Tierhaare)<br>• Nahrungsmittelallergene (z. B. Nüsse)<br>• Berufsallergene (z. B. Mehlstaub, Isozyanate) | unspezifische Auslöser:<br>• Atemwegsinfektionen (Infektasthma)<br>• Inhalationsnoxen (Tabakrauch, Ozon, Nitrosegase)<br>• kalte Luft<br>• körperliche Anstrengung (Anstrengungsasthma)<br>• seelische Belastungssituationen<br>• Medikamente (Analgetikaasthma)<br>• gastroösophagealer Reflux (refluxbedingtes Asthma) |
| **Pathogenese** | IgE-vermittelte Entzündungsreaktion nach Sensibilisierungsphase | keine Sensibilisierung, IgE-unabhängige, unspezifische Entzündungsreaktion |
| **Erkrankungsbeginn** | Kindes- oder frühes Erwachsenenalter | häufig nach dem 45. Lebensjahr |

## 4 Pulmologie

**Tab. 4.4** Asthma bronchiale: PEF-Messung und therapeutische Konsequenzen.

| PEF | Konsequenz |
| --- | --- |
| 80–100 % des PBW | beschwerdefreier Patient |
| 60–80 % des PBW | zunehmende Beschwerden → schnellstmögliche Therapieeinleitung bzw. -intensivierung |
| < 60 % des PBW | absoluter Notfall → sofortige Arztkonsultation |

PEF = exspiratorischer Atemspitzenfluss, PBW = persönlicher Bestwert

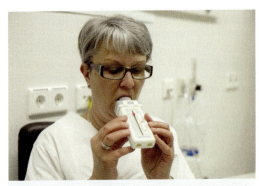

**Abb. 4.6 Peak-Flow-Messung.** Die Patientin atmet einmal kräftig in das Gerät ein. Peak-Flow-Protokolle vor und nach Medikation sind erst nach mehreren Tagen und Wochen der Durchführung aussagekräftig (aus Baenkler, H.-W., Goldschmidt, H., Hahn, J.-M. et al.: Kurzlehrbuch Innere Medizin, 3. Auflage, Georg Thieme Verlag, 2015).

**?** Mit welchem Instrument können Patienten ihre Lungenfunktion selbstständig zuhause überprüfen?

Für diesen Zweck eignet sich die „**Peak-Flow**"-Messung mithilfe eines handlichen und einfach zu bedienenden Geräts. Der Patient bestimmt seinen exspiratorischen Atemspitzenfluss, kurz **PEF**, indem er nach maximaler Inspiration so kräftig wie möglich in das Gerät ausatmet. Der PEF wird in L/min angegeben und mit altersentsprechenden Normwerten verglichen. Da er mitarbeitsabhängig ist, muss auch die Compliance des Patienten bei der Beurteilung berücksichtigt werden (siehe Tab. 4.4). Durchführung: Siehe Abb. 4.6

**?** Eine wichtige Differenzialdiagnose des akuten Asthmaanfalls ist die exazerbierte COPD. Beide Erkrankungen zeigen in der Lungenfunktionsprüfung die typischen Veränderungen einer obstruktiven Ventilationsstörung. Durch welche Untersuchung können sie voneinander abgegrenzt werden?

Anders als bei COPD ist die Atemwegsobstruktion bei Asthma bronchiale zumindest **teilweise reversibel**. Entscheidend ist der **Bronchospasmolysetest**, der die $FEV_1$ vor und nach Inhalation einer bronchodilatatorischen Substanz wie z. B. Salbutamol bestimmt. Bei Asthma bronchiale nimmt die $FEV_1$ typischerweise um mindestens 15 % des Ausgangswertes oder um > 200 ml zu.

**?** Im anfallsfreien Intervall sind viele Asthmapatienten symptomfrei und die Lungenfunktionsdiagnostik ist unauffällig. Mit welchen Methoden können Sie in dieser Phase den Verdacht auf ein Asthma bronchiale erhärten?

Im anfallsfreien Intervall ist die **bronchiale Hyperreagibilität** mit **Provokationstests** nachweisbar. **Methacholin** und **Histamin** wirken bronchospastisch: Der Test ist positiv, wenn es nach Inhalation von < 8 mg/ml Methacholin zu einer Verdopplung der Resistance und einer Abnahme der $FEV_1$ um ≥ 20 % kommt. Eine weitere Möglichkeit ist das Führen von **Peak-Flow-Protokollen**, die bei Asthma in der Regel eine hohe Peak-Flow-Variabilität zeigen.

**?** Zurück zu Ihrer jungen Patientin mit allergischem Asthma bronchiale. Die Allergiediagnostik hat gezeigt, dass sie an einer Birkenpollenallergie leidet. Bislang treten die Luftnotattacken höchstens zweimal täglich auf, nachts ist sie meistens symptomfrei. Welche Therapie leiten Sie ein?

Die Patientin sollte in jedem Fall ein **kurzwirksames $β_2$-Sympathomimetikum** als Bedarfsmedikation erhalten und während der Pollensaison regelmäßig antiinflammatorisch mit einem **inhalativen Glukokortikoid in niedriger Dosierung** behandelt werden. Dieses kann – abhängig vom weiteren Verlauf – in den Wintermonaten pausiert werden.

**?** Nennen Sie 2 typische Nebenwirkungen inhalativer Glukokortikoide! Wie kann das Risiko reduziert werden?

Inhalative Glukokortikoide können zu einer **oropharyngealen Candidiasis** und **Heiserkeit** führen. Um das Risiko zu senken, sollten die Patienten nach der Inhalation den Mund ausspülen und bei Sprays Spacersysteme nutzen.

**?** Einen Sommer später stellt sich die beschriebene Patientin erneut bei Ihnen vor. Trotz täglicher Inhalation niedrig dosierter Glukokortikoide benötigt sie mehr als 15 Hübe Salbutamol pro Tag. Wie gehen Sie nun vor?

Da die Patientin trotz inhalativer Steroideinnahme > 10 Aerosolstöße ihrer Bedarfsmedikation pro Tag benötigt, muss die **bestehende Dauertherapie intensiviert** werden. Die Dosis des inhalativen Glukokortikoids wird erhöht und die Patientin erhält zusätzlich ein **langwirksames $β_2$-Mimetikum**.

## 4.2 Asthma bronchiale

**? Nach den GINA-Leitlinien von 2015 gibt es für das antherapierte Asthma bronchiale eine eigene Klassifikation. Nach welchen Parametern richtet sich diese?**

Die Erkrankung wird nach dem erreichbaren Behandlungserfolg in die Kategorien **„gut"**, **„teilweise"** und **„schlecht" kontrolliert** eingeteilt. Entscheidend für die Klassifikation sind
- Häufigkeit der Symptome während des Tages bzw. der Nacht
- Einschränkung der körperlichen Aktivität
- Einnahmefrequenz kurzwirksamer Bronchodilatatoren
- aktuelle Lungenfunktion
- Exazerbationsfrequenz

> **INFOBOX. Asthma bronchiale: Klassifikation**
>
> Der Schweregrad der Erkrankung bei Erstdiagnose ohne Therapie wird anhand der **klinischen Symptomatik** und der **Lungenfunktionsstörung** festgelegt. Charakteristisch für das Asthma bronchiale ist die **zirkadiane Peak-Flow-Variabilität**. In den frühen Morgenstunden ist die Atemwegsobstruktion typischerweise stärker ausgeprägt als im Tagesverlauf, der PEF-Wert entsprechend niedriger. Die Ausprägung der Peak-Flow-Variabilität korreliert mit dem Schweregrad der Erkrankung (siehe Tab. 4.5).

**? Wie wird eine Hyposensibilisierung durchgeführt? Welches Ziel verfolgt dieser Therapieansatz?**

Die Hyposensibilisierung darf nur bei stabilem Asthma mit einer FEV1 von über 80 % durchgeführt werden. Die Patienten erhalten mindestens 3 Jahre lang **subkutane Injektionen** mit Extrakten des identifizierten Allergens (**SCIT Therapie**) bzw. Sublingualtabletten oder -tropfen bei der **sublingualen Form (SLIT Therapie)**. Am Anfang werden subklinisch kleine, später nach und nach immer höhere Dosen appliziert. Das Ziel ist eine **Toleranz** gegenüber dem betreffenden Allergen.

**? Kennen Sie zwei relativ neue Therapieoptionen bei extrem schweren Fällen eines Asthma bronchiale?**

Patienten mit **therapieresistentem allergischem Asthma bronchiale**, die
- auch unter hochdosierter inhalativer Glukokortikoidtherapie nicht beschwerdefrei sind
- eine Sensibilisierung gegenüber einem ganzjährigen Aeroallergen zeigen und
- einen erhöhten Gebrauch auch an systemischen Glukokortikoiden haben,

können mit dem **Anti-IgE-Antikörper Omalizumab** behandelt werden. Diese sehr teure Therapie wird lebenslänglich alle 4 Wochen subkutan verabreicht.
Alternativ bietet sich bei **eosinophilen Asthma** (bei Vermehrung der Eosinophilen auf 150/µl im Screening bzw 300/µl einmalig in den letzten Monaten) der **IL-5-Antagonist Mepolizumab** an, dieser wird ebenfalls alle 4 Wochen subkutan gegeben. Beide Therapien sollten nur in erfahrenen Zentren verabreicht werden.

**? Welche nicht-medikamentösen Therapieansätze bei Asthma bronchiale kennen Sie?**

Neben der medikamentösen Therapie ist die **Patientenschulung** bezüglich korrekter Inhalationstechnik, Rauchentwöhnung, Allergenvermeidung und Notfallmanagement sowie eine **Atemphysiotherapie** und **regelmäßiges körperliches Training** wichtig (siehe Tab. 4.6).

**? Nennen Sie wichtige Differenzialdiagnosen eines akuten Asthmaanfalls!**

Wichtige Differenzialdiagnosen sind die **Exazerbation einer COPD**, ein **Asthma cardiale** bei Patienten mit Linksherzinsuffizienz und Lungenödem, rezidivierende **Lungenembolien**, eine **Fremdkörperaspiration** und eine **Stimmbanddysfunktion**.

**Tab. 4.5 Klassifikation des Asthma bronchiale (GINA-Leitlinie 2015).**

|  | gut kontrolliert | teilweise kontrolliert | schlecht kontrolliert |
|---|---|---|---|
| **Symptome tagsüber** | ≤ 2 ×/Woche | > 2 ×/Woche | ≥ 3 Symptome aus der Spalte „teilweise kontrolliertes Asthma" |
| **körperliche Aktivität** | nicht eingeschränkt | eingeschränkt | |
| **nächtliche Symptome** | keine | ja | |
| **Einnahmefrequenz kurzwirksamer Bronchodilatatoren** | ≤ 2 ×/Woche | > 2 ×/Woche | |
| **Lungenfunktion (FEV$_1$)** | normal | < 80 % des Normwertes | |
| **akute Asthmaanfälle** | keine | mehrmals im Jahr | 1 ×/Woche |

# 4 Pulmologie

**Tab. 4.6** Asthma bronchiale: Medikamentöses Stufenschema.

| Stufe | Bedarfsmedikation („Reliever") | Kontrollmedikation („Controller") |
|---|---|---|
| 1 | kurzwirksame $\beta_2$-Sympathomimetika | Keine (ggf. nur niedrig dosierte) inhalativen Glukokortikoide |
| 2 | kurzwirksame $\beta_2$-Sympathomimetika | inhalative Glukokortikoide in niedriger Dosierung<br>*alternativ:* Leukotrienrezeptorantagonisten |
| 3 | kurzwirksame $\beta_2$-Sympathomimetika | inhalative Glukokortikoide in niedriger Dosierung + langwirksame $\beta_2$-Mimetika<br>*alternativ:* inhalative Glukokortikoide in mittlerer Dosierung<br>*alternativ:* inhalative Glukokortikoide in niedriger Dosierung + Leukotrienrezeptorantagonisten (oder Theophyllin) |
| 4 | kurzwirksame $\beta_2$-Sympathomimetika | inhalative Glukokortikoide in mittlerer oder hoher Dosierung + langwirksame $\beta_2$-Mimetika, + Tiotropiumbromid als Verneblung ggf. + Leukotrienrezeptorantagonisten (oder/und Theophyllin)<br>*alternativ:* inhalative Glukokortikoide in mittlerer oder hoher Dosierung + Leukotrienrezeptorantagonisten (oder/und Theophyllin) |
| 5 | kurzwirksame $\beta_2$-Sympathomimetika | zusätzlich zu Stufe 4:<br>• orale Glukokortikoide<br>• Anti-IgE-Antikörper (Omalizumab)<br>• Anti-IL-5 (Mepolizumab) |

**INFOBOX. Akuter Asthmaanfall: Differenzialdiagnostik**

- **COPD**: häufig bei starken Rauchern, Beginn in der 2. Lebenshälfte, Belastungsdyspnoe mit Husten und Auswurf, progredienter Verlauf, irreversible Atemwegsobstruktion
- **Asthma cardiale bei Linksherzinsuffizienz**: Lungenödem mit feuchten Rasselgeräuschen, schaumiges Sputum
- **rezidivierende Lungenembolien**: tiefe Beinvenenthrombose, in der Regel kein exspiratorisches Giemen, häufig Fieber
- **Fremdkörperaspiration**: inspiratorischer Stridor, einseitige Lungenüberblähung, typische Anamnese
- **Stimmbanddysfunktion („Vocal Cord Dysfunction")**: v. a. jüngere Frauen, Ursache ist ein paradoxer, intermittierender Stimmbandverschluss → Atemnot, inspiratorischer Stridor, keine bronchiale Hyperreagibilität, normale Lungenfunktion

? Sie werden als Notarzt zu einem Patienten mit bekanntem Asthma bronchiale gerufen. Der Patient leidet unter stärkster Luftnot und schnappt zwischen jedem Wort nach Luft. Er habe bereits mehrere Hübe Salbutamol eingenommen, allerdings ohne Wirkung. Bei der Untersuchung bemerken Sie interkostale und supraklavikuläre Einziehungen während der Einatmung, eine Tachypnoe mit 28 Atemzügen/min, eine Tachykardie mit 120 Schlägen/min und eine auskultatorisch „stille Lunge". Welche Diagnose stellen Sie und wie reagieren Sie?

Der Patient leidet unter einem **schweren akuten Asthmaanfall**. Er muss sofort in **Notarztbegleitung** in ein Krankenhaus eingewiesen werden. Da in dieser Situation jede Verzögerung potenziell tödlich sein kann, wird noch im Krankenwagen **Sauerstoff** appliziert und mit **intravenösen Glukokortikoiden** (40 mg alle 4 Stunden) sowie **inhalativen $\beta_2$-Sympathomimetika** (2–4 Hübe alle 10 Minuten) und **Anticholinergika** (z. B. Ipratropiumbromid, 4 Hübe alle 10 Minuten), begonnen.

**MERKE.** Klinische Befunde bei schwerer Dyspnoe:
- Orthopnoe
- interkostale oder supraklavikuläre Einziehungen
- Sprechdyspnoe
- Tachypnoe > 25/min
- Tachykardie > 110/min
- PEF < 50 % des persönlichen Bestwerts

? Welche Therapiemaßnahmen ergreifen Sie bei einem Patienten mit schwerem Asthmaanfall im Krankenhaus?

Stationär wird
- die im Notarztwagen begonnene Therapie mit **intravenösen Glukokortikoiden** und **inhalativen $\beta_2$-Sympathomimetika** und **Anticholinergika** weitergeführt,
- **Sauerstoff** über eine Nasensonde appliziert,
- bei unzureichendem Ansprechen parenteral **$\beta_2$-Sympathomimetika** oder **Theophyllin** verabreicht,
- **ausreichend Flüssigkeit** zugeführt und
- ggf. **Magnesiumsulfat** infundiert.

## 4.3 Bronchiektasien

> **MERKE.** Hat der Patient bereits prästationär Theophyllin eingenommen, muss zunächst der Serumspiegel bestimmt und die Dosis angepasst werden, um eine Intoxikation zu vermeiden!

**?** Der PJ-Student auf Ihrer Station ist überrascht, dass er bei dem Patienten trotz des schweren Asthmaanfalls kein exspiratorisches Giemen auskultieren kann. Überhaupt könne er praktisch keine Atem- oder Herzgeräusche hören. Ist er zu Recht verwundert?

**Nein.** Bei hochgradiger Obstruktion können die Atem- und Herzgeräusche fehlen. Diese sog. „Silent Lung" entsteht durch den exspiratorischen Bronchiolenkollaps während des akuten Asthmaanfalls. Die eingeatmete Luft wird in den Alveolen gefangen, die Lunge überbläht und wirkt so als Schalldämpfer.

> **MERKE.** Das Phänomen der „eingefangenen Luft" durch den exspiratorischen Bronchiolenkollaps wird auch als „Air Trapping" bezeichnet.

**?** Bei welchen Symptomen besteht bei einem akuten Asthmaanfall akute Lebensgefahr und wie reagieren Sie?

Akute Lebensgefahr besteht bei **zunehmender Erschöpfung** mit Bradypnoe und flacher, frustraner Atmung, **Bradykardie** und **respiratorischer Globalinsuffizienz** mit hyperkapnischem **Koma**. In diesen Fällen muss der Patient **sofort intubiert** und **maschinell beatmet** werden.

## 4.3 Bronchiektasien

**?** Ein Patient leidet seit Jahren an Husten mit reichlich übel riechendem Auswurf, der gelegentlich blutig tingiert ist. Woran denken Sie?

Husten, massiver und übel riechender Auswurf und Hämoptysen sind typisch für **Bronchiektasien**.

> **MERKE.** Typisch für Bronchiektasien ist das sog. „maulvolle Expektorat" mit einer Dreischichtung des Sputums (Schaum, Schleim, Eiter), das von den Patienten morgens nach dem Aufstehen ausgehustet wird.

**?** Was sind Bronchiektasien und wodurch entstehen sie?

Bronchiektasien sind **irreversible**, sackförmige oder zylindrische **Ausweitungen der Bronchien**. Sie entstehen am häufigsten als **Komplikation chronisch entzündlicher Lungenprozesse**, z.B. bei chronischer Bronchitis, rezidivierenden bronchopulmonalen Infekten oder Lungentuberkulose, seltener hinter Bronchusstenosen. Auch angeborene Lungenerkrankungen wie Mukoviszidose, Ziliendyskinesie oder IgA-Mangel können auslösend sein.

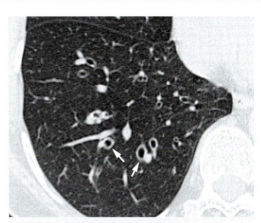

**Abb. 4.7 CT Thorax, Lungenfenster: Zylindrische Bronchiektasien:** Die erweiterten Bronchien sind größer als die begleitenden Pulmonalarterien und zeigen das sog. Siegelringzeichen (aus Wormanns, D.: Thoraxdiagnostik, Georg Thieme Verlag, 2016).

**?** Mit welchen bildgebenden Methoden lassen sich Bronchiektasien darstellen?

Im **Nativröntgen** sind sog. **Railway Lines** erkennbar, die durch die längs getroffenen wandverdickten Bronchien entstehen. Die beste Methode ist die hochauflösende **thorakale CT** (Abb. 4.7): Typisch sind erweiterte Bronchien, deren Durchmesser größer ist als der des begleitenden Gefäßes, das sog. **Siegelringphänomen**.

**?** Wie behandeln Sie einen Patienten mit Bronchiektasien?

Eine spezifische Therapie existiert nicht. Wichtig ist, dass die Patienten eine **tägliche Bronchialtoilette** erlernen und selbstständig durchführen. Hierzu gehören die Verflüssigung des Sekrets durch **Inhalation** von Kochsalz oder Mukolytika, die **Sekretmobilisation** durch Klopfmassage und die **Lagerungsdrainage**. In schweren Fällen mit rezidivierendem Befall von Problemkeimen wie Pseudomonaden sollten die Patienten **prophylaktisch Antibiotika inhalieren**, um Infektexazerbationen zu verhindern.

## 4.4 Schlafbezogene Atmungsstörungen

**? Ein 54-jähriger, stark adipöser Patient wird nach einem Auffahrunfall ins Krankenhaus gebracht. Er ist nicht verletzt, berichtet aber, dass der Unfall seine Schuld gewesen sei, er sei kurz am Steuer eingenickt. Überhaupt sei er in letzter Zeit tagsüber häufig müde und unkonzentriert. Er wache nachts häufig auf, seine Frau beklage sich über sein lautes Schnarchen. Haben Sie einen Verdacht?**

Unterbrochener Nachtschlaf, gesteigerte Tagesmüdigkeit, insbesondere bei monotonen Tätigkeiten wie Autofahren, Konzentrationsschwäche und lautes Schnarchen sind typische Symptome des **obstruktiven Schlafapnoesyndroms**.

**? Sie fragen die Ehefrau Ihres Patienten mit obstruktiven Schlafapnoesyndrom nach nächtlichen Schlafauffälligkeiten. Von welchen Symptomen wird sie Ihnen vermutlich berichten?**

Charakteristisch für das Schlafapnoesyndrom sind **lautes Schnarchen** aber auch **rezidivierende nächtliche Atemaussetzer**.

**? Erläutern Sie kurz die Pathogenese des obstruktiven Schlafapnoesyndroms!**

Auslöser ist ein **Kollaps der oropharyngealen Schlundmuskulatur**. Der eingeschränkte Atemfluss führt zu nächtlichen **Hypoxämien** und **Hyperkapnien**. Der Patient reagiert auf die Hyperkapnie mit einer reflektorischen Steigerung der Ventilation. Die heftigen Atembewegungen führen zu der typischen **Weckreaktion**, die erschlaffte Schlundmuskulatur spannt sich an und die Atemwege werden unter lautem Schnarchgeräusch vorübergehend geöffnet.

> **MERKE.** Beim Schlafapnoesyndrom werden 2 Formen unterschieden:
> - obstruktives Schlafapnoesyndrom (90 % der Fälle) durch Kollaps der oberen Luftwege
> - zentrales Schlafapnoesyndrom (10 % der Fälle) mit periodischem Ausfall des zentralen Atemantriebs durch verminderte Aktivierung der Chemorezeptoren (z. B. bei Herzinsuffizienz oder chronischen Lungenerkrankungen)

**? Welche Faktoren begünstigen das obstruktive Schlafapnoesyndrom?**

Begünstigend wirken **Übergewicht**, die abendliche Einnahme von **Alkohol** oder **Sedativa** und **anatomische Veränderungen** wie Tonsillenhyperplasie, Nasenpolypen, Nasenseptumdeviation, Makroglossie und Retrognathie.

**? Welche klinischen Folgen hat das Schlafapnoesyndrom?**

Durch die rezidivierende nächtliche Sympathikusaktivierung entwickeln viele Patienten eine **arterielle Hypertonie** und **Herzrhythmusstörungen**. Die nächtlichen Hypoxämien und Hyperkapnien führen zu **sekundärer Polyglobulie**, **pulmonaler Hypertonie** und einem **Cor pulmonale**. Das Risiko für Herzinfarkte, Schlaganfälle sowie eine Verschlechterung einer vorbestehenden Herzinsuffizienz ist deutlich erhöht. Das Unfallrisiko steigt bis zu siebenfach.

> **MERKE.** Patienten mit Schlafapnoesyndrom haben ein deutlich erhöhtes kardiovaskuläres Risiko!

**? Wie sichern Sie die Diagnose eines Schlafapnoesyndroms?**

Die Diagnose wird **polygrafisch ambulant** oder **polysomnografisch im Schlaflabor** gestellt. Hier werden Hirnströme, Augenbewegungen, Schnarchgeräusche, Herzaktionen, Thorax- und Abdomenbewegungen, die periphere Sauerstoffsättigung und ggf. Bein – und Kinnmuskelbewegungen gemessen. Typisch für ein Schlafapnoesyndrom sind pro Stunde > 5 **Apnoen** mit Atempausen > 10 Sekunden bzw. > 5 **Hypopnoen** mit einem $O_2$-Sättigungsabfall ≥ 4 %. Dies wird durch den **Apnoe/Hypopnoe-Index** (AHI) ausgedrückt. Bei einem AHI-Wert von 5–14 pro Stunde spricht man von einem leichten Befund, ab 30 pro Stunde von einem schweren Befund.

**? Welche Differenzialdiagnosen des Schlafapnoesyndroms kennen Sie?**

Auch ein **Restless-Legs-Syndrom** oder ein **nächtlicher Bruxismus** können zu erhöhter Tagesmüdigkeit führen. Ferner müssen endokrinologische, neurologische und psychische Grunderkrankungen sowie Medikamentennebenwirkungen als Ursache einer Schlafstörung in Betracht gezogen werden.

**? Wie können Sie einen Patienten mit obstruktivem Schlafapnoesyndrom behandeln?**

Es sollte immer versucht werden, **Risikofaktoren** wie Adipositas, Rauchen und abendlichen Alkohol- bzw. Sedativakonsum zu beheben. In leichten Fällen kann der Unterkiefer durch sog. **progenierende Aufbiss-Schienen** nach **ventral verlagert** werden, so dass das Zurücksinken des Unterkiefers verhindert und der Rachenraum vergrößert wird. Bei Rücklage-assoziiertem OSAS sollte diese durch das Tragen von Rückenlagvermeidungswesten vermieden werden. Liegen der Atemwegsobstruktion anatomische Veränderungen wie eine Nasenseptumdeviation, eine Polyposis nasi oder eine Tonsillenhyperplasie zugrunde, kann eine **chirurgische Sanierung** erfolgreich sein. Bleiben die kausalen Therapieansätze erfolglos, ist eine **kontinuierliche nächtliche Überdruckbeatmung** über eine Nasenmaske, die sog. **CPAP-Beatmung**, die Methode der Wahl.

## 4.5 Pneumonien

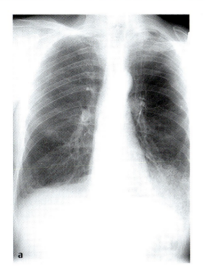
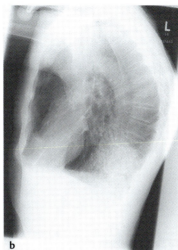

**Abb. 4.8 Röntgen Thorax** (aus Stäbler, A., Ertl-Wagner, B.: Radiologie-Trainer: Körperstamm, Innere Organe und Gefäße, 2. Auflage, Georg Thieme Verlag, 2013): **a** a.-p.; **b** seitlich.

### 4.5 Pneumonien

**?** Sie werden im Spätdienst zu einem älteren Patienten gerufen, der soeben von der Aufnahmeambulanz auf Station verlegt wurde. Der aufnehmende Arzt hat eine Röntgenthoraxuntersuchung angefordert, die den folgenden Befund zeigt (siehe Abb. 4.8). Beschreiben Sie den Befund und stellen Sie eine Diagnose!

Das Thoraxbild zeigt ein **alveoläres Infiltrat im posterioren Segment des linken Unterlappens**. In diesem Gebiet heben sich die luftgefüllten Bronchien von der Umgebung ab, man spricht auch von einem **positiven „Air Bronchogramm"**. Der Befund ist typisch für die **Lobärpneumonie**.

**?** Nachdem Sie auf dem Röntgenbild die Verdachtsdiagnose einer Lobärpneumonie gestellt haben, gehen Sie zu dem Patienten. Welche klinischen Symptome erhärten Ihren Verdacht?

Typische Symptome der Lobärpneumonie sind
- plötzlicher Krankheitsbeginn mit Schüttelfrost und Fieber
- Abgeschlagenheit
- Husten mit eitrigem Auswurf
- Atemnot mit „Nasenflügeln"
- atemabhängige Thoraxschmerzen bei einer Begleitpleuritis

**?** Sie untersuchen Ihren Patienten mit Lobärpneumonie. Welche physikalischen Befunde weisen auf eine Lungeninfiltration hin? Erklären Sie kurz, wie diese entstehen!

Die physikalischen Befunde bei Pneumonie sind **physiologische Klangphänomene**, die normalerweise durch das lufthaltige Alveolargewebe abgefiltert werden. Durch die Infiltration des Lungengewebes mit Entzündungszellen und Fibrinexsudaten werden sie an die Lungenoberfläche fortgeleitet und können dort abgehört werden. Typische Infiltrationszeichen sind **klingende Rasselgeräusche, Bronchialatmen, verstärkter Stimmfremitus, positive Bronchophonie** und **gedämpfter Klopfschall**.

**?** Nennen Sie die beiden häufigsten Erreger ambulant erworbener bakterieller Pneumonien im Erwachsenenalter!

Die mit Abstand häufigsten Erreger sind **Pneumokokken** und **Haemophilus influenzae**.

**?** In der Akte Ihres Patienten mit Lobärpneumonie lesen Sie, dass er an einer Herzinsuffizienz im NYHA-Stadium III leidet. Ändert diese Information das mögliche Erregerspektrum?

Bei schweren Begleiterkrankungen werden auch **Staphylococcus aureus** und **gramnegative Problemkeime** wie Klebsiellen, Enterobacter, E. coli und Pseudomonas aeruginosa als Auslöser ambulant erworbener Pneumonien beobachtet.

**?** Wann müssen Sie bei einer ambulant erworbenen Pneumonie eine Erregerdiagnostik einleiten?

Indikationen für eine Erregerdiagnostik bei ambulant erworbenen Pneumonien sind ein **schwerer Krankheitsverlauf** mit Hospitalisierung, **immungeschwächte** Patienten und ein **Versagen** der kalkulierten Antibiose.

> **MERKE.** Bei ambulant erworbenen Pneumonien mit typischem klinischen Verlauf ist keine Erregerdiagnostik notwendig. Die in Frage kommenden Erreger sind bekannt und die im ambulanten Bereich eingesetzten Antibiotika in der Regel sehr erfolgreich.

**? Wie schätzen Sie im klinischen Alltag ab, ob ein Patient mit ambulant erworbener Pneumonie ambulant behandelt werden kann oder stationär aufgenommen werden sollte?**

Eine schnelle klinische Einschätzung gelingt mit dem **CURB-65-Score**. Risikokriterien für einen schweren Verlauf mit erhöhter Mortalität sind:
- **C**onfusion bzw. Bewusstseinsstörung,
- **U**rea bzw. Harnstoff > 7 mmol/l,
- **R**espiratory rate bzw. Atemfrequenz ≥ 30/min,
- **B**lood Pressure bzw. Blutdruck ≤ 90/60 mmHg und
- Patientenalter ≥ **65 Jahr**e.

Für jeden Parameter wird 1 Punkt vergeben. Bei einem Score > 2 Punkten sollten die Patienten stationär behandelt werden.

> **MERKE.** Auch Pneumonien bei schweren Begleiterkrankungen sollten – zumindest initial – stationär behandelt werden, da eine Verschlechterung der Grunderkrankung möglich ist.

**? Welche Therapiemaßnahmen leiten Sie bei Ihrem älteren Patienten mit ambulant erworbener Lobärpneumonie und begleitender Herzinsuffizienz ein?**

Pneumonien bei älteren Patienten mit schweren Begleiterkrankungen sollten **stationär** behandelt werden. Allgemeine Maßnahmen umfassen
- **Bettruhe** mit **Thromboseprophylaxe**
- **Förderung der Sekretauflösung** durch Sekretolytika, Atemgymnastik mit Klopfmassagen, Kochsalz-Inhalationen und ausreichende Flüssigkeitszufuhr
- **Antipyretika** bei hohem Fieber
- **Sauerstoffgabe** bei Hypoxämie

Kausal muss eine kalkulierte, intravenöse, **kombinierte Antibiose mit Amoxicillin** und einem **neueren Makrolid** eingeleitet werden. Statt Amoxicillin können auch **Cephalosporine** der Gruppe **2** oder **3** eingesetzt werden. Alternativ ist eine Monotherapie mit **pneumokokkenwirksamen Chinolonen** wie z.B. Levofloxacin oder Moxifloxacin möglich.

**? Angenommen, Ihr älterer Patient mit ambulant erworbener Lobärpneumonie leidet an Bronchiektasien. Welche Antibiotika setzen Sie in diesem Fall ein?**

Bei diesen Patienten sind Pneumonien häufig durch den „Problemkeim" **Pseudomonas aeruginosa** ausgelöst. Die kalkulierte Antibiose kann mit der Kombination **Piperacillin** und **Tacobactam** oder **Cefepim, Imipinem, Meropenem** bzw. **Levofloxacin** durchgeführt werden. Die ausgewählten Antibiotika sollten immer mit einem **neueren Makrolid kombiniert** werden (siehe Tab. 4.7).

**? Nach initialer Besserung der Symptome unter kombinierter Antibiose mit Amoxicillin und Clarithromycin klagt Ihr Patient mit Lobärpneumonie erneut über Fieber, Husten und Atemnot. Der Auswurf stinkt faulig und ist blutig tingiert. In der Röntgenthoraxaufnahme erkennen Sie einen Rundherd mit Flüssigkeitsspiegel. Für welche Komplikation sprechen diese Befunde und wie reagieren Sie?**

Klinische Symptome und radiologischer Befund sprechen für einen **Lungenabszess**. Da Lungenabszesse ein idealer Nährboden für anaerobe Keime sind, muss die Therapie um ein **Anaerobier-wirksames Antibiotikum** wie **Clindamycin** oder **Metronidazol** erweitert werden.

**Tab. 4.7** Ambulant erworbene Pneumonie: Kalkulierte antibiotische Therapie.

| CAP (community aquired pneumonia) ambulant (orale Therapie) | HAP (hospital acquired pneumonia") stationär (intravenöse Therapie) |
|---|---|
| **ohne Risikofaktoren:**<br>• **Mittel der Wahl:** Amoxicillin<br>• **alternativ:** neuere Makrolide, Tetrazykline (1. Wahl bei „atypischer Pneumonie") | **ohne Risiko für Pseudomonas-Infektion:**<br>• **Mittel der Wahl:** Amoxicillin/Clavulansäure oder Cephalosporin der Gruppe 2 oder 3 (z.B. Cefuroxim, Ceftriaxon), jeweils + neueres Makrolid<br>• **alternativ:** Monotherapie mit pneumokokkenwirksamem Chinolon (z.B. Levofloxacin) |
| **mit Risikofaktoren[1]:**<br>• **Mittel der Wahl:** Amoxicillin/Clavulansäure + neuere Makrolide<br>• **alternativ:** Monotherapie mit pneumokokkenwirksamem Chinolon (z.B. Levofloxacin) | **mit Risiko für Pseudomonas-Infektion[2]:**<br>Piperacillin/Tacobactam, Cefepim, Imipinem, Meropenem oder Levofloxacin, jeweils + neueres Makrolid |

[1] schwere Begleiterkrankungen, Alter ≥ 65 Jahre, antibiotische Vorbehandlung, Steroidtherapie ≥ 4 Wochen
[2] pulmonale Komorbidität, Steroidtherapie ≥ 4 Wochen, Hospitalisierung im letzten Monat, antibiotische Vorbehandlung

## 4.5 Pneumonien

**? Auf welche Komplikationen müssen Sie bei Patienten mit Pneumonie achten?**

Zu den **Komplikationen** einer Pneumonie zählen
- respiratorische Insuffizienz
- parapneumonischer Pleuraerguss
- Pleuraempyem
- Lungenabszess
- septische Streuung mit Meningitis, Endokarditis oder Hirnabszess
- septischer Schock
- Übergang in eine chronische Pneumonie

**? Ein 70-jähriger Patient kommt mit hohem Fieber, Schüttelfrost, Kopfschmerzen, trockenem Husten und Luftnot aus einem Urlaub in einem Wellness-Hotel zurück. Gleichzeitig klagt er über Übelkeit. An welche Erkrankung denken Sie? Begründen Sie Ihre Vermutung!**

Die Kombination von thorakalen und gastrointestinalen Symptomen, Kopfschmerzen und einem Aufenthalt in einem Wellness-Hotel deuten auf eine **Legionellenpneumonie** hin. Legionellen sind gramnegative intrazelluläre aerobe Keime, sie vermehren sich bevorzugt in warmen, stehenden Gewässern und werden durch Inhalation infizierter Aerosole übertragen. In Wellness-Hotels mit Dampfbädern, Saunen und Klimaanlagen besteht also ein erhöhtes Infektionsrisiko. Die Diagnose kann durch den **Nachweis von Legionellenantikörpern** im Urin oder den **direkten Erregernachweis** bzw. der PCR aus Bronchialsekret gestellt werden.

**? Wie therapieren Sie einen Patienten mit Legionellose?**

Therapie der Wahl ist die Gabe von Makroliden wie **Clarithromycin**, bei schwerem oder therapierefraktärem Verlauf in Kombination mit **Rifampicin**. Alternativ kann **Levofloxacin** als Monotherapie eingesetzt werden. Die Therapiedauer liegt bei 3 Wochen.

**? Charakterisieren Sie den Begriff „atypische Pneumonie"!**

Atypische Pneumonien zeigen eine andere klinische Symptomatik als die typische Pneumokokkenpneumonie: Die Patienten leiden an **grippeähnlichen Symptomen** mit langsamem Beginn, leichtem Fieber ohne Schüttelfrost und trockenem Reizhusten, häufig begleitend von Kopfschmerzen und Myalgien.

**? Nennen Sie die häufigsten bakteriellen Erreger atypischer Pneumonien! Was haben diese Erreger gemeinsam und welche therapeutische Konsequenz hat das?**

Atypische Pneumonien werden am häufigsten durch **intrazelluläre** Erreger wie **Chlamydien**, **Mykoplasmen** oder **Legionellen** ausgelöst. Therapeutisch müssen daher Antibiotika mit intrazellulärer Anreicherung eingesetzt werden. Mittel der 1. Wahl sind **Makrolide** und **Tetrazykline**.

**? Ein HIV-positiver Patient klagt über eine leichte Belastungsdyspnoe und einen trockenen Husten. An welchen Erreger müssen Sie unbedingt denken? Was könnte diese Infektion für den Patienten bedeuten?**

Bei abwehrgeschwächten Patienten muss immer an eine **Pneumocystis jiroveci-Pneumonie** gedacht werden, die initial häufig subakut verläuft. Diese Pneumonieform ist die **häufigste Erstmanifestation** der AIDS-Erkrankung.

> **MERKE.** Die Pneumocystis jiroveci (früher: carinii)-Pneumonie ist mit 50 % die häufigste Erstmanifestation und die häufigste opportunistische Infektion der AIDSErkrankung.

**? Wie können Sie Ihren Verdacht auf Pneumocystis jiroveci-Pneumonie bei Ihrem HIV-Patienten sichern?**

Die Diagnose lässt sich am besten durch eine **bronchoalveoläre Lavage** mit **Erregernachweis** sichern.

**? Beschreiben Sie den typischen radiologischen Befund bei fortgeschrittener Pneumocystis jiroveci-Pneumonie!**

Typisch sind schmetterlingsförmige, **milchglasartige Infiltrate**, die den Lungenmantel aussparen.

**? Beschreiben Sie die First-Line-Therapie bei Pneumocystis jiroveci-Pneumonie!**

Therapie der Wahl ist die hochdosierte Gabe von **Cotrimoxazol** über 3 Wochen. Bei schwerer Hypoxämie sind **Glukokortikoide** indiziert.

> **MERKE.** Liegt die T-Helferzell-Anzahl bei einem Patienten mit HIV/AIDS < 200/μl, ist eine Pneumocystis jiroveci-Pneumonie-Prophylaxe mit Cotrimoxazol indiziert.

**? Woran denken Sie, wenn ein schwerkranker, bettlägriger 70-jähriger Patient 1 Woche nach Krankenhausaufnahme hohes Fieber, Schüttelfrost, produktiven Husten und Dyspnoe entwickelt? Welche Erreger kommen in Frage?**

Symptome und Anamnese sind typisch für eine **späte nosokomiale Pneumonie**. Typische Erreger sind **Staphylococcus aureus** und **gramnegative „Problemkeime"** wie Enterobacter, Pseudomonas aeruginosa, Klebsiellen und Proteus mirabilis.

# 4 Pulmologie

## 4.6 Tuberkulose

**?** Ein 70-jähriger Russlanddeutscher klagt über produktiven eitrigen Husten, Gewichtsverlust und Nachtschweiß. Manchmal sei auch Blut im Taschentuch. An welche beiden Differenzialdiagnosen müssen Sie denken?

B-Symptomatik und eitriger, blutig tingierter Husten bei einem über 40-jährigen Patienten müssen immer an ein **Bronchialkarzinom** denken lassen. Insbesondere bei Patienten aus Osteuropa sollte bei diesen Symptomen aber auch immer eine **Tuberkulose** in Betracht gezogen werden.

**?** Welche Patienten haben ein besonders hohes Risiko, an einer Tuberkulose zu erkranken?

Betroffen sind v. a. Patienten mit **geschwächtem zellulärem Immunsystem**. Wichtige Risikofaktoren sind daher:
- **Mangelernährung**, **Alkohol**- bzw. **Drogenabusus** und hohes **Lebensalter**
- angeborene oder erworbene **Immunschwäche** bei Immundefekten, immunsuppressiver Therapie, HIV-Infektion oder malignen Lymphomen
- **Grunderkrankungen** wie Diabetes mellitus, Silikose, Masern und Keuchhusten

**?** Welcher Test eignet sich zum initialen Screening bei klinischem oder anamnestischem Tuberkulose-Verdacht? Erklären Sie kurz das Prinzip!

Zum Screening eignet sich der **Tuberkulin-Hauttest**. Er weist nach, ob der Körper in der Vergangenheit mit Tuberkelbakterien konfrontiert war. Der Organismus reagiert auf eine Infektion mit Mycobacterium tuberculosis mit einer **T-Zell-vermittelten Reaktion vom verzögerten Typ**. Auch nach der Ausheilung können die Erreger lebenslang in abgekapselten Granulomen persistieren. Durch die Anwesenheit minimaler Antigenkonzentrationen liegen im Körper ständig **Erreger-spezifische aktivierte Gedächtniszellen** vor. Beim Tuberkulintest werden dem Patienten 10 Einheiten Referenztuberkulin intrakutan in die Beugeseite des Unterarms injiziert. Die aktivierten T-Gedächtniszellen werden an den Ort der Antigenapplikation gelockt und führen dort nach 48–72 Stunden zu einer **Induration**.

> **MERKE.** Der Tuberkulintest weist nur eine stattgehabte immunologische Auseinandersetzung mit Mykobakterien nach. Er kann nicht zwischen einer alten und einer frischen Infektion unterscheiden!

**?** Wann spricht man von einem positiven Tuberkulintest?

Der Tuberkulintest ist positiv
- bei **immunkompetenten** Patienten ohne Risikofaktoren ab einer Induration von 15 mm Durchmesser
- bei Patienten aus **Hoch-Prävalenzgebieten** oder **mit Risikofaktoren** ab einer Induration von 10 mm Durchmesser
- bei **immunsupprimierten** Patienten, typischer Klinik und typischem radiologischem Befund ab einer Induration von 5 mm Durchmesser

**?** Können Sie bei negativem Tuberkulintest eine Tbc ausschließen? Begründen Sie Ihre Antwort!

Nein. Ein negativer Tuberkulintest macht eine Tuberkulose zwar unwahrscheinlich, in folgenden Situationen sind aber **falsch-negative Ergebnisse** möglich:
- bei einer **frischen Tbc-Infektion**, da der Tuberkulintest erst 8 Wochen nach der Infektion positiv wird
- bei einer **hochakuten systemischen Auseinandersetzung** des Körpers mit dem Erreger z. B. bei **Miliar-Tuberkulose** oder **Landouzy-Sepsis**: In diesen Fällen reicht die Menge Referenzprotein nicht aus, um aktivierte T-Gedächtniszellen an den Ort der Applikation zu locken.
- bei **anerger Reaktionslage** des Organismus, z. B. bei angeborener Immunschwäche, immunsuppressiver Therapie, AIDS oder Masern.

**?** Der Tuberkulintest fällt bei Ihrem Patienten positiv aus. Ist die Tuberkuloseinfektion damit bewiesen?

Nein. Der Tuberkulintest ist **nicht spezifisch** für Mycobacterium tuberculosis. Positive Reaktionen werden auch nach einer **BCG-Impfung** mit dem Impfstamm Mycobacterium bovis und bei einer Infektion mit **atypischen Mykobakterien** beobachtet.

**?** Mit welchem Test können Sie eine Mycobacterium tuberculosis-Infektion spezifisch nachweisen?

Ein spezifischer Nachweis ist mit dem **Interferon γ-Test** möglich. Dieses Testverfahren misst die IFN γ-Freisetzung aus sensibilisierten T-Lymphozyten nach in-vitro-Stimulation mit Mycobacterium tuberculosis-spezifischen Antigenen.

> **MERKE.** Beim Interferon γ-Test gibt es keine Interferenz mit atypischen Mykobakterien oder dem BCG-Impfstamm. Inzwischen ist er auf Grund seiner deutlich höheren Sensitivität und Spezifität eine gute Ergänzung zum Tuberkulinhauttest.

**?** Tuberkulin- und Interferon γ-Test sind bei Ihrem Patienten mit Tuberkuloseverdacht positiv. Der nächste diagnostische Schritt ist die Röntgen-Thoraxaufnahme in 2 Ebenen (siehe Abb. 4.9). Beschreiben Sie den folgenden Befund!

Das Thoraxbild zeigt eine große **Kaverne im linken Oberlappen** mit irregulär begrenzten Lymphknoten und einer angrenzenden Verdickung der Pleura.

## 4.6 Tuberkulose

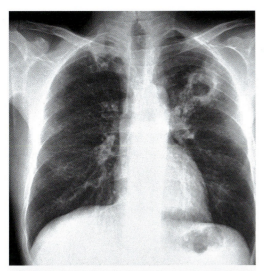

**Abb. 4.9 Röntgen Thorax a.-p.** (aus Battegay, E.: Differenzialdiagnose Innerer Krankheiten, 21. Auflage, Georg Thieme Verlag, 2017).

**MERKE.** Die radiologischen Veränderungen bei Tuberkulose sind vielgestaltig. Beobachtet werden Infiltrate, Aufhellungen, Ringschatten, Pleuraergüsse, Lymphknotenvergrößerungen, Narben und Verkalkungen. Bei der Beurteilung gilt:
- „Weiche", unscharf begrenzte Infiltrate sind typisch für eine frische Infektion.
- „Harte", verkalkte Infiltrate deuten auf eine alte (abgeheilte) Infektion hin.

**? Wie sichern Sie die Diagnose einer frischen Tuberkuloseinfektion?**

Goldstandard zur Diagnosesicherung ist der **Nachweis säurefester Stäbchen in Sputum** oder **Magensaft** und der daraus angefertigte **kulturelle Nachweis** tuberkulöser Mykobakterien.

**MERKE.** Üblich ist die Untersuchung von 3 Sputumproben oder Magensaftpräparaten an 3 aufeinander folgenden Tagen.

**? Ihr Patient mit Tuberkuloseverdacht schafft es nicht, genug Sputum für die bakteriologische Diagnostik abzuhusten. Mit welchen Methoden können Sie trotzdem an das Sputum gelangen?**

Sputum kann durch die **Inhalation** physiologischer oder hypertoner **Kochsalzlösung** induziert werden. Bleibt diese Maßnahme erfolglos, muss **bronchoskopisch** Material entnommen werden.

**? Nennen Sie jeweils Vor- und Nachteile der mikrobiologischen Sputumdiagnostik, der kulturellen Anzüchtung und der PCR-Diagnostik bei Tuberkuloseverdacht!**

- Der **mikrobiologische Nachweis** säurefester Stäbchen im Sputum dauert nur wenige Minuten. Er zeigt also relativ schnell, ob die Keimdichte hoch und der Patient damit infektiös ist. Mikroskopisch kann allerdings nicht zwischen typischen und atypischen sowie zwischen vitalen und avitalen Mykobakterien unterschieden werden. Außerdem liegt die Nachweisgrenze bei $10^4$ Bakterien/ml, ein negatives Ergebnis schließt eine Tuberkulose daher nicht aus.
- Der **kulturelle Nachweis** dauert 3–8 Wochen, erlaubt jedoch genaue Aussagen über Art und Resistenz der Mykobakterien.
- Der **Nachweis von Mykobakterien-DNA** mithilfe der PCR ist sehr spezifisch und sensitiv und gelingt innerhalb von 2 Tagen. Problematisch ist die hohe Anfälligkeit für Verunreinigungen, so dass zwischen einer Kolonisation und einer Infektion letztendlich nur durch einen wiederholten Erregernachweis unterschieden werden kann (siehe Abb. 4.10).

**? Definieren Sie den Begriff „aktive Tuberkulose"! Kennen Sie typische Aktivitätszeichen?**

Bei einer aktiven Tuberkulose sind **klinische oder radiologische Zeichen** einer **floriden Erkrankung** nachweisbar. Typische Aktivitätszeichen sind
- positiver Erregernachweis im Ausstrich
- Nachweis einer Kaverne mit Ableitungsbronchus
- Vergrößerung alter Herde
- radiologisch weiche Infiltrate
- Begleitpleuritis

**? Welche Form der Tuberkulose wird am häufigsten beobachtet? Wie entsteht sie und welche Patienten sind am stärksten gefährdet?**

Die Tuberkulose wird am häufigsten im Stadium der **„Postprimär-Tuberkulose"** symptomatisch. Sie entsteht meistens durch eine **endogene Reaktivierung** alter Organherde, in denen noch lebende Tuberkelbakterien persistieren. Besonders gefährdet sind Patienten mit **Immunschwäche**.

**? An welchem Organ manifestiert sich die Postprimär-Tbc am häufigsten?**

Am häufigsten ist die **Lungentuberkulose**.

**MERKE.** Die Postprimär-Tbc manifestiert sich bei etwa 80 % der Patienten als Lungentuberkulose, bei etwa 20 % als extrapulmonale Tuberkulose. Typische Manifestationsorte sind extrathorakale Lymphknoten, der Urogenital- und der Darmtrakt sowie Knochen und Gelenke.

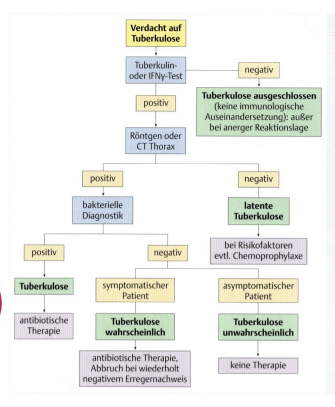

Abb. 4.10 Diagnostischer Algorithmus bei Tuberkuloseverdacht.

**? Beschreiben Sie die beiden typischen Verlaufsformen der Lungentuberkulose! Wovon ist der Verlauf abhängig?**

Der Verlauf hängt wesentlich von der **Zeit bis zur Therapieeinleitung** ab:
- Die Lungentuberkulose manifestiert sich durch das sog. **Assman-Frühinfiltrat**, das durch Reaktivierung alter „Simon-Spitzenherde" entsteht. Bei rechtzeitigem Therapiebeginn verläuft die Erkrankung häufig asymptomatisch und heilt folgenlos aus.
- Wird keine Therapie eingeleitet, schmilzt das Frühinfiltrat ein und bildet eine **tuberkulöse Frühkaverne**. Findet diese Anschluss an einen Bronchus, entsteht eine **„offene" kavernöse Lungentuberkulose** mit hoher Ansteckungsgefahr.

**MERKE.** Von einer „offenen" Tbc wird gesprochen, wenn säurefeste Stäbchen durch Körpersekrete wie Sputum oder Urin auf natürlichem Weg nach außen gelangen. Patienten mit „offener" Tbc sind hochinfektiös und müssen isoliert werden!

**? Mit welchen Komplikationen muss bei kavernöser Lungentuberkulose gerechnet werden?**

Wichtige Komplikationen sind eine **Streuung der Bakterien** mit Bronchialtuberkulose, käsiger Pneumonie, Miliar-Tuberkulose oder Sepsis, eine **Lungenblutung** bei Arrosion einer Lungenarterie, eine **respiratorische Insuffizienz**, ein Spontanpneumothorax, eine Amyloidose und ein Kavernenkarzinom.

**? Welche Verlaufsformen der Primärtuberkulose werden bei Patienten mit schlechter Abwehrlage beobachtet?**

In diesem Fall können sich die Erreger bereits während der Erstinfektion über Lymphe, Blut oder Bronchien verbreiten oder die Infektion kann auf Nachbarstrukturen übergreifen. Mögliche Manifestationsformen sind die **Hiluslymphknotentuberkulose**, die **Pleuritis tuberculosa**, die **Miliartuberkulose**, die **Landouzy-Sepsis**, die **käsige Pneumonie** sowie die **galoppierende Schwindsucht**.

**? Wie therapieren Sie eine einfache Tuberkulose? Wie lange dauert die Therapie?**

Die unkomplizierte Tuberkulose wird mit einer **kombinierten, 2-phasigen Antibiotikatherapie** behandelt: **Initial** erhält der Patient für 2 Monate bis zum kulturellen Ergebnis der Resistenztestung eine **Vierfachkombination** mit Isoniazid, Rifampicin, Ethambutol und Pyrazinamid. In der anschließenden **Stabilisierungsphase** wird die Therapie je nach Resistenz mit einer **Zweifachkombination** fortgesetzt, in der Regel mit Isoniazid und Rifampicin. Die Gesamtdauer der Therapie bei Erstinfektion beträgt **6 Monate** (siehe Tab. 4.8).

## 4.7 Interstitielle Lungenerkrankungen

**Tab. 4.8** Antituberkulotika der 1. Wahl.

| | Nebenwirkungen | Besonderheiten |
|---|---|---|
| **Rifampicin (RMP)** | Transaminasen ↑, Cholestase, selten: Hepatitis, anaphylaktische Reaktion, Thromobozytopenie, Flu-Syndrom | Leberenzyminduktion (→ Wirkung von Cumarinen, Theophyllin, Steroiden und oralen Kontrazeptiva ↓) Rotfärbung von Körpersekreten (Cave: Kontaktlinsen) |
| **Isoniazid (INH)** | Transaminasen ↑, selten Hepatitis, Polyneuropathie, erhöhte Krampfbereitschaft | Leberenzyminduktion (→ Wirkung von Cumarinen, Theophyllin, Steroiden und oralen Kontrazeptiva ↓) Prophylaxe der Polyneuropathie durch simultane Vitamin $B_6$-Gabe |
| **Pyrazinamid (PZA)** | Transaminasen ↑, Hepatitis, Übelkeit, Hyperurikämie mit Gefahr eines Gichtanfalls | regelmäßige Kontrollen der Harnsäure! |
| **Ethambutol (EBM)** | selten Retrobulbärneuritis (→ Farbenblindheit, Visus ↓, zentrale Skotome) | regelmäßige ophthalmologische Kontrollen! |

## 4.7 Interstitielle Lungenerkrankungen

### 4.7.1 Restriktive Ventilationsstörungen und Lungenfibrose

**?** Ein 56-jähriger Patient klagt über Belastungsdyspnoe und trockenen Reizhusten. Spirometrisch sind die Vitalkapazität und die absolute Einsekundenkapazität vermindert, der Tiffeneau-Index ist normal. Um welche Form der Ventilationsstörung handelt es sich? Wie kommt es zu den spirometrischen Befunden?

Der Spirometriebefund ist typisch für eine **restriktive Ventilationsstörung**: Lunge, Thorax und Zwerchfell können sich nicht mehr vollständig ausdehnen und die Lungenvolumina sind entsprechend vermindert. Siehe Abb. 4.11

> **MERKE.** Spirometrisch ist die restriktive Ventilationsstörung erkennbar an einer gleichsinnigen Verminderung aller Lungenvolumina. Typische Befunde sind:
> - Vitalkapazität < 80 % des Sollwerts
> - verminderte absolute $FEV_1$
> - normaler Tiffeneauwert

**?** Sie bemerken bei einem Patienten einen verminderten Transferfaktor für CO. Was beschreibt dieser Faktor und welche Erkrankungen führen zu einer Verminderung?

Der Transferfaktor ist ein Maß für die **Gasaustauschkapazität** der Lunge und beschreibt die Gasmenge, die pro Zeiteinheit und Partialdruckdifferenz aus der Alveolarluft in das pulmonale Kapillarblut übertritt. Er ist bei allen Erkrankungen vermindert, die mit einer **verkleinerten Gasaustauschfläche**, einer **Diffusionsstörung** durch eine verbreiterte alveokapilläre Membran, einer **Ventilations-Perfusions-Verteilungsstörung** oder einem **Hämoglobinmangel** einhergehen. Hierzu

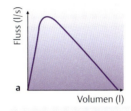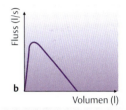

**Abb. 4.11 Flussvolumenkurven** (aus Lorenz, J., Bals, R., Nowak, D. et al.: Checkliste XXL Pneumologie, 4. Auflage, Georg Thieme Verlag, 2016). **a** Normalbefund; **b** restriktive Ventilationsstörung.

zählen z. B. Lungenfibrose, Atelektasen, Lungenödem, Lungenemphysem, Pneumonien, Lungenembolie und Anämien.

> **MERKE.** Bei Rauchern ist der Transferfaktor erniedrigt, da die Bindungskapazität für CO durch den erhöhten CO-Hb-Gehalt des Blutes vermindert ist.

**?** Welche Erkrankungen führen zu einer restriktiven Ventilationsstörung?

Die wichtigsten Ursachen sind
- Lungenerkrankungen wie Lungenfibrose, Lungenödem und Sarkoidose
- Z. n. Lungenteilresektion
- Thoraxdeformitäten wie Kyphoskoliose und Morbus Bechterew
- neuromuskuläre Erkrankungen wie progressive Muskeldystrophie und Phrenikusparese
- Adipositas per magna

# 4 Pulmologie

**?** Über welche Symptome klagen Patienten mit Lungenfibrose? Welche klinischen Befunde erwarten Sie bei der körperlichen Untersuchung?

Die Patienten klagen über eine **progrediente Belastungsdyspnoe** und einen **trockenen Reizhusten**. Typische klinische Befunde sind auskultatorisch ein **basales, feines Knisterrasseln** über beiden Lungen, eine **oberflächliche Atmung** mit **Tachypnoe**, ein **„Door-Stop-Phänomen"** mit plötzlichem Atemstopp bei tiefer Inspiration und ein **hochgestelltes Zwerchfell**. Im fortgeschrittenen Stadium sind häufig **Trommelschlägelfinger**, **Uhrglasnägel** und eine **pulmonale Kachexie** zu beobachten.

> **MERKE.** Die wichtigsten Komplikationen der Lungenfibrose sind respiratorische Insuffizienz, pulmonale Kachexie und pulmonale Hypertonie mit Cor pulmonale.

**?** Nennen Sie die häufigsten Ursachen einer Lungenfibrose!

Lungenfibrosen entstehen
- durch die **Inhalation organischer** und **anorganischer Stäube**, z. B. bei Silikose, Asbestose und exogen allergischer Alveolitis
- durch **ionisierende Strahlen**, z. B. im Rahmen einer Bestrahlung
- durch **Medikamente** wie Bleomycin, Busulfan, Amiodaron und Methotrexat
- im Rahmen von **Systemerkrankungen**, z. B. Sarkoidose, rheumatoide Arthritis, Kollagenosen und Speicherkrankheiten
- bei **Linksherz**- oder **Niereninsuffizienz** mit chronischer Lungenstauung
- **idiopathisch**

**?** Beschreiben Sie typische Röntgen- und CT-Befunde bei Patienten mit Lungenfibrose!

Abhängig von der Entität und dem Stadium der Fibrose zeigen Röntgen und CT **Milchglasinfiltrate** als Hinweis auf eine frische entzündliche Aktivität, eine **retikulonoduläre Zeichnungsvermehrung** oder im Endstadium einen **honigwabenartigen Lungenumbau**.

> **MERKE.** Erfahrene Radiologen können anhand der radiologischen Veränderungen und ihrer Verteilung auf die Entität der Lungenfibrose schließen.

## 4.7.2 Sarkoidose (Morbus Boeck)

**?** Bei einem 30-jährigen Patienten entdeckt der Betriebsarzt in der Einstellungsuntersuchung zufällig eine bihiläre Adenopathie. Der Patient fühlt sich völlig gesund und zeigt keine weiteren Auffälligkeiten. Welche Erkrankungen können eine bihiläre Adenopathie auslösen und welche Ursache ist bei diesem Patienten am wahrscheinlichsten?

Eine bihiläre Adenopathie wird meist durch eine **mediastinale Lymphknotenvergrößerung** verursacht. Typische Ursachen sind Lymphome, chronische Infektionserkrankungen und die Sarkoidose. Da der Patient klinisch völlig asymptomatisch ist, ist die **Sarkoidose** die wahrscheinlichste Diagnose.

**?** Welches Organ ist bei der Sarkoidose am häufigsten betroffen?

Am häufigsten, bei > 90 % der Patienten, ist die **Lunge** betroffen. **Dyspnoe** und **trockener Reizhusten** weisen auf eine **fortschreitende Lungenfibrose** hin.

**?** Beschreiben Sie die extrapulmonalen Manifestationen der Sarkoidose!

Extrapulmonal manifestiert sich die Sarkoidose
- an der **Haut** mit einem Erythema nodosum, einem Narbensarkoid und lividen Verfärbungen von Nase und Wangen, dem sog. Lupus pernio,
- an den **Augen** als Uveitis, Iridozyklitis oder sekundäres Sjögren-Syndrom,
- als **Lymphknoten**-, **Leber**- oder **Milzvergrößerung**,
- am **Nervensystem** mit einer Fazialisparese, einem Diabetes insipidus oder einer Hypophysenvorderlappeninsuffizienz und
- an den **Knochen** mit einer Hyperkalzämie und Zystenbildungen in den Phalangen.

> **MERKE.** Das Zusammentreffen von Iridozyklitis, Parotitis und Fazialisparese wird als Heerfordt-Syndrom bezeichnet. Ein Synonym für die Knochensarkoidose mit Hyperkalzämie und Ostitis cystoides multiplex ist der Morbus Jüngling.

**?** Wie diagnostizieren Sie eine Sarkoidose?

Wegweisend ist der **radiologische Befund** mit bihilärer Adenopathie oder interstitieller Lungenbeteiligung in den oberen Lungenabschnitten. Als nächstes sollte eine **bronchoalveoläre Lavage** entnommen werden, die bei Patienten mit Sarkoidose typischerweise eine lymphozytäre Alveolitis mit erhöhtem T-Helfer/T-Suppressor-Quotient zeigt. Gesichert wird die Diagnose durch den **histologischen Nachweis nichtverkäsender, epitheloidzelliger Granulome**.

## 4.7 Interstitielle Lungenerkrankungen

> **INFOBOX. Sarkoidose: Radiologische Einteilung nach Scadding**
> - **Stadium 0**: Normalbefund; selten bei isolierter extrapulmonaler Organsarkoidose oder typischer bronchoalveolärer Lavage (BAL) ohne Röntgenbefund
> - **Stadium I**: bihiläre Lymphadenopathie (reversibel)
> - **Stadium II**: bihiläre Lymphadenopathie + beginnende Lungeninfiltrationen (retikulonoduläre Lungenzeichnung)
> - **Stadium III**: Lungeninfiltrationen ohne bihiläre Lymphadenopathie
> - **Stadium IV**: Lungenfibrose (irreversibel)

**? Wie wird die Sarkoidose medikamentös behandelt?**

Nicht immer ist eine Therapie notwendig, in der Regel nur bei schwerem progredienten Organbefall. Dann spricht die Sarkoidose in manchen Fällen sehr gut auf **Glukokortikoide** an. Bei fehlendem Ansprechen bzw. zur Vermeidung von steroidbedingten NW können auch andere Immunsuppressiva wie z. B. **Methotrexat** oder **Azathioprin** eingesetzt werden.

**? Leiten Sie bei Ihrem asymptomatischen Patienten mit bihilärer Adenopathie eine Therapie ein? Begründen Sie Ihre Antwort!**

**Nein.** Im Stadium der bihilären Adenopathie heilt die Erkrankung in **70 %** der Fälle **spontan** aus. Nutzen und Risiko einer Steroidlangzeittherapie sprechen in diesem Fall gegen eine Therapie.

> **MERKE.** Die Sarkoidose wird erst bei kompliziertem Organbefall therapiert. Klassische Therapieindikationen sind pulmonale Funktionseinschränkungen, eine Hyperkalzämie und eine Augen-, Haut- oder ZNS-Beteiligung.

**? Eine junge Frau klagt über Schwellungen und Schmerzen in den Sprunggelenken und schmerzhafte livide Veränderungen an ihren Unterschenkeln. Die Temperatur ist erhöht. Im Röntgenbild entdecken Sie eine bihiläre Adenopathie. Haben Sie einen Verdacht?**

Bihiläre Lymphadenopathie, Spunggelenksarthritis, Erythema nodosum und Fieber sind typisch für die **akute Verlaufsform** der **Sarkoidose**, das sog. **Löfgren-Syndrom**.

**? Wie therapieren Sie Ihre Patientin mit Löfgren-Syndrom?**

Das Löfgren-Syndrom wird nur symptomatisch mit **NSAR**, **Kühlung** und einer **Kompressionstherapie** des Erythema nodosum therapiert, da es sich in den meisten Fällen **spontan** zurückbildet.

### 4.7.3 Pneumokoniosen

**? Was ist die häufigste Pneumokoniose in Deutschland? Wer ist gefährdet?**

Die häufigste Pneumokoniose ist die **Silikose**. Sie entsteht durch **Inhalation siliziumoxidhaltiger Kieselsäuren**. Besonders gefährdet sind Arbeiter im Kohlebergbau, in Metallhütten und Steinbrüchen sowie Sandstrahler.

> **MERKE.** Pneumokoniosen sind Lungenerkrankungen, die durch Inhalation anorganischer Stäube ausgelöst werden.

**? Nennen Sie die beiden typischen Begriffe, mit denen der Radiologe den Röntgenbefund bei Silikose beschreibt!**

Typisch für die Silikose sind
- die **„Schneegestöberlunge"** mit diffusen, fein- bis grobfleckigen Verdichtungen in den Oberfeldern und
- **„Eierschalenhili"** durch im Randbereich verkalkte Hiluslymphknoten.

Siehe Abb. 4.12

**? In welchen Fällen wird eine Silikose häufig symptomatisch?**

Klinisch macht sich die Silikose häufig erst bemerkbar, wenn sich komplizierend eine **obstruktive Lungenfunktionsstörung** mit Dyspnoe, Husten und Auswurf entwickelt hat.

> **MERKE.** Klinik und Prognose der Silikose werden durch die Komplikationen bestimmt. Hierzu zählen COPD, erhöhte Infektanfälligkeit, pulmonale Hypertonie und Cor pulmonale, Lungentuberkulose (Siliko-Tbc) und ein erhöhtes Bronchialkrebsrisiko.

**? Ein 56-jähriger Dachdecker klagt über Belastungsdyspnoe. Spirometrisch zeigt sich eine restriktive Ventilationsstörung. Hier sehen Sie das angeforderte Thorax-Röntgenbild (Abb. 4.13). Beschreiben Sie das Röntgenbild und stellen Sie eine Verdachtsdiagnose!**

Das Röntgenbild zeigt **schollige, pleurale Verkalkungen**. Gemeinsam mit der Arbeitsplatzanamnese und den klinischen Symptomen spricht dieser Befund für eine **Asbestose**.

> **MERKE.** Typisch für die Asbestose ist der Pleurabefall mit Plaquebildung und Asbestpleuritis.

## 4 Pulmologie

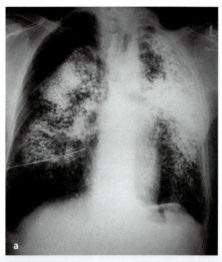
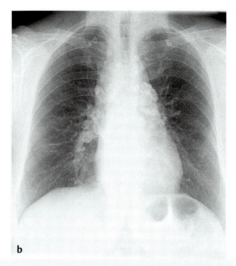

**Abb. 4.12 Silikose** (aus Stäbler, A., Ertl-Wagner, B.: Radiologie-Trainer: Körperstamm, Innere Organe und Gefäße, 2. Auflage, Georg Thieme Verlag, 2013). **a** „Schneegestöberlunge" mit multiplen kleinen Fleckschatten in beiden Lungenflügeln und Pneumothorax rechts; **b** „Eierschalenhili".

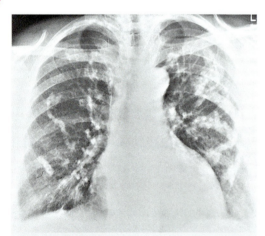

**Abb. 4.13 Röntgen Thorax** (aus Lorenz, J., Bals, R., Nowak, D. et al.: Checkliste XXL Pneumologie, 4. Auflage, Georg Thieme Verlag, 2016).

**? Asbestfasern wirken nicht nur fibrinogen sondern auch karzinogen. Welche Tumoren sind bei Asbestexposition vermehrt zu finden?**

Asbestexposition steigert das Risiko für **Bronchialkarzinome**, **Pleuramesotheliome** und **Larynxkarzinome**.

**? Wie ist die Prognose des Pleuramesothelioms?**

Die Prognose ist **schlecht**. Die mittlere Überlebenszeit nach Diagnosestellung liegt zwischen 4 und 12 Monaten.

**? Beschreiben Sie die Therapiesäulen bei Pneumokoniosen!**

Entscheidend ist die **strikte Expositionsprophylaxe**. Sie ist die einzige Möglichkeit, den Fibrosierungsprozess positiv zu beeinflussen. Symptomatisch können nur die **Komplikationen therapiert** werden. Wichtig sind u. a. eine konsequente Infektbehandlung, eine antiobstruktive Therapie, Nikotinkarenz und eine Sauerstofftherapie bei respiratorischer Insuffizienz.

**? Wie wird die Exposition gegenüber Asbest bemessen? Ab wann muss bei einem Arbeitnehmer von einer beruflich relevanten Astbestexposition ausgegangen werden?**

Die Asbestexposition richtet sich nach der **Anzahl der Faserjahre**: 1 Faserjahr entspricht einer Arbeitsplatzkonzentration von $1 \times 10^6$ Asbestfasern pro Kubikmeter Atemluft und Jahr. Eine beruflich relevante Asbestexposition besteht **ab 25 Faserjahren**. Zu einer Exposition kommt es beim Schiffsbau, abdichtenden Tägkeiten (z.B Dachdecker, Flaschner) oder auch bei der Gebäudesanierung.

> **MERKE.** Entscheidend sind das konsequente Einhalten vorgeschriebener Arbeitsschutzmaßnahmen und die regelmäßige Überwachung gefährdeter Berufsgruppen.

## 4.7.4 Exogen allergische Alveolitis

**?** Ein 44-jähriger Patient klagt über akut einsetzende Dyspnoe, trockenen Reizhusten, Fieber und Gliederschmerzen. Die Symptome würden regelmäßig bei der Arbeit auftreten, an den Wochenenden und im Urlaub sei er beschwerdefrei. Er habe seit einigen Wochen einen Aushilfsjob im Zoo und sei dort für die Vogelhaltung verantwortlich. Haben Sie einen Verdacht?

Dyspnoe, Reizhusten, Fieber und Gliederschmerzen, die ausschließlich bei der Arbeit in der Vogelhaltung auftreten, sind typisch für die **akute exogen allergische Alveolitis**.

> **MERKE.** Die exogen allergische Alveolitis gehört zu den meldepflichtigen Berufskrankheiten. Sie wird am häufigsten durch die Inhalation organischer Vogelproteine (Vogelhalterlunge) oder Schimmelpilze (Farmerlunge) ausgelöst.

**?** Beschreiben Sie kurz die Pathogenese der exogen allergischen Alveolitis!

Die exogen allergische Alveolitis ist eine **Immunkomplexkrankheit**. Die Inhalation organischer Antigene löst bei genetisch disponierten Patienten eine allergische **Typ III-Reaktion** aus. Der Körper bildet präzipitierende IgG-Antikörper, die sich mit dem Antigen verbinden und als **Immunkomplexe** in den **Alveolen** ablagern. Durch Aktivierung des Komplementsystems entwickeln sich **entzündliche Infiltrationen** im Lungengewebe, die bei anhaltender Antigenexposition zu einer **Lungenfibrose** führen können.

**?** Welche beiden Verlaufsformen werden bei der exogen allergischen Alveolitis beobachtet? Beschreiben Sie diese kurz!

Bei der exogen allergischen Alveolitis werden eine **akute** und eine **chronische** Verlaufsform unterschieden:
- Bei der **akuten Form** entwickeln sich 3–6 Stunden nach der Antigenexposition Husten, Dyspnoe, Schüttelfrost, Fieber und ein allgemeines Krankheitsgefühl. Bei Allergenkarenz klingen die Symptome innerhalb von 24 Stunden rasch ab.
- Die **chronische Verlaufsform** manifestiert sich mit zunehmender Dyspnoe und einer progredienten Lungenfibrose.

**?** Die Diagnose „exogen allergische Alveolitis" wird durch das typische Zusammentreffen mehrerer Befunde gestellt. Welche Befunde sind entscheidend?

Entscheidend für die Diagnosestellung sind
- der **zeitliche Zusammenhang** zwischen Antigenexposition und klinischen Symptomen
- eine **restriktive Ventilationsstörung** in der Spirometrie
- der radiologische Nachweis einer **kleinfleckigen, retikulären Zeichnungsvermehrung** in den Unterfeldern oder auch ubiquitäre Milchglasinfiltrate
- der serologische Nachweis **präzipitierender IgG-Antikörper** gegen das verdächtige Antigen und

- die bronchoalveoläre Lavage mit **massenhaft Neutrophilen** im akuten Stadium und einer **lymphozytären Alveolitis** mit Abnahme des T-Helfer-/T-Suppressorzell-Quotienten im chronischen Stadium.

**?** Wozu raten Sie Ihrem Patienten mit akuter exogen allergischer Alveolitis?

Entscheidend ist der **Arbeitsplatzwechsel**, da die Beschwerden bei strikter Allergenkarenz in der Regel verschwinden und eine Lungenfibrose verhindert werden kann.

## 4.8 Bronchialkarzinom

**?** Ein 53-jähriger Patient leidet seit Wochen unter hartnäckigem Husten mit zähem Auswurf. Sein Hausarzt habe eine akute virale Bronchitis diagnostiziert und ihm Acetylcystein und ein Antitussivum verabreicht. Er habe sogar kurzfristig das Rauchen pausiert, die Beschwerden würden aber nicht nachlassen. Seit einigen Tagen sei er heiser. Welchen Verdacht sollten Sie unbedingt abklären und welche Untersuchung ordnen Sie als erstes an?

Hartnäckige, therapieresistente Erkältungserscheinungen und Heiserkeit bei einem über 40-jährigen Raucher müssen immer an ein **Bronchialkarzinom** denken lassen. Zur weiteren Abklärung sollte zunächst ein **Röntgen Thorax** angeordnet werden.

> **MERKE.** Im frühen Stadium ist die klinische Symptomatik des Bronchialkarzinoms unspezifisch. Die häufigsten Symptome sind Husten und Auswurf. Da die meisten dieser Patienten aber an einer begleitenden COPD leiden, führen diese Symptome nur selten zum Arzt!

**?** Warum denken Sie bei Heiserkeit an ein Bronchialkarzinom? Worauf weist dieses Symptom hin?

Im fortgeschrittenen Stadium überschreitet der Tumor die Organgrenzen und kann Nachbarstrukturen wie den **N. laryngeus recurrens** komprimieren und infiltrieren.

**?** Beschreiben Sie die relativ spezifischen Symptome des fortgeschrittenen Bronchialkarzinoms!

Typische Symptome sind:
- **Belastungsdyspnoe** bei Pleuraerguss oder Atelektasenbildung
- **Heiserkeit** durch Infiltration oder Kompression des N. laryngeus recurrens
- **ipsilateraler Zwerchfellhochstand** bei Phrenikus-Affektion
- **Dysphagie** bei Ösophaguskompression
- **Knochenschmerzen** bei Skelettmetastasen
- **obere Einflussstauung** bei Stenosierung der V. cava superior
- **Hypotonie** bei Perikarderguss
- **neurologische Symptome** bei Hirnmetastasen

## 4 Pulmologie

**? Das Thoraxbild bei Ihrem 53-jährigen Patienten mit therapieresistentem Husten zeigt multiple Lungenrundherde. An welche Differenzialdiagnosen müssen Sie denken?**

Häufige Ursachen pulmonaler Rundherde sind **infektiöse Erkrankungen** wie ein Lungenabszess, eine Lungentuberkulose und ein Aspergillom oder **neoplastische Erkrankungen** wie Lungenmetastasen oder ein Bronchialkarzinom. **Seltenere Ursachen** sind silikotische Schwielen, Hamartome, pulmonale Infiltrate bei Wegener'scher Granulomatose, Echinokokkuszysten und Rundatelektasen bei Asbestose.

**? Bei welchen radiologischen Zeichen und anamnestischen Angaben haben Sie bei einem Lungenrundherd den Verdacht auf ein Bronchialkarzinom?**

Karzinomverdächtig sind Lungenrundherde bei **Rauchern über 40 Jahre**, eine **Größenzunahme** des Lungenrundherdes, Rundherde mit **Ausläufern** in die Umgebung und Rundherde **ohne Verkalkung**.

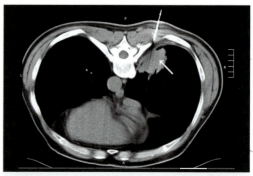

Abb. 4.14 CT-gesteuerte Punktion eines Bronchialkarzinoms rechts paravertebral (Pfeil) in Bauchlage. Die Punktionsnadel muss noch weiter vorgeschoben werden (aus Baenkler, H.-W., Goldschmidt, H., Hahn, J.-M. et al.: Kurzlehrbuch Innere Medizin, 3. Auflage, Georg Thieme Verlag, 2015).

**MERKE.** Das Bronchialkarzinom ist ein radiologisches Chamäleon. Daher gilt: Es gibt keine Veränderung, hinter der sich nicht ein Karzinom verbergen kann. Jeder unklare Lungenrundherd ist bis zum Beweis des Gegenteils potenziell maligne!

**? Was ist der entscheidende Risikofaktor des Bronchialkarzinoms? Welche Angabe ist hier entscheidend für die Ermittlung des Krebsrisikos?**

85 % aller Bronchialkarzinome entstehen bei **Rauchern**. Das Krebsrisiko korreliert mit Dauer und Menge des Zigarettenkonsums. Entscheidend sind die sog. **„Pack Years"**. Sie werden durch die Multiplikation der täglich konsumierten Packungen mit der Anzahl der Raucherjahre berechnet.

**MERKE.** Bei 40 Pack Years steigt das Krebsrisiko auf das 10-fache. Wird mit dem Nikotinkonsum bereits in der Jugend begonnen, steigt es um den Faktor 30. Auch Passivrauchen erhöht das Krebsrisiko!

**? Warum sollten Sie bei Verdacht auf ein Bronchialkarzinom eine Arbeitsplatzanamnese erheben?**

Etwa **5 %** aller Bronchialkarzinome werden durch **berufliche Karzinogene** verursacht.

**MERKE.** Häufige berufliche Karzinogene sind Asbest, Nickel, Chrom-VI-Verbindungen, polyzyklische Kohlenwasserstoffe, Kokereigase, Radon, Uran, Arsen und Haloäther.

**? Hartnäckiger Husten, Heiserkeit, radiologisch verdächtige Befunde und eine langjährige Raucheranamnese wecken bei Ihnen den hochgradigen Verdacht auf ein Bronchialkarzinom. Wie sichern Sie Ihren Verdacht?**

Die Diagnose wird **histologisch** gesichert. Die Gewinnung des Biopsiematerials hängt von der Tumorlokalisation ab: Bei zentral wachsenden Karzinomen kann Material durch eine **Bronchoskopie** oder eine **Mediastinoskopie** gewonnen werden. Periphere Karzinome können durch eine **bronchoskopische periphere Zangenbiopsie**, eine CT- bzw. Sonografie-gesteuerte **transthorakale Punktion** (Abb. 4.14) oder ggf. eine **offene Resektion des Herdes** erreicht werden. Eine offene Resektion ist nur sinnvoll, wenn der Herd mittels PET-CT als primär operabel beurteilt wird.

**? Welche histologischen Typen des Bronchialkarzinoms kennen Sie? Wodurch unterscheiden sich diese und welche Konsequenzen hat der histologische Typ für die Therapieoptionen?**

Histologisch wird zwischen dem **kleinzelligen** (SCLC; small cell lung cancer) und den **nicht-kleinzelligen** (NSCLC; non small cell lung cancer) Bronchialkarzinomen unterschieden:
- **Kleinzellige Karzinome** wachsen sehr schnell, die Tumorverdopplungszeit liegt zwischen 10 und 50 Tagen. Die meisten Tumoren werden erst in fortgeschrittenen Stadien entdeckt, 80 % sind bei Diagnosestellung bereits metastasiert. Standardtherapie ist eine **Polychemotherapie**, der Tumor ist aufgrund der hohen Teilungsrate der Krebszellen sehr chemosensibel. Eine operative Therapie ist wegen des disseminierten Befalls in der Regel nicht möglich.
- Bei den **nicht-kleinzelligen Karzinomen** werden **Plattenepithelkarzinome, Adenokarzinome** und **großzellige Karzinome** unterschieden. Sie wachsen deutlich langsamer als die kleinzelligen Karzinome und werden häufig in einem lokalisierten Stadium entdeckt, weshalb sie **primär operativ** therapiert werden.

## 4.8 Bronchialkarzinom

**? Welche Untersuchungen müssen Sie nach histologischer Sicherung des Bronchialkarzinoms einleiten?**

Ist das Karzinom histologisch gesichert, werden **Staginguntersuchungen** eingeleitet, um die **Tumorausdehnung** zu erfassen. Hierzu zählen eine CT des Thorax, eine Sonografie bzw. CT des Abdomens, bei zerebralen Symptomen eine kraniale MRT sowie bei Knochenschmerzen eine Skelettszintigrafie bzw. eine PET-CT.

**? In welche Organe metastasiert das Bronchialkarzinom bevorzugt?**

Typische Lokalisationen für Metastasen sind **Skelett**, **Nebennieren**, **Leber** und **Gehirn**.

**? Welcher Verdacht kommt Ihnen, wenn Sie bei einem Patienten mit kleinzelligem Bronchialkarzinom ein Vollmondgesicht und Striae distensae bemerken?**

Da kleinzellige Bronchialkarzinome von neuroendokrinen Zellen abstammen, lösen sie häufig **paraneoplastische Syndrome** aus, am häufigsten ein **Cushing-Syndrom** durch ektope ACTH-Bildung.

> **MERKE.** Paraneoplasien bei kleinzelligem Bronchialkarzinom:
> - **Cushing-Syndrom** durch ektope ACTH-Produktion
> - **Syndrom der inadäquaten ADH-Ausschüttung** (SIADH)
> - **Hyperkalzämie** durch ektope Produktion eines parathormonverwandten Peptids (PTHrP)
> - **Lambert-Eaton-Syndrom** mit proximal betonter Myopathie durch Antikörper gegen Kalziumkanalproteine
> - **Polymyositis** oder **Dermatomyositis**
> - **erhöhte Thromboseneigung**
> - **hypertrophe pulmonale Osteoarthropathie** (Pierre-Marie-Bamberger-Syndrom) mit Trommelschlägelfingern und Uhrglasnägeln

**? Nach Abschluss der Staginguntersuchungen stellen Sie folgende Diagnose: Kleinzelliges Bronchialkarzinom mit Befall beider Thoraxhälften, Infiltration des N. laryngeus recurrens und Skelettmetastasen. In welchem Stadium befindet sich der Patient, wie können Sie ihn therapieren und wie ist seine Prognose?**

Befällt der Tumor beide Thoraxhälften, spricht man von einer **„Extensive Disease"**. In diesem Stadium kann der Patient nur noch **palliativ** behandelt werden. Therapie der Wahl ist eine **Polychemotherapie**. Die Skelettmetastasen werden mit einer lokalen **Strahlentherapie** und **Bisphosphonaten** behandelt. Mit diesem Therapieregime werden Remissionsraten von 30–80 % erzielt, die Remission ist häufig aber nur von kurzer Dauer. Die **mittlere Überlebenszeit** liegt zwischen **8** und **12 Monaten** (siehe Tab. 4.9).

**? Wofür spricht die Trias „Ptosis, Miosis und Pseudoenophthalmus"? Bei welcher Form des Bronchialkarzinoms wird sie beobachtet?**

Die Trias ist charakteristisch für das **Horner-Syndrom**, das häufig bei Patienten mit **Pancoast-Tumor** auftritt.

**? Was verstehen Sie unter einem Pancoast-Tumor und warum leiden diese Patienten häufig an einem Horner-Syndrom? Über welche Symptome klagen sie häufig?**

Der Pancoast-Tumor ist ein **peripheres**, an der **Lungenspitze** lokalisiertes Bronchialkarzinom, das die Pleurakuppe und die Thoraxwand arrodiert. Das Horner-Syndrom entsteht durch eine **Schädigung des Halssympathikus** oder **zervikaler Nervenwurzeln**. Infiltriert der Tumor den **Plexus brachialis**, klagen die Patienten über Schmerzen, Parästhesien und Lähmungen des Armes.

**Tab. 4.9** Kleinzelliges Bronchialkarzinom: Stadieneinteilung und stadiengerechte Therapie.

| | Ausdehnung | Therapie | mittlere Überlebenszeit |
|---|---|---|---|
| **„Limited Disease"** (30 %) | Primärtumor ist auf eine Thoraxhälfte begrenzt mit oder ohne<br>- Befall ipsilateraler supraklavikulärer oder Skalenus-Lymphknoten<br>- Befall ipsi- oder kontralateraler hilärer Lymphknoten<br>- Pleuraerguss ohne Nachweis maligner Zellen<br>- Atelektase | kurative Tumorresektion + Polychemotherapie (Cis- bzw. Carboplatin + Etoposid) und simultane Strahlentherapie bei Vollremission: prophylaktische Schädelbestrahlung | 12–16 Monate |
| **„Extensive Disease"** (70 %) | - Befall beider Thoraxhälften und/oder<br>- Infiltration von Nachbarstrukturen (Herz, Ösophagus, Perikard, N. laryngens recurrens, N. phrenicus, V. cava superior), maligner Pleuraerguss und/oder<br>- extrathorakale Metastasierung | palliative Polychemotherapie (Cis- bzw. Carboplatin + Etoposid) simultan/konsekutiv und bei Vollremission: Schädelbestrahlung | 8–12 Monate |

## 4 Pulmologie

**? Wie therapieren Sie ein bronchiales Plattenepithelkarzinom im UICC-Stadium IIB?**

In diesem Stadium ist ein **kurative Tumorentfernung** mit **mediastinaler Lymphadenektomie** indiziert. Durch eine **adjuvante Chemotherapie** kann die Überlebenswahrscheinlichkeit verbessert werden.

**? Welche Therapieoptionen kommen neben der Chemotherapie noch in Frage?**

Die Therapie des NSCLC ist zwischenzeitlich sehr **individuell**. Abhängig vom Mutationsstatus von Proteinen wie dem EGF(epidermal growth factor)-Rezeptor oder der Expression von PD-L1 (Ligand des Proteins PD-1; programmed cell death protein 1) können **Tyrosinkinasehemmer, Angiogenesehemmer** oder auch **PD-L1-Antikörper** mit gutem Erfolg eingesetzt werden.

**? Sie planen bei einem Patienten mit bronchialem Plattenepithelkarzinom im UICC-Stadium IIb eine pulmonale Teilresektion. Der zuständige Anästhesist möchte von Ihnen wissen, ob der Patient von Seiten der Lungenfunktion operabel ist. Welcher Parameter ist hierfür entscheidend?**

Der wichtigste Parameter zur Beurteilung der funktionellen Operabilität ist die **absolute Einsekundenkapazität**. Vor einer Pneumektomie muss die präoperative $FEV_1$ > 2,5 l betragen, für eine Lobektomie reichen 1,75 l, bei einer Segmentresektion 1,5 l. Liegen die Werte darunter, sollte die postoperative $FEV_1$ mittels Lungenperfusionsszintigrafie abgeschätzt werden. Bei Werten **< 0,8** gilt der Patient als **inoperabel** (siehe Tab. 4.10, Tab. 4.11).

**Tab. 4.10** TNM-Klassifikation des Bronchialkarzinoms nach IASLC (2017, Lung Cancer Staging Project).

| Kategorie | Stadium | Erläuterung |
|---|---|---|
| T (Tumor) | Tis | Carcinoma in situ |
| | T1 | < 3 cm*, von Lungengewebe / viszeraler Pleura umgeben, keine Beteiligung des Hauptbronchus; **a(mi)**: minimal invasives Adenokarzinom, **a**: ≤ 1 cm; **b**: > 1 cm / ≤ 2 cm; **c**: > 2 cm / ≤ 3 cm |
| | T2 | • > 3 / ≤ 5 cm *oder*<br>• Hauptbronchus infiltriert ohne Invasion der Carina<br>• viszerale Pleura infiltriert *oder*<br>• partielle Atelektase oder obstruktive Pneumonie (tumorbedingt) bis in den Hilus, mit teilweiser oder kompletter Erfassung der Lunge<br>**a**: > 3 ≤ 4 cm; **b**: > 4 ≤ 5 cm |
| | T3 | • > 5 ≤ 7 cm<br>• Thoraxwand, N. phrenicus, *oder* parietales Perikard infiltriert<br>• zusätzlicher Tumorknoten im gleichen Lungenlappen |
| | T4 | • > 7 cm *oder*<br>• angrenzende Organe bzw. Strukturen direkt infiltriert (Carina, Diaphragma, Mediastinum, große Gefäße, Herz, Trachea, N. laryngeus recurrens, Ösophagus, Wirbelkörper)<br>• zusätzlicher Tumorknoten in anderem, ipsilateralen Lungenlappen |
| N (Lymphknoten) | N0 | keine LK-Metastasen |
| | N1 | ipsilaterale, peribronchiale und / oder ipsilaterale hiläre LK befallen *und / oder* intrapulmonale Lymphknoten befallen *oder* diese LK direkt infiltriert |
| | N2 | ipsilaterale mediastinale und / oder subkarinale LK befallen |
| | N3 | kontralaterale mediastinale, kontralaterale hiläre, ipsi- oder kontralateral tief zervikale, supraklavikuläre LK befallen |
| M (Metastase) | M0 | keine Fernmetastasen |
| | M1 | Fernmetastasen **a** kontralateraler Lungenlappen mit separatem Tumorknoten befallen; Pleura knotig befallen; maligner Pleura- oder Perikarderguss; **b** extrathorakales Organ mit einer isolierten Fernmetastase befallen; **c** eines oder mehrere Organe mit mehreren Fernmetastasen befallen |

* alle Größenangaben beziehen sich auf den größten Durchmesser.

## 4.9 Lungenembolie

**Tab. 4.11** Klassifikation der Tumorstadien nach UICC (2017)

| Stadium | Primärtumor | LK | Fernmetastasen |
|---|---|---|---|
| 0 | Tis | N0 | M0 |
| **Stadium I** | | | |
| A1 | T1a(mi); T1a | N0 | M0 |
| A2 | T1b | N0 | M0 |
| A3 | T1c | N0 | M0 |
| B | T2a | N0 | M0 |
| **Stadium II** | | | |
| A | T2b | N0 | M0 |
| B | T1a-c; T2a; T2b | N1 | M0 |
|   | T3 | N0 | M0 |
| **Stadium III** | | | |
| A | T1a-c; T2a-b | N2 | M0 |
|   | T3; T4 | N1 | M0 |
|   | T4 | N0 | M0 |
| B | T1a-b; T2 a-b | N3 | M0 |
|   | T3; T4 | N2 | M0 |
| C | T3; T4 | N3 | M0 |
| **Stadium IV** | | | |
| A | jedes T | jedes N | M1a; M1b |
| B | jedes T | jedes N | M1c |

? Welche Tumormarker sollten Sie bei einem kleinzelligen Bronchialkarzinom, einem Plattenepithelkarzinom und einem Adenokarzinom im Verlauf bestimmen?

- Beim kleinzelligen Bronchialkarzinom sollte die Neuronen-spezifische Enolase, kurz **NSE**,
- beim Adenokarzinom das karzinoembryonale Antigen, kurz **CEA**, und
- beim Plattenepithelkarzinom das Zytokeratinfragment 21–1, kurz **CYFRA 21–1**, bestimmt werden.

**MERKE.** Tumormarker werden beim Bronchialkarzinom nicht in der Diagnostik, sondern ausschließlich als Verlaufsparameter bestimmt.

## 4.9 Lungenembolie

? Ein 70-jährige Patientin wird mit stärksten linksthorakalen Schmerzen und akut aufgetretener Luftnot ins Krankenhaus eingeliefert. Sie atmet schnell und flach, der systolische Blutdruck liegt bei 100 mmHg, die Lippen sind bläulich verfärbt. Das im Notarztwagen geschriebene EKG zeigt eine Rechtsherzbelastung, Infarktzeichen sind nicht sichtbar. Die Patientin ist vor 3 Tagen von einer 12-stündigen Busreise zurückgekehrt. Welche Diagnose vermuten Sie?

Thorakale Schmerzen, Dyspnoe, Hypotonie, Zyanose und Rechtsherzbelastungszeichen im EKG kurz nach einer länger andauernden Immobilisation sind hochverdächtig auf eine **Lungenembolie**.

? Erläutern Sie kurz, wie es durch die länger dauernde Immobilisation zu der Lungenembolie gekommen ist!

Eine **längere Immobilisation**, insbesondere bei älteren Patienten, ist ein wichtiger Risikofaktor für die **tiefe Beinvenenthrombose**. Abgelöste Thromben können in die Lungenstrombahn eingeschwemmt werden und dort einen Lungenarterienast verschließen.

? Beschreiben Sie das diagnostische Vorgehen bei klinischem Verdacht auf eine Lungenembolie!

Die Diagnostik der Lungenembolie umfasst 3 aufeinanderfolgende Schritte:
- Im ersten Schritt wird abgeschätzt, **wie wahrscheinlich** eine Lungenembolie bei dieser Patientin ist. Hierfür dient der sog. **Wells-Score**, in den typische Symptome der Lungenembolie und der tiefen Beinvenenthrombose sowie Risikofaktoren wie frühere Thromboembolien, Operationen, Immobilisation oder Tumorerkrankungen einfließen.
- Bei Patienten mit **niedrigem** und **mittlerem Risiko** werden anschließend die **D-Dimere** bestimmt. Negative D-Dimere sprechen gegen eine Lungenembolie, eine weitere Diagnostik ist nicht notwendig.
- Bei **positiven D-Dimeren** und bei Patienten mit **hohem Risiko** wird eine **bildgebende Diagnostik** eingeleitet. Verfahren der 1. Wahl ist die **Kompressionssonografie** der Beinarterien. Finden sich hier typische Hinweise auf eine tiefe Beinvenenthrombose, gilt die Diagnose als gesichert. Bei negativer Kompressionssonografie ist die **Spiral-CT** der diagnostische Goldstandard. Ist diese Untersuchung nicht verfügbar oder kontraindiziert, ist alternativ eine **Lungenperfusionsszintigrafie** möglich.

**MERKE.** Bei akuter Lungenembolie sind die D-Dimere in der Regel erhöht. Erhöhte D-Dimere sind aber unspezifisch: Sie finden sich z. B. auch bei Infektionen, Tumorerkrankungen oder postoperativ. Negative D-Dimere schließen eine akute Lungenembolie mit hoher Wahrscheinlichkeit aus.

# 4 Pulmologie

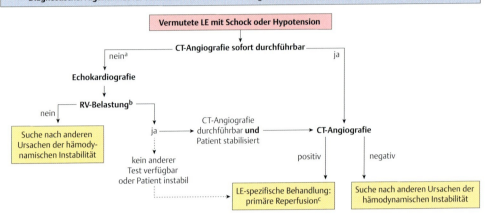

CT-Angiografie = computertomografische Angiografie (Pulmonalisangiografie); RV = rechter Ventrikel

[a] Einschließlich derjenigen Fälle, in denen der Zustand des Patienten so kritisch ist, dass nur Untersuchungen am Patientenbett möglich sind.
[b] Abgesehen von der Diagnose einer RV-Dysfunktion kann die transthorakale Echokardiografie am Patientenbett gelegentlich direkt eine LE bestätigen, indem mobile Thromben in den rechten Herzhöhlen dargestellt werden können. Ergänzende bildgebende Untersuchungen am Patientenbett sind die transösophageale Echokardiografie, welche Emboli in der Pulmonalarterie und den großen Ästen darstellen kann, sowie der beidseitige venöse Kompressionsultraschall zum Nachweis einer tiefen Venenthrombose.
Beide Methoden können bei Notfall-Entscheidungssituationen hilfreich sein.
[c] Thrombolyse; alternativ operative Embolektomie oder kathetergestützte Behandlungsverfahren.

a

**Diagnostischer Algorithmus für Patienten mit Verdacht auf LE ohne Schock und Hypotension**

Vermutete LE ohne Schock oder Hypotension
↓
klinische Wahrscheinlichkeit einer LE einschätzen
klinische Beurteilung oder Prognosescores[a]

niedrige/mittlere Wahrscheinlichkeit oder *LE unwahrscheinlich* → D-Dimer
- negativ → **keine Behandlung[b]**
- positiv → CT-Angiografie
  - keine LE → **keine Behandlung[b]**
  - LE bestätigt[c] → **Behandlung[b]**

hohe klinische Wahrscheinlichkeit oder *LE wahrscheinlich* → CT-Angiografie
- keine LE → **keine Behandlung[b] bzw. weitere LE-Diagnostik[d]**
- LE bestätigt[c] → **Behandlung[b]**

CT-Angiografie = computertomografische Angiografie

[a] Zwei alternative Klassifikationsschemata können zur Abschätzung der klinischen Wahrscheinlichkeit benutzt werden, ein dreistufiges Schema (Wahrscheinlichkeit niedrig, mittel oder hoch) oder ein zweistufiges Schema (LE unwahrscheinlich oder LE wahrscheinlich). Falls ein Assay mit mäßiger Sensitivität benutzt wird, sollte der D-Dimer-Test auf Patienten mit niedriger klinischer Wahrscheinlichkeit oder unwahrscheinlicher LE beschränkt sein, während Tests mit hochsensitivem Assay in Anbetracht der höheren Sensitivität und des negativ-prädiktiven Wertes auch bei Patienten mit mittlerer klinischer Wahrscheinlichkeit eingesetzt werden können. Bei hospitalisierten Patienten ist der diagnostische Stellenwert der D-Dimer-Bestimmung gering.
[b] Behandlung bezieht sich auf eine therapeutische Antikoagulation.
[c] Das CT-Angiogramm gilt als positiv, wenn es eine LE auf segmentaler oder weiter proximaler Ebene nachweist.
[d] Im Falle eines negativen CT-Angiogramms trotz hoher klinischer Wahrscheinlichkeit kann eine weitere diagnostische Abklärung notwendig sein, bevor eine Entscheidung gegen eine LE-spezifische Behandlung getroffen wird.

b

**Abb. 4.15 Diagnostischer Algorithmus bei Verdacht auf Lungenembolie** (Deutsche Gesellschaft für Kardiologie - Herz-und Kreislaufforschung e.V. (2015) ESC Pocket Guidelines. Management der akuten Lungenembolie, Version 2014. Börm Bruckmeier Verlag GmbH, Grünwald Kurzfassung der "ESC Guidelines on the diagnosis and management of acute pulmonary embolism" European Heart journal (2014) 35, 3033-3080-dol:10.1093/eurheartj/ehu283).

## 4.9 Lungenembolie

> **INFOBOX. Lungenembolie: Diagnostik**
>
> Mehr als 4 Punkte im Wells-Score machen die Diagnose „Lungenembolie" wahrscheinlich. (siehe Tab. 4.12)

**Tab. 4.12** Wells-Score.

| Kriterium | Punkte |
| --- | --- |
| klinische Zeichen einer tiefen Beinvenenthrombose | 3 |
| andere Diagnosen unwahrscheinlich | 3 |
| Herzfrequenz > 100/min | 1,5 |
| Immobilisation > 3 Tage oder Operation in den letzten 4 Wochen | 1,5 |
| Lungenembolie oder tiefe Beinvenenthrombose in der Anamnese | 1,5 |
| Hämoptysen | 1 |
| Neoplasie | 1 |

**? Positive D-Dimere und der Nachweis eines Embolus in der Spiral-CT bestätigen bei Ihrer Patientin den klinischen Verdacht auf eine Lungenembolie. Mit welcher Untersuchung können Sie das hämodynamische Risiko Ihrer Patientin einschätzen? Welche Befunde sprechen für eine hämodynamisch relevante Lungenembolie?**

Bei Patienten mit Lungenembolie kann sich durch die akute Rechtsherzbelastung ein **kardiogener Schock** entwickeln. Mithilfe der **Echokardiografie** können die rechtsventrikuläre Druckbelastung und Dysfunktion abgeschätzt werden. Für eine hämodynamisch relevante Lungenembolie sprechen
- eine eingeschränkte Wandbewegung des dilatierten rechten Ventrikels,
- paradoxe Septumbewegungen und
- eine Trikuspidalklappeninsuffizienz.

**? Ihre Patientin leidet unter einer massiven Lungenembolie durch einen Pulmonalarterienastverschluss, die mit einer deutlichen rechtsventrikulären Dysfunktion einhergeht. Wie therapieren Sie sie?**

Bei massiven Lungenembolien und hämodynamischer Instabilität ist eine **systemische Lysetherapie** mit rt-PA, Urokinase oder Streptokinase indiziert, ggf. sogar eine **operative** oder **per Katheter durchgeführte Embolektomie**.

**? Wie therapieren Sie mäßig schwere und schwere Lungenembolien?**

Therapie der Wahl ist die **sofortige Vollheparinisierung** mit fraktioniertem oder unfraktioniertem Heparin oder die Antikoagulation über **NOAKs** (Nicht-Vitamin-K-antagonistische orale Antikoagulantien). Wenn eine Heparingabe erfolgt ist, wird im Anschluss überlappend eine **orale Antikoagulation** mit **Phenprocoumon** (Marcumar®) eingeleitet (siehe hierzu auch Tab. 3.8). Im Fall einer Therapie mit NOAKs wird diese später an eine Dauergabe angepasst. Zusätzlich erhalten die Patienten **Sauerstoff** und eine **adäquate Schmerzmedikation** (siehe Tab. 4.13).

**Tab. 4.13** Stadieneinteilung der Lungenembolie (LE) nach Grosser.

| | Schweregrad I: mäßig schwere LE | Schweregrad II: schwere LE | Schweregrad III: massive LE | Schweregrad IV: fulminante LE |
| --- | --- | --- | --- | --- |
| klinische Symptome | evtl. Dyspnoe, retrothorakale Schmerzen | akute Dyspnoe, Tachypnoe, Tachykardie, thorakale Schmerzen, Angst | zusätzlich zu Schweregrad II: Zyanose, Synkope, Schocksymptome | kardiogener Schock, Gefahr des Herz-Kreislauf-Stillstands |
| arterieller Blutdruck (mmHg) | normal | ggf. leicht ↓ | ↓ | $RR_{syst}$ < 100 mmHg |
| pulmonalarterieller Mitteldruck (mmHg) | < 20 (normal) | < 20 (normal) | 25–30 | > 30 |
| $PaO_2$ (mmHg) | > 75 | ggf. leicht ↓ | < 70 | < 60 |
| Gefäßverschluss | periphere Äste | Segmentarterien | Pulmonalarterienast | Pulmonalishauptstamm oder mehrere Lappenarterien |
| Therapie | Vollheparinisierung | | Fibrinolyse (lokal/systemisch), Katheterfragmentation, operative Thrombendarteriektomie (selten indiziert) | |
| Letalität | normal | < 25 % | > 25 % | > 50 % |

# 4 Pulmologie

## 4.10 ARDS (Acute Respiratory Distress Syndrome)

**?** Auf der Intensivstation liegt ein älterer Patient mit Urosepsis. Bei der täglichen Röntgenkontrolle entdecken Sie neu aufgetretene, bilaterale, diffuse Infiltrate der Lunge, die Blutgasanalyse zeigt eine respiratorische Globalinsuffizienz. Welcher Verdacht kommt Ihnen sofort?

Die beschriebenen radiologischen Veränderungen und die respiratorische Globalinsuffizienz bei einem intensivpflichtigen Patienten mit Sepsis sind typisch für ein **akutes Lungenversagen**, kurz **ARDS**. Siehe Abb. 4.16

> **MERKE.** Das ARDS bezeichnet eine akute respiratorische Insuffizienz bei vorher lungengesunden Patienten.

**?** Nennen Sie die 3 typischen klinischen Symptome des ARDS! Wie können Sie das Ausmaß des Lungenschadens bei diesem Patienten abschätzen?

Das ARDS führt akut zu **arterieller Hypoxämie**, **bilateralen diffusen Infiltraten** im Röntgen Thorax und einem **nichtkardiogenem Lungenödem**. Der Horowitz-Oxygenierungsindex ($PaO_2/F_iO_2$; intensivmedizinisch verwendeter Index zur Beurteilung des Ausmaßes einer Lungenschädigung: 350 – 450 mmHg: normal; 200 – 300 mmHg: leichter; 100 – 200 mmHg: moderater; < 100 mmHg: schwerer Lungenschaden) liegt bei < 200 mmHg.

**?** Entscheidend für die Diagnosestellung ist der Ausschluss eines kardialen Lungenödems bei akutem Linksherzversagen. Wie können Sie dieses ausschließen?

Ein Linksherzversagen kann durch Bestimmung des **pulmonalen Kapillarverschlussdrucks** ausgeschlossen werden. Dieser liegt bei kardiogenem Lungenödem **> 18 mmHg**, bei ARDS **< 18 mmHg**.

**?** Durch welche Schädigungsmechanismen wird ein ARDS ausgelöst?

Typische Ursachen sind
- **direkte pulmonale Schädigungen** durch schwere pulmonale Infektionen, Aspiration oder inhalative Noxen und
- **indirekte pulmonale Schädigungen** durch ein Trauma, eine Verbrennung, eine Sepsis, eine akute Pankreatitis oder eine Verbrauchskoagulopathie.

**?** Typisch für das ARDS ist die $O_2$-refraktäre Hypoxämie. Therapie der Wahl ist daher die maschinelle Beatmung. Was sollten Sie dabei beachten?

Die Patienten müssen **lungenprotektiv** beatmet werden. Um die noch intakten Alveolen nicht zu schädigen, müssen die Spitzendrücke möglichst **niedrig** gehalten werden. Aus

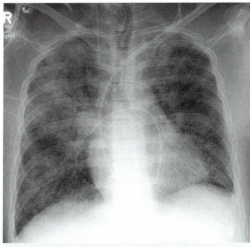

**Abb. 4.16** ARDS mit diffuser, fleckig-inhomogener Verschattung beider Lungenflügel (aus Stäbler, A., Ertl-Wagner, B.: Radiologie-Trainer: Körperstamm, Innere Organe und Gefäße, 2. Auflage, Georg Thieme Verlag, 2013).

dem gleichen Grund werden niedrige Zugvolumina und eine leichte Hyperkapnie toleriert. Der positive endexspiratorische Druck, kurz **PEEP**, sollte aber **ausreichend hoch** gewählt werden.

## 4.11 Pleuraerkrankungen

### 4.11.1 Pleuraerguss

**?** Auf Ihrer Station liegt ein Patient mit anbehandelter Pneumonie. 2 Tage nach Beginn der Antibiotikatherapie fällt Ihnen bei der klinischen Untersuchung rechts basal eine absolute Dämpfung und ein abgeschwächtes Atemgeräusch auf. Der Patient klagt über leichte Luftnot. Welcher Verdacht kommt Ihnen und was unternehmen Sie?

Die Untersuchungsbefunde weisen auf einen **Pleuraerguss** hin. Etwa die Hälfte aller Pneumonie-Patienten entwickelt einen parapneumonischen Pleuraerguss. Mit Hilfe der **Sonografie** kann der Verdacht gesichert sowie die Ausdehnung und Struktur des Ergusses untersucht werden. Anschließend kann der Erguss **punktiert** werden, um das Punktat laborchemisch zu untersuchen.

**?** Tritt ein Pleuraerguss häufiger links oder rechts auf? Begründen Sie Ihre Antwort!

Pleuraergüsse treten häufiger **rechts** auf, da die Pleurafläche auf dieser Seite größer ist.

## 4.11 Pleuraerkrankungen

**? Beschreiben Sie den klassischen radiologischen Befund bei Pleuraerguss! Ab welcher Ergussmenge sind die Veränderungen sichtbar?**

Typisch ist **eine glatt begrenzte Verschattung**, die **seitlich ansteigt**. Dieser seitliche Anstieg wird auch als **Ellis-Damoiseau-Linie** bezeichnet. Radiologisch lassen sich Ergussmengen ab **300 ml** nachweisen.

**? Nennen Sie die beiden klassischen Indikationen für eine Pleurapunktion!**

Eine Pleurapunktion kann aus **therapeutischen** oder aus **diagnostischen** Gründen indiziert sein:
- Eine **therapeutische** Indikation besteht bei Pleuraergüssen, die zu Dyspnoe oder einer Mediastinalverlagerung führen.
- Eine **diagnostische** Pleurapunktion ist immer indiziert, wenn es keine eindeutige klinische Erklärung für den Pleuraerguss gibt. In diesem Fall genügt die Entnahme von 10–20 ml Pleuraflüssigkeit, die anschließend laborchemisch, bakteriologisch und zytologisch untersucht wird.

**? Wo punktieren Sie einen Pleuraerguss am besten? Welche Haltung sollte der Patient einnehmen?**

Der Patient sollte während der Pleurapunktion **sitzen** und seinen **Oberkörper leicht nach vorne beugen**. Der Einstich wird unter sonografischer Kontrolle in der **hinteren Axillarlinie** am **Rippenoberrand** gesetzt, da am Unterrand der Rippe die Interkostalgefäße und -nerven verlaufen. Um Verletzungen der subdiaphragmalen Organe zu vermeiden, sollte nach Möglichkeit **nicht unterhalb der 9. Rippe** punktiert werden.

**? Nach der Pleurapunktion betrachten Sie das Punktat. Können Sie aus dem makroskopischen Aspekt auf die Genese des Pleuraergusses schließen?**

Farbe und Konsistenz des Punktats geben **erste Hinweise** auf die Ursache des Ergusses:

- Eine **klare** und **zähflüssige** Punktatflüssigkeit ist typisch für parapneumonische, tuberkulöse, kardiale oder hypoproteinämische Pleuraergüsse.
- Eine **eitrig-trübe Flüssigkeit** ist bei einem Pleuraempyem und bei abdominellen Abszessen zu finden.
- Ein **milchig-trübes** Punktat deutet auf einen Chylothorax mit erhöhtem Lymphgehalt hin.
- Ein **blutiges Punktat** ist hochverdächtig für maligne Erkrankungen von Lunge, Pleura oder Mamma sowie für ein Thoraxtrauma oder eine Lungenembolie.

**? Welcher laborchemische Parameter hilft Ihnen, zwischen einem Exsudat und einem Transsudat zu unterscheiden? Nennen Sie die 3 häufigsten Ursachen eines Ex- bzw. Transsudats!**

Entscheidend ist der **Eiweißgehalt** des Punktats:
- Bei einem **Transsudat** beträgt der Eiweißgehalt **< 30 g/l**. Die häufigsten Ursachen sind **Linksherz-** oder **Niereninsuffizienz** und **Leberzirrhose**.
- **Exsudate** haben einen Eiweißgehalt **> 30 g/l**. Sie entstehen am häufigsten bei **Malignomen**, **bakteriellen Infektionen** oder **Lungenembolien** (siehe Tab. 4.14).

**? Welcher laborchemische Parameter im Pleurapunktat ist wichtig für die Therapieentscheidung bei Ihrem Patienten mit parapneumonischem Pleuraerguss?**

Entscheidend ist der **pH-Wert**:
- Ein pH-Wert **> 7,3** spricht für einen **unkomplizierten** Pleuraerguss, der **antibiotisch** behandelt werden kann.
- Bei einem pH-Wert zwischen **7,1** und **7,3** handelt es sich um einen **komplizierten** Erguss, der zusätzlich eine **Thoraxdrainage** und eine **Fibrinolyse** erfordert.
- Ein pH-Wert **< 7,1** spricht für ein **Pleuraempyem**. Hier sollte zusätzlich zur antibiotischen Therapie eine **Saug-Spül-Drainage** angelegt werden. Gekammerte Empyeme müssen thorakoskopisch abgetragen werden.

**Tab. 4.14** Pleuraerguss: Transsudat und Exsudat.

| | Befunde | Differenzialdiagnosen |
|---|---|---|
| **Transsudat** | Eiweißgehalt < 30 g/l<br>spezifisches Gewicht < 1,106 g/l<br>Pleura/Serum-Gesamteiweißquotient < 0,5<br>LDH < 200 U/l<br>Pleura/Serum-LDH-Quotient < 0,6 | dekompensierte Linksherzinsuffizienz<br>Niereninsuffizienz<br>Hypalbuminämie: nephrotisches Syndrom, Leberzirrhose, exsudative Enteropathie, Mangelernährung |
| **Exsudat** | Eiweißgehalt > 30 g/l<br>spezifisches Gewicht > 1,106 g/l<br>Pleura/Serum-Gesamteiweißquotient > 0,5<br>LDH > 200 U/l<br>Pleura/Serum-LDH-Quotient > 0,6 | Malignome von Lunge, Mamma und Pleura: häufig hämorrhagisch, ggf. Nachweis maligner Zellen bakterielle Infektionen der Thorax- oder Abdominalorgane: Leukozyten ↑, Glukose ↓, ggf. Erregernachweis Lungenembolie<br>Kollagenosen<br>Z. n. Operation oder Trauma |

## 4 Pulmologie

**Tab. 4.15** Parapneumonischer Pleuraerguss: Klassifizierung.

| | unkomplizierter Pleuraerguss | komplizierter Pleuraerguss | Pleuraempyem |
|---|---|---|---|
| sonografischer Pleuraaspekt | dünn, permeabel | Fibrinexsudation mit beginnender Septierung | verdickt, Septen und Kammern |
| makroskopischer Aspekt des Punktats | klar | trüb | eitrig-trüb |
| laborchemische Befunde des Punktats | pH > 7,3<br>LDH < 500 U/l<br>Glukose > 60 mg/dl<br>Neutrophile ↑ | pH 7,1–7,3<br>LDH > 1000 U/l<br>Glukose < 40 mg/dl<br>Neutrophile ↑ ↑ | pH < 7,1<br>LDH > 1000 U/l<br>Glukose < 40 mg/dl<br>Neutrophile ↑ ↑ ↑ |
| Therapie | systemische Antibiose | systemische Antibiose, Thoraxdrainage und Fibrinolyse | systemische Antibiose, Saug-Spül-Drainage, ggf. Thorakoskopie |

**? Zu welchen akuten und chronischen Komplikationen kann ein Pleuraempyem führen?**

Akut sind die Patienten durch **Sepsis** und bronchopleurale **Fistelbildungen** gefährdet. Langfristig können sich durch Vernarbung der Pleurablätter **Pleuraschwarten** entwickeln. Diese komprimieren das Lungengewebe und führen zu einer **restriktiven Ventilationsstörung** (siehe Tab. 4.15).

**? Ein Patient mit Pleuramesotheliom leidet unter rezidivierenden, massiven Pleuraergüssen mit Dyspnoe. Wie können Sie ihm helfen?**

Bei rezidivierenden symptomatischen Pleuraergüssen können die Pleurablätter durch eine **medikamentöse Pleurodese** verklebt werden. Dabei werden **sklerosierende Substanzen** wie Tetrazykline oder Talkum in den Pleuraraum injiziert. Diese lösen eine chronische Entzündungsreaktion aus, die durch Fibrinexsudation zu einer **Verklebung der Pleurablätter** führt.

### 4.11.2 Pneumothorax

**? Ein 32-jähriger Patient kommt mit stechenden, plötzlich aufgetretenen, linksthorakalen Schmerzen in die Notfallambulanz. Bei der körperlichen Untersuchung fallen Ihnen über der rechten Lunge ein abgeschwächtes Atemgeräusch, ein hypersonorer Klopfschall und ein fehlender Stimmfremitus auf. Die angefertigte Röntgenaufnahme zeigt den folgenden Befund (siehe Abb. 4.17). Was erkennen Sie und welche Diagnose stellen Sie?**

Auf dem Röntgenbild ist auf der rechten Seite eine **strahlendichte**, **kollabierte Lunge** zu erkennen. Zwischen der kollabierten Lunge und der rechten Thoraxwand ist die Lunge völlig transparent, die typische Gefäßzeichnung fehlt. Zusammen mit den Symptomen und dem Auskultations- bzw. Perkussionsbefund spricht das Röntgen für einen **Pneumothorax**.

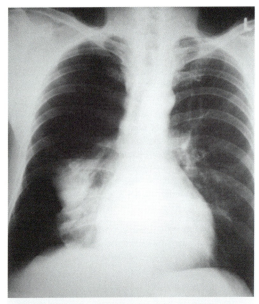

**Abb. 4.17 Röntgen Thorax** (aus Stäbler, A., Ertl-Wagner, B.: Radiologie-Trainer: Körperstamm, Innere Organe und Gefäße, 2. Auflage, Georg Thieme Verlag, 2013).

**? Der ansonsten völlig gesunde Patient möchte von Ihnen wissen, wie es bei ihm zu dem Pneumothorax gekommen ist. Was antworten Sie ihm?**

Ein Spontanpneumothorax bei völlig gesunden Patienten entsteht durch eine **druckbedingte Ruptur** kleiner **subpleuraler Emphysemblasen** bei starkem Husten oder Pressen. Die Blasen können **angeboren oder erworben** sein. Am häufigsten sind **junge Raucher** zwischen dem 20. und 40. Lebensjahr betroffen.

## 4.11 Pleuraerkrankungen

**? Nennen Sie die häufigsten Ursachen für einen sekundären Pneumothorax!**

Ein sekundärer Pneumothorax tritt auf
- bei **traumatischen Thoraxverletzungen** durch penetrierende Stichverletzungen oder ein stumpfes Thoraxtrauma,
- bei **pulmonalen Grunderkrankungen** wie Asthma bronchiale, COPD, Tuberkulose und Lungenfibrose oder
- **iatrogen** nach einer Pleurapunktion oder einer ZVK-Anlage.

**? Wie therapieren Sie einen symptomatischen Pneumothorax?**

Therapie der Wahl ist die **Pleurasaugdrainage**. Die Luft wird aus dem Pleuraspalt abgesaugt und die kollabierte Lunge kann sich wieder ausdehnen. Die Resorption kann durch Sauerstoffgabe beschleunigt werden. Der Erfolg der Therapie wird durch tägliche Röntgenaufnahmen kontrolliert. Ist die Lunge wieder vollständig entfaltet, wird die Drainage zunächst für 1–2 Tage abgeklemmt. Bleibt die Lunge in dieser Zeit entfaltet, kann die Drainage entfernt werden.

**? Welche Pneumothoraxform ist ein absoluter Notfall? Begründen Sie Ihre Aussage!**

Ein absoluter Notfall ist der **Spannungspneumothorax**. Durch einen **Ventilmechanismus** dringt die Luft beim Einatmen in den Pleuraraum, kann aber beim Ausatmen nicht mehr entweichen. Der Druck im Pleuraraum steigt und das Mediastinum wird auf die gesunde Lungenseite abgedrängt. Durch die Kompression der gesunden Lunge entwickelt sich rasch eine respiratorische Insuffizienz mit starker Dyspnoe und Zyanose. Drückt das Mediastinum auf die großen Gefäße, wird der venöse Blutabstrom in den rechten Vorhof behindert. Die Folge ist eine obere Einflussstauung mit Blutdruckabfall und Kreislaufversagen.

**? Sie werden als Notarzt zu einem Patienten mit Spannungspneumothorax gerufen. Welche Sofortmaßnahmen müssen Sie ergreifen?**

Die Lunge muss sofort durch eine **Notpleurapunktion** entlastet werden. Hierfür wird auf der betroffenen Seite mit einer **großlumigen Venenverweilkanüle** im **2. ICR medioklavikulär** punktiert. Die Kanüle wird bis zur definitiven Versorgung in der Klinik belassen.

# Gastroenterologie

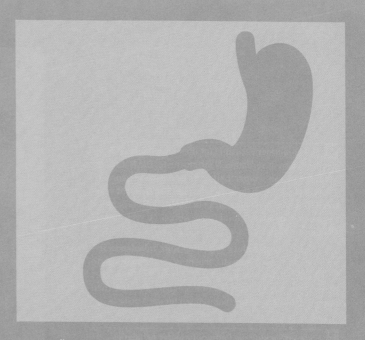

5.1 Ösophaguserkrankungen
5.2 Magenerkrankungen
5.3 Gastrointestinale Blutung
5.4 Darmerkrankungen
5.5 Lebererkrankungen
5.6 Erkrankungen der Gallenblase und der Gallenwege
5.7 Pankreaserkrankungen

# 5 Gastroenterologie

## 5.1 Ösophaguserkrankungen

### 5.1.1 Achalasie

**?** Ein 42-jähriger Patient klagt über Dysphagie und Regurgitation unverdauter Nahrungsreste. Die Nahrungsaufnahme sei so schmerzhaft, dass er zeitweise ganz aufs Essen verzichte. Er habe im letzten Jahr 8 kg Gewicht verloren. Der von Ihnen angeordnete Ösophagusbreischluck zeigt den folgenden Befund (siehe Abb. 5.1). Welche Diagnose stellen Sie?

Der Ösophagusbreischluck zeigt eine **spitz zulaufende Stenose** des distalen Ösophagus, der prästenotische, tubuläre Ösophagus ist **maximal geweitet**. Die Form des Ösophagus erinnert an ein **Sektglas**. Zusammen mit der klinischen Symptomatik ist dieser Befund typisch für die **Achalasie**.

**?** Erklären Sie kurz die Pathogenese der Achalasie!

Die genaue Ätiologie der Achalasie ist ungeklärt. Pathogenetisch liegt ihr eine **Degeneration ösophagealer parasympathischer Neurone** des **Plexus myentericus** zugrunde. Der Ruhedruck im unteren Ösophagussphinkter ist erhöht, die Erschlaffung während des Schluckvorgangs unzureichend und die propulsive, in Richtung Magen gerichtete Peristaltik gestört.

> **MERKE.** Die Achalasie ist eine funktionelle Obstruktion des Ösophagus.

**?** Symptomatik und Ösophagusbreischluck lenken Ihren Verdacht auf eine Achalasie. Dennoch sollten Sie unbedingt 2 weitere Untersuchungen durchführen. Welche Untersuchungen sind gemeint und warum sind diese wichtig?

Die Diagnose kann **manometrisch** gesichert werden, da so – anders als mit bildgebenden Methoden – die **gestörte Ösophagusfunktion** nachweisbar ist. Die Manometrie zeigt ein Fehlen der schluckreflektorischen Erschlaffung des unteren Sphinkters, einen erhöhten Ruhedruck und ein Fehlen der Peristaltik im tubulären Ösophagus. Zum **Ausschluss eines Ösophaguskarzinoms** ist auf jeden Fall eine **Ösophagoskopie** mit **Biopsieentnahme** notwendig.

**?** Nennen Sie die wichtigsten 4 Komplikationen der Achalasie!

Die wichtigsten Komplikationen der Achalasie sind
- **nächtliche Aspirationen** mit Entwicklung einer Aspirationspneumonie,
- **rezidivierende Ösophagitiden** durch die retinierten Nahrungsreste,

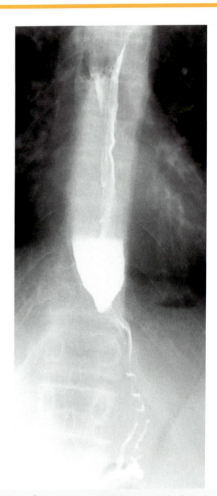

Abb. 5.1 Ösophagusbreischluck (aus Krombach, G. A., Mahnken, A. H.: Radiologische Diagnostik Abdomen und Thorax, Georg Thieme Verlag, 2015).

- eine kontinuierliche **Gewichtsabnahme** durch die Schmerzen bei der Nahrungsaufnahme und
- ein **Plattenepithelkarzinom** des Ösophagus.

> **MERKE.** Das Plattenepithelkarzinom des Ösophagus ist die wichtigste Spätkomplikation der Achalasie. Das Risiko ist im Vergleich zur normalen Bevölkerung um den Faktor 30 erhöht, eine regelmäßige Vorsorge durch endoskopische und bioptische Kontrollen ist daher unbedingt notwendig!

# 5.1 ÖSOPHAGUSERKRANKUNGEN

**? Welche Behandlung schlagen Sie Ihrem Patienten mit Achalasie vor? Wie erfolgversprechend ist die von Ihnen angedachte Therapie?**

Therapie der Wahl ist die **Ballondilatation** des unteren Ösophagussphinkters. Die primäre Erfolgsquote beträgt etwa 60%, allerdings muss die Behandlung ggf. wiederholt werden. Alternativ kann eine **operative** oder **laparoskopische Myotomie** des unteren Ösophagussphinkter mit gleichzeitiger Fundoplicatio zur Refluxprophylaxe durchgeführt werden. Eine dritte Möglichkeit bei Patienten mit hoher Komorbidität ist es, den unteren Ösophagussphinkter durch eine **Injektion von Botulinumtoxin** zu lähmen.

**? Warum ist nach der Ballondilatation einer Achalasie immer eine radiologische Kontrolle des Ösophagus mit wasserlöslichem Kontrastmittel nötig?**

Während der Ballondilatation **perforiert** der Ösophagus bei etwa 5% der Patienten. Daher ist nach jeder Ballondilatation eine radiologische Kontrolle durch einen **Gastrografinbreischluck** notwendig.

**? Ein Patient mit Achalasie hatte in den letzten 5 Jahren mehrere Ballondilatationen. Aktuell klagt er über ständiges Sodbrennen. Wie können Sie sich dieses Symptom erklären und welche Maßnahme ist nun indiziert?**

Wiederholte Dilatativen können eine **Verschlussinsuffizienz** des unteren Ösophagussphinkters mit **gastroösophagealem Reflux** auslösen. Bei dem Patienten ist nun eine **extramuköse Myotomie** indiziert, die zum Schutz vor Reflux mit einer **Fundoplicatio** kombiniert werden sollte.

## 5.1.2 Gastroösophageale Refluxkrankheit (GERD)

**? Ein adipöser Patient klagt über Sodbrennen und ein Druckgefühl hinter dem Brustbein. Sie haben den Verdacht, dass er an einer gastroösophagealen Refluxkrankheit leidet. Nach welchen Symptomen sollten Sie fragen, um Ihren Verdacht zu erhärten?**

Typische Beschwerden sind **Sodbrennen**, **Dysphagie** und **saures Aufstoßen**. Die Patienten berichten häufig, dass sich die Symptome in Rückenlage, beim Bücken, beim Pressen und bei körperlicher Anstrengung verschlechtern.

**? Welche Krankheitsbilder werden unter dem Begriff „gastroösophageale Refluxkrankheit" zusammengefasst?**

Unter dem Überbegriff **„gastroösophageale Refluxkrankheit"**, kurz GERD, werden verschiedene **klinische** und **organische Refluxfolgen** zusammengefasst. Abhängig von den endoskopischen und histologischen Befunden werden 2 Krankheitsbilder unterschieden:

- ein symptomatischer Reflux **ohne endoskopische und histologische Hinweise** auf eine Schädigung der Ösophagusschleimhaut, die endoskopisch negative Refluxkrankheit, kurz **NERD**
- eine endoskopisch und/oder histologisch **nachweisbare Refluxösophagitis**, kurz **ERD**

**? Wie kommt es bei der Refluxkrankheit zum Rückfluss von Magen- bzw. Duodenalinhalt in den Ösophagus? Welche beiden Formen der Refluxkrankheit werden ätiologisch unterschieden?**

Ein Reflux tritt bei einer Insuffizienz des Verschlussmechanismus des unteren Ösophagussphinkters auf. In den meisten Fällen ist die Ursache unklar, man spricht auch von der **primären** Refluxkrankheit. Bei etwa 20% lässt sich die Insuffizienz des unteren Ösophagussphinkters auf anatomische und funktionelle Veränderungen zurückführen. Diese **sekundäre** Refluxkrankheit entwickelt sich z.B. nach einer Kardiomyotomie, bei Magenausgangsstenose oder auch bei Sklerodermie.

**? Kennen Risikofaktoren für die Entstehung einer Refluxkrankheit?**

Risikofaktoren für eine primäre Refluxkrankheit sind
- eine **intraabdominale Druckzunahme**, z.B. bei Schwangerschaft, Adipositas, Aszites oder Aktivierung der Bauchpresse bei Obstipation,
- **Medikamente**, die den Sphinkterdruck senken, z.B. Kalziumantagonisten, Nitrate und Anticholinergika, sowie
- **Nahrungs-** und **Genussmittel** wie Nikotin, Alkohol, fettreiche und säurereiche Nahrung und manche Gewürze.

**? Viele Patienten mit gastroösophagealem Reflux leiden an Reizhusten, Heiserkeit und pektanginösen Beschwerden. Wie kommt es zu diesen Symptomen?**

Gelangt Magensäure in die Luftwege, kann sich eine **chronische Laryngitis** mit Heiserkeit und eine **Bronchitis** mit Reizhusten entwickeln. Pektanginöse Beschwerden werden durch eine refluxbedingte **Reizung des N. vagus** mit Spasmus der Ösophagusmuskulatur ausgelöst.

**? Wie können Sie pektanginöse Beschwerden bei koronarer Herzerkrankung von den Beschwerden bei gastroösophagealem Reflux unterscheiden?**

Eine Abgrenzung gelingt durch eine **probatorische Protonenpumpeninhibitor-** oder **Nitratgabe:** Protonenpumpenhemmer bessern refluxbedingte Schmerzen rasch, haben aber keinen Einfluss auf den Anginaschmerz. Nitrate bessern praktisch sofort den Anginaschmerz, beeinflussen jedoch refluxbedingte Schmerzen nicht.

## 5 GASTROENTEROLOGIE

**? Welche Diagnostik leiten Sie bei Ihrem Patienten mit Verdacht auf Refluxerkrankung ein?**

Refluxsymptome sollten immer **endoskopisch** und **histologisch** abgeklärt werden. Goldstandard ist die **Ösophagoskopie** mit **Quadrantenbiopsie**. Hier können sowohl eine Refluxösophagitis als auch refluxbedingte Komplikationen wie peptische Stenosen oder ein Barrett-Ösophagus nachgewiesen werden.

> **INFOBOX. Refluxkrankheit: Stadieneinteilung**
>
> Für die Refluxkrankheit existieren verschiedene Klassifikationssysteme:
> - Die „klassische" Stadieneinteilung nach **Savary und Miller** und die **Los-Angeles-Klassifikation** beurteilen das Ausmaß der entzündlichen Schleimhautläsionen (Tab. 5.1).
> - Die **MUSE-Klassifikation** bewertet zusätzlich die Komplikationen der Ösophagitis (**M**etaplasien, **Ul**zerationen, **S**trikturen, **E**rosionen; für jedes Kriterium werden 0–3 Punkte vergeben: 0 = fehlend, 1 = gering, 2 = mäßig und 3 = schwer).

**? Mit welcher Untersuchungsmethode können Sie den Reflux direkt nachweisen? Was müssen Sie im Vorfeld beachten?**

Direkt kann der Reflux mit der **24-Stunden-pH-Metrie** nachgewiesen werden. Für eine Refluxkrankheit spricht ein **pH-Wert < 4** in der distalen Speiseröhre über mehr als **8 %** der Tages- und mehr als **3 %** der Nachtmesszeit. 1 Woche vor der Untersuchung müssen alle säuresekretionshemmenden Medikamente abgesetzt werden.

**? Sie haben bei Ihrem Patienten mit Refluxbeschwerden endoskopisch eine Refluxösophagitis diagnostiziert. Welche medikamentöse Therapie leiten Sie ein?**

**Protonenpumpenhemmer** sind die Therapie der Wahl. Da sie die Säureproduktion vollständig unterdrücken, heilen Erosionen und Ulzerationen aus und die meisten Patienten sind nach 2 Wochen beschwerdefrei.

**? Nach Absetzen der Protonenpumpenhemmer sind bei der Hälfte der Patienten Rezidive zu beobachten. Wie gehen Sie in diesen Fällen vor?**

Bei einem Rezidiv werden **erneut Protonenpumpenhemmer** eingesetzt, bei häufigen Rezidiven ist eine **dauerhafte medikamentöse Therapie** indiziert. In der Langzeitprophylaxe werden die Protonenpumpenhemmer in halber Standarddosierung verabreicht. Bei gelegentlichen Rezidiven reicht eine Medikamenteneinnahme bei Bedarf.

**? An welche Erkrankung denken Sie wenn Refluxbeschwerden nicht auf PPI ansprechen?**

Bei einer **eosinophilen Ösophagitis** können ähnliche Beschwerden auftreten, wenn auch das endoskopische Bild (Trachealisierung des Ösophagus) und auch die Histologie (>5 Eosinophile pro Gesichtsfeld) ein anderes ist. Therapie der Wahl sind hier **Budenosid**-Applikationen.

**Tab. 5.1** Stadieneinteilung nach Savary und Miller und Los-Angeles-Klassifikation.

| Stadieneinteilung nach Savary und Miller | | Los-Angeles-Klassifikation | |
|---|---|---|---|
| **Stadium** | **Befund** | **Grad** | **Befund** |
| 0 | keine Schleimhautveränderungen | | |
| I | isolierte Schleimhauterosionen<br>• a) oberflächlich<br>• b) tief mit fibrinoider Nekrose | A<br><br>B | isolierte Schleimhautläsion < 5 mm<br><br>isolierte Schleimhautläsion > 5 mm |
| II | longitudinal konfluierende Erosionen | C | konfluierende Mukosaläsionen ≤ 75 % des Gesamtumfangs der Speiseröhre |
| III | zirkulär konfluierende Erosionen | D | Mukosaläsionen mit ≥ 75 % des Gesamtumfangs der Speiseröhre |
| IV | Komplikationen (Ulzerationen, Strikturen)<br>• a) mit entzündlichen Veränderungen<br>• b) irreversibles Narbenstadium | | |

## 5.1 ÖSOPHAGUSERKRANKUNGEN

**? Wie therapieren Sie einen Patienten, der unter gelegentlichen Refluxbeschwerden leidet und dessen Schleimhaut endoskopisch unauffällig ist?**

Gelegentliche Refluxbeschwerden ohne Ösophagitis lassen sich häufig durch eine **Änderung der Lebensgewohnheiten** lindern. Hierzu zählen Gewichtsreduktion, Ernährungsumstellung auf kleine, fettarme Mahlzeiten, kein direktes Hinlegen nach dem Essen und Schlafen mit erhöhtem Kopfteil. Refluxfördernde Nahrungs- und Genussmittel wie Obstsaft, Schokolade, Kaffee, kohlensäurehaltige Getränke, Alkohol und Nikotin sollten vermieden werden. Reichen diese Maßnahmen alleine nicht aus, kann der Patient **Antazida** oder **$H_2$-Rezeptorantagonisten** einnehmen.

**? Zu Ihnen kommt ein Patient mit langjährigem Sodbrennen. Er sei deswegen noch nie beim Arzt gewesen, bei Beschwerden habe er einfach etwas zum Neutralisieren eingenommen. In der Endoskopie sehen Sie im distalen Ösophagus einen 3,5 cm langen auffälligen Schleimhautbereich, der histologisch eine Zylinderzellmetaplasie zeigt. Um welche Komplikation handelt es sich und wie entsteht sie?**

Der histologische Befund ist typisch für den sog. **Barrett Ösophagus**. Durch die chronische Schleimhautreizung wird das Plattenepithel des terminalen Ösophagus durch **Zylinderepithel** vom intestinalen Typ mit Becherzellen ersetzt.

**? Warum gilt der Barrett-Ösophagus als fakultative Präkanzerose?**

Im Bereich der Schleimhautmetaplasie können **intraepitheliale Dysplasien** entstehen, aus denen sich ein **Adenokarzinom** des Ösophagus entwickeln kann.

> **MERKE.** Den Zusammenhang zwischen Reflux, Refluxösophagitis, Barrett-Ösophagus und Adenokarzinom kann man sich mit der 10er-Regel merken: 10 % der Patienten mit Refluxbeschwerden entwickeln eine Refluxösophagitis. Bei 10 % dieser Patienten entsteht im Verlauf ein Barrett-Ösophagus, aus dem sich in etwa 10 % der Fälle ein Adenokarzinom entwickelt. Die höchste Gefahr besteht bei Patienten mit Long-Segment-Barrett (> 3 cm) und High-Grade Dysplasien.

**? Wie unterscheidet sich die Therapie bei Barrett Ösophagus mit Low- bzw. High-Grade Dysplasie?**

Bei einem Barrett-Ösophagus mit **Low-Grade Dysplasie** ist eine abwartende Haltung gerechtfertigt. Die Refluxösophagitis wird mit **Protonenpumpenhemmern** behandelt, der Befund muss aber halbjährig endoskopisch kontrolliert werden. Bei einem Barrett-Ösophagus mit **High-Grade Dysplasien** müssen die dysplastischen Areale entfernt werden: Bei einem **intramukosalen Barrett** können **dysplastische Areale** durch eine photodynamische Lasertherapie behandelt werden. Infiltriert der Tumor die Submukosa, ist eine **mediastinale Ösophagusresektion** indiziert.

**? Wie können Sie die diagnostische Treffsicherheit in Bezug auf Barrett-verdächtige Areale erhöhen?**

Methode der Wahl bei Verdacht auf Barrett-Ösophagus ist die **Chromoendoskopie**. Durch das Auftragen von Essigsäure oder Methylenblau auf die Schleimhaut können dysplastische Areale demaskiert und gezielt biopsiert werden.

### 5.1.3 Ösophaguskarzinom

**? Ein 65-jähriger Patient klagt über hartnäckige Schluckstörungen seit 3 Monaten. An welche Erkrankung müssen Sie unbedingt denken?**

Die häufigste Ursache einer Dysphagie bei Patienten über 45 Jahren ist das **Ösophaguskarzinom**.

**? Was sind die häufigsten Ursachen einer Dysphagie bei jüngeren Menschen?**

In jüngeren Lebensjahren wird eine Dysphagie am häufigsten durch einen **gastroösophagealen Reflux** oder **Motilitätsstörungen** des Ösophagus ausgelöst. Natürlich muss auch in diesem Alter immer ein maligner Prozess ausgeschlossen werden.

**? Histologisch werden das Adeno- und das Plattenepithelkarzinom des Ösophagus unterschieden. Nennen Sie die wichtigen Risikofaktoren für beide Typen!**

Das **Adenokarzinom** des Ösophagus entwickelt sich häufig aus einem **Barrett-Ösophagus** bei Patienten mit Refluxösophagitis. Die wichtigsten Risikofaktoren für ein **Plattenepithelkarzinom** sind der Genuss von hochprozentigem **Alkohol**, heißen Getränken, Zigaretten und nitrosaminhaltigen Nahrungsmitteln. Auch bei Patienten mit Achalasie, Narbenstenosen nach Laugenverätzungen und Plummer-Vinson-Syndrom ist das Risiko erhöht.

**? Warum hat das Ösophaguskarzinom eine schlechte Prognose?**

Klinische Symptome treten erst in **fortgeschrittenen Stadien** auf. Das häufigste Erstsymptom, die Dysphagie, tritt erst auf, wenn bereits ⅔ des Speiseröhrenlumens durch den Tumor verlegt sind. Durch den fehlenden Serosaüberzug des intrathorakalen Ösophagus neigt das Ösophaguskarzinom zu **frühzeitiger lymphogener Metastasierung**. Bei Diagnosestellung besteht bei den meisten Patienten bereits ein lokal fortgeschrittenes Karzinom mit Lymphknotenmetastasen.

> **MERKE.** Nur 30 % der Ösophaguskarzinome werden im Stadium I und IIa entdeckt und können primär kurativ operiert werden! Auch nach R0-Resektion liegt die 5-Jahresüberlebensrate bei nur 35 %. Palliativ behandelte Patienten versterben häufig im 1. Jahr nach Diagnosestellung.

# 5 GASTROENTEROLOGIE

## 5.2 Magenerkrankungen

### 5.2.1 Chronische Gastritis und gastrointestinale Ulkuskrankheit

**?** In Ihrer Sprechkunde klagt eine 34-jährige Frau, dass sie es „mit dem Magen habe". Nach dem Essen leide sie an Schmerzen in der Magengegend, Übelkeit und einem unangenehmen Völlegefühl. Sie müsse dann ständig aufstoßen. Gastroskopie und Koloskopie waren unauffällig. Unter welchem Oberbegriff lassen sich die geschilderten Symptome zusammenfassen und was ist die wahrscheinlichste Ursache?

Die Patientin klagt über typische **dyspeptische Beschwerden**. Die unauffälligen Endoskopiebefunde sprechen für das sog. **Reizmagensyndrom**.

> **MERKE.** Das Reizmagensyndrom ist eine funktionelle Störung, die ähnlich wie das Reizdarmsyndrom mit einer erhöhten Schmerzempfindlichkeit gegenüber Dehnungsreizen und mit Somatisierungsstörungen einhergeht.

**?** Nennen Sie die häufigsten organischen Ursachen für dyspeptische Beschwerden!

**Organische Ursachen für dyspeptische Beschwerden** sind
- **Refluxkrankheit**
- Motilitätsstörungen der Speiseröhre wie die **Achalasie**
- akute und chronische **Gastritiden**
- **gastroduodenale Ulkuskrankheit**
- **Magenkarzinom**

**?** Bei der chronischen Gastritis werden 3 Typen unterschieden, die in der ABC-Klassifikation beschrieben werden. Wofür stehen diese Buchstaben? Gehen Sie in Ihrer Antwort kurz auf die Pathogenese ein!

Chronische Gastritiden werden anhand ihrer Pathogenese in 3 verschiedene Typen eingeteilt. Die **ABC-Klassifikation** teilt die chronischen Gastritiden anhand ihrer **Pathogenese** ein:
- **A** steht für **Autoimmungastritis**, die durch **Autoantikörper** gegen magenspezifische Schleimhautzellen ausgelöst wird.
- **B** steht für die **bakterielle Gastritis**. Etwa 80 % der chronischen Gastritiden werden durch eine Infektion mit **Helicobacter pylori** verursacht.
- **C** steht für die **chemisch induzierte Gastritis**, die häufig durch **NSAR-Einnahme** ausgelöst wird.

**?** Patienten mit Autoimmungastritis leiden häufig unter einer megaloblastären Anämie. Wie erklären Sie sich diesen Zusammenhang?

Diese Patienten bilden **Autoantikörper** gegen die **Intrinsic Factor-bildenden Parietalzellen** und den **Intrinsic Factor**. Ohne diesen Faktor kann der Organismus kein Vitamin $B_{12}$ resorbieren, die Patienten entwickeln daher eine megaloblastäre **Vitamin $B_{12}$-Mangel-Anämie**.

> **MERKE.** Bei 90 % der Patienten mit Typ A-Gastritis finden sich im Serum Anti-Parietalzellantikörper, bei 70 % zusätzlich Antikörper gegen den Intrinsic Factor.

**?** Warum müssen Sie bei einem Patienten mit Typ A-Gastritis regelmäßige endoskopische Kontrollen durchführen?

Die wichtigste Langzeitkomplikation der Typ A-Gastritis ist das **Magenkarzinom**.

**?** Beschreiben Sie kurz die Pathogenese der Magenkarzinomentstehung bei Typ A-Gastritis!

Die Typ A-Gastritis führt zu einer progredienten Zerstörung der **spezifischen Magenschleimhautzellen**. Im Endstadium atrophiert die gesamte Magenschleimhaut. Durch den **andauernden Entzündungsreiz** kann sich in atrophischen Arealen eine **intestinalen Metaplasie** bilden, auf deren Boden sich **Dysplasien** und **Adenokarzinome** entwickeln können.

**?** Nennen Sie die wichtigsten Komplikationen der Typ B-Gastritis!

Die wichtigste Komplikation der **Typ B-Gastritis** ist die **gastroduodenale Ulkuserkrankung**. Seltenere Komplikationen sind gastrale **MALT-Lymphome** und die idiopathische thrombozytopenische Purpura. Eine karzinomatöse Entartung ist möglich, allerdings seltener als bei der Typ A-Gastritis.

**?** Helicobacter pylori wird für die Entstehung mehrerer Magenerkrankungen verantwortlich gemacht. Welche Erkrankungen sind gemeint?

Zu den Helicobacter-assoziierten Erkrankungen gehören die **chronische Typ B-Gastritis**, die **gastroduodenale Ulkuskrankheit**, die **Riesenfaltengastritis**, das **Magenkarzinom** und **gastrale Lymphome** (siehe Tab. 5.2).

**?** Warum erkranken Patienten mit Autoimmungastritis niemals an einem Ulkus?

Bei der Typ A-Gastritis entwickelt sich durch den Untergang der säureproduzierenden Belegzellen eine **Achlorhydrie**. Magensäure ist aber eine **obligate Voraussetzung** für die Entwicklung eines Ulkus.

> **MERKE.** Ohne Säure kein Ulkus!

## 5.2 MAGENERKRANKUNGEN

**Tab. 5.2** Typen der chronischen Gastritis.

|  | Typ A | Typ B | Typ C |
|---|---|---|---|
| **Pathogenese** | Autoimmungastritis | Helicobacter pylori-Infektion | NSAR, Gallereflux |
| **Lokalisation** | deszendierende Korpusgastritis (Belegzellen v. a. in Fundus und Korpus) | Antrumgastritis, im Verlauf Ausbreitung in Richtung Korpus | Antrumgastritis |
| **relative Häufigkeit** | 5 % | 80 % | 15 % |
| **Klinik** | häufig asymptomatisch, evtl. dyspeptische Beschwerden | | |
| **Komplikationen** | atrophische Gastritis<br>perniziöse Anämie<br>Mikrokarzinoide<br>Magenkarzinom | Übergang in atrophische Gastritis<br>gastroduodenale Ulzera<br>MALT-Lymphom<br>idiopathische thrombozytopenische Purpura | gastroduodenale Ulzera<br>hohes Blutungsrisiko |
| **Diagnostik** | Endoskopie + Biopsie<br>Nachweis von Autoantikörpern, Hypergastrinämie, megaloblastärer Anämie und ggf. Helicobacter pylori | Endoskopie + Biopsie<br>Helicobacter pylori-Diagnostik | Endoskopie + Biopsie<br>NSAR-Anamnese |
| **Therapie** | bei Helicobacter pylori-Nachweis: Eradikation<br>ggf. Vitamin $B_{12}$-Substitution | Helicobacter pylori-Eradikation bei symptomatischer Gastritis<br>Protonenpumpenhemmer | Noxenkarenz<br>wenn nicht möglich: Ulkusprophylaxe mit Protonenpumpenhemmer |

**? Was ist die häufigste Ursache chronischer gastrointestinaler Ulzera? Begründen Sie Ihre Antwort!**

Gastrointestinale Ulzera entstehen am häufigsten auf dem Boden einer **chronischen Helicobacter pylori-Gastritis**. Das Bakterium **fördert die Säuresekretion** und setzt **schleimhauttoxische Proteasen** und Toxine frei, so dass die physiologische Schleimhauthomöostase gestört ist.

**MERKE.** Über 90 % der Duodenulzera und etwa 70 % der Magenulzera entstehen auf dem Boden einer chronischen Helicobacter pylori-Gastritis.

**? Nennen Sie den häufigsten Auslöser eines chronischen Helicobacter pylori-negativen Ulkus!**

Chronische Helicobacter pylori-negative Ulzera werden am häufigsten durch eine **längere Einnahme** von **NSAR** ausgelöst.

**MERKE.** Die Einnahme von NSAR erhöht das Risiko für ein gastroduodenales Ulkus um den Faktor 4. Bei gleichzeitiger Einnahme von Glukokortikoiden, ist das Ulkusrisiko auf das 15-Fache erhöht.

**MERKE.** Die häufigsten exogenen Ursachen für die Entstehung chronischer Magen- und Duodenulzera sind eine Infektion mit Helicobacter pylori und die Einnahme von NSAR. Ohne mindestens einen dieser Faktoren ist eine Ulkusentstehung sehr selten. Der wichtigste endogene Aggressionsfaktor ist die Magensäure („ohne Säure kein Ulkus").

**? Welche Patienten entwickeln häufig ein akutes Ulkus?**

Akute Ulzera entstehen am häufigsten durch **akuten Stress**. Besonders gefährdet sind Patienten mit schweren, lebensbedrohlichen Erkrankungen: Polytrauma, Schädel-Hirn-Trauma, Verbrennungen und Langzeitintubation sowie Patienten nach großen Operationen.

**? Wie entsteht das Stressulkus?**

Das akute Stressulkus wird durch eine **Mikrozirkulationsstörung** ausgelöst. Die Ischämie der Schleimhaut führt zu einem akutem Zusammenbruch der protektiven Schleimhautbarriere.

**? Über welche Symptome klagen Patienten mit symptomatischer gastroduodenaler Ulkuskrankheit?**

Die klinischen Symptome sind unspezifisch, häufig suchen die Patienten den Arzt aufgrund **dyspeptischer Beschwerden** auf. Der epigastrische Schmerz wird von den Patienten als bohrend und dumpf empfunden. Patienten mit Ulcus duodeni berichten häufig, dass der Schmerz v. a. in **Nüchternphasen** auftritt und sich **nach Nahrungsaufnahme bessert**. Patienten mit Ulcus ventriculi klagen häufig über **nahrungsabhängige Schmerzen**.

**MERKE.** Viele Ulzera verlaufen asymptomatisch. Dies gilt insbesondere für das NSAR-induzierte Ulkus, das durch die analgetische Wirkung der NSAR häufig erst spät bemerkt wird.

**? Warum klagen viele Patienten mit gastroduodenaler Ulkuskrankheit v. a. über nächtliche Schmerzen?**

Der **nächtlich erhöhte Vagotonus** steigert die gastrale Säuresekretion, was die Schmerzen verstärkt.

**? Wo sind die meisten Magen- und Duodenalulzera lokalisiert?**

- Magenulzera sind am häufigsten an der **kleinen Kurvatur des Antrums** und **präpylorisch** zu finden.
- 95 % der Duodenalulzera liegen in der **Vorderwand des Bulbus duodeni**. Häufig sind hier zwei gegenüberliegende Ulzera nachweisbar, sog. „**kissing Ulcers**".

**? Bei älteren Patienten können Helicobacter pylori assoziierte Magenulzera auch im distalen Korpus auftreten. Haben Sie eine Erklärung für dieses Phänomen?**

Helicobacter pylori breitet sich im Verlauf der Infektion von der Antrumschleimhaut **aszendierend** in Richtung Korpus aus. Bei **jahrelanger chronischer Helicobacter pylori-Gastritis** können sich daher Ulzera im **Magenkorpus** entwickeln.

> **MERKE.** Ulzera an der großen Kurvatur, im Korpus und im Fundus sind immer karzinomverdächtig.

**? Welche Diagnostik leiten Sie bei Verdacht auf eine Ulkuskrankheit ein?**

Die Diagnose „Ulkus" kann nur endoskopisch-histologisch gesichert werden. Goldstandard ist die **Gastroduodenoskopie mit Biopsieentnahme** zum histologischen Nachweis einer **Helicobacter pylori-Infektion**. Findet sich endoskopisch ein Magenulkus, müssen **Biopsien von Ulkusrand und -grund** entnommen werden, um ein **Magenkarzinom** auszuschließen.

**? Müssen Sie auf das Ergebnis der Histologie warten, um eine Helicobacter-Besiedlung zu diagnostizieren? Kennen Sie weniger zeitaufwändige Verfahren, die klinisch häufig eingesetzt werden?**

Zügiger kann eine Helicobacter pylori-Besiedlung mit dem **Urease-Schnelltest**, dem **C13-Atemtest**, dem **IgG-AK-Nachweis** im Serum (**cave:** kann nach Eradikation falsch positiv ausfallen) oder der **Antigenbestimmung im Stuhl** nachgewiesen werden. Allerdings ist der histologische Helicobacter-Nachweis am sensitivsten und kann auch gleichzeitig für die kulturelle Resistenzbestimmung genutzt werden.

**? Sie diagnostizieren bei einem Patienten ein Helicobacter-positives Magenulkus. Welche Therapie leiten Sie ein?**

Therapie der Wahl beim Helicobacter-positiven Ulkus ist die **Eradikationstherapie**. Der Patient erhält für 7–14 Tage die Kombination aus einem **Protonenpumpenhemmer** und **2 Antibiotika**.

**? Welche Eradikationsschemata kennen Sie?**

Abhängig von den eingesetzten Antibiotika werden typischerweise in Deutschland das **französische Triple-Schema** mit PPI, Clarithromycin und Amoxicillin oder das **italienische Triple-Schema** mit PPI, Clarithromycin und Metronidazol gewählt. Bei Resistenzen gegenüber diesen Antibiotika kann auch eine Vierfachtherapie entweder als Kombination der beiden obigen Schemata oder mit Bismut-Salzen, Tetrazyklin und Metronidazol gewählt werden. Die Resistenzlage in Deutschland spricht für die französische Triple Therapie (siehe Tab. 5.3).

> **MERKE.** Indikationen für eine Eradikationstherapie:
> - Ulkuskrankheit
> - MALT Lymphome
> - relative Indikationen:
>   – Typ B-Gastritis (HP-Gastritis; bei symtomlosen Fällen kann von einer Therapie abgesehen werden)
>   – Riesenfaltengastritis
>   – Magenkarzinomprophylaxe bei Risikopatienten
>   – NSAR-Langzeittherapie geplant oder Blutungen unter dieser Therapie
>   – Typ A-Gastritis, falls HP positiv

**Tab. 5.3** Therapieschemata zur Eradikation von Helicobacter pylori.

| Schema | Arzneimittel | Tagesdosis (p. o.) | Therapiedauer |
|---|---|---|---|
| Triple-Therapie I (französisches Triple-Schema) | Protonenpumpenhemmer | 2 x SD[1] | 7 Tage |
| | Clarithromycin | 2 x 500 mg | |
| | Amoxicillin | 2 x 1000 mg | |
| Triple-Therapie II (italienisches Triple-Schema) | Protonenpumpenhemmer | 2 x SD[1] | 7 Tage |
| | Clarithromycin | 2 x 250 mg | |
| | Metronidazol | 2 x 400 mg | |

[1] SD (Standarddosis): Pantozol 40 mg, Omeprazol 20 mg, Lansoprazol 30 mg

## 5.2 MAGENERKRANKUNGEN

**MERKE.** Mit der Triple-Therapie werden Eradikationsraten von etwa 90 % erzielt. Sie führt praktisch immer zur Ausheilung der Erkrankung. Ohne Eradikationstherapie rezidiviert das Ulkus bei etwa 70 % der Patienten.

**?** Warum sollten Sie bei dem Patienten mit Helicobacter-positiven Magenulkus 8 Wochen nach Beginn der Eradikationstherapie erneut eine Gastroskopie mit Biopsieentnahme durchführen?

Etwa **4 % aller Magenulzera** sind **eigentlich Magenkarzinome**, die in der ersten Gastroskopie durch die ausgeprägten entzündlichen Gewebeveränderungen nicht erkannt wurden. Daher sollten Patienten mit Magenulkus etwa 6–8 Wochen nach Ende der Eradikationstherapie noch einmal gastroskopiert und biopsiert werden, um ein Karzinom sicher auszuschließen.

**?** 8 Wochen nach Beginn der Eradikationstherapie seines Helicobacter-positiven Magenulkus stellt sich der Patient erneut bei Ihnen vor. Er ist jetzt völlig beschwerdefrei und möchte von Ihnen wissen, ob in Zukunft eine Rezidivprophylaxe sinnvoll ist. Was antworten Sie ihm?

Bei einem Helicobacter-positiven Ulkus führt die Eradikationstherapie praktisch immer zur Ausheilung, so dass sich eine **Rezidivprophylaxe erübrigt**.

**?** In welchen Fällen ist eine Ulkusprophylaxe indiziert? Wie wird diese durchgeführt?

Eine Ulkusprophylaxe mit **Protonenpumpenhemmern** ist indiziert bei Z. n. **Helicobacter-negativem Ulkus**, bei einer längerfristig notwendigen **NSAR-Einnahme** und zur **Prophylaxe eines akuten Stressulkus** bei Patienten mit intensivpflichtigen Erkrankungen.

**?** In die Notaufnahme wird ein Patient mit starken, schlagartig aufgetretenen Bauchschmerzen eingeliefert. Bei der klinischen Untersuchung bemerken Sie ein bretthartes Abdomen mit diffuser Abwehrspannung, der Allgemeinzustand ist stark reduziert. Der Patient leidet seit 15 Jahren an einer rheumatoiden Arthritis. Aktuell hat er wegen eines akuten Schubs hohe Dosen Diclofenac und Kortison eingenommen. Welche Verdachtsdiagnose haben Sie und was unternehmen Sie?

Schlagartig einsetzende Bauchschmerzen, ein akutes Abdomen und die jahrelange kombinierte Einnahme von NSAR und Steroiden müssen an ein **perforiertes Ulkus** denken lassen. Zur Bestätigung sollte **sofort** eine **Abdomenübersicht im Stehen** oder in **Linksseitenlage** angefertigt werden. Pathognomonisch für die Hohlorganperforation ist der **Nachweis freier Luft** unter der Zwerchfellkuppel. Bestätigt sich der Verdacht, muss **sofort operiert** werden.

**?** Was ist die häufigste Komplikation der Ulkuskrankheit? Welche Patientengruppe ist am häufigsten betroffen?

Die häufigste Komplikation ist die **Ulkusblutung**. Am häufigsten sind Patienten mit **NSAR-induzierten Ulzera** betroffen.

**?** Wie kommt es bei der Ulkuskrankheit zur Blutung und bei welchen Ulkuslokalisationen ist die Blutung häufig fulminant?

Ulkusblutungen entstehen durch eine **Gefäßarrosion am Ulkusgrund**. Lebensbedrohliche Blutungen treten v. a. bei Ulzera der **Bulbushinterwand** und der **kleinen Kurvatur** auf, da diese zu einer Arrosion der A. gastroduodenalis oder der A. gastrica führen können.

**MERKE.** häufige Ulkuskomplikationen:
- Blutungen
- Perforation
- Penetration in Nachbarorgane (z. B. Pankreas)
- narbige Abheilung mit Entwicklung einer Magenausgangsstenose
- karzinomatöse Entartung eines Magenulkus

**?** Sie sehen bei einem Patienten in der Endoskopie multiple Ulzera im Magen, im distalen Duodenum und im Jejunum. Ein Blick in die Krankenakte zeigt, dass der Patient in der Vergangenheit bereits mehrmals an therapierefraktären Ulzerationen in Magen und Duodenum gelitten hat. Haben Sie einen Verdacht?

Rezidivierende, therapierefraktäre, multiple und atypisch lokalisierte Ulzera müssen an ein **Zollinger-Ellison-Syndrom** denken lassen. Bei diesem **gastrinproduzierenden Tumor** ist die **Säuresekretion** massiv erhöht.

### 5.2.2 Magenkarzinom

**?** Die Entstehung des Magenkarzinoms wird immer wieder in Zusammenhang mit bestimmten Ernährungs- und Genussgewohnheiten gebracht. Welche Faktoren sind gemeint?

Als besonders gefährlich gilt ein **hoher Nitratgehalt** in geräucherter, gepökelter und stark gesalzener Nahrung. Bakterien wandeln Nitrat in Nitrit um, aus dem **karzinogene Nitrosamine** entstehen. Auch **konzentrierter Alkohol** und Kanzerogene aus dem **Zigarettenrauch** erhöhen das Magenkarzinomrisiko.

## 5 GASTROENTEROLOGIE

**? Welche Erkrankungen erhöhen das Risiko für ein Magenkarzinom?**

Erkrankungen mit erhöhtem Magenkarzinomrisiko sind:
- Typ A und Typ B-Gastritis (chronisch atrophische Gastritis und chronische Helicobacter pylori-Gastritis)
- Magenulkus
- Riesenfaltengastritis
- adenomatöse Magenpolypen
- Z. n. Magenteilresektion

**? Eine 54-jährige Frau klagt seit Monaten über chronische Schmerzen im Unterbauch. Ihr Gynäkologe entschließt sich letztendlich zu einer MRT, die verdächtige Areale in beiden Ovarien zeigt. Die suspekten Bezirke werden laparoskopisch entfernt und histologisch untersucht. Die Histologie zeigt Siegelringzellen, die mit Schleim gefüllt sind. Wie erklären Sie sich diesen Befund?**

Schleimgefüllte Siegelringzellen sind typisch für das **Siegelringkarzinom des Magens**. Bei dem Ovarialbefund handelt es sich um **Abtropfmetastasen** eines primären Magenkarzinoms, die auch als **Krukenbergtumoren** bezeichnet werden.

**? Was ist der wichtigste Unterschied zwischen einem Carcinoma in situ des Magens und dem Magenfrühkarzinom?**

- Das Carcinoma in situ ist ein **rein epithelialer** Tumor, der die Basalmembran nicht durchdringt.
- Das Magenfrühkarzinom **überschreitet die Basalmembran**, bleibt aber auf Mukosa und Submukosa beschränkt. Da die Basalmembran durchbrochen ist, kann das Frühkarzinom im Gegensatz zum Carcinoma in situ **metastasieren**.

**? Beschreiben Sie die wichtigsten Metastasierungswege des Magenkarzinoms!**

Das Magenkarzinom metastasiert **früh in die Lymphknoten** im Bereich der großen und kleinen Kurvatur, entlang des Truncus coeliacus sowie paraaortal und mesenterial. Durch **lokales Übergreifen** auf Nachbarstrukturen infiltriert der Tumor Ösophagus, Duodenum, Kolon, Pankreas und Peritoneum. **Hämatogene Metastasen** treten erst in fortgeschrittenen Stadien auf, am häufigsten sind Leber, Lunge, Skelett und Gehirn betroffen.

**MERKE.** Etwa 70% der Patienten haben bei Diagnosestellung bereits Lymphknotenmetastasen.

**? Warum ist bei Patienten mit Magenkarzinom häufig ein derber Knoten oberhalb des linken Schlüsselbeins zu finden?**

An dieser Stelle befindet sich an der **Einmündung des Ductus thoracicus** in den linken Venenwinkel eine **Lymphknotenstation**. Tumorzellen des Magenkarzinoms gelangen über den Ductus thoracicus zu dieser Lymphknotenstation, die durch die Metastasierung derb vergrößert wirkt.

**MERKE.** Die linke supraklavikuläre Lymphknotenstation wird auch als Virchow-Drüse bezeichnet.

**? Entscheidend für die Prognose des Magenkarzinoms ist die Frühdiagnostik. Warum ist diese so schwierig?**

Das Magenkarzinom ist **lange Zeit asymptomatisch**. Treten Symptome auf, sind diese unspezifisch und werden häufig weder vom Patient noch vom Arzt ernst genommen. Warnsymptome wie Gewichtsabnahme, Leistungsknick, tastbarer Oberbauchtumor sowie Zeichen der Metastasierung wie Aszites, Hepatomegalie und eine vergrößerte Virchow-Drüse treten erst im fortgeschrittenen Tumorstadium auf.

**MERKE.** Dyspeptische Symptome über länger als 3 Wochen, die mit B-Symptomen einhergehen, müssen unbedingt gastroskopisch und histologisch abgeklärt werden (Abb. 5.2).

**? Die histologische Klassifikation des Magenkarzinoms nach Lauren ist prognostisch bedeutsam. Welche histologischen Typen werden unterschieden und welche Prognose haben sie?**

In der Klassifikation nach Lauren werden beim Magenkarzinom nach dem Wachstumsmuster ein **intestinaler** und ein **diffuser Typ** unterschieden:
- Der **intestinale Typ** hat die **beste Prognose**, da er häufig kurativ behandelt werden kann. Der Tumor wächst polypös, ist gut begrenzt und metastasiert erst spät lymphogen.
- Die Prognose des **diffusen Typs** ist **schlecht**, eine kurative Behandlung ist in der Regel nicht möglich. Der Tumor wächst diffus infiltrativ und ist schlecht von der Umgebung abgegrenzt. Lymphknotenmetastasen treten bereits im Frühstadium auf.
- Der **Mischtyp** zeigt Anteile **beider Typen** (siehe Tab. 5.4).

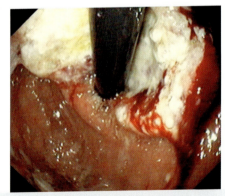

Abb. 5.2 **Magenkarzinom in der Endoskopie** (aus Block, B., Schachschal, G., Schmidt, H. H.-J.: Der Gastroskopie-Trainer, 2. Auflage, Georg Thieme Verlag, 2005).

**Tab. 5.4** Magenkarzinom: Histologische Klassifikation nach Lauren.

| histologischer Typ | Charakteristika | Prognose |
|---|---|---|
| **intestinaler Typ (40 %)** | häufig Adenokarzinom<br>Nachweis von Drüsen<br>polypöses Wachstum<br>gut begrenzt, erst spät Lymphknotenmetastasen | günstig, da häufig heilbar |
| **diffuser Typ (50 %)** | häufig undifferenziertes Karzinom<br>diffus-infiltratives Wachstum<br>schlecht begrenzt, früh Lymphknotenmetastasen | schlecht, selten heilbar |
| **Mischtyp (10 %)** | Mischbild | je infiltrativer das Wachstum, desto schlechter |

**? Wie behandeln Sie einen Patienten mit intramukosalem Magenfrühkarzinom ohne Lymphknotenmetastasen? Wie ist seine Prognose?**

Das nicht metastasierte, intramukosale Magenfrühkarzinom kann durch eine **laparoskopische Mukosaresektion** therapiert werden. Die 5-Jahresüberlebensrate beträgt **90 %**.

> **MERKE.** Sobald das Magenfrühkarzinom die Submukosa infiltriert, ist eine radikale Resektion wie beim Magenkarzinom notwendig.

**? Haben Sie eine Vorstellung, wie viele Patienten mit Magenkarzinom primär unter kurativer Zielsetzung operiert werden können? Beschreiben Sie kurz den Standardeingriff!**

Nur **30 %** der Patienten können **primär kurativ operiert** werden. Standardeingriff ist je nach Ausdehnung die **totale oder subtotale Magenresektion mit Lymphadenektomie**. Die Nahrungspassage wird durch eine Ösophago- oder Gastrojejunostomie wieder hergestellt. Eine perioperative Chemotherapie mit Cisplatin und 5-Fluorouracil verlängert die postoperative Überlebenszeit.

> **MERKE.** Bei primär nicht kurativ operablen Karzinomen ohne Fernmetastasen wird eine neoadjuvante Chemotherapie zum Downstaging eingeleitet. Auch nach einer R0-Resektion liegt die 5-Jahresüberlebensrate bei nur 45 %, Patienten mit R1- oder R2-Resektion überleben selten die nächsten 5 Jahre.

**? Ein Patient klagt, dass er kurz nach dem Essen unter starken Schweißausbrüchen, Herzrasen, Schwindel und Übelkeit leide. Vor einem halben Jahr sei ihm wegen eines Tumors der Magen entfernt worden. Wie erklären Sie sich diese Befunde?**

Der Patient klagt über die typischen Symptome des **Früh-Dumping-Syndroms** aus der Gruppe der Erkrankungen des operierten Magens. Durch die mangelnde Reservoirfunktion des Magenersatzes entleert sich der hyperosmolare Nahrungsbrei zu schnell in den Darm. Durch die **Hyperosmolarität** strömt Flüssigkeit in den Darm ein, die Folge ist eine **systemische Hypovolämie**. Die Symptome treten typischerweise 30 Minuten nach dem Essen auf.

**? Nennen Sie Pathogenese und Klinik des Spät-Dumping-Syndroms!**

Das Spät-Dumping-Syndrom tritt nach subtotaler oder totaler Gastrektomie auf. **2–4 Stunden** nach **Nahrungsaufnahme** kommt es durch die beschleunigte Passage der Kohlenhydrate zu einer **verstärkten Insulinfreisetzung**. Die Patienten klagen über typische **Hypoglykämiesymptome** wie Schwitzen, Schwächegefühl, Unruhe und Heißhunger.

## 5.3 Gastrointestinale Blutung

**? Ein Patient wird mit Bluterbrechen in die Notaufnahme eingeliefert. Bei genauerem Hinsehen sehen Sie, dass das erbrochene Blut kaffeesatzartig verfärbt ist. Gibt Ihnen dieser Befund einen Hinweis auf die Blutungsquelle?**

Der kaffeesatzartige Aspekt entsteht durch den Kontakt des Blutes mit dem **sauren Magensaft**. Das Blut stammt entweder direkt aus dem **Magen** oder ist aus **Duodenum**, **Ösophagus** oder **Nasen-Rachenraum** in den Magen geflossen.

**? Wie können Sie klinisch zwischen einer gastrointestinalen und pulmonalen Blutung unterscheiden?**

Blut aus dem Bronchialsystem ist meist **unverfärbt hellrot** und **schaumig**. Eine Verfärbung ist nur sichtbar, wenn die Patienten das ausgehustete Blut zuvor verschluckt haben. Über der Lunge sind bei der Lungenblutung i.d.R. **feuchte Rasselgeräusche** auskultierbar.

**? Bei der klinischen Untersuchung stellen Sie fest, dass das Bluterbrechen bereits zu Kreislaufsymptomen geführt hat. Der Patient ist blass, der Puls beschleunigt und der Blutdruck liegt bei 90/60 mmHg. Können Sie aus diesen Befunden auf das Ausmaß des Blutverlusts schließen?**

Kreislaufsymptome treten erst ab einem Blutverlust von **10–20 %** des **intravasalen Volumens** auf.

# 5 GASTROENTEROLOGIE

**? Trotz der ausgeprägten Hypovolämiesymptome sind im Notfalllabor Hb-Wert und Hämatokrit normal. Widersprechen sich diese Befunde?**

**Nein**. Hb und Hämatokrit sinken erst, wenn Plasma kompensatorisch in die Blutbahn einströmt. Das kann bis zu 2 Tage nach der Blutung anhalten.

> **MERKE.** Hb und Hämatokrit sind nicht geeignet, um den aktuellen Blutverlust abzuschätzen. Dies gelingt nur durch die engmaschige Beobachtung von Klinik und Kreislaufparametern!

**? Anamnestisch berichtet der Patient, dass er vor dem Bluterbrechen einige Zeit lang ziemlich viel Diclofenac eingenommen habe. Er müsse bei der Arbeit schwer heben und leide unter ständigen Rückenschmerzen. An welche Ursache denken Sie?**

Bluterbrechen und die Einnahme von NSAR sprechen für eine **Ulkusblutung**.

> **MERKE.** Gastroduodenale Ulzera sind mit Abstand die häufigste Ursache einer oberen Gastrointestinalblutung!

**? Bluterbrechen ist zwar typisch, aber nicht obligat bei einer oberen Gastrointestinalblutung. Welches obligate Symptom kennen Sie und wie entsteht es?**

Ein obligates Symptom der oberen Gastrointestinalblutung ist das Absetzen eines schwarzen, glänzenden und zähen Stuhls, des sog. **Teerstuhls**. Dieser entsteht durch den **bakteriellen Abbau von Blut** in den unteren Darmabschnitten und wird frühestens ca. 6–10 Stunden nach Beginn der Blutung abgesetzt.

**? Welche Sofortmaßnahmen leiten Sie bei Ihrem Patienten mit Verdacht auf Ulkusblutung und Kreislaufinsuffizienz ein?**

Als erstes muss der **Kreislauf des Patienten stabilisiert** werden. Hierfür werden mindestens **2 großlumige Zugänge** gelegt und das verlorene Blutvolumen durch **kristalloide oder kolloidale Volumenersatzmittel** substituiert. Bei massiven Blutverlusten müssen **Erythrozytenkonzentrate** transfundiert werden. Sobald der Kreislauf stabilisiert ist, wird eine **Ösophagogastroduodenoskopie** durchgeführt, um die Blutungsquelle zu finden und die Blutung möglichst in der gleichen Sitzung zu stillen. Um einer weiteren Schädigung der Magenschleimhaut vorzubeugen, erhält der Patient intravenös **Protonenpumpenhemmer**.

**? In der Endoskopie entdecken Sie ein Magenulkus mit Sickerblutung. Wie gehen Sie weiter vor?**

Aktive Blutungen, ob spritzend oder sickernd, werden **primär endoskopisch** versorgt. Die Blutung wird entweder durch Unterspritzen der Läsion mit **Adrenalin** oder durch Injektion eines **Fibrinklebers** gestillt. Bei einem sichtbaren Gefäßstumpf hat sich das Anlegen eines **Hämoclips** bewährt (siehe Tab. 5.5).

**Tab. 5.5** Ulkusblutung: Forrest-Klassifikation.

| Stadium | Blutungsaktivität |
|---|---|
| F I: aktive Blutung | Ia: spritzende arterielle Blutung (hohe Rezidivgefahr!)<br>Ib: diffuse Sickerblutung |
| F II: inaktive Blutung | IIa: thrombosierter Gefäßstumpf (hohe Rezidivgefahr!)<br>IIb: koagelbedeckte Läsion<br>IIc: hämatinbelegte Läsion |
| F III: Läsion ohne Blutungszeichen | Läsion ohne Zeichen einer stattgehabten Blutung bei positiver Blutungsanamnese |

> **MERKE.** Etwa 80 % der gastrointestinalen Blutungen sistieren spontan.

**? Wie beurteilen Sie die Notwendigkeit einer Rezidivprophylaxe nach Ulkusblutung?**

Bis zu **30 %** der Blutungen rezidivieren, häufig innerhalb der ersten 3 Tage nach der Primärblutung. Besonders hoch ist die Rezidivgefahr bei Patienten **> 60 Jahre** und **Forrest Ia und IIa**-Blutungen. In diesen Fällen sollte eine **endoskopische Nachbehandlung** der blutungsgefährdeten Läsionen durchgeführt werden.

> **MERKE.** Entscheidend für eine suffiziente Rezidivprophylaxe nach einer Ulkusblutung ist eine Säuresuppression durch Protonenpumpeninhibitoren und eine Eradikationstherapie bei Nachweis einer Helicobacter-Infektion. Durch diese Maßnahmen kann das Risiko einer Rezidivblutung um 15 % gesenkt werden!

**? Wann wird eine Ulkusblutung operativ versorgt?**

Eine **operative Blutstillung** ist **indiziert** bei Erfolglosigkeit der endoskopischen Blutstillung, anhaltend hohem Transfusionsbedarf, hoher Rezidivgefahr, Rezidivblutung und massiver Blutung aus einer großen Hauptarterie, z. B. aus der A. gastroduodenalis.

> **MERKE.** Die gezielte Blutstillung bei der Gastrointestinalblutung erfolgt nach dem sog. EURO-Konzept:
> - **E**ndoskopieren
> - **U**nterspritzen/Fibrinkleber/Clipping
> - **R**ezidivgefahr abschätzen
> - **O**perieren

## 5.3 GASTROINTESTINALE BLUTUNG

**? Wie behandeln Sie einen Patienten mit Ösophagusvarizenblutung?**

Blutende Ösophagusvarizen werden endoskopisch mit einer **Gummibandligatur** behandelt. Persistiert die Blutung, wird eine **Sondentamponade** angelegt: Hierbei wird versucht, die Blutung durch Kompression der Varizen mit einem aufblasbaren Ballon zu stillen. Bei einer Ösophagusvarizenblutung wird die sog. **Sengstaken-Blakemore-Sonde**, bei einer Fundusvarizenblutung die **Linton-Nachlas-Sonde** verwendet.

**MERKE.** Heute gilt die Gummibandligatur als Methode der Wahl, da sie komplikationsloser verläuft als die Varizensklerosierung. Zu deren Komplikationen zählen Schleimhautnekrosen, Ulzera, Perforationen sowie die Bildung von Narben und Stenosen.

**? Ist es möglich, eine Ösophagusvarizenblutung medikamentös zu behandeln?**

**Terlipressin** senkt den Pfortaderdruck und den Blutzufluss in die Varizen. Hierdurch kann die Blutung in vielen Fällen zumindest kurzfristig zum Stillstand gebracht werden. Selbstverständlich muss die Blutung **anschließend endoskopisch** gestillt werden.

**MERKE.** Portosystemische Shuntverfahren wie TIPS (transjugulärer intrahepatischer portosystemischer Shunt) oder Shuntoperationen werden heute nur noch selten, bei einem Versagen der konservativen Therapie eingesetzt.

**? Wie beurteilen Sie die Notwendigkeit einer Rezidivprophylaxe nach einer Ösophagus- oder Fundusvarizenblutung?**

Rezidivblutungen sind häufig, eine Sekundärprophylaxe ist daher **obligat**. Frühe Blutungsrezidive können durch eine wiederholte Gabe von **Terlipressin** und eine **antibiotische Infektprophylaxe** mit Ciprofloxacin vermieden werden. Das Risiko eines späteren Rezidivs wird durch eine wiederholte **Gummibandligatur** und den Einsatz **unselektiver β-Blocker** zur Senkung der portalen Hypertension gesenkt.

**? Wie gehen Sie diagnostisch vor, wenn Sie in der Ösophagogastroduodenoskopie keine Blutungsquelle finden können?**

In diesem Fall stammt die Blutung vermutlich aus dem unteren Gastrointestinaltrakt. Am häufigsten sind Blutungen aus Rektum, Kolon und Anus, daher werden zunächst eine **Prokto-** und eine **Rektokoloskopie** durchgeführt. Bleiben auch diese Untersuchungen ergebnislos, wird nach Blutungsquellen im Dünndarm gesucht. Methoden der Wahl sind die **Doppelballon-Enteroskopie,** die **selektive Arteriografie** und die **Kapselendoskopie**.

**MERKE.** 90 % der gastrointestinalen Blutungen stammen aus dem oberen, nur 10 % aus dem unteren Gastrointestinaltrakt.

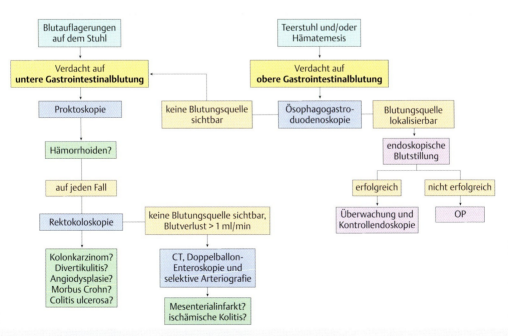

Abb. 5.3 Diagnostischer Algorithmus bei Verdacht auf gastrointestinale Blutung.

# 5 GASTROENTEROLOGIE

**? Was ist das Leitsymptom der unteren Gastrointestinalblutung?**

Das Leitsymptom der unteren Gastrointestinalblutung ist die **rote Darmblutung** bzw. **Hämatochezie** durch den peranalen Abgang von frischem Blut.

**? Können Sie anhand des makroskopischen Aspekts der Hämatochezie auf die Blutungslokalisation schließen?**

Bei Blutungen aus dem Rektum und dem Analkanal finden sich auf dem Stuhl **aufgelagerte Streifen hellroten Blutes**. Blut aus dem Kolon vermischt sich mit dem Stuhl, makroskopisch zeigen sich **geleeartige, dunkelrote Blutspuren** oder eine **homogene dunkelrote Blutbeimischung** im Stuhl.

**? Was ist die häufigste Ursache für Blut im Stuhl oder am Toilettenpapier bei Erwachsenen?**

Die häufigste Ursache sind **Hämorrhoiden**.

> **MERKE.** Auch wenn Hämorrhoiden die häufigste Ursache für einen peranalen Blutabgang sind, sollte **immer** mit Hilfe einer Rektokoloskopie ein Karzinom ausgeschlossen werden (siehe Tab. 5.6).

## 5.4 Darmerkrankungen

### 5.4.1 Sprue (Zöliakie)

**? Eine 44-jährige Patientin klagt über ständigen Durchfall und Blähungen, der Stuhl sei voluminös und gräulich-glänzend. In den letzten 4 Monaten habe sie 6 kg Gewicht verloren. Bei der Untersuchung bemerken Sie Unterschenkelödeme. Das Labor zeigt eine mikrozytäre Anämie und erniedrigte Werte für Albumin, Glukose, Kalium und Kalzium. Welche gemeinsame Störung liegt diesen Symptomen zugrunde?**

Das gemeinsame Auftreten einer chronischen Diarrhö mit Fettstühlen, Gewichtsverlust, Ödemen, Eisenmangelanämie, Glukose- und Elektrolytmangel sind typisch für das **Malassimilationssyndrom**.

> **MERKE.** Bei einer Malassimilation sind die Aufspaltung und die Absorption verschiedener Nahrungsbestandteile gestört. Typische Leitsymptome sind chronische Diarrhö (häufig voluminös) und Steatorrhö, Gewichtsverlust und Mangelerscheinungen

**Tab. 5.6** Häufigkeit, Ursachen und Therapie gastrointestinaler Blutungen.

|  | obere Gastrointestinalblutung | untere Gastrointestinalblutung |
|---|---|---|
| **relative Häufigkeit** | 90 % | 10 % |
| **Lokalisation** | Blutungsquelle oberhalb der Flexura duodenojejunalis (Ösophagus, Magen, Duodenum) | Blutungsquelle unterhalb der Flexura duodenojejunalis (Dünn-, Dickdarm, Anus) |
| **häufigste Ursachen** | gastroduodenale Ulzera und Erosionen<br>Refluxösophagitis<br>Ösophagus- und Fundusvarizen<br>Mallory-Weiss-Syndrom<br>Magenkarzinom | Rektum: Hämorrhoiden (80 %), Karzinome, Proktitis, Analfissur, Z. n. Polypektomie, Hämorrhoidalsklerosierung oder -ligatur<br>Kolon:<br>• ältere Patienten: Divertikel- und Polypenblutung, CED[1], Karzinom, Proktitis, infektiöse und ischämische Kolitis, Angiodysplasien<br>• jüngere Patienten: CED[1], Polypen |
| **Symptome** | Teerstuhl (obligat), zusätzlich häufig Bluterbrechen, bei massiver Blutung auch Hämatochezie | Hämatochezie (obligat), bei träger Darmpassage zusätzlich Teerstuhl |
| **Therapie** | i. d. R. endoskopische Blutstillung | häufig operative Blutstillung notwendig |

[1] chronisch entzündliche Darmerkrankungen

## 5.4 DARMERKRANKUNGEN

> **INFOBOX. Malassimilationssyndrom**
>
> Störungen der **Digestion** und der **Absorption** werden unter dem Begriff „**Malassimilationssyndrom**" zusammengefasst.
>
> Bei der **Maldigestion** besteht eine Störung bei
> - **Vorverdauung im Magen** (z. B. bei Z. n. Magenresektion)
> - **enzymatischer Aufspaltung** der Nahrungsbestandteile (exokrine Pankreasinsuffizienz)
> - **Fettemulgierung** (Gallensäuremangel bei Cholestase, Z. n. Ileumresektion, Blind Loop-Syndrom)
>
> Bei der **Malabsorption** besteht eine Störung
> - der **Aufnahme** der Nahrungsspaltprodukte aus dem Darmlumen (Kurzdarmsyndrom, Schädigung der Darmschleimhaut, z. B. Sprue, Morbus Whipple, Morbus Crohn)
> - des **Abtransports** der absorbierten Nahrung über die Blutbahn (gestörte enterale Durchblutung bei Angina abdominalis oder Rechtsherzinsuffizienz) oder die Lymphe (Lymphangiektasien, intestinale Lymphome).
>
> Die **klinischen Symptome** entstehen durch
> - den **Mangel nicht absorbierter** Nahrungsbestandteile
> - den **Anfall unverdauter** Nahrungsbestandteile in tieferen Darmabschnitten (siehe Tab. 5.7)

**?** Sie möchten der Genese des Malassimilationssyndroms bei Ihrer Patientin auf den Grund gehen. Nachdem die bakteriologisch-parasitologische Stuhluntersuchung und die bildgebenden Verfahren keine wegweisenden Befunde erbracht haben, entscheiden Sie sich für eine Dünndarmbiopsie. Dort zeigen sich eine Zottenatrophie, eine Kryptenhyperplasie und eine intraepitheliale Lymphozytenvermehrung. Welche Verdachtsdiagnose haben Sie nun?

Diese histologischen Befunde sind typisch für die **Sprue**.

**?** Wie entsteht die Sprue? Wie können Sie die Diagnose im Labor sichern?

Die Sprue entsteht durch eine Überempfindlichkeitsreaktion gegen Bestandteile von **Gluten**, sie wird daher auch als **glutensensitive Enteropathie** bezeichnet. Im Labor lässt sich die Diagnose durch den Nachweis spruetypischer Autoantikörper sichern. Zu diesen zählen **IgA-Antikörper** gegen **Endomysium**, **Transglutaminase** und **Gliadin**.

> **MERKE.** Am spezifischsten für die glutensensitive Enteropathie sind IgA-Antikörper gegen die Endomysium und Transglutaminase. Cave bei gleichzeitigem IgA-Mangel! Hier sollte zusätzlich IgG bestimmt werden.

**Tab. 5.7** Malassimilationssyndrom: Symptomatik.

| nicht ausreichend absorbierte Stoffe | klinische Folgen |
|---|---|
| Proteine | Gewichtsabnahme, Muskelschwund, hypoproteinämische Ödeme, Aszites, Pleuraergüsse (Albuminkonzentration i. S. < 2,5 g/dl) |
| Kohlenhydrate | voluminöse (osmotische) Diarrhö (vermehrt unverdaute Kohlenhydrate im Dickdarm), Flatulenz, Meteorismus (bakterieller Abbau der Kohlenhydrate) |
| Fette | Fettstühle, Gewichtsverlust (Fehlen hochkalorischer Nahrungsbestandteile) |
| fettlösliche Vitamine | **Vitamin A-Mangel**: Nachtblindheit, Trockenheit von Haut und Schleimhäuten (z. B. Keratokonjunktivitis sicca)<br>**Vitamin D-Mangel**: Rachitis (Säuglinge und Kleinkinder), Osteomalazie (Erwachsene)<br>**Vitamin E-Mangel**: Anämie, neurologische Symptome<br>**Vitamin K-Mangel**: erhöhte Blutungsneigung (Quick ↓ bzw. INR ↑) |
| Gallensäuren | Störung der Fett- und Vitaminabsorption<br>chologene Diarrhö, Cholesteringallensteine (Lithogenität der Galle ↑) |
| Eisen | mikrozytäre Anämie (Eisenmangelanämie), Glossitis, Mundwinkelrhagaden |
| Vitamin $B_{12}$ | makrozytäre Anämie, funikuläre Myelose |
| Folsäure | makrozytäre Anämie |
| Elektrolyte | **Kalzium**: Tetanie, sekundärer Hyperparathyreoidismus, Knochenschmerzen<br>Oxalatsteine in der Niere (Oxalatresorption ↑)<br>**Kalium**: Muskelschwäche |

## 5 GASTROENTEROLOGIE

**? Warum fällt der $H_2$-Atemtest bei Patienten mit Sprue häufig pathologisch aus?**

Die Patienten leiden häufig an einem **sekundären Laktasemangel**. Ohne Laktase kann der Organismus **keinen Milchzucker** verwerten. Die mit Milchprodukten aufgenommene Laktose gelangt in den Dickdarm und wird dort **von Bakterien fermentiert**. Dabei entsteht Wasserstoff, der über die **Lunge abgeatmet** wird und im $H_2$-Atemtest nachgewiesen werden kann.

> **MERKE.** Typische Symptome des Laktasemangels sind Diarrhö, Blähungen und abdominelle Schmerzen nach der Aufnahme von Milchprodukten.

**? Wie behandeln Sie Ihre Patientin mit Sprue und sekundärem Laktasemangel?**

Am wichtigsten ist eine konsequente **gluten-** und **laktosefreie Diät**, d. h. die Vermeidung von Milch- und Getreideprodukten, insbesondere von Weizen, Dinkel, Roggen, Gerste, Grünkern und Hafer. Das Malassimilationssyndrom wird symptomatisch durch Substitution der fehlenden Vitamine und Mineralstoffe behandelt.

> **MERKE.** Eine lebenslange glutenfreie Diät führt zu Beschwerdefreiheit, senkt das Risiko für das enteropathieassoziierte T-Zell-Lymphom des Dünndarms und heilt ggf. eine begleitende Dermatitis herpetiformis Duhring. Bei (unter strikter Diät) therapierefraktären Verläufen muss eine immunsuppressive Therapie angestrebt werden.

### 5.4.2 Chronisch entzündliche Darmerkrankungen

**? Ein 23-jähriger Patient leidet seit 4 Monaten unter krampfartigen Bauchschmerzen und Durchfällen. Er habe insgesamt 6 kg Gewicht verloren. Solche Episoden habe er bereits in der Vergangenheit gehabt, neu sei allerdings eine ständige, eitrige, anale Absonderung, die mit Juckreiz einhergehe. Bei der klinischen Untersuchung sehen Sie den folgenden Befund. Welche Verdachtsdiagnose haben Sie und welche Diagnostik leiten Sie ein?**

Rezidivierende krampfartige Bauchschmerzen, Durchfälle und Gewichtsabnahme bei einem jungen Erwachsenen sind typisch für eine **chronisch entzündliche Darmerkrankung**. Auf der Abbildung ist eine **perianale Fistel** zu sehen. Diese Kombination ist hochverdächtig auf einen **Morbus Crohn**. Dieser Verdacht sollte durch eine **Koloskopie mit Biopsieentnahme** abgeklärt werden.

> **MERKE.** Bei Analfisteln muss immer ein Morbus Crohn abgeklärt werden, da sie in 40 % der Fälle das erste Symptom dieser Erkrankung sind.

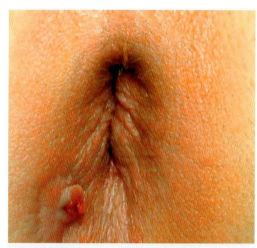

**Abb. 5.4 Klinischer Befund des Patienten** (aus Sailer, M., Aigner, F., Hetzer, F.: Expertise Koloproktologie, Georg Thieme Verlag, 2016).

**? Kennen Sie einen Laborwert mit dem Sie den Verdacht auf eine chronisch entzündliche Darmerkrankung erhärten können?**

Durch Bestimmung von **Calprotectin** und **Lactoferrin** aus dem Stuhl kann die Entzündungsaktivität nachgewiesen werden. Cave: bei isoliertem Dünndarmbefall finden sich falsch-negative Werte.

**? Welche endoskopischen Befunde sind typisch für Morbus Crohn?**

Endoskopisch fällt ein **diskontinuierlicher Befall** von **terminalem Ileum** und **Kolon** auf. Typisch ist ein Nebeneinander von **ödematösen**, **aphthösen** und **ulzerösen Läsionen**, die der Schleimhaut den Aspekt eines **„Pflastersteinreliefs"** verleihen. Die länglich verlaufenden, scharf begrenzten Ulzera erinnern an **Schneckenspuren**. Da der Morbus Crohn die **gesamte Darmwand** durchdringt, bilden sich häufig **Fisteln**. Typisch für fortgeschrittene Stadien sind **Strikturen** und **Stenosen**. Siehe Abb. 5.5

**? Der Pathologe bestätigt Ihren Verdacht auf Morbus Crohn. Welche histologischen Veränderungen hat er im Biopsat entdeckt?**

Typische histologische Veränderungen bei Morbus Crohn sind
- diskontinuierliche, transmurale Entzündung
- Epitheloidzellgranulome und mehrkernige Riesenzellen
- hyperplastische Lymphknoten
- fibrotische Wandverdickungen

## 5.4 DARMERKRANKUNGEN

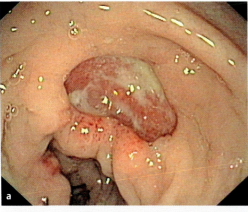
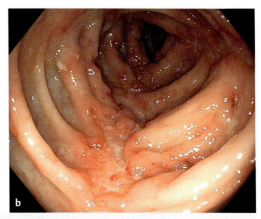

**Abb. 5.5 Endoskopiebefunde bei Morbus Crohn** (aus Messmann, H.: Lehratlas der Koloskopie, 2. Auflage, Georg Thieme Verlag, 2014); **a** frisches, wie ausgestanzt wirkendes Ulkus (Colon ascendens); **b** longitudinale Ulzeration.

**? Welche Untersuchungen sollten Sie nach der histologischen Sicherung eines Morbus Crohn einleiten?**

Die Erkrankung kann den gesamten Magendarmtrakt von Mund bis Anus befallen. Daher sollte mit Hilfe von **Ösophagogastroduodenoskopie**, **Doppelballon-Enteroskopie**, **Kapselendoskopie** und/oder **Hydro-MRT** des Dünndarms nach weiteren Manifestationen gefahndet werden.

**MERKE.** Da die Kapselendoskopie bei Stenosen im Gastrointestinaltrakt kontraindiziert ist, sollte sie am Ende der Diagnostik stehen.

**? Welche extraintestinalen Manifestationen des Morbus Crohn kennen Sie?**

Der Morbus Crohn kann sich manifestieren an
- Augen (Episkleritis, Uveitis oder Keratitis)
- Gelenken (Arthritis oder Spondylitis)
- Haut (Akrodermatitis enteropathica, Pyoderma gangraenosum, Aphthen oder Erythema nodosum)
- Lunge (fibrosierende Alveolitis)
- Herz (Perimyokarditis)

**? Was sind die häufigsten intestinalen Komplikationen des Morbus Crohn?**

Pathognomonisch sind **anorektale Fisteln** und **Abszesse**. Bei ausgedehntem Ileumbefall leiden die Patienten häufig an einem **Malabsorptionssyndrom**. In fortgeschrittenen Stadien ist ein **Ileus** durch **Darmstenosen** möglich.

**? Die Auswahl einer geeigneten Therapie ist v. a. von der Aktivität und den extraintestinalen Manifestationen des Morbus Crohn abhängig. Anhand welcher klinischen Parameter können Sie diese einschätzen?**

Entscheidend für die klinische Einschätzung der Krankheitsaktivität sind die **Durchfallfrequenz**, die **Schmerzintensität**, der **Allgemeinzustand**, das Körpergewicht und die Körpertemperatur, das Auftreten von **tastbaren abdominellen Resistenzen** und Fisteln sowie **Gelenkbeteiligungen**.

**? Müssen Morbus-Crohn-Patienten während eines Schubs parenteral ernährt werden?**

**Nein.** Während eines akuten Schubs erhalten die Patienten eine **ballaststofffreie Kost**. Eine kurzfristige (!) parenterale Ernährung zur Ruhigstellung des Darms ist **nur bei hochakuten Verläufen** indiziert.

**INFOBOX. Morbus Crohn: Krankheitsaktivität**

Die Krankheitsaktivität bei Morbus Crohn-Patienten wird mithilfe des **Crohn's Disease Activity Index** (**CDAI**) beurteilt: Die einzelnen Punkte werden mit dem Gewichtungsfaktor multipliziert und anschließend addiert. Patienten mit einem CDAI < 70 sind in Remission, Werte > 450 sprechen für einen schweren Krankheitsverlauf (siehe Tab. 5.4).

**? Welche Medikamente eigen sich zur Therapie des Morbus Crohn?**

Man unterscheidet die **remissionsinduzierende** sowie die **remissionserhaltende** Therapie. In der Akuttherapie spielen Glukokortikoide eine wichtige Rolle, bei der Remissionserhaltung steroidsparende Chemotherapeutika oder Biologicals.

## 5 GASTROENTEROLOGIE

**Tab. 5.4** Crohn's Disease Activity Index (CDAI).

| Klinik bzw. Laborbefunde | Gewichtungsfaktor |
|---|---|
| Anzahl der flüssigen Stuhlgänge in den letzten 7 Tagen | 2 |
| abdominelle Schmerzen in den letzten 7 Tagen (0 = keine Schmerzen, 3 = starke Schmerzen) | 5 |
| Wohlbefinden (0 = gut, 4 = unerträglich) | 7 |
| Vorhandensein von Komplikationen (extraintestinale Manifestationen, Fisteln, Fieber, Abszesse) | 20 (je Symptom) |
| abdominelle Raumforderung (0 = keine, 5 = deutlich) | 10 |
| Opiatgebrauch zur Durchfallbehandlung (nein = 0, ja = 1) | 30 |
| Hämatokritverringerung (Differenz vom Normalwert) | 6 |
| prozentuale Abweichung vom Standardgewicht | 1 |

**?** Die Remissionsinduktion mit topischen und systemischen Steroiden ist zunächst erfolgreich. Allerdings treten bei mehreren Versuchen, die Steroiddosis unter 20 mg/d zu senken, erneut Symptome auf. Wie wird dieser Verlauf bezeichnet und welche Behandlung leiten Sie nun ein?

Treten die Symptome bei Reduktion der Steroiddosis erneut auf, liegt ein **steroidabhängiger Verlauf** vor. In diesem Fall werden anti-TNFα-Antikörper (Infliximab, Adalimumab) mit oder ohne Azathioprin bzw. Mercaptopurin eingesetzt, um Kortison einzusparen.

> **MERKE.** Führt Azathioprin nicht zu einer vollständigen Remission, ist ein Therapieversuch mit dem Anti-TNFα-Antikörper Infliximab gerechtfertigt.

**?** Unter der Therapie mit Azathioprin können Sie die Steroide bei Ihrem Crohn-Patienten langsam ausschleichen und der Patient wird symptomfrei. Der Patient würde gerne auf eine weitere Tabletteneinnahme verzichten. Was empfehlen Sie?

Bei Patienten mit steroidabhängigem Morbus Crohn ist eine **remissionserhaltende Therapie mit Azathioprin** indiziert. Hiermit erreichen bis zu 66 % der Patienten eine dauerhafte Remission. Die immunsuppressive Therapie sollte für mindestens 4 Jahre fortgeführt werden.

**?** Beschreiben Sie das Stufenkonzept der Fisteltherapie bei Morbus Crohn!

**Tab. 5.5** Morbus Crohn: Medikamentöse Remissionsinduktion und -erhaltung.

| | Durchführung |
|---|---|
| Remissionsinduktion | **leichter bis mäßiger Schub**:<br>• Befall des Kolons und des terminalen Ileums: topische Steroide (Budesonid p. o. und/oder Klysma)<br>• Befall proximaler Darmabschnitte und/oder extraintestinale Manifestationen: zusätzlich systemische Steroide<br>**schwerer Schub**: systemische Steroide<br>• Befall distaler Darmabschnitte: zusätzlich topische Steroide (Budesonid p. o. und/oder Klysma)<br>**steroidrefraktärer und/oder chronischer Verlauf**: Azathioprin und/oder Anti-TNFα-Antikörper (z. B. Infliximab, Adalimumab) |
| Remissionserhaltung | keine generelle Empfehlung<br>**steroidabhängiger oder -refraktärer Verlauf**: Azathioprin und/oder Anti-TNFα-Antikörper (z. B. Infliximab, Adalimumab) |

In der akuten Phase werden Fisteln **antibiotisch** mit Metronidazol oder Ciprofloxacin behandelt. Chronifizieren die Fisteln, ist eine **operative Fadendrainage** oder ein Behandlungsversuch mit **anti-TNFα-Antikörpern** (Infliximab, Adalimumab) indiziert.

**?** Warum schneiden Sie die Fisteln bei Morbus Crohn nicht einfach aus?

Für operative Eingriffe bei Morbus Crohn gilt: „**so wenig wie möglich, so viel wie nötig**". Die meisten Patienten müssen im Laufe ihres Lebens wegen intestinaler Komplikationen mindestens einmal operiert werden, was dann wiederum häufig mit Wundheilungsstörungen einhergeht. Daher sollten vor jeder Operation immer alle konservativen Therapiemöglichkeiten ausgeschöpft werden (siehe Tab. 5.5).

> **MERKE.** Die operative Therapie hat bei Morbus Crohn nur palliativen Charakter, eine Heilung ist durch den multilokulären Befall – anders als bei der Colitis ulcerosa – nicht möglich. OP-Indikationen sind: chronische, therapierefraktäre Fisteln und Abszesse, Perforation, Darmstenosierung mit Ileus und Peritonitis.

**?** Bei einem Patienten mit Morbus Crohn wurde aufgrund einer Darmstenose mit Ileus das Ileum reseziert. Aktuell ist er in Remission. Unabhängig von der Grunderkrankung treten nun oft wässrige Diarrhöen auf. Haben Sie eine Idee, was dieser Störung zugrunde liegt?

Durch den Wegfall des Ileums kann der Körper **keine Gallensäuren resorbieren**. Gallensäuren gelangen in den Dickdarm, steigern dort die Motilität und hemmen die Flüssigkeits- und Elektrolytresorption. Die Folge ist eine sog. **chologene Diarrhö**.

## 5.4 DARMERKRANKUNGEN

**? Wie therapieren Sie einen Patienten mit chologener Diarrhö?**

Die chologene Diarrhö wird mit **Cholestyramin** behandelt, das im Darm an die Gallensäuren bindet, deren Ausscheidung fördert und damit ihre laxierende Wirkung abschwächt.

**? Welche Symptome treten zusätzlich zur chologenen Diarrhö bei einem dekompensierten Gallensäureverlustsyndrom auf?**

Zusätzlich sind als Symptome der Maldigestion eine **Steatorrhö**, **Cholesterin-Gallensteine** und **Oxalat-Nierensteine** zu beobachten.

**? Mit welchem Leitsymptom kommen Patienten mit Colitis ulcerosa häufig zum Arzt?**

Typisches Leitsymptom der Colitis ulcerosa ist die **blutig-schleimige Diarrhö**, die bis zu **20-mal pro Tag** abgesetzt wird.

**? Beschreiben Sie die typischen Endoskopiebefunde bei Colitis ulcerosa!**

Typische endoskopische Befunde sind eine leicht **vulnerable, gerötete Schleimhaut**, die bei Kontakt mit dem Endoskop schnell blutet, **unscharf begrenzte Ulzerationen** und **Pseudopolypen**.

> **MERKE.** Die Colitis ulcerosa befällt nur Rektum (immer!) und Kolon.

**? Welche histologischen Befunde erwarten Sie bei der Colitis ulcerosa?**

Der typische histologische Befund zeigt eine **auf die Schleimhaut beschränkte** chronische Entzündung mit **Kryptenabszessen**. Im Spätstadium ist die Schleimhaut **atrophisch**.

**? Sie diagnostizieren bei einer Patientin eine Colitis ulcerosa, die das Rektum und das linke Kolon befällt. Die klinischen Symptome sprechen für einen mäßig-aktiven Schub. Welche Therapie schlagen Sie vor?**

Bei Patienten mit mäßig-aktivem Kolitisschub wird eine **remissionsinduzierende Therapie** mit **Mesalazin** und **Steroiden** eingeleitet. Da die Erkrankung vom Rektum bis zur linken Kolonflexur reicht, werden beide Substanzen **oral und topisch** verabreicht. Zur topischen Behandlung eignen sich Klysmen, Schaumpräparate und Suppositorien.

**? Unter der Therapie mit Mesalazin und Steroiden wird die beschriebene Patientin symptomfrei. Welches Therapieregime schlagen Sie Ihrer Patientin zur Rezidivprophylaxe vor?**

Therapie der Wahl ist die **orale Gabe** von **Mesalazin**.

**? Warum sollten Patienten mit Colitis ulcerosa unabhängig von neuen Kolitis-Schüben regelmäßig koloskopiert werden?**

Die Patienten haben im Spätverlauf ein erhöhtes Risiko für **kolorektale Karzinome**. Daher sollten ab dem **10. Erkrankungsjahr** jährliche Kontrollkoloskopien durchgeführt werden.

> **MERKE.** Das Karzinomrisiko steigt mit zunehmender Dauer und Ausdehnung der Erkrankung. Bei Patienten mit Pankolitis erhöht sich das Risiko ab dem 10. Erkrankungsjahr, bei distaler Kolitis ab dem 15. Erkrankungsjahr um 0,5–1 % pro Jahr. Nach 20 Jahren liegt das kumulative Karzinomrisiko bei 8 %, nach 30 Jahren bei 18 %!

**? Bei schwerer, hochakuter Colitis ulcerosa wird eine remissionsinduzierende intravenöse Steroidtherapie eingeleitet. Welche Therapiealternative haben Sie, wenn die intravenöse Steroidgabe zu keiner Besserung führt?**

Tritt unter hochdosierter intravenöser Steroidtherapie innerhalb von 5–10 Tagen **keine Besserung** ein, kann der Patient – falls keine OP-Indikation besteht – **zusätzlich Azathioprin, Ciclosporin A** oder **Tacrolimus** erhalten. Ebenso können TNFα-Antikörper wie Infliximab, Adalimumab oder Golimumab eingesetzt werden.

**? Welche Medikamente sind zur Remissionserhaltung nach einer remissionsinduzierenden Therapie am besten geeignet?**

Als Medikamente der ersten Wahl gelten 5-Aminosalicylate (5-ASA). Auch Escherichia coli Nissle-Präparate oder Azathioprin können zur Remissionserhaltung verwendet werden (siehe Tab. 5.6).

**? Eine Patientin mit schwerer Colitis ulcerosa klagt plötzlich über stärkste Bauchschmerzen und hohes Fieber. Ihr Allgemeinzustand ist stark reduziert. Das Abdomen ist massiv aufgetrieben, bei der Palpation spüren Sie eine Abwehrspannung. Welche Komplikation ist bei dieser Patientin eingetreten, wodurch wird sie ausgelöst und welche Gefahr besteht?**

Die Patientin leidet unter einem **toxischen Megakolon** mit Ileus und akutem Abdomen. Diese Komplikation entsteht durch eine **starke Kolondilatation** bei **fulminanter Colitis ulcerosa**. Folgen können eine Perforation oder ein septisch-toxischer Schock mit Multiorganversagen sein.

**? Wie sichern Sie Ihren Verdacht auf ein toxisches Megakolon?**

Die Diagnose kann häufig bereits in der **Abdomenübersichtsaufnahme** gestellt werden. Typische Zeichen sind **massiv dilatierte Darmschlingen** mit einem Durchmesser > 6 cm und eine **fehlende Haustrierung**.

**Tab. 5.6** Colitis ulcerosa: Medikamentöse Remissionsinduktion und -erhaltung.

|  | leichter Schub | mäßiger/schwerer Schub | schwerer/fulminanter Schub |
| --- | --- | --- | --- |
| Remissions-induktion | 5-ASA[1] p. o. (bei distaler Kolitis topisch) | zusätzlich Steroide p. o. (bei distaler Kolitis topisch) | Steroide i. v.<br>bei Wirkungslosigkeit: zusätzlich Ciclosporin A, Tacrolismus oder Infliximab |
| Remissions-erhaltung | 5-ASA[1] p. o. (bei distaler Kolitis lokal):<br>bei Unverträglichkeit: E. coli-Stamm Nissle<br>Bei fehlendem Ansprechen ist eine Eskalation mit Azathioprin, 6-Mercaptopurin oder TNF-α-Antikörpern (Infliximab) möglich. |  | bei Ciclosporin-induzierter Remission und/oder anhaltender Steroidabhängigkeit: Azathioprin, 6-Mercaptopurin, TNF-α-Antikörper (Infliximab) |

[1] 5-ASA: Mesalazin

**MERKE.** Eine Kolonkontrastuntersuchung und eine Koloskopie sind aufgrund der hohen Perforationsgefahr bei Patienten mit toxischem Megakolon kontraindiziert!

**? Wie therapieren Sie ein toxisches Megakolon?**

Die Therapie erfolgt **operativ**: Zunächst wird eine **subtotale Kolektomie** mit Ileostomaanlage zur Darmentlastung durchgeführt und der belassene Rektumstumpf verschlossen. Entscheidend ist eine **adäquate intensivmedizinische Betreuung** mit Elektrolyt- und Volumenausgleich, Breitbandantibiose und hochdosierter intravenöser Steroidtherapie. Im entzündungsfreien Intervall wird die verbliebene Rektumschleimhaut entfernt und der Sphinkterapparat mit einem Dünndarmpouch vernäht.

**MERKE.** Die Letalität des toxischen Megakolons beträgt 30 %!

**? Können Patienten mit Colitis ulcerosa geheilt werden?**

**Ja**. Da die Colitis ulcerosa nur Rektum und Kolon befällt, können die Patienten durch eine **Proktokolektomie** geheilt werden (siehe Tab. 5.7).

## 5.4.3 Divertikulose und Divertikulitis

**? Eine 74-jährige Patientin klagt über Schmerzen im linken Unterbauch. Sie habe seit Jahren Probleme mit der Verdauung. Bei der klinischen Untersuchung tasten Sie eine druckschmerzhafte Walze und eine lokalisierte Abwehrspannung im linken Unterbauch, die Temperatur ist erhöht. Haben Sie einen Verdacht?**

Die aktuelle Symptomatik, das Alter und die jahrelangen Verdauungsprobleme sprechen für eine **akute Divertikulitis**.

**? Warum weisen das Alter der Patientin und die jahrelangen Verdauungsprobleme auf eine Divertikulitis hin?**

Eine Divertikulitis entwickelt sich immer auf dem Boden einer **Divertikulose**, die bei etwa **65 %** der **über 70-Jährigen** zu finden ist. Eine Divertikulose entsteht am häufigsten durch die abnehmende Darmwandelastizität bei altersbedingter Bindegewebsschwäche und die intraluminale Druckerhöhung bei **chronisch habitueller Obstipation**. Wird der Divertikelhals durch den Stuhlaufstau verlegt, entsteht im Divertikel ein Hohlraum, in dem sich Bakterien vermehren und zu einer Entzündung führen können.

**MERKE.** Eine Divertikulose entsteht, wenn Darmschleimhaut und -submukosa durch Gefäßlücken in der Tunica muscularis prolabieren (falsche bzw. Pseudodivertikel). Die Divertikulose ist eine Zivilisationserkrankung durch falsche Ernährungsgewohnheiten in der westlichen Welt. Das Risiko einer Divertikelbildung steigt mit zunehmendem Lebensalter. 60–70 % der über 70-Jährigen zeigen koloskopisch eine asymptomatische Divertikulose. Etwa 20 % dieser Patienten entwickeln im Verlauf eine symptomatische Divertikulitis.

**? Was verstehen Sie unter dem Begriff „chronisch habituelle Obstipation"?**

Die chronisch habituelle Obstipation entsteht durch faserarme Ernährung, unzureichende Bewegung und mangelnde Flüssigkeitsaufnahme und ist die **häufigste Ursache** der Obstipation bei älteren Menschen.

**? Warum wird die Sigmadivertikulitis häufig auch als „Linksappendizitis" bezeichnet?**

Die **klinischen Symptome** der Sigmadivertikulitis **ähneln** denen der **Appendizitis**: Linksseitige Unterbauchschmerzen, Stuhlunregelmäßigkeiten, Fieber und erhöhte Entzündungsparameter.

**MERKE.** 90 % der Divertikel sind im Sigma lokalisiert. Eine Zäkumdivertikulose ist selten, sie tritt gehäuft bei Japanern auf. Klinisch wird die Zäkumdivertikulitis auch als „Appendizitis trotz Appendektomie" bezeichnet.

## 5.4 DARMERKRANKUNGEN

**Tab. 5.7** Differenzierung zwischen Morbus Crohn und Colitis ulcerosa.

| | Morbus Crohn | Colitis ulcerosa |
|---|---|---|
| **Lokalisation** | gesamter Magen-Darm-Trakt, Prädilektionsstelle: terminales Ileum und Kolon | Rektum (immer betroffen), Kolon (proximale Ausbreitung) |
| **Ausbreitungsmuster** | diskontinuierlich | kontinuierlich |
| **Leitsymptome** | Bauchschmerzen, Diarrhö ohne Blut- und Schleimbeimengung, Tenesmen, evtl. tastbare Resistenz im Unterbauch | blutig-schleimige Diarrhö (bis zu 20 ×/d) |
| **intestinale Komplikationen** | anorektale Fisteln und Abszesse, Darmstenosen (Ileusgefahr), Malabsorptionssyndrom<br>**Spätkomplikation**: kolorektales Karzinom[1] | toxisches Megakolon, Blutungen, Darmstenosen (Ileusgefahr)<br>**Spätkomplikation**: kolorektales Karzinom |
| **extraintestinale Komplikationen** (häufiger bei Morbus Crohn) | **Haut**: Erythema nodosum, Pyoderma gangraenosum, Zinkmangeldermatitis<br>**Gelenke**: Poly-/Monoarthritis, Sakroiliitis<br>**Augen**: Iridozyklitis, Uveitis, Skleritis<br>**Lunge**: fibrosierende Alveolitis<br>**Herz**: Perimyokarditis<br>**Blut**: autoimmunhämolytische Anämie<br>**Gallenwege/Leber**: primär sklerosierende Cholangitis (häufiger bei Colitis ulcerosa)<br>**systemisch**: Amyloidose | |
| **makroskopischer Befund** | Nebeneinander von ödematösen, aphthösen und ulzerösen Veränderungen („Pflastersteinrelief")<br>lineare, scharf begrenzte Ulzera („Schneckenspuren")<br>kleine Einblutungen in der Schleimhaut (Pin-Point-Lesions)<br>Fisteln<br>im Spätstadium: segmentale Stenosen | unscharf begrenzte Ulzerationen<br>hyperämische Schleimhaut, bei Kontakt leicht blutend<br>Pseudopolypen (gesunde Schleimhautinseln bei ansonsten verlorenem Schleimhautrelief) |
| **Histologie** | transmurale Entzündung<br>Epitheloidzellgranulome und mehrkernige Riesenzellen<br>hyperplastische Lymphknoten mit Lymphangiektasie<br>im Spätstadium: fibrotische Wandverdickung | Entzündung auf Schleimhaut beschränkt<br>Kryptenabszesse<br>Becherzellverlust<br>**im Spätstadium**: Schleimhautatrophie und Epitheldysplasie (→ Karzinomrisiko ↑) |
| **radiologische Befunde** | Pflastersteinrelief, fadenförmige Stenosen | Haustrenschwund („Fahrradrohr"), Pseudopolypen |
| **heilbar** | nein | ja (Proktokolektomie) |

[1] seltener als bei Colitis ulcerosa, v. a. bei ausgeprägtem Kolonbefall und lange bestehenden Fisteln

---

**? Was ist die wichtigste Differenzialdiagnose bei Ihrer 74-jährigen Patientin mit Divertikulitis?**

Die wichtigste Differenzialdiagnose in diesem Alter ist das **Kolonkarzinom**.

**MERKE.** Im mittleren Lebensalter muss die Divertikulitis v. a. gegen das Reizdarmsyndrom, chronisch entzündliche Darmerkrankungen, ein Kolonkarzinom, eine Adnexitis, einen stielgedrehten Ovarialtumor und eine Eileiterschwangerschaft abgegrenzt werden.

**? Wie sichern Sie die Diagnose einer akuten Divertikulitis?**

Sicherste Methode ist die **Abdomen-CT**, alternativ als rasch verfügbares Verfahren die **Abdomensonografie**. Sie zeigt ödematös verdickte Darmwandsegmente mit schießscheibenähnlichem Querschnitt.

## 5 GASTROENTEROLOGIE

**?** Wie stehen Sie dazu, eine akute Divertikulitis durch eine Koloskopie oder einen Kolonkontrasteinlauf zu diagnostizieren?

Im **akuten Schub** ist die Schleimhaut durch die Entzündung hochvulnerabel, die Gefahr einer **iatrogenen Perforation** ist deutlich erhöht. Nach Abklingen der akuten Entzündung sollte aber immer eine **Koloskopie mit Biopsieentnahme** zum Karzinomausschluss und ein **Kolonkontrasteinlauf** mit wasserlöslichem Kontrastmittel zur Abklärung von Stenosen und Fisteln durchgeführt werden.

**?** Wie therapieren Sie Ihre Patientin mit schwerer akuter Sigmadivertikulitis?

Die Patientin sollte für einige Tage auf Nahrung verzichten und **parenteral ernährt** werden. Sie erhält eine **kalkulierte systemische Antibiose**, die später auf die Ergebnisse des Antibiogramms umgestellt wird. Gegen die Schmerzen im Unterbauch hilft Kühlung, z. B. durch eine Eisblase. Bei krampfartigen Schmerzen werden Spasmolytika eingesetzt.

**MERKE.** Vor Einleiten der Antibiose müssen unbedingt Blutkulturen zur Erregerdiagnostik abgenommen werden!

**?** Welche Keime sollten durch die kalkulierte Antibiose bei akuter Divertikulitis erreicht werden und welche Wirkstoffe kommen zum Einsatz?

Die antibiotische Therapie sollte **Anaerobier** und **gramnegative Bakterien** erfassen. Gängig ist die Kombination von **Metronidazol und Ciprofloxacin** oder von Metronidazol und einem **Cephalosporin der 2. oder 3. Generation**, z. B. Cefotiam.

**?** In die Notaufnahme wird ein 64-jähriger Patient mit septischer Temperatur, starken Bauchschmerzen und einer druckschmerzhaften, tastbaren Resistenz im linken Unterbauch eingeliefert. Die Sonografie zeigt den folgenden Befund (siehe Abb. 5.6). Welche Diagnose stellen Sie und wie handeln Sie?

Die Sonografie zeigt eine Sigmadivertikulose mit ödematös verdickter Kolonwand und eine kleine Raumforderung im parakolischen Raum. Der Befund ist typisch für eine **gedeckt perforierte Sigmadivertikulitis mit Abszess**. Zunächst kann man versuchen, den Abszess Sonografieoder CT-gesteuert durch die Haut zu **drainieren**. Gelingt dies nicht, muss nach Abklingen der akuten Symptomatik **operiert** werden.

**?** Fassen Sie kurz die wichtigsten Komplikationen der akuten Divertikulitis zusammen!

Die wichtigsten Komplikationen der akuten Divertikulitis sind
- **Perforation** (gedeckte Perforation mit Abszessbildung oder freie Perforation mit generalisierter Peritonitis)
- **Divertikelblutung**

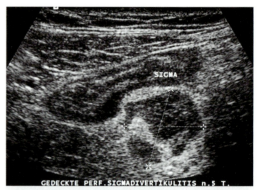

**Abb. 5.6 Sonografie** (aus Seitz, K., Schuler, A., Rettenmaier, G.: Klinische Sonographie und sonographische Differenzialdiagnose, 2. Auflage, Georg Thieme Verlag, 2007).

- **Darmstenosen**, die zu rezidivierenden Entzündungen und einem Dickdarmileus führen können
- Bildung von **Fisteln** und **Abszessen**

**?** Nennen Sie die wichtigsten OP-Indikationen bei Divertikulitis!

Indikation für eine **elektive** Sigmaresektion ist die rezidivierende Divertikulitis. **Dringliche OP-Indikationen** sind gedeckte Perforation, Fisteln, Stenosen und perkutan nicht zu drainierende Abszesse. **Notfallmäßig** müssen Patienten mit freier Perforation, Ileus und starken, konservativ nicht beherrschbaren Darmblutungen operiert werden.

### 5.4.4 Kolorektales Karzinom

**?** Eine 65-jährige Patientin leidet seit Monaten an Stuhlunregelmäßigkeiten. Mal habe sie gar keinen Stuhlgang, dann trete plötzlich Durchfall auf, auch nachts. Der Stuhl sei schleimig und manchmal blutig. Sie habe 8 kg Gewicht verloren. Sie sei nicht eher zum Arzt gegangen, weil eine Freundin unter ähnlichen Symptomen leide, der Arzt habe ein harmloses Reizdarmsyndrom diagnostiziert. Welche Symptome sprechen bei der Patientin eindeutig gegen ein Reizdarmsyndrom und welche Diagnose müssen Sie unbedingt abklären?

Blut im Stuhl, B-Symptomatik und nächtliche Diarrhö sprechen eindeutig gegen ein Reizdarmsyndrom. Bei Stuhlunregelmäßigkeiten, peranalem Blutabgang und Gewichtsabnahme muss unbedingt ein **kolorektales Karzinom** abgeklärt werden.

**MERKE.** Das kolorektale Karzinom ist der zweithäufigste Tumor bei Männern und Frauen. Bei Männern steht das Bronchial-, bei Frauen das Mammakarzinom an erster Stelle.

? **Screening-Untersuchungen sind nur sinnvoll, wenn Sie eine behandelbare Tumorvorstufe aufdecken können. Wie bewerten Sie in diesem Zusammenhang die Koloskopie als Früherkennungsuntersuchung des kolorektalen Karzinoms?**

Kolorektale Karzinome entwickeln sich in den meisten Fällen aus **kolorektalen Adenomen**. Zwischen dem Beginn der Adenomentstehung und der karzinomatösen Entartung liegen in der Regel 10 Jahre. Regelmäßige Koloskopien sind also **gut zur Früherkennung geeignet**, da sie durch den Nachweis von Adenomen ein frühes und behandelbares Vorstadium des Karzinoms aufdecken.

? **Die Koloskopie zur Früherkennung wird grundsätzlich ab einem Alter von 50 Jahren empfohlen. Bei welchen Risikogruppen sollte bereits früher mit einer koloskopischen Früherkennung begonnen werden?**

Frühere Vorsorgeuntersuchungen sind bei Patienten mit **familiärer Karzinomdisposition** oder Grunderkrankungen mit erhöhtem Karzinomrisiko indiziert. Eine familiäre Karzinomdisposition besteht bei genetischen Veränderungen, die mit der Bildung **multipler Adenome** im gesamten Intestinaltrakt einhergehen. Hierzu gehören v. a. die **familiäre adenomatöse Polyposis** (FAP) und **hamartöse Polyposis-Syndrome** wie die **familiäre juvenile Polyposis** und das **Peutz-Jeghers-Syndrom**. Bei langjähriger **Colitis ulcerosa** entstehen in der entzündlich veränderten Schleimhaut Epitheldysplasien, aus denen sich Karzinome entwickeln können.

**MERKE.** Die familiäre adenomatöse Polyposis (FAP) ist eine obligate Präkanzerose: Alle Patienten entwickeln ein kolorektales Karzinom. Häufig sind das gesamte Kolon und das Rektum von hunderten Adenomen besiedelt, die Entartung beginnt ab dem 15. Lebensjahr. Koloskopien sind daher ab dem 10. Lebensjahr indiziert. Die einzige Behandlungsoption ist die vollständige Kolektomie.

? **Die einfachste Krebsvorsorge ist die rektale digitale Untersuchung. Wie viele Rektumkarzinome können so ertastet werden?**

Etwa **30 %** der Rektumkarzinome können mit dem Finger ertastet werden.

? **Der Hämoccculttest gehört zur Standardfrüherkennung des kolorektalen Karzinoms. Erläutern Sie kurz seine wesentlichen Vor- und Nachteile!**

Der Hämoccculttest ist wenig spezifisch und sensitiv, d. h. **falsch positive** und **falsch negative** Ergebnisse sind häufig. Er wird aber immer noch als **Screening-Verfahren** eingesetzt, da er billig ist und erste Hinweise auf ein kolorektales Karzinom liefern kann.

**MERKE.** Ein positiver Hämoccculttest beweist kein Karzinom, ein negatives Testergebnis schließt es aber auch nicht aus.

? **Bei einem Patienten haben Sie in der Koloskopie folgenden Befund entdeckt. Was tun Sie?**

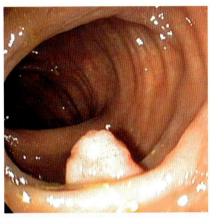

**Abb. 5.7 Befund des Patienten** (aus Baenkler, H.-W., Goldschmidt, H., Hahn, J.-M. et al.: Kurzlehrbuch Innere Medizin, 3. Auflage, Georg Thieme Verlag, 2015).

Bei dem Befund handelt es sich um ein beitbasig wachsendes **Kolonadenom**. Jedes Adenom muss **vollständig entfernt** und **histologisch untersucht** werden. Adenome < 3 cm Durchmesser können während der Koloskopie mit einer Biopsiezange oder Schlinge entnommen werden. Größere Adenome müssen operativ entfernt werden.

? **Warum führen Karzinome im linken Kolonrahmen früher zu Symptomen als rechtsseitige Kolonkarzinome?**

Im linken Kolon, insbesondere im Rektosigmoid, werden große Mengen Wasser und Elektrolyte resorbiert. Der Stuhl ist in diesen Abschnitten demnach eingedickt und fest und kann Engstellen wie einen stenosierenden Darmtumor nur schlecht passieren. Tumoren in diesem Abschnitt führen daher schnell zu Symptomen wie **Flatulenz**, **Stuhlverhalt**, **Meteorismus** und **paradoxe Diarrhö**. In den rechtsseitigen Kolonabschnitten ist der Stuhl noch relativ dünn und kann Darmstenosen leichter überwinden.

? **Was verbirgt sich hinter dem Ausdruck „paradoxe Diarrhö"? Für welche Veränderung ist sie typisch?**

„Paradoxe Diarrhö" bezeichnet **explosionsartige**, **flüssige Stuhlentleerungen** im Wechsel mit Obstipation. Sie ist typisch für **stenosierende Prozesse im Dickdarm**, die der Stuhl nur passieren kann, wenn er zuvor bakteriell zersetzt wurde.

### ? Wie hängen die Lokalisation des Rektumkarzinoms und die Prognose zusammen? Begründen Sie Ihre Antwort!

Für das Rektumkarzinom gilt: Je **tiefer** es liegt, desto **schlechter** ist die Prognose. Das liegt daran, dass Karzinome des unteren Rektumdrittels über **3 Lymphbahnen** metastasieren können. Sie breiten sich in Lymphknoten entlang der Aorta sowie in der Becken- und der Leistenregion aus.

> **MERKE.** Das Ausmaß der lymphogenen Metastasierung ist von der Lokalisation des Rektumkarzinoms abhängig:
> - Karzinome des oberen Drittels: Ausbreitung in paraaortale Lymphknoten
> - Karzinome im mittleren Drittel: Ausbreitung in paraaortale Lymphknoten und in Lymphknoten der Beckenwand
> - Karzinome im unteren Drittel: Ausbreitung in paraaortale Lymphknoten, in Lymphknoten der Beckenwand und in inguinale Lymphknoten

### ? Auf welchem Weg metastasiert das kolorektale Karzinom hämatogen und welche Besonderheit besteht beim distalen Rektumkarzinom?

Das kolorektale Karzinom metastasiert hämatogen **über die Pfortader in die Leber.** Von dort gelangen die Metastasen in Lunge und Skelett. Rektumkarzinome des unteren Drittels können direkt über die untere Hohlvene in die Lunge metastasieren, so dass hier bereits **frühzeitig Lungenmetastasen** möglich sind.

### ? Sie diagnostizieren bei Ihrer Patientin ein Rektumkarzinom im Dukes-Stadium B. Wie therapieren Sie die Patientin?

Ziel ist eine **kurative, operative Tumorentfernung**. Bei einem Rektumkarzinom im Stadium B nach Dukes hat sich eine präoperative **neoadjuvante Radio-Chemotherapie** bewährt, da sie die Lokalrezidivrate senkt, die 5-Jahresüberlebensrate steigert und häufig eine kontinenzerhaltende Tumorresektion ermöglicht. Postoperativ sollte eine **adjuvante Chemotherapie** mit 5-Fluorouracil eingeleitet werden (siehe Tab. 5.8, Tab. 5.9).

**Tab. 5.8** Kolorektales Karzinom: Stadieneinteilung nach Dukes und UICC.

| Dukes | UICC | Befund | 5-Jahresüberlebensrate |
|---|---|---|---|
| A | I | Tumor auf Mukosa, Submukosa und Muscularis propria beschränkt | 95% |
| B | II | Tumor befällt alle Wandschichten | 85–90% |
| C | III | Tumor befällt regionale Lymphknoten oder Umgebungsstrukturen | 55–65% |
| D | IV | Fernmetastasen | 5% |

**Tab. 5.9** Stadiengerechte Therapie des kolorektalen Karzinoms.

| Dukes | UICC | Therapie |
|---|---|---|
| A | I | Operation unter kurativer Zielsetzung:<br>• **Kolonkarzinom**: En-bloc-Resektion des tumortragenden Darmabschnitts mit regionaler Lymphadenektomie<br>• **Rektumkarzinom**: abhängig von Lokalisation anteriore Rektumresektion mit totaler Mesorektumexstirpation, transanale Lokalexzision, abdominoperineale Rektumexstirpation |
| B | II | **Kolonkarzinom**: Operation unter kurativer Zielsetzung (s. o.) und adjuvante Therapie<br>**Rektumkarzinom**: neoadjuvante Radio-/Chemotherapie (→ Downstaging), Versuch einer kurativen Operation und adjuvante Chemotherapie (5-FU¹) |
| C | III | **Kolonkarzinom**: Versuch einer kurativen Operation und adjuvante Chemotherapie (Oxaliplatin + 5-FU¹)<br>**Rektumkarzinom**: neoadjuvante Radio-/Chemotherapie (→ Downstaging), kurative Operation und adjuvante Chemotherapie (5-FU¹) |
| D | IV | **Isolierte Lungen- und Lebermetastasen**: Resektion, Mikrowellenablation<br>Polychemotherapie (5-FU¹, Folsäure und Oxaliplatin oder Capecitabin und Oxaliplatin) und monoklonale Antikörper gegen VEGF oder EGF (Cetuximab oder Bevacizumab) |

¹5-FU: 5-Fluorouracil

## 5.5 Lebererkrankungen

### 5.5.1 Hepatitis

**?** Sie haben gerade Ihren Abschluss gemacht und fangen in 3 Monaten mit Ihrer ersten Stelle als Arzt in einer Klinik an. Der Betriebsarzt möchte sich über Ihren Hepatitis B-Immunitätsstatus informieren. Welche serologischen Virusmarker muss er hierfür bestimmen?

Zu diesem Zweck werden die **Antikörper** gegen das **HBc-** und das **HBs-Antigen** bestimmt. Positive **Anti-HBc-IgG** beweisen eine alte, ausgeheilte Infektion, die eine lebenslange Immunität hinterlässt. Der **Anti-HBs-Antikörpertiter** gibt Auskunft über den Impfstatus.

**?** Der Betriebsarzt findet in Ihrem Serum einen Anti-HBs-Titer > 100 IE/l. Anti-HBc-IgG ist negativ. Wofür spricht diese serologische Konstellation? Ist eine Auffrischimpfung indiziert?

Diese Konstellation zeigt den immunologischen Status nach einer Impfung und ohne eine durchgemachte Infektion. Hätte sich der Körper mit dem HB-Virus auseinandergesetzt, wären im Serum IgG-Antikörper gegen das Hbc-Antigen nachweisbar, da dieser Marker lebenslang persistiert. Ein **Anti-HBs-Titer > 100 IE/l** zeigt einen **ausreichenden Impfschutz** an, eine Auffrischung ist nicht notwendig.

**?** Ein junger Vater stellt sich gemeinsam mit seiner 10-jährigen Tochter vor. Beide leiden seit 3 Tagen an Abgeschlagenheit und Oberbauchbeschwerden. Die Konjunktiven beider Patienten sind gelblich verfärbt. Der Vater berichtet, sie seien vor 2½ Wochen von einem Familienurlaub aus der Türkei zurückgekehrt. An welche Erkrankung denken Sie? Begründen Sie Ihre Antwort!

Abgeschlagenheit, Oberbauchbeschwerden und Ikterus sprechen für eine **Leberaffektion**. Die **Reiseanamnese** und das Auftreten bei Vater und Tochter lassen an eine **akute Hepatitis A** denken. Die Hepatitis A ist im **Mittelmeerraum und südlicheren Gefilden** endemisch und wird meistens **fäkal-oral** über kontaminierte Meeresfrüchte, Salat oder verunreinigtes Wasser übertragen. Reisende infizieren sich daher häufig über die gemeinsam verzehrte Nahrung. Auch der zeitliche Verlauf stimmt: Die Inkubationszeit der Hepatitis A beträgt im Durchschnitt 2–3 Wochen.

**?** Hätte die Hepatitis A-Infektion bei Vater und Tochter verhindert werden können?

**Ja**. Reisenden in Endemiegebiete wird eine Impfung empfohlen.

**?** Der Patient hat große Angst, dass die Hepatitis A-Infektion chronisch werden könnte, er habe von solchen Fällen gehört. Können Sie ihn beruhigen?

**Ja**. Die Hepatitis A heilt vollständig aus. Eine Chronifizierung wird nicht beobachtet.

**?** In Ihre Sprechstunde kommt ein Patient, der vor einigen Tagen aus Thailand zurückgekehrt ist. Im Flugzeug habe er gehört, dass sich ein Mann bei seinem letzten Urlaub in dieser Region bei einer Prostituierten mit einem Hepatitis-Virus infiziert habe. Er macht sich nun Sorgen und möchte von Ihnen wissen, wann er mit den ersten Symptomen rechnen müsse. Was antworten Sie ihm?

Das Hepatitis B-Virus, kurz HBV, und das Hepatitis C-Virus, kurz HCV, sind **sexuell übertragbar**. Das Risiko einer sexuellen Übertragung ist bei HBV allerdings deutlich höher als bei HCV. Selbstverständlich sind auch **Doppelinfektionen** möglich. Die **Inkubationszeit** beider Viren liegt zwischen **15 und 180 Tagen**. Die ersten Symptome können also bis zu einem halben Jahr nach der Infektion auftreten.

**?** Die lange Inkubationszeit beunruhigt den Patienten. Er möchte von Ihnen wissen, ob die Viren nicht auch vor dem Auftreten der ersten Symptome nachweisbar seien. Welche Auskunft geben Sie ihm?

Die **akute** Hepatitis B und C verläuft häufig **asymptomatisch** und macht sich bei einigen Patienten erst viel später durch eine **chronische Hepatitis** und ihre Komplikationen bemerkbar. Daher sollte bei Verdacht auf eine Infektion in jedem Fall nach **virusspezifischen Antikörpern und Virusbestandteilen** gesucht werden:
- Die **akute Hepatitis B** wird durch den Nachweis des **HBs-Antigens** diagnostiziert, das etwa 2 Monate nach Infektion im Blut auftaucht. Früher kann die sie durch den Nachweis der **HBV-DNA** diagnostiziert werden. Dieser Test gehört allerdings nicht zur Routinediagnostik!
- Antikörper gegen das **HCV** werden erst nach 1–5 Monaten positiv, die **akute Infektion** wird durch Bestimmung der **HCV-RNA** nachgewiesen.

**?** 2 Monate nach seiner Rückkehr aus Thailand finden Sie im Labor Ihres Patienten folgende Virusmarker: Anti-HBc-IgM, HBs-Antigen und HBe-Antigen positiv, Anti-HCV und HCV-RNA negativ. Wofür spricht diese Konstellation? Worüber müssen Sie den Patienten unbedingt aufklären?

Der Patient hat eine **frische Hepatitis B-Infektion**. Da das **HBe-Antigen positiv** ist, ist der Patient **infektiös**.

## 5 GASTROENTEROLOGIE

**? Die Klinik der akuten Hepatitis ist bei allen Virustypen gleich. Beschreiben Sie kurz den typischen Ablauf!**

Die symptomatische akute Hepatitis beginnt typischerweise mit einem **Prodromalstadium** mit grippalen Symptomen, gastrointestinalen Beschwerden, Arthralgien und Myalgien. Wenige Tage bis einige Wochen später entwickelt sich das **Stadium der hepatischen Organmanifestation** mit druckdolenter, vergrößerter Leber, Splenomegalie und Lymphadenopathie. Nur 30 % aller Patienten mit akuter Hepatitis entwickeln einen Ikterus, bei 70 % der Patienten verläuft die Erkrankung anikterisch.

> **MERKE.** Eine akute Hepatitis A verläuft in 75 %, eine akute Hepatitis B in 35 % und eine akute Hepatitis C in nur 15 % der Fälle symptomatisch!

**? Ein Patient mit abgelaufener akuter Hepatitis B möchte sicher gehen, dass seine Erkrankung wirklich ausgeheilt ist. Welchen serologischen Marker müssen Sie bestimmen?**

Die Ausheilung der Hepatitis B wird durch die **Serokonversion** von HBs-Antigen zu Anti-HBs-Antikörpern angezeigt.

**? Ab wann sprechen Sie von einer chronischen Hepatitis B? Wie hoch ist das Chronifizierungsrisiko bei einem immunkompetenten HBV-Träger?**

Eine Hepatitis B ist **chronisch**, wenn sie **nach 6 Monaten** nicht ausgeheilt ist und das **Oberflächenantigen HBs** im Serum persistiert. Eine **Viruspersistenz** kommt bei etwa **5–10 %** der immunkompetenten HBV-Träger vor.

> **MERKE.** Bei immunsupprimierten und Hämodialyse-Patienten, Drogenabhängigen, Neugeborenen HBV-infizierter Mütter, Säuglingen und Kleinkindern ist das Chronifizierungsrisiko deutlich höher (zwischen 20 und 90 %!).

**? Welche klinischen und serologischen Verlaufsformen lassen sich bei der chronischen Hepatitis B abgrenzen?**

- **70–90 %** der chronischen HBV-Träger sind **klinisch gesund**, man spricht auch vom Status des gesunden HBs-Antigen-Trägers oder einer **chronisch inaktiven Hepatitis**. Serologisch lassen sich bei diesen Patienten das HBs-Antigen und Antikörper gegen das HBe- und HBc-Antigen nachweisen, die Transaminasen und die Leberhistologie sind meist unauffällig.
- **10–30 %** der Patienten entwickeln eine **chronisch aktive Hepatitis**, die häufig mit Müdigkeit, Leberdruckschmerz und Appetitlosigkeit einhergeht. Typisches serologisches Kennzeichen ist der Nachweis von HBe-Antigen und HBV-DNA. Die Transaminasen sind deutlich erhöht und histologisch zeigt sich eine **ausgeprägte entzündliche Aktivität**.

**? Was sind die beiden wichtigsten Komplikationen der chronisch aktiven Hepatitis B?**

Die wichtigsten Komplikationen sind die **Leberzirrhose** und das **hepatozelluläre Karzinom** (siehe Tab. 5.10).

> **MERKE.** Etwa 15–20 % der Patienten mit chronisch aktiver Hepatitis B erkranken innerhalb der nächsten 10 Jahre an einer Leberzirrhose. Etwa 15 % dieser Patienten entwickeln innerhalb von 5 Jahren ein hepatozelluläres Karzinom.

**Tab. 5.10** Hepatitis B: Serologie.

|  | positiv | negativ |
|---|---|---|
| frische Infektion | Anti-HBc-IgM, HBs-Antigen[1], HBe-Antigen, HBV-DNA | Anti-HBs |
| Infektiosität | HBe-Antigen[2], HBV-DNA | Anti-HBe[3] |
| Z. n. Infektion mit Ausheilung | Anti-HBs[4], Anti-HBc-IgG[5] | HBs-Antigen, HBe-Antigen |
| Impfung | Anti-HBs[4] | Anti-HBc-IgG |
| **chronisch inaktive Hepatitis:** Serokonversion von HBe-Ag zu Anti-HBe | HBs-Antigen, Anti-HBe, Anti-HBc-IgG, ggf. HBV-DNA (wenige Kopien) | HBe-Antigen und Anti-HBs |
| **chronisch aktive Hepatitis:** fehlende Serokonversion | HBs-Antigen, HBe-Antigen, HBV-DNA, Anti-HBc-IgG | Anti-HBe und Anti-HBs |

[1] Routinemarker zum Nachweis einer frischen Infektion (wird vor Beginn der klinischen Symptome positiv)
[2] Marker für Virusvermehrung (Freisetzung bei Virusreplikation)
[3] Marker für nachlassende Viruslast
[4] Marker für Ausheilung und Impfung
[5] Marker für stattgehabte Infektion (lebenslange Persistenz, „Seronarbe")

## 5.5 LEBERERKRANKUNGEN

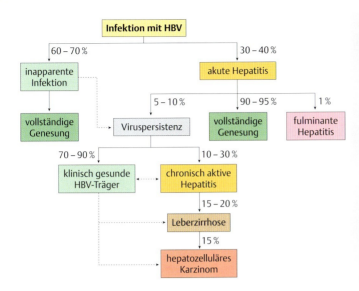

Abb. 5.8 Verlaufsformen der Hepatitis B.

**? Wie und wann therapieren Sie einen Patienten mit chronischer Hepatitis B?**

Behandlungsbedürftig sind die **chronisch aktive Hepatitis B** und die Hepatitis B-assoziierte **Leberzirrhose**. Das Therapieziel ist das Erreichen des gesunden HBs-Trägerstatus, also das Verschwinden der HBV-DNA und die **Serokonversion** von HBe-Antigen zu Anti-HBe-Antikörpern. Ein komplettes Therapieansprechen mit Anti-HBs-Konversion wird selten erreicht. Therapie der Wahl ist die Gabe von **pegyliertem Interferon α** für 4–6 Monate. Die Ansprechrate liegt hiermit bei etwa 40 %. Alternativ können **Nukleosidanaloga** wie Lamivudin, Entecavir, Tenefovir und Telbicudin eingesetzt werden.

**? Erläutern Sie kurz, wie die Hepatitis D und die Hepatitis B zusammenhängen!**

Das Hepatitis D-Virus, kurz HDV, ist ein **Viroid**, das nur aus einem **RNA-Molekül** besteht. Für seine Vermehrung ist es auf die **Hülle des Hepatitis B-Virus** angewiesen, weshalb sich nur Hepatitis B-Träger mit HDV infizieren können.

**? Warum ist der zeitliche Zusammenhang zwischen Hepatitis B- und D-Infektion für die betroffenen Patienten prognostisch entscheidend?**

Abhängig von dem zeitlichen Zusammenhang zwischen der HBV- und HDV-Infektion werden 2 Infektionsformen unterschieden:
- Bei der **Superinfektion** infiziert sich ein HBV-Träger nachträglich mit HDV. Klinische Folge ist häufig eine fulminant verlaufende akute Hepatitis, die chronifiziert und in eine Zirrhose übergeht.

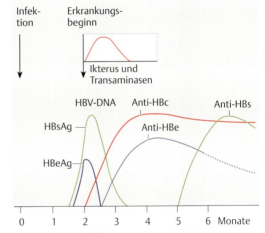

Abb. 5.9 Zeitliche Entwicklung der Hepatitis B-Seromarker (aus Arastéh, K., Baenkler, H.-W., Bieber, C. et al.: Duale Reihe Innere Medizin, 3. Auflage, Georg Thieme Verlag, 2012).

- Bei der **Simultaninfektion** infizieren sich die Patienten gleichzeitig mit dem HBV und HDV. Die akute Hepatitis verläuft häufig schwer, heilt aber in 95 % vollständig aus.

**? Wie können Sie serologisch zwischen einer Super- und einer Simultaninfektion unterscheiden?**

Der entscheidende serologische Marker ist **Anti-HBc-IgM**. Dieser Antikörper beweist eine frische Hepatitis B-Infektion und ist in der Regel nur bei Patienten mit Simultaninfektion nachweisbar. Zum Zeitpunkt einer Superinfektion ist der Antikörper bereits häufig verschwunden.

# 5 GASTROENTEROLOGIE

**? Eine akute Virushepatitis wird in der Regel rein symptomatisch behandelt. Kennen Sie eine Ausnahme? Begründen Sie Ihre Antwort!**

Nur die **akute Hepatitis C** wird antiviral behandelt, da sie in 75 % der Fälle chronifiziert. Durch die **frühzeitige Gabe von Interferon α** über 24–48 Wochen kann eine chronische Verlaufsform in > 95 % der Fälle verhindert werden.

> **MERKE.** 70 % der chronischen Virushepatitiden gehen auf das Hepatitis C-Virus zurück!

**? Eine Patientin mit chronischer Hepatitis C klagt über Gelenkschmerzen und trockene Augen. An den Unterschenkeln bemerken Sie Ödeme, das Kreatinin ist erhöht, im Urin finden Sie eine ausgeprägte Proteinurie. Wie kommt es zu diesen Symptomen?**

Die Patientin leidet an **Arthralgien**, einer **Sicca-Symptomatik** und einer **Glomerulonephritis** mit nephrotischem Syndrom. Diese Symptome sind typische extrahepatische Manifestationen einer chronischen Hepatitis C durch die **Ablagerung von Immunkomplexen**.

> **MERKE.** Extrahepatische Manifestationen werden v. a. bei Hepatitis B- und C-Infektionen beobachtet:
> - akute Hepatitis B: Arthralgien, Exantheme
> - chronische Hepatitis B: Panarteriitis nodosa, membranoproliferative Glomerulonephritis
> - chronische Hepatitis C: Sjögren-Syndrom, Glomerulonephritiden unterschiedlicher Histologie, Kryoglobulinämie, Porphyria cutanea tarda, Hashimoto-Thyreoiditis

**? Wie unterscheiden sich HBV und HCV im Hinblick auf das Zirrhose- und Karzinomrisiko?**

Beide Viren führen bei einem chronischen Verlauf bei etwa 15–20 % der Patienten zu einer **Leberzirrhose**. Die chronische Hepatitis B ist für 50 %, die chronische Hepatitis C für 25 % aller **Leberzellkarzinome** verantwortlich.

> **MERKE.** Für die chronische Hepatitis gilt: Je höher die Viruslast, desto höher ist die Wahrscheinlichkeit einer Zirrhose- bzw. Karzinomentwicklung.

**? Bei der Blutabnahme stechen Sie sich mit der blutigen Nadel. Vor welcher Infektion sollten Sie sich am meisten fürchten?**

Am häufigsten wird das **Hepatitis B-Virus** über eine Nadelstichverletzung übertragen. Das mittlere Infektionsrisiko nach einer Nadelstichverletzung bei einem infektiösen Patienten beträgt 30 %.

> **MERKE.** Infektionsrisiko nach Nadelstichverletzung:
> - HBV: 30 %
> - HCV: 1 %
> - HIV: 0,3 %

**? Wie reagieren Sie nach Ihrer Nadelstichverletzung?**

Zunächst sollte Druck auf die Wunde ausgeübt werden, um den Blutfluss zu fördern. Anschließend wird die Wunde für mindestens 10 Minuten mit einem **viruziden Hautantiseptikum** gespült. Aus rechtlichen Gründen muss so schnell wie möglich der **D-Arzt** aufgesucht werden. Um den eigenen Impfstatus und die Infektiosität des Patienten zu überprüfen, wird **Blut abgenommen** und als Notfalllabor zur serologischen Testung auf HBV, HCV und HIV verschickt.
- Besteht der geringste Verdacht auf eine **HIV-Infektion** des Patienten, wird schon vor Eintreffen des Testergebnisses mit einer **antiviralen Postexpositionsprophylaxe** begonnen.
- Ist der Patient **HBs-Antigen positiv**, wird bei unzureichender Immunisierung eine **HBV-Simultanimpfung** durchgeführt.
- Eine Hepatitis C-Prophylaxe wird **nicht empfohlen**. Wird in späteren Kontrolluntersuchungen HCV-RNA nachgewiesen, erhält der Verletzte Ribavirin und INF-α.

> **MERKE.** Wird innerhalb von 2 Stunden nach Nadelstichverletzung mit einer antiretroviralen Therapie begonnen, sinkt das Risiko einer HIV-Infektion um > 80 %.

**? Wie therapieren Sie eine chronische Hepatitis C? Wovon hängen Dauer und Erfolg der Therapie ab?**

Die chronische Hepatitis C wird heute **je nach Genotyp** mit einer Kombination aus folgenden unterschiedlichen Medikamenten therapiert: Ribavirin, Proteaseinhibitoren und NS5A- bzw. NS5B-Inhibitoren (HCV-Polymerase-Inhibitoren). Mit den neuen Interferon-freien Therapien werden auch bei den prognostisch ungünstigen Genotypen Remissionsraten von über 90 % erreicht.

**? Welche virale Hepatitis ist bei Schwangeren besonders gefürchtet?**

Bei Schwangeren führt eine Infektion mit dem **Hepatitis E-Virus** in 20 % der Fälle zu einem fulminanten Verlauf, 20 % dieser Patientinnen versterben (siehe Tab. 5.11, Tab. 5.12).

**? An welche Hepatitisform sollten Sie bei einer 22-jährigen Frau mit erhöhten Leberwerten und systemischem Lupus erythematodes denken?**

Bei dieser Konstellation sollte an eine **Autoimmunhepatitis** gedacht werden. Sie tritt v. a. bei **Frauen vor dem 30. Lebensjahr** auf und ist häufig mit Autoimmunerkrankungen wie dem systemischen Lupus erythematodes, der rheumatoiden Arthritis, der Hashimoto-Thyreoiditis oder chronisch entzündlichen Darmerkrankungen assoziiert.

## 5.5 LEBERERKRANKUNGEN

**Tab. 5.11** Virushepatitis: Erreger Hepatitis A, B und C.

| | Hepatitis A | Hepatitis B | Hepatitis C |
|---|---|---|---|
| Erreger | HAV | HBV | HCV |
| Übertragung | fäkal-oral | parenteral, sexuell, perinatal | parenteral, sexuell (selten) |
| Inkubationszeit | 2–6 Wochen | 1–6 Monate | 2–10 Wochen |
| akute Hepatitis | asymptomatisch: 25% symptomatisch: 75% fulminant: 0,2% | asymptomatisch: 65% symptomatisch: 35% fulminant: 1% | asymptomatisch: 85% symptomatisch: 15% fulminant: <1% |
| chronischer Verlauf | nein | 5–10%: <br>• 70–90% klinisch gesund <br>• 10–30% chronisch aktiv | chronisch aktiv: ca. 75% |
| Langzeitkomplikationen | nein | Leberzirrhose: 15–20%, davon 15% HCC | Leberzirrhose: 20%, davon 1–2% HCC |
| Prognose | Ausheilung in 100% | akute Hepatitis: Ausheilung in 95% <br>chronische Hepatitis: mit Therapie gesunde Hbf-Träger-Status in 40% (INF-α) bis 70% (Nukleosidanaloga) | akute Hepatitis: <br>• symptomatischer Verlauf: Ausheilung in 50% <br>• asymptomatischer Verlauf: meist Chronifizierung <br>chronische Hepatitis: mit Therapie Ausheilung in 50–90% |
| Impfung | aktiv und passiv | aktiv und passiv | – |

**Tab. 5.12** Hepatitis D und E.

| | Hepatitis D | Hepatitis E |
|---|---|---|
| Erreger | HDV | HEV |
| Übertragung | parenteral, sexuell, perinatal | fäkal-oral |
| Inkubationszeit | 3–4 Monate | 2–8 Wochen |
| akute Hepatitis | Koinfektion: symptomatisch, schwerer Verlauf fulminant: 2–10% (Superinfektion) | fulminant: 3% Ausnahme: Schwangere 20% |
| chronischer Verlauf | Superinfektion: >90% Koinfektion: 5% | nein |
| Langzeitkomplikationen | Superinfektion: Leberzirrhose + HCC | nein |
| Prognose | Koinfektion: 95% Heilung Superinfektion: geringe Heilungschance | 98% Ausheilung (Ausnahme: Schwangere) |
| Impfung | aktiv und passiv gegen HBV | – |

**MERKE.** Eine Autoimmunhepatitis im Rahmen eines SLE wird auch als lupoide Hepatitis bezeichnet.

**? Nennen Sie typische Laborbefunde der Autoimmunhepatitis!**

Im Labor finden sich typischerweise **antinukleäre Autoantikörper**, Autoantikörper gegen die Aktinfilamente der glatten Muskulatur, kurz **SMA**, und/oder Autoantikörper gegen Mikrosomen in Niere und Leber, kurz **LKM**.

**MERKE.** Die Autoantikörper sind typisch, aber nicht beweisend für die Autoimmunhepatitis. Auch die Laborbefunde (Transaminasen ↑, Gesamteiweiß ↑, Bilirubin ↑, Quick ↓ und Albumin ↓) und die Leberhistologie unterscheiden sich nicht von anderen Formen der chronisch aktiven Hepatitis.

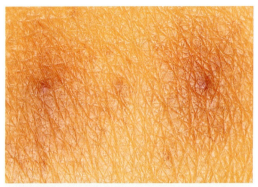

Abb. 5.10 **Hautbefund bei dem Patienten** (aus Baenkler, H.-W., Goldschmidt, H., Hahn, J.-M. et al.: Kurzlehrbuch Innere Medizin, 3. Auflage, Georg Thieme Verlag, 2015).

**? Welcher Befund sichert die Diagnose „Autoimmunhepatitis"?**

Die Autoimmunhepatitis ist eine Ausschlussdiagnose. Entscheidend für die Diagnose ist das **prompte Ansprechen** der Beschwerden auf eine **immunsuppressive Therapie** mit **Glukokortikoiden**.

**? Welche beiden Erkrankungen sind in den Industrieländern die häufigsten Ursachen der Leberzirrhose?**

95% der Zirrhosefälle werden durch **chronischen Alkoholabusus** und **chronische Virushepatitiden** ausgelöst.

## 5.5.2 Leberzirrhose und ihre Komplikationen

**? Auf Ihrer Station liegt ein 65-jähriger Patient, der seit Jahren an einer äthyltoxischen Leberzirrhose leidet. Bislang hat sich die Erkrankung nur durch diskrete und unspezifische Symptome wie Müdigkeit und Abgeschlagenheit bemerkbar gemacht. Einzig an der Haut sind typische Zeichen der chronischen Lebererkrankung sichtbar. Welche Hautbefunde sehen Sie hier (Abb. 5.10) und welche treten außerdem bei dem Patienten auf?**

Chronische Lebererkrankungen wie die Leberzirrhose führen zu typischen Hautveränderungen, die auch als **„Leberhautzeichen"** bezeichnet werden. Hierzu gehören **Spider nävi** an Oberkörper und Gesicht, Palmar- und Plantarerytheme, Lacklippen und -zunge, Kratzspuren durch chronischen Juckreiz, Hautatrophie mit Teleangiektasien, Weißnägel und Kontrakturen der Handinnenflächen, die sog. Dupuytren'sche Kontrakturen.

**INFOBOX. Leberzirrhose: Ätiologie**

Die Leberzirrhose ist das **irreversible Endstadium** jeder **chronischen Leberschädigung**. Die häufigsten Ursachen sind **chronischer Alkoholismus** (50%) und **chronische Virushepatitiden** (45%). Seltenere Ursachen (5%) sind:
- Fettleber- und Autoimmunhepatitis
- primär biliäre Zirrhose und primär sklerosierende Cholangitis
- toxische Leberschädigung durch Medikamente (z.B. Methotrexat) oder Chemikalien (z.B. Tetrachlorkohlenstoff, Arsen)
- Stoffwechselerkrankungen (z.B. Hämochromatose, Morbus Wilson, $\alpha_1$-Antitrypsinmangel)
- chronische Stauungsleber bei Rechtsherzinsuffizienz (kardiale Zirrhose)
- Budd-Chiari-Syndrom (thrombotischer Verschluss der Lebervenen)
- parasitäre Infektionen (z.B. Bilharziose, Leberegel)

**? Aktuell klagt der beschriebene Patient über ein unangenehmes Völlegefühl und zunehmende Bauchschmerzen. Sein Bauch sei in den letzten Wochen deutlich dicker geworden. Bei der klinischen Untersuchung fallen Ihnen ein vorgewölbtes, druckschmerzhaftes Abdomen, eine gelbliche Verfärbung der Haut und der Konjunktiven, zahlreiche Hämatome und flohstichartige Hauteinblutungen sowie eine Splenomegalie auf. Erklären Sie diese Befunde!**

Der Patient zeigt typische Symptome und Befunde der **dekompensierten Leberzirrhose**. Diese ist durch die Entwicklung einer **portalen Hypertension** mit Aszites und Splenomegalie und einer **metabolischen Leberinsuffizienz** mit Ikterus und erhöhter Blutungsneigung gekennzeichnet.

## 5.5 LEBERERKRANKUNGEN

### INFOBOX. Leberzirrhose: Komplikationen

- **portale Hypertension:** Die permanente Druckerhöhung im Pfortaderkreislauf führt
  - zur Bildung von **Ösophagus-** und **Fundusvarizen** (→ Gefahr der oberen Gastrointestinalblutung),
  - zu einem **Aszites** sowie
  - zu **stauungsbedingten Funktionsstörungen** vorgeschalteter Organe mit **Hypersplenismus**, **Stauungsgastritis** und **Stauungsenteropathie**.
- **metabolische Leberinsuffizienz:** Folgen der verminderten hepatischen Syntheseleistung und der Entgiftungsfunktion sind Ikterus, hämorrhagische Diathese, Aszites und die hepatische Enzephalopathie.
- **primäres Leberzellkarzinom:** Spätkomplikation.

---

**?** Welche Form des Ikterus besteht bei Patienten mit Leberzirrhose? Welche Veränderungen finden Sie in Serum und Urin?

Die Leberzirrhose führt zu einem hepatozellulären Ikterus. Durch die Zerstörung des Leberparenchyms sind die **Bilirubinkonjugation** und **biliäre Exkretion** gestört, im Serum findet sich eine erhöhte Konzentration des **indirekten** und **direkten Bilirubins**. Im Urin lassen sich **Bilirubin** und **Urobilinogen** nachweisen, der Urin ist durch die **Bilirubinurie** bräunlich verfärbt.

### INFOBOX. Ikterus

**Definition**: Gelbfärbung von Skleren, Haut und Schleimhäuten bei erhöhter Bilirubinkonzentration (> 2,5 mg/dl) mit Einlagerung ins Gewebe.
Bilirubin entsteht als Abbauprodukt des **Hämoglobin-** (80 %) und **Myoglobinstoffwechsels**. Das **indirekte (unkonjugierte) Bilirubin** ist wasserunlöslich und damit weder harngängig noch über die Galle ausscheidbar. Daher ist es im Blut **an Albumin gebunden** und wird **zur Leber** transportiert. Dort wird es nach Abspaltung von den Hepatozyten aufgenommen und mithilfe der UDP-Glukuronyltransferase **an Glukuronsäure gekoppelt (konjugiertes bzw. direktes Bilirubin)**. Bilirubindiglukuronid wird aus den Hepatozyten in die Gallenkapillaren sezerniert und anschließend **mit der Galle in den Darm ausgeschieden**. Im terminalen Ileum und Kolon wird das Bilirubin **bakteriell gespalten (Dekonjugierung)** und zu farblosem **Urobilinogen** und dunkel pigmentiertem **Stercobilin** umgebaut. Der größte Teil wird mit den Fäzes ausgeschieden und gibt dem Stuhl seine charakteristische Farbe. Ein kleiner Anteil des Urobilinogens (ca. 20 %) wird im Darm resorbiert und über den **enterohepatischen Kreislauf** an die Leber zurückgeführt. Von dort gelangt es in den Blutkreislauf und wird **über die Niere ausgeschieden** (siehe Tab. 5.13 und Abb. 5.11).

**Tab. 5.13** Differenzialdiagnose des Ikterus.

|  | prähepatischer Ikterus | intrahepatischer Ikterus | posthepatischer Ikterus |
|---|---|---|---|
| Ätiologie | Hämolyse mit erhöhtem Bilirubinanfall | verschiedene Lebererkrankungen | Verschluss/Kompression großer extrahepatischer Gallenwege |
| Störung | hepatische Konjugationskapazität überschritten | Störungen der Konjugation und/oder des Galleabflusses (= intrahepatische Cholestase) | Störung des Galleabflusses (= extrahepatische Cholestase) |
| direktes Bilirubin im Serum | – | + | + |
| indirektes Bilirubin im Serum | + | + | – |
| Bilirubin im Urin (Braunfärbung) | – | + | + |
| Urobilinogen im Urin (bei erhöhtem enteralen Bilirubinanfall) | + | + | – |
| Stuhlfarbe | dunkel | dunkel/hell | hell |
| GOT, GPT | normal | ↑ ↑ | ↑ |
| γ-GT, AP | normal | ↑ | ↑ ↑ |
| Juckreiz | nein | bei intrahepatischer Cholestase | ja |

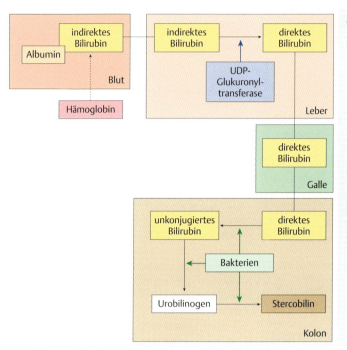

Abb. 5.11 Bilirubinstoffwechsel.

**? Welche Laborveränderungen erwarten Sie bei dekompensierter Leberzirrhose?**

Typisch sind Veränderungen der Indikatoren der **verminderten Synthese-, Entgiftungs- bzw. Ausscheidungsleistung** der Leber: Quickwert, Antithrombin III, Albumin und Cholinesterase sind vermindert, die Ammoniak- und Bilirubinkonzentration nimmt zu. Meist ist im Serum eine kompensatorische Hypergammaglobulinämie durch eine Erhöhung der IgM-Fraktion nachweisbar. Beim Hypersplenisyndrom finden sich eine Thrombozytopenie und eine Anämie.

**? Letztlich lässt sich die Diagnose Leberzirrhose nur histologisch sichern. Welche klassischen Veränderungen finden Sie dort?**

Die histologische **Trias** der Leberzirrhose besteht aus **Zellnekrose**, **Regeneration** und **Bindegewebsvermehrung**.

**? Beschreiben Sie die Pathogenese der portalen Hypertension bei Patienten mit Leberzirrhose!**

Die Leberzirrhose ist durch einen **bindegewebigen Umbau** des Leberparenchyms gekennzeichnet, die Leberstruktur wird **irreversibel zerstört**. Hierdurch verkleinert sich die Gesamtgefäßquerschnittsfläche und der **Widerstand in der Pfortader steigt**. Gleichzeitig nimmt die Zirkulation in den Splanchnikusgefäßen durch eine gesteigerte lokale Freisetzung von **Vasodilatatoren** zu. Der Pfortaderhochdruck entsteht durch die Kombination aus Widerstandserhöhung und verstärktem Blutfluss in der Pfortader.

**MERKE.** Die portale Hypertension ist definiert als permanente Druckerhöhung in der Pfortader auf > 12 mmHg.

**? Wie weisen Sie eine portale Hypertension nach?**

Die einfachste Methode ist die **Farbduplexsonografie**. Klassische Zeichen des erhöhten Pfortaderdrucks sind eine Erweiterung der Pfortader, eine verminderte portale Flussgeschwindigkeit, eine aufgehobene Atemvariabilität der Milz- und Splanchnikusvenen und eine Umkehr des Blutflusses.

**MERKE.** Die Farbduplexsonografie ist die einfachste Methode, mit ihr lässt sich der Druck aber nur aufgrund der Folgeerscheinungen abschätzen. Direkt kann der erhöhte Pfortaderdruck nur **invasiv** (intraoperativ oder Lebervenenverschlussdruckmessung nach transjugulärer Punktion) bestimmt werden.

**? Was ist die gefährlichste Komplikation der portalen Hypertension?**

Die gefährlichste Komplikation der portalen Hypertension ist die **akute obere Gastrointestinalblutung** aus **rupturierten Ösophagus-** oder **Fundusvarizen**.

## 5.5 LEBERERKRANKUNGEN

### ? Wie entstehen Ösophagus- und Fundusvarizen?

Die Varizen entwickeln sich auf dem Boden einer **portalen Hypertension**: Durch die Druckerhöhung in der Pfortader bilden sich **Umgehungskreisläufe** zwischen portalem und kavalem Venensystem. Der wichtigste Kollateralkreislauf verläuft über submuköse Venengeflechte im **Magenfundus** und im **distalen Ösophagus**. Der vermehrte Blutfluss in diesen normalerweise nicht beanspruchten Anastomosen führt zu einer **ausgeprägten Gefäßerweiterung**.

### ? Endoskopisch sehen Sie bei Ihrem Patienten mit Leberzirrhose Ösophagusvarizen mit einem Durchmesser von 6,5 mm, die rötliche Flecken auf ihrer Oberfläche zeigen. Wie gehen Sie vor? Begründen Sie Ihre Antwort!

Nur ca. 30 % aller Ösophagus- und Fundusvarizen rupturieren und führen zu einer oberen gastrointestinalen Blutung. Eine Primärprophylaxe ist daher nur bei Varizen **mit erhöhtem Blutungsrisiko** indiziert. Risikoreich sind ein **Varizendurchmesser > 5 mm** und das sog. „**Red Colour Sign**", also rötliche Flecken auf den Varizen durch erhöhten intraluminalen Druck. Bei dem beschriebenen Patienten ist daher auf jeden Fall eine primärprophylaktische Behandlung indiziert. Mittel der Wahl sind **nichtselektive β-Blocker** wie Propanolol, da diese das Risiko einer Blutung um 50 % reduzieren können.

### ? Nennen Sie die 4 wichtigsten Umgehungskreisläufe bei portaler Hypertension!

Umgehungskreisläufe zwischen Pfortader und Hohlvene verlaufen
- über submuköse Venengeflechte in Magenfundus und distalem Ösophagus mit **Ösophagus- und Fundusvarizen**,
- über rektalen Plexus haemorrhoidalis mit **Rektumvarizen**,
- über lienale und renale Venen mit **lienorenalem Shunt** und
- über die wiedereröffnete umbilikale Vene im Lig. teres hepatis mit **Bauchwandvarizen**.

### ? Die meisten Patienten mit Leberzirrhose entwickeln einen Aszites. Beschreiben Sie kurz dessen wichtigste pathophysiologische Mechanismen!

Die Genese ist multifaktoriell:
- Entscheidend ist die **sinusoidale portale Hypertension**, die den hydrostatischen Druck im Pfortaderkreislauf und die intestinale Lymphproduktion steigert.
- Durch die vermehrte lokale Freisetzung von **Vasodilatatoren** sammelt sich das Blut im Splanchnikusgebiet.
- Die relative Hypovolämie im arteriellen Kreislauf **aktiviert** kompensatorisch das **Renin-Angiotensin-Aldosteron-System** und den **Sympathikus**, so dass Salz und Wasser retiniert werden.
- Verstärkt wird die Aszitesbildung durch die **verminderte hepatische Albuminsynthese** und den stauungsbedingten **enteralen Eiweißverlust**, wodurch der kolloidosmotische Druck abnimmt.

### ? Wie und ab wann können Sie einen Aszites klinisch nachweisen?

Klinisch ist ein Aszites ab einer Menge von etwa **500 ml** nachweisbar.
- Inspektorisch fallen ein **vorgewölbtes Abdomen**, **ausladende Flanken** im Liegen und ein **verstrichener Bauchnabel** auf.
- Bei der Palpation lässt sich eine sog. **Fluktuationswelle** auslösen: Klopft man gegen eine Flanke, wird eine Flüssigkeitswelle bis zur anderen Flanke weitergeleitet, die man dort über die aufgelegte Hand spüren kann.
- Bei der Perkussion ist beim liegenden Patienten eine **Dämpfung im Flankenbereich** zu hören, die sich **bei Lageänderung verschiebt**.

### ? Mit welcher einfachen Methode gelingt der sicherste Aszitesnachweis?

Die sensitivste Nachweismethode ist die **Sonografie**. Mit ihrer Hilfe können bereits kleine Mengen von etwa **50 ml** nachgewiesen werden.

### ? Laborchemisch werden beim Aszites das Transsudat und das Exsudat unterschieden. Wie unterscheiden sich die beiden Formen? Welche Form erwarten Sie bei Patienten mit Leberzirrhose?

Die Aszitesformen unterscheiden sich durch ihren **Eiweißgehalt**. Typisch für die Leberzirrhose ist das **Transsudat** mit einem Eiweißgehalt < 30 g/l, einem spezifischen Gewicht < 1,106 g/l und einem Serum/Aszites-Albuminquotienten > 1,1.

### ? Welchen Verdacht haben Sie, wenn Sie bei einem Patienten mit langjähriger Leberzirrhose bei der Aszitesuntersuchung ein hämorrhagisches Exsudat finden?

Ein hämorrhagisches Exsudat ist typisch für **Malignome**. Bei einem Patienten mit langjähriger Leberzirrhose muss daher unbedingt an ein **primäres Leberzellkarzinom** gedacht werden (siehe Tab. 5.14).

### ? Warum sollten Sie bei Leberzirrhose immer die Leukozyten im Aszites bestimmen?

Etwa 15 % der Patienten mit portalem Aszites entwickeln eine **spontan bakterielle Peritonitis**. Diese Komplikation entsteht, wenn Darmbakterien die Darmwand penetrieren und den Aszites infizieren. Beweisend ist eine **Granulozytenzahl von > 250/µl**. Ein Erregernachweis gelingt nur selten.

> **MERKE.** Die spontan bakterielle Peritonitis verläuft in den meisten Fällen asymptomatisch. Die Letalität liegt bei etwa 50 %.

# 5 GASTROENTEROLOGIE

**Tab. 5.14** Aszites: Transsudat vs. Exsudat.

| Transsudat/Exsudat | Differenzialdiagnosen |
|---|---|
| **Transsudat**<br>• Eiweißgehalt < 30 g/l<br>• spezifisches Gewicht < 1,106 g/l<br>• Serum/Aszites-Albuminquotient > 1,1 | **portaler Aszites**: Leberzirrhose, Budd-Chiari-Syndrom, Pfortaderthrombose<br>**kardialer Aszites**: Rechtsherzinsuffizienz, Pericarditis constrictiva<br>**hypalbuminämischer Aszites**: nephrotisches Syndrom, exsudative Enteropathie, Mangelernährung |
| **Exsudat**<br>• Eiweißgehalt > 30 g/l<br>• spezifisches Gewicht > 1,106 g/l<br>• Serum/Aszites-Albuminquotient < 1,1 | **maligner Aszites**: häufig hämorrhagisch, ggf. Nachweis maligner Zellen (z. B. Peritonealkarzinose, Leberzellkarzinom, Lebermetastasen)<br>**entzündlicher Aszites**: Leukozyten ↑, ggf. Erregernachweis (z. B. spontan bakterielle Peritonitis, akute Pankreatitis [Lipase und Amylase ↑]) |

### ? Wie therapieren Sie eine spontan bakterielle Peritonitis?

Die Therapie erfolgt **antibiotisch** mit einem **Cephalosporin der 3. Generation**, z. B. Ceftriaxon, oder einem **Fluorchinolon**, z. B. Ciprofloxacin. Da es nach Absetzen des Antibiotikums in 80 % der Fälle zu einem Rezidiv kommt, ist eine Dauerprophylaxe mit einem Fluorchinolon indiziert.

### ? Beschreiben Sie das therapeutische Stufenkonzept bei Aszites!

Die Therapie folgt einem festgelegten **Stufenschema**:
- Die **Basistherapie** besteht in einer **konsequenten Kochsalz- und Flüssigkeitsrestriktion**: 3 g NaCl bzw. 1–1,5 l Flüssigkeit pro Tag sollten nicht überschritten werden.
- Bleibt diese Maßnahme erfolglos, erhalten die Patienten zusätzlich den **Aldosteronantagonisten Spironolacton**. Tritt innerhalb von 3 Tagen unter 100 mg/d keine Besserung ein, kann die Dosis langsam in 50 mg-Schritten erhöht und ggf. **Furosemid** zukombiniert werden. Wichtig ist, dass der Aszites diuretisch **schonend ausgeschwemmt** wird: Der Gewichtsverlust sollte 500 g/d nicht überschreiten, da sonst ein hepatorenales Syndrom droht.
- Spricht der Aszites auch auf Diuretika nicht an, ist eine **therapeutische Aszitespunktion** indiziert.
- Als Ultima ratio kommt die Anlage eines **transjugulären intrahepatischen portosystemischen Shunts**, kurz TIPS, in Frage.

### ? Worauf müssen Sie bei der therapeutischen Aszitespunktion achten?

Pro Liter abpunktiertem Aszites sollten **6–8 g Albumin** substituiert werden. Ansonsten kann die Hypovolämie ein **hepatorenales Syndrom** auslösen.

### ? Erklären Sie kurz, wie es bei Patienten mit Leberzirrhose zu einem hepatorenalen Syndrom kommen kann!

Bei der Leberzirrhose kann es durch Aszites, Ödeme, Pooling des Blutes im Splanchnikusgebiet und Diuretikatherapie zu einer **relativen Hypovolämie im Systemkreislauf** kommen. Die gegenregulatorische Aktivierung des Renin-Angiotensin-Aldosteron-Systems und des Sympathikus führt zu einer Vasokonstriktion glomerulärer Arteriolen, die **renale Durchblutung** und die **glomeruläre Filtrationsrate nehmen ab**. Verstärkt wird die renale Vasokonstriktion dadurch, dass die insuffiziente Leber vasokonstriktorische Mediatoren wie Leukotriene nicht mehr abbauen kann und die renale Synthese vasodilatierender Prostaglandine eingeschränkt ist.

> **MERKE.** Das hepatorenale Syndrom ist ein funktionelles Nierenversagen bei fortgeschrittener Leberparenchymschädigung durch Hypovolämie und renale Vasokonstriktion.

### ? Wie therapieren Sie einen Patienten mit hepatorenalem Syndrom?

Eine spezifische Therapie existiert nicht. **Symptomatisch** kann die Diurese durch die kombinierte Gabe von **Terlipressin** und **Albumin** gesteigert werden. Terlipressin steigert den peripheren Widerstand ohne die renale Vasokonstriktion zu verstärken, Albumin erhöht das intravasale Volumen.

> **MERKE.** Die Prognose des hepatorenalen Syndroms korreliert direkt mit der Prognose der zugrundeliegenden Leberzirrhose. Bessert sich die Leberfunktion, normalisiert sich auch die Nierenfunktion. Die effektivste Therapie ist daher die Lebertransplantation.

### ? Ein Patient mit Leberzirrhose leidet seit 3 Tagen an einer Pneumonie. Aktuell wirkt er schläfrig, ist apathisch und zeigt einen grobschlägigen Tremor. Welche Verdachtsdiagnose haben Sie?

Der Patient zeigt die typischen Symptome einer **hepatischen Enzephalopathie** (siehe Tab. 5.15).

## 5.5 LEBERERKRANKUNGEN

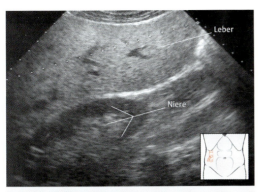

Abb. 5.12 **Abdomensonografie** (aus Delorme, S., Debus, J.: Duale Reihe Sonographie, 2. Auflage, Georg Thieme Verlag, 2005).

**MERKE.** Aus dem Verhältnis zwischen der GOT- und der GPT-Erhöhung, dem sog. De-Ritis-Quotient, kann man auf das Ausmaß der Leberschädigung schließen.
- De-Ritis-Quotient < 1: leichte Leberschädigung (häufig bei Virushepatitis und nicht-alkoholischer Fettleberhepatitis)
- De-Ritis-Quotient > 1: schwere Leberschädigung (typisch für die alkoholtoxische Leberschädigung und die Leberzirrhose)

? Nennen Sie die beiden häufigsten Ursachen der Fettleberkrankung in der westlichen Welt!

90 % der Fettleberkrankungen sind durch das **metabolische Syndrom** ausgelöst, 10 % lassen sich auf einen **chronischen Alkoholkonsum** zurückführen.

**MERKE.** Die Fettleberkrankung (Fettleber und Fettleberhepatitis) wird auch als hepatische Manifestation des metabolischen Syndroms bezeichnet. Beide Erkrankungen sind auf erhöhte alimentäre Kalorienzufuhr und Insulinresistenz peripherer Gewebe zurückzuführen.

? Wie viel Gramm Alkohol muss ein Erwachsener täglich konsumieren, damit das Risiko einer äthyltoxischen Leberschädigung besteht?

Die toxische Alkoholgrenze ist interindividuell sehr verschieden. Bei **Männern** liegt sie bei etwa **40 g/d.** Da die Kapazität der Alkoholdehydrogenase bei Frauen deutlich geringer ist als bei Männern, liegt die toxische Alkoholgrenze bei **Frauen** bereits bei **20 g/d.**

**MERKE.** 40 g Alkohol entsprechen etwa ¾ l Bier bzw. ⅜ l Wein.

? Viele Patienten weisen die Frage nach chronischem Alkoholkonsum entrüstet zurück. Haben Sie eine Möglichkeit, den chronischen Alkoholabusus im Labor nachzuweisen?

Ein typischer Marker ist eine erhöhte Konzentration des **Carbohydrate-Deficient-Transferrin**, kurz **CDT**.

? Kennen Sie eine Komplikation der alkoholischen Fettleberkrankung, die mit einer Hyperlipidämie und hämolytischer Anämie einhergeht? Wodurch wird diese Komplikation häufig ausgelöst und wie therapieren Sie die Patienten?

Die Trias aus alkoholischer Fettleberkrankung, Hyperlipidämie und hämolytische Anämie ist typisch für das **Zieve-Syndrom**. Diese Komplikation tritt häufig nach **protrahierten Alkoholexzessen** auf. Therapie der Wahl ist die **Alkoholkarenz**.

### 5.5.4 Primär cholestatische Lebererkrankungen

? Was verstehen Sie unter einer Cholestase und welche Laborparameter und Urin- bzw. Stuhlauffälligkeiten sind charakteristisch?

Bei einer Cholestase ist der **Galleabfluss in den Darm** gestört, gallepflichtige Substanzen wie Bilirubin und Enzyme werden retiniert und treten **in das Blut** über. Im **Labor** zeigt sich die Cholestase durch eine Erhöhung der γ-GT, der alkalischen Phosphatase, der Leucin-Aminopeptidase und des direkten Bilirubins. Der **Urin** ist bräunlich verfärbt und der **Stuhl** durch die fehlenden Stuhlfarbstoffe hell.

? Nennen Sie die beiden typischen Leitsymptome bei Patienten mit cholestatischen Erkrankungen!

Leitsymptome der Cholestase sind **Ikterus** und ein **quälender Juckreiz** durch Ablagerung der retinierten Gallensäuren in der Haut.

? Eine 44-jährige Frau wird von ihrem Hausarzt an Sie überwiesen, da sie an einer unklaren Cholestase leidet. Anamnestisch ist seit 10 Jahren ein Sjögren-Syndrom bekannt. Haben Sie eine Vermutung? Wie können Sie Ihren Verdacht erhärten?

Bei einer Frau im mittleren Lebensalter mit bekannter Autoimmunerkrankung und Cholestase sollte man an eine **primär biliäre Cholangitis** denken. Im Labor sind **antimitochondriale Antikörper** und eine **starke IgM-Erhöhung** nachweisbar. Die Diagnose wird mithilfe der **Leberbiopsie** gesichert, die abhängig vom Stadium portale lymphoplasmazelluläre Infiltrate, Gallengangsproliferationen, Mottenfraßnekrosen und zirrhotische Veränderungen zeigt.

# 5 GASTROENTEROLOGIE

> **MERKE.** Typisch für die primär biliäre Cholangitis (Synonym: primär biliäre Zirrhose, PBC) ist eine Assoziation mit Autoimmunerkrankungen wie dem Sjögren-Syndrom, der rheumatoiden Arthritis, Autoimmunthyreoiditiden, der progressiven systemischen Sklerose, der Polymyositis und dem SLE.

**?** Im Labor einer Patientin mit bekannter Colitis ulcerosa finden Sie eine Erhöhung von γ-GT und AP und positive p-ANCA. Die Schleimhäute und Konjunktiven der Patientin wirken gelblich, sie klagt über chronischen Juckreiz. Woran denken Sie?

Labor und Klinik sprechen für eine **primär sklerosierende Cholangitis**, die in 80 % der Fälle gemeinsam mit einer **Colitis ulcerosa** auftritt.

> **MERKE.** 80 % der Patienten mit primär sklerosierender Cholangitis leiden an einer Colitis ulcerosa. Es leiden jedoch nur 5 % der Patienten mit Colitis ulcerosa an einer primär sklerosierenden Cholangitis.

## 5.5.5 Stoffwechselerkrankungen mit hepatischer Beteiligung

**?** Ein 22-jähriger Patient wird mit einer akuten Psychose in die Psychiatrie eingeliefert. Dem behandelnden Arzt fällt auf, dass sich der Patient steif bewegt und einen Tremor zeigt, seine Sprache wirkt verwaschen. Im Labor findet sich eine Transaminasenerhöhung. Dem Arzt kommt ein Verdacht und er überweist den Patienten zur Abdomensonografie und zur Spaltlampenuntersuchung. Ahnen Sie, warum er sich zu diesen Untersuchungen entscheidet?

Psychische Veränderungen, Rigor, Tremor, Dysarthrie und Transaminasenerhöhung können auf einen **Morbus Wilson** hinweisen. Hauptmanifestationsort dieser Erkrankung ist die Leber: In der Sonografie sollte daher nach einer **Fettleber** oder einer **Zirrhose** gesucht werden. Typisch ist auch eine goldbraun-grünliche Verfärbung am Kornealrand, der sog. **Kayser-Fleischer Kornealring**.

**?** Was passiert pathophysiologisch beim Morbus Wilson?

Das Transportprotein für Kupfer, das **Coeruloplasmin**, ist durch einen autosomal-rezessiven **Gendefekt** vermindert. Dadurch ist die **biliäre Kupferausscheidung verringert** und Kupfer **akkumuliert** in verschiedenen Geweben. Am häufigsten sind Leber, Stammganglien, Herz und Kornea betroffen.

**?** Wie sichern Sie die Diagnose eines Morbus Wilson?

Im Serum sind die **Coeruloplasmin**- und die **freie Kupferkonzentration erniedrigt**, die **renale Kupferelimination** ist gesteigert. Diagnostischer Goldstandard ist die **Leberbiopsie**, die einen 4–5-fach erhöhten Kupfergehalt nachweist.

**?** Welche Erkrankung sollten Sie bei der Konstellation Leberzirrhose, Diabetes, Herzinsuffizienz, Arthralgien und dunkle Hautpigmentierung ausschließen? Wie sichern Sie die Diagnose?

Bei dieser Konstellation sollte eine **Hämochromatose** ausgeschlossen werden, die zu einer toxischen Eisenablagerung in verschiedenen Geweben führt. Besonders häufig sind Leber, Pankreas, Gelenke, Herz und Haut betroffen. Im Labor sind die **Ferritinkonzentration** und die **Transferrinsättigung** erhöht. Die Diagnose wird durch eine **Leberbiopsie** mit Bestimmung des hepatischen Eisengehalts gesichert.

> **MERKE.** Folgen der Eisenablagerungen:
> - Leberzirrhose
> - Diabetes mellitus
> - dunkle Hautpigmentierung
> - Kardiomyopathie
> - hypophysärer Hypogonadismus
> - Arthropathie typischerweise der Fingergrundgelenke
>
> Das Zusammentreffen von Diabetes mellitus und dunkler Hautpigmentierung wird auch als **Bronzediabetes** bezeichnet.

**?** Wie können Sie Ihrem Patienten mit Hämochromatose helfen?

Die Basis der Therapie bilden eine **eisenarme Diät** und **regelmäßige Aderlässe**. Bei Anämie oder Herzinsuffizienz ist eine Aderlasstherapie kontraindiziert. In diesen Fällen kann der Eisenchelator **Deferoxamin** eingesetzt werden.

**?** Welche Erkrankungen gehen mit einem erhöhten Risiko für eine sekundäre Eisenüberladung des Körpers einher?

Zu einer sekundären Eisenüberladung führen Erkrankungen mit **chronischem Transfusionsbedarf**, z. B. die Thalassämie und das myelodysplastische Syndrom, außerdem ein **chronischer Alkoholismus** sowie **chronische Lebererkrankungen**.

## 5.5.6 Lebertumoren

**?** Sie entdecken bei einem Patienten in der Sonografie einen Leberrundherd. Welche Differenzialdiagnosen fallen Ihnen ein?

Ursachen eines Leberrundherds können **gutartige** Veränderungen wie Hämangiome, Leberzelladenome, fokal noduläre Hyperplasien, angeborene und erworbene Leberzysten, Abszesse und Hämatome sein, sowie **bösartige** Veränderungen wie Metastasen und Herde eines primären Leberzellkarzinoms.

**?** Die meisten malignen Leberprozesse sind Metastasen. Wo sind deren Primärtumore am häufigsten lokalisiert?

## 5.5 LEBERERKRANKUNGEN

**Tab. 5.15** Hepatische Enzephalopathie: Stadieneinteilung.

| Stadium | Bezeichnung | klinische Symptome |
|---|---|---|
| I | Prodromalstadium | Schläfrigkeit, Konzentrationsschwäche, verwaschene Sprache, Schlafstörungen, konstruktive Apraxie |
| II | drohendes Koma | zunehmende Schläfrigkeit, Apathie, grobschlägiger „Flapping Tremor" (Asterixis), Hyperreflexie, pathologische Schriftprobe |
| III | Stupor | Patient schläft fast immer, ist aber erweckbar, inkohärente Sprache, Hyperreflexie, „Flapping Tremor" (falls Patient wach), leichter Foetor hepaticus |
| IV | Leberausfallskoma | Patient ist nicht erweckbar<br>• IVa: Reaktion auf Schmerzreize<br>• IVb: keine Reaktion auf Schmerzreize<br>„Flapping Tremor" fehlt, ausgeprägter Foetor hepaticus |

### ? Wie entsteht die hepatische Enzephalopathie?

Die hepatische Enzephalopathie entsteht, wenn **neurotoxische Substanzen** wie Ammoniak und γ-Aminobuttersäure von der insuffizienten Leber **nicht mehr entgiftet** werden und in das Gehirn gelangen. Ursachen der gestörten hepatischen Entgiftungsleistung sind
- eine **metabolische Leberinsuffizienz** durch die Leberparenchymschädigung und
- **portosystemische Shuntkreisläufe**, die das Blut mit den neurotoxischen Substanzen an der Leber vorbei in den Systemkreislauf leiten.

### ? Können Sie erklären, warum sich die hepatische Enzephalopathie bei dem beschriebenen Patienten im Anschluss an eine Pneumonie entwickelt hat?

Fieberhafte Infektionen sind ein typischer Auslöser für eine hepatische Enzephalopathie, da sie den **Eiweißkatabolismus verstärken** und zu einem **Anstieg der Ammoniakkonzentration** führen.

### ? Nennen Sie die wichtigsten Auslöser einer hepatischen Enzephalopathie!

Zu den Auslösern einer hepatischen Enzephalopathie zählen
- **gastrointestinale Blutungen**, eine **exsudative Enteropathie** und eine **proteinreiche Ernährung** mit erhöhter enteraler Eiweißkonzentration und Ammoniakbildung
- **fieberhafte Infektionen** mit verstärktem Eiweißkatabolismus
- Therapie mit **GABA-Agonisten** wie Benzodiazepinen oder Barbituraten
- **metabolische Alkalose** mit verstärkter Ammoniakdiffusion in das Gehirn
- **Elektrolytentgleisungen** wie Hypokaliämie oder -natriämie

### ? Wie therapieren Sie Ihren Patienten mit hepatischer Enzephalopathie? Welches Ziel verfolgen Sie damit?

Ziel der Therapie ist es, die Konzentration **neurotoxischer Eiweißabbauprodukte** zu **senken**, um ein **Leberausfallskoma** zu **vermeiden**.
- Wichtig ist eine ausreichende Kalorienzufuhr in Form von **Kohlenhydraten**, um den Eiweißkatabolismus zu senken.
- Die **alimentäre Eiweißzufuhr** sollte auf 1–1,5 g/kg KG/d reduziert werden. Es werden bevorzugt **verzweigtkettige Aminosäuren** eingesetzt, da diese den Eiweißabbau hemmen und den Ammoniakanfall senken.
- Der Darm sollte mit **Laktulose** gereinigt und die ammoniakbildende Darmflora durch **nicht-resorbierbare Antibiotika** wie Neomycin oder Vancomycin reduziert werden.
- Reichen diese Maßnahmen nicht aus, erhalten die Patienten **L-Ornithin-Aspartat**, das den hepatischen Ammoniakabbau durch **Stimulation der Harnstoff- und Glutaminsynthese** fördert.

### ? Beschreiben Sie das Prinzip der Darmreinigung mit Laktulose!

Das **nicht-resorbierbare Disaccharid Laktulose** wird im Kolon von Bakterien in Galaktose und Fruktose gespalten. Bei der Spaltung entsteht **Laktat**, das den pH-Wert im Darmlumen senkt. Durch den **sauren pH** wird das leicht resorbierbare $NH_3$ in das schwer resorbierbare $NH_4$ umgewandelt und die **bakterielle Urease** und damit die **Ammoniakbildung gehemmt**.

### ? Nach welchen Kriterien wird die Leberzirrhose eingeteilt?

Entscheidend für die Einteilung der Leberzirrhose nach **Child-Pugh** sind die **Bilirubin-** und die **Albumin**konzentration, der **Quickwert**, die **Aszitesmenge** und die **hepatische Enzephalopathie**.

# 5 GASTROENTEROLOGIE

**?** Das Labor Ihres Patienten mit Leberzirrhose zeigt ein Bilirubin von 3,5 mg/dl, ein Albumin von 3 mg/dl und einen Quickwert von 40 %. Der Bauch ist maximal aufgetrieben, der Bauchnabel ist verstrichen. Der Patient wirkt verwirrt und seine Finger zeigen einen grobschlägigen Tremor. Welches Child-Stadium diagnostizieren Sie? Wie ist die Prognose?

Diese Konstellation entspricht einem **Stadium Child C** mit einer **1-Jahresüberlebensrate** von **50 %** (siehe Tab. 5.16, Tab. 5.17).

**?** Zurück zu Ihrem Patienten mit dekompensierter äthyltoxischer Leberzirrhose. 2 Tage nach der stationären Aufnahme wird er plötzlich unruhig und ängstlich. Er läuft ständig auf und ab und sucht seine Brieftasche. Auf Nachfrage kann er sich nicht an das heutige Datum erinnern, er weiß nicht, wo er gerade ist. Seine Haut würde furchtbar jucken, da Würmer darüber krabbeln. Er schwitzt, ist tachykard und sein Gesicht ist gerötet. Haben Sie eine Erklärung für diese Befunde?

Psychomotorische Unruhe, Ängstlichkeit, zeitliche und örtliche Desorientierung, optische und taktile Halluzinationen sowie Schwitzen, Tachykardie und Gesichtsrötung bei bekanntem Alkoholabusus sind typische Symptome des **Alkoholentzugsdelirs**. Diese akute Komplikation der Alkoholkrankheit tritt in der Regel **2–3 Tage** nach Unterbrechung der Alkoholzufuhr auf.

**?** Warum werden Patienten mit Alkoholentzugsdelir auf der Intensivstation behandelt?

Das Alkoholentzugsdelir kann zu **lebensbedrohlichen Komplikationen** führen. Die Patienten sind durch **Elektrolytstörungen** mit **kardialen Arrhythmien**, Rhabdomyolyse mit **Nierenversagen**, **Krampfanfälle**, **hypoglykämischen Schock**, **Leberausfallskoma** und **Multiorganversagen** gefährdet. Daher ist eine stetige Kontrolle von Kreislauf, Atmung, Wasser-, Elektrolyt- und Glukosehaushalt unumgänglich.

**?** Wie behandeln Sie Ihren Patienten mit Alkoholentzugsdelir pharmakologisch?

Patienten ohne kardiopulmonale Vorerkrankungen erhalten **Clomethiazol** oder **Diazepam**. Bei kardiopulmonalen Vorerkrankungen ist Diazepam das Mittel der Wahl. Eine Hypertonie wird mit **Clonidin** behandelt, starke Angst und Unruhe mit **Haloperidol**, eine alkoholische Ketoazidose mit **Glukoseinfusionen**. Außerdem sollten alle Patienten zur Prophylaxe einer Wernicke-Enzephalopathie eine **Infusion mit Vitamin $B_1$** erhalten.

## 5.5.3 Fettleberkrankung

**?** Ein 54-jähriger, ungepflegter Patient klagt über Appetitlosigkeit, Übelkeit und leichte Schmerzen im rechten Oberbauch. Bei der klinischen Untersuchung fällt Ihnen eine stark vergrößerte Leber auf, Konjunktiven und Haut sind gelblich verfärbt, die Temperatur ist leicht erhöht. Im Labor sehen Sie eine Erhöhung der γ-GT und der Transaminasen. In der Abdomensonografie zeigt sich der folgende Befund (siehe Abb. 5.12). Haben Sie einen Verdacht?

Die Sonografie zeigt den typischen Befund der **Fettleber**: Eine vergrößerte Leber mit abgerundetem Rand und homogen verdichtetem Echomuster. Die erhöhten Transaminasen und die klinischen Symptome mit Fieber, Abdominalbeschwerden und Ikterus sprechen für eine **Fettleberhepatitis**.

**?** Können Sie aus dem Muster der Transaminasenerhöhung auf das Ausmaß der Leberzellschädigung schließen? Begründen Sie Ihre Antwort!

**Ja**. Die beiden Transaminasen sind in den Hepatozyten unterschiedlich lokalisiert. Die GPT befindet sich im Zytoplasma, der größte Teil der GOT liegt in den Mitochondrien. Bei einem **leichten Leberschaden** wird nur die Zellmembran geschädigt, so dass nur die **GPT** in das Blut übertreten kann. Bei einer **schweren Leberschädigung** wird die Zelle nekrotisch, so dass auch die **GOT** in das Blut übertritt.

**Tab. 5.16** Leberzirrhose: Child-Pugh-Klassifikation.

|  | 1 Punkt | 2 Punkte | 3 Punkte |
|---|---|---|---|
| **Albumin** (im Serum) | > 3,5 mg/dl | 3–3,5 mg/dl | < 3 mg/dl |
| **Bilirubin** (im Serum) | < 2 mg/dl | 2–3 mg/dl | > 3 mg/dl |
| **INR (Quick)** | < 1,7 (> 70 %) | 1,7–2,3 (40–70 %) | > 2,3 (< 40 %) |
| **Aszites** | – | gering (nur sonografisch nachweisbar) | ausgeprägt (klinisch nachweisbar) |
| **Enzephalopathie** | – | leicht (Stadium I-II) | Präkoma, Koma (Stadium III-IV) |

**Tab. 5.17** Child-Pugh-Stadien und Überlebenszeit.

| Stadium | Punkte | 1-Jahresüberlebensrate |
|---|---|---|
| Child A | 5–6 | 100 % |
| Child B | 7–9 | 85 % |
| Child C | 10–15 | 50 % |

Lebermetastasen stammen am häufigsten von Primärtumoren aus dem **Gastrointestinaltrakt**, die über die **Pfortader** streuen. Der häufigste Primärtumor ist das **kolorektale Karzinom**.

**? Welchen Tumormarker sollten Sie bei Patienten mit Leberzirrhose im Blick haben?**

Die Leberzirrhose ist der wichtigste Risikofaktor für das hepatozelluläre Karzinom. Daher sollte bei diesen Patienten regelmäßig das **α-Fetoprotein**, kurz **AFP**, bestimmt werden.

**MERKE.** Beweisend für das hepatozelluläre Karzinom sind AFP-Werte > 200–300 ng/ml.

**? Wie können Sie ein hepatozelluläres Karzinom kurativ behandeln? Wann ist diese Therapieoption indiziert?**

Die einzige kurative Therapieoption ist die **operative Tumorresektion**. Indikationen sind
- solitäre Tumorherde < 5 cm
- maximal 3 Tumorherde mit einem Durchmesser < 3 cm
- eine Leberzirrhose im Stadium Child A und B

**? Patienten mit Leberzirrhose im Stadium Child C oder mit multilokulärem Tumorwachstum können nur palliativ behandelt werden. Nennen Sie die wichtigsten palliativen Therapieoptionen!**

Palliative Behandlungsmethoden sind die **Radiofrequenzablation**, die perkutane **Ethanolinjektion**, die **Chemoembolisation** und der Einsatz von **Tyrosinkinaseinhibitoren**.

## 5.6 Erkrankungen der Gallenblase und der Gallenwege

### 5.6.1 Cholelithiasis und ihre Komplikationen

**? Eine 46-jährige, adipöse Patientin klagt über krampfartige Schmerzen im rechten Oberbauch, die in die rechte Schulter ausstrahlen. Die Schmerzen haben vor 1 Stunde begonnen, sie habe gerade mit Freundinnen eine Sahnetorte verzehrt. Nun sei ihr richtig schlecht, sie habe bereits zweimal erbrochen. Welchen Verdacht haben Sie?**

Die Patientin leidet höchstwahrscheinlich an einer **Gallenkolik**, die häufig durch **fettreiche Mahlzeiten** ausgelöst wird.

**? Wie behandeln Sie Ihre Patientin mit akuter Gallenkolik?**

Die akute Gallenkolik wird mit **Spasmolytika**, **Analgetika** und **24-stündiger Nahrungskarenz** behandelt. Initial erhält die Patientin eine Infusion mit 20 mg **Butylscopolamin** und **Metamizol**. Bessern sich die Schmerzen hierunter nicht, wird zusätzlich **Pethidin** verabreicht.

**MERKE.** Morphin ist bei Gallenkolik kontraindiziert, da es zu einem Spasmus des Sphinkter oddi führt.

**? Nach welchen Veränderungen sollten Sie bei Ihrer Patientin mit Gallenkolik suchen? Erklären Sie kurz, wie es durch diese Veränderungen zur Gallenkolik kommt!**

Gallenkoliken sind das Leitsymptom der **Cholezystolithiasis**. Sie werden meistens durch die Einklemmung eines Gallensteins im **Ductus cysticus** ausgelöst. Kleinere Konkremente können bis in den **Ductus choledochus** gelangen und an der **Papilla Vateri** hängen bleiben. Bei der Patientin sollte daher nach **Steinen** im Bereich der Gallenblase und der Gallenwege gesucht werden.

**? Von welchem Symptom werden Gallenkoliken bei Steineinklemmung im Bereich der Papilla Vateri häufig begleitet? Begründen Sie Ihre Antwort!**

Steine im Bereich der Papilla Vateri können den **Ductus choledochus verlegen** und zu einem **Verschlussikterus** führen.

**? Nachdem die akuten Kolikschmerzen nachgelassen haben, möchten Sie wissen, ob die Gallenblasensteine bereits früher zu Symptomen geführt haben. Nach welchen Symptomen fragen Sie?**

Eine Cholezystolithiasis kann zu unspezifischen **dyspeptischen Beschwerden** mit Druck- und Völlegefühlen, Meteorismus und Nahrungsmittelunverträglichkeiten führen.

**MERKE.** 75 % aller Gallenblasensteinträger bleiben ihr Leben lang asymptomatisch (stumme Gallensteine), 25 % klagen über Dyspepsie und/oder rezidivierende Gallenkoliken (symptomatische Gallensteine). Eine Choledocholithiasis wird in der Regel immer symptomatisch, da die Steine häufig im Bereich der Papilla Vateri „hängen bleiben" und zu Gallenkoliken mit intermittierendem Stauungsikterus führen!

**? Wie können Sie Gallensteine am einfachsten nachweisen? Welche Veränderungen sehen Sie?**

Der sicherste Nachweis einer Cholelithiasis gelingt mit der **Sonografie** (Abb. 5.13). Typisch für Steine in der Gallenblase ist ein **echoreicher Reflex** im Gallenblasenlumen mit **dorsalem Schallschatten**. Steine in den Gallenwegen sind meist indirekt an einer **Erweiterung** des Ductus choledochus und der intrahepatischen Gallenwege erkennbar. Direkt lassen sich Steine in den Gallenwegen am besten **endosonografisch** nachweisen, da hier die Bildauflösung durch die fehlende Darmgasüberlagerung höher ist.

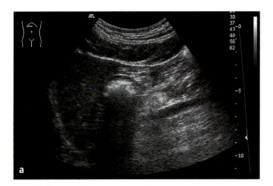

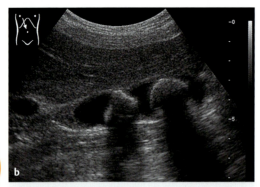

Abb. 5.13 **Sonografiebefund bei Cholezystolithiasis** (aus Seitz, K., Schuler, A., Rettenmaier, G.: Klinische Sonographie und sonographische Differenzialdiagnose, 2. Auflage, Georg Thieme Verlag, 2007): **a** großer solitärer Cholesterinstein; **b** Pigment- (links) und Cholesterinstein (rechts).

**? Nennen Sie die wichtigsten Risikofaktoren für die Ausbildung von Gallensteinen!**

Risikofaktoren für die Cholelithiasis sind **weibliches Geschlecht** und **höheres Alter**, cholesterinreiche und ballaststoffarme **Ernährung**, **Adipositas**, genetische **Veranlagung** und **Gallensäureverlustsyndrom**.

> **MERKE.** Risikofaktoren der Cholelithiasis: „6-F" = female, fertile, fat, fourty, familiy, fair.

**? Erläutern Sie kurz die Pathogenese der Steinbildung!**

Entscheidend für die Steinbildung ist ein Ungleichgewicht zwischen dem lithogenen, wasserunlöslichen **Cholesterin** und den Löslichkeits-vermittelnden **Gallensäuren** und **Phospholipiden** in der Gallenblase. Überwiegt die Cholesterinkonzentration, ist die Gallenflüssigkeit **übersättigt**: Cholesterin kann nicht in Lösung gehalten werden und fällt aus. Eine **Hypomotilität** der Gallenblase begünstigt die Gallensteinbildung, da die Verweildauer der Galle in der Gallenblase zunimmt und die Gallenblase nur unvollständig entleert wird.

> **MERKE.** Hauptort der Steinbildung ist die Gallenblase. Steine in den Gallengängen sind in der Regel die Folge einer Steinwanderung aus der Gallenblase.

| Tab. 5.18 Komplikationen der Cholezystolithiasis. | |
|---|---|
| **Komplikation** | **Pathogenese, Symptome, Folgekomplikationen** |
| akute Cholezystitis | **Pathogenese**: Steineinklemmung im Ductus cysticus mit Gallestau, mechanisch-irritativer Schleimhautschädigung und sekundärer bakterieller Besiedlung → Fieber, Schmerzen im rechten Oberbauch mit Abwehrspannung, Entzündungsparameter ↑<br>**Komplikationen**: Gallenblasenempyem/-gangrän, Gallenblasenperforation |
| chronisch-rezidivierende Cholezystitis | **Symptome**: häufig asymptomatisch, evtl. dyspeptische Beschwerden<br>**Komplikationen**: Porzellangallenblase, Gallenblasenkarzinom |
| Steinperforation | **in den Darmtrakt** → Gallensteinileus (Aerobilie!)<br>**freie Bauchhöhle** → Peritonitis<br>**gedeckte Perforation** → subhepatischer Abszess |
| Mirizzi-Syndrom | Kompression des Ductus hepaticus communis durch einen großen Gallenblasenhalsstein → Verschlussikterus |
| Choledocholithiasis | Steinwanderung → Verschlussikterus<br>**Komplikationen**:<br>• **akute Cholangitis**: hohes Fieber, rechtsseitige Oberbauchschmerzen, Ikterus (Charcot-Trias)<br>• **rezidivierende Cholangitiden** mit **sekundärer biliärer Zirrhose**<br>• **akute biliäre Pankreatitis** (Steineinklemmung an der Papilla Vateri): akute heftigste Schmerzen im mittleren Oberbauch mit gürtelförmiger Ausstrahlung, Lipase und Amylase ↑ |

## 5.6 ERKRANKUNGEN DER GALLENBLASE UND DER GALLENWEGE

**?** Die Patientin ist glücklich, dass Sie ihre Gallenkolik so gut behandelt haben. Sie möchte von Ihnen wissen, ob Sie ihr nicht einfach ein Rezept für Buscopan und Novalgin mitgeben könnten, so dass sie eine erneute Kolik zu Hause behandeln könne. Halten Sie dieses Vorgehen für ratsam? Begründen Sie Ihre Antwort!

**Nein**. Die Wahrscheinlichkeit für weitere Komplikationen in der Zukunft ist hoch. Eine symptomatische Cholezystolithiasis muss **endgültig saniert** werden: Die Patientin sollte sich daher zu einer elektiven, laparoskopischen **Cholezystektomie** vorstellen.

**?** Nennen Sie die wichtigsten Komplikationen der Cholezystolithiasis!

Die wichtigsten Komplikationen der Cholezystolithiasis sind:
- akute **Cholezystitis**
- **Empyem**, **Gangrän** oder **Perforation** der Gallenblase
- **Perforation** des Steins in den Darm
- **Steinwanderung** in den Ductus choledochus mit Verschlussikterus, akuter Cholangitis, Leberabszess, akuter biliärer Pankreatitis und sekundärer biliärer Zirrhose (siehe Tab. 5.18)

**?** Kennen Sie ein typisches klinisches Zeichen, das Sie bei Patienten mit akuter Cholezystitis auslösen können? Beschreiben Sie das Zeichen kurz!

Typisch für die akute Cholezystitis ist das **Murphy-Zeichen**. Der Arzt palpiert die Gallenblase unterhalb des rechten Rippenbogens während der Patient tief einatmet. Ist die Gallenblase entzündet und ödematös geschwollen, empfindet der Patient die Palpation als **sehr schmerzhaft** und stoppt die Einatmung plötzlich.

**?** Unter welchen Symptomen leiden Patienten mit akuter Cholezystitis?

Die Patienten leiden unter **Fieber** und **Schmerzen im rechten Oberbauch**, die in Schulter oder Rücken ausstrahlen können. Bei der klinischen Untersuchung fallen eine **Abwehrspannung** und ein positives **Murphy-Zeichen** auf.

**?** Wie sichern Sie die Diagnose einer akuten Cholezystitis?

Im Labor sind die **Entzündungsparameter** erhöht. Die Diagnose wird **sonografisch gesichert**. Typisch ist eine ödematös verdickte, mehrschichtige und echoreiche Gallenblasenwand mit echoarmem Randsaum. Meist sind in der entzündeten Gallenblase Konkremente nachweisbar.

**?** Erläutern Sie kurz, wie die Cholezystolithiasis und die akute Cholezystitis zusammenhängen!

Eine akute Cholezystitis entsteht meistens durch eine **Steineinklemmung im Ductus cysticus**. Hierdurch ist der Galleabfluss gestört und der Druck in der Gallenblase steigt. Drucknekrosen, Ischämie und die ständige Reizung der Gallenblasenschleimhaut durch den Stein führen zu einer **primär abakteriellen Entzündung**. Sekundär wandern **Keime** aus dem Duodenum ein oder werden über Blut oder Lymphe eingeschwemmt.

> **MERKE.** Über 95 % der akuten Cholezystitiden entstehen auf dem Boden einer Cholezystolithiasis: Eine akute Cholezystitis ohne Steine ist selten. Entscheidend für die akalkulöse Cholezystitis, d. h. eine Cholezystitis ohne Steinnachweis, ist eine Stase in den Gallenwegen (z. B. postoperativ, Polytrauma, Verbrennung, Massentransfusion, Sepsis). Eine Sonderform ist die Cholezystitis bei Salmonellen-Dauerausscheidern.

**?** Wie therapieren Sie einen Patienten mit akuter Cholezystitis?

Heute gilt die **frühzeitige operative Cholezystektomie** als Therapie der Wahl. Sie sollte innerhalb von 72 Stunden nach der stationären Aufnahme des Patienten durchgeführt werden. Bis dahin stehen eine **konsequente Nahrungskarenz** zur Gallenblasenentlastung, ein **Volumen- und Elektrolytausgleich** und eine **systemische Antibiose** mit gallengängigen Antibiotika wie z. B. Ciprofloxacin und Ceftriaxon im Vordergrund.

**?** Was ist die am meisten gefürchtete Komplikation der akuten Cholezystitis?

Am meisten gefürchtet ist die **Gallenblasenperforation** mit galliger **Peritonitis**.

**?** Bei welchen Symptomen müssen Sie an eine akute Cholangitis denken?

Pathognomonisch für die akute Cholangitis ist das gemeinsame Auftreten von **hohem Fieber**, **rechtsseitigen Oberbauchschmerzen** und **Ikterus**.

> **MERKE.** Die Symptome der akuten Cholangitis werden auch unter dem Begriff der „Charcot-Trias" zusammengefasst. Diese darf nicht mit der gleichnamigen Trias bei multipler Sklerose (Nystagmus, Intentionstremor und Dysarthrie) verwechselt werden!

**?** Wie und wann therapieren Sie einen Patienten mit Choledocholithiasis?

Eine Choledocholithiasis sollte immer behandelt werden, da sie in der Regel immer symptomatisch wird und häufig zu **Komplikationen** führt. Goldstandard ist die **endoskopische retrograde Cholangiografie**, kurz **ERCP**, mit Papillotomie und Steinextraktion. Im beschwerdefreien Intervall sollte die **Gallenblase entfernt** werden, um eine weitere Steinbildung zu vermeiden.

# 5 GASTROENTEROLOGIE

## 5.6.2 Tumoren der Gallenwege

**?** Eine 74-jährige Patientin leidet seit Jahren an dyspeptischen Beschwerden. Seit einigen Monaten fühlt sie sich abgeschlagen und hat deutlich Gewicht verloren. In der Sonografie sehen Sie eine stark verkleinerte Gallenblase, das Lumen ist kaum sichtbar. Ventral bemerken Sie einen bogigen Reflex mit breitem, homogenem, dorsalem Schatten. Wofür sprechen diese Befunde?

Der beschriebene sonografische Befund ist typisch für eine **Schrumpf-** und **Porzellangallenblase** bei **chronischer Cholezystitis**. Gemeinsam mit der B-Symptomatik muss an ein **Gallenblasenkarzinom** gedacht werden.

**?** Wie ist die Prognose des Gallenblasenkarzinoms?

Die Prognose ist **schlecht**, da eine kurative Operation zum Zeitpunkt der Diagnosestellung häufig nicht mehr möglich ist und das Gallenblasenkarzinom nur schlecht auf eine Radio- oder Chemotherapie anspricht. Die mittlere Überlebenszeit liegt bei **6 Monaten**.

**?** Was ist ein Klatskin-Tumor? Durch welches Frühsymptom fällt dieser Tumor auf?

Der Klatskin-Tumor ist ein **cholangiozelluläres Karzinom**, das zentral im Bereich der **Hepatikusgabel** liegt. Aufgrund dieser Lokalisation ist das häufigste Frühsymptom ein **Ikterus**.

**?** Wie therapieren Sie ein cholangiozelluläres Karzinom?

Therapie der Wahl ist die **vollständige Tumorentfernung** mit **Hemihepatektomie** und **Lymphknotenresektion**.

## 5.7 Pankreaserkrankungen

### 5.7.1 Akute Pankreatitis

**?** Ein 45-jähriger Patient wird mit akut aufgetretenen, heftigen Oberbauchschmerzen, Übelkeit, Erbrechen und stark reduziertem Allgemeinzustand in die Notaufnahme eingeliefert. Die Bauchdecke ist angespannt, Darmgeräusche sind nur spärlich hörbar, der Blutdruck im Liegen beträgt 90/60 mmHg. Wie bezeichnen Sie dieses klinische Bild und wie gehen Sie vor?

Der Patient zeigt die typischen Symptome eines **akuten Abdomens**: akut auftretende, heftigste Bauchschmerzen, Abwehrspannung, beginnender paralytischer Ileus, Übelkeit, Erbrechen, stark reduzierter Allgemeinzustand und Zeichen eines beginnenden Schockgeschehens. Als Erstes müssen **akut lebensbedrohliche Ursachen** wie eine Aneurysmaruptur, ein Herzinfarkt, ein akuter Mesenterialinfarkt oder eine Hohlorganperforation abgeklärt werden. Die wichtigsten diagnostischen Akutmaßnahmen umfassen eine **Sonografie** und eine **Übersichtsaufnahme des Abdomens**, ein **EKG** und **Laboruntersuchungen**.

> **INFOBOX. Akutes Abdomen**
>
> **Leitsymptome** des akuten Abdomens sind **akut** auftretende, **heftigste Bauchschmerzen**, **Abwehrspannung** (Peritonismus), **paralytischer Ileus** (fehlende Darmgeräusche, Meteorismus), **Übelkeit**, **Erbrechen** und ein **stark reduzierter Allgemeinzustand**. Allerdings gibt es auch einige „**internistische" Erkrankungen**, die das Bild eines akuten Abdomens vortäuschen können und daher differenzialdiagnostisch berücksichtigt werden müssen. Hierzu gehören Lungenembolie, Hinterwandinfarkt, Stoffwechselerkrankungen wie akute Porphyrie und Coma diabeticum, basale Pneumonie und Pleuritis sowie Erkrankungen der Brustwirbelsäule (siehe Tab. 5.19).

**?** Bei der Inspektion fällt Ihnen bei Ihrem Patienten mit akutem Abdomen ein Ikterus auf. Mühsam bringt er hervor, dass er seit Jahren an einer Steinerkrankung der Gallenwege leide. Er hätte in den letzten Jahren bereits Gallenkoliken erlebt, dieser Schmerz sei aber anders. Er habe das Gefühl, dass er tief im linken Oberbauch liege und über beide Seiten in den Rücken ausstrahle. Haben Sie jetzt einen konkreten Verdacht?

Heftige Schmerzen im linken Oberbauch mit gürtelförmiger Ausstrahlung, Ikterus und eine bekannte Choledocholithiasis lenken den Verdacht auf eine **akute biliäre Pankreatitis**.

> **MERKE.** Ursachen der Pankreatitis:
> - Häufigste Ursache (45 % der Fälle): Choledocholithiasis mit Steineinklemmung im Bereich der Papilla Vateri.
> - 30 % der akuten Pankreatitiden lassen sich auf chronischen Alkoholmissbrauch zurückführen.
> - Bei fast 20 % ist keine Ursache zu eruieren (idiopathische Pankreatitis).
> - Seltenere Ursachen: Pankreas divisum, Traumata, Z. n. ERCP, Medikamente, Infektionen, primärer Hyperparathyreoidismus, Hypertriglyzeridämie, zystische Fibrose und hereditäre Pankreatitis.

**?** Beschreiben Sie die typische Klinik der akuten Pankreatitis!

Leitsymptom sind **plötzlich auftretende, starke Oberbauchschmerzen**, die **gürtelförmig in den Rücken** ausstrahlen. Sie werden häufig von **Übelkeit, Erbrechen, Fieber** und **Gesichtsrötung** begleitet. Charakteristisch ist der sog. **Gummibauch** mit diffuser, elastischer Bauchdeckenspannung. Etwa ⅔ der Patienten entwickeln einen **paralytischen Ileus** mit ausgeprägtem Meteorismus. Insbesondere bei biliärer Genese ist häufig ein **Ikterus** zu beobachten. Die Reizung von Peritoneum und Pleura führt zu einem **Aszites** und **Pleuraergüssen**. Bei der akuten Pankreatitis kann es durch Flüssigkeitssequestration zu einer ausgeprägten **Hypotonie** mit hypovolämischem Schock kommen.

## 5.7 PANKREASERKRANKUNGEN

**Tab. 5.19** Differenzialdiagnose des akuten Abdomens.

| | Charakteristika | Anamnese | weiterführende Diagnostik |
|---|---|---|---|
| Hohlorganperforation | initial stärkste Schmerzen („Vernichtungsschmerz"), schmerzfreies Intervall, anschließend erneute Schmerzzunahme | **Ulkus**: NSAR-Einnahme, bekannte chronische Gastritis **Divertikulitis**: chronische Obstipation, ältere Patienten **Gallenblase**: bekannte Cholezysto-/Choledocholithiasis, anamnestisch Gallenkoliken | Abdomenübersicht (freie Luft) |
| mechanischer Ileus | Hyperperistaltik (klingende Darmgeräusche), Erbrechen, Stuhl- und Windverhalt | Z. n. abdomineller OP („Brideniteus"), bekanntes Tumorleiden, Hernie | Abdomenübersicht (Spiegelbildung) |
| akute Appendizitis | Abwehrspannung im rechten Unterbauch, Schmerzwanderung, typische Schmerzpunkte, meist jüngere Patienten | häufig leer | Sonografie, CT |
| Gallenkolik | krampfartige, rechtsseitige Oberbauchschmerzen, Ausstrahlung in rechte Schulter und Rücken | bekannte Cholezysto-/Cholodocholithiasis, anamnestisch Gallenkoliken | Sonografie |
| akute Pankreatitis | stärkste Schmerzen im linken Oberbauch, evtl. gürtelförmige Ausstrahlung, Lipase ↑ | Gallenwegserkrankungen, chronischer Alkoholabusus | Sonografie, CT |
| akuter Mesenterialinfarkt | Bauchkrämpfe, schmerzfreies Intervall, erneute Schmerzzunahme, evtl. blutiger Stuhl, Laktat ↑ | „Gefäßpatient" (Hypertonie, bekannte KHK, pAVK, Angina abdominalis) | Angiografie |
| rupturiertes Bauchaortenaneurysma | schlagartig einsetzende Bauch- und Rückenschmerzen, hypovolämischer Schock | Hypertonie | Sonografie, CT |
| Extrauteringravidität | Schmerzen und Abwehrspannung im Unterbauch, vaginale Blutung, hypovolämischer Schock | stattgehabte Chlamydieninfektion, bekannte Schwangerschaft | gynäkologische Untersuchung, Sonografie, Schwangerschaftstest |
| Adnexitis | Schmerzen und Abwehrspannung im Unterbauch, Fieber, vaginale Blutung | häufig leer | gynäkologische Untersuchung, Sonografie |
| stielgedrehte Ovarialzyste | Schmerzen und Abwehrspannung im Unterbauch, Schock | bekannte Ovarialzyste | gynäkologische Untersuchung, Sonografie |
| Harnleiterkolik | kolikartige Schmerzen, Ausstrahlung in Flanke, Leiste, Genitalien | bekannte Urolithiasis | Urindiagnostik, Sonografie, CT |

**MERKE.** Bei 30 % der Patienten mit akuter Pankreatitis lassen sich EKG-Zeichen nachweisen, die einem Hinterwandinfarkt ähneln.

**?** Welche Laborveränderungen erhärten den Verdacht auf eine akute biliäre Pankreatitis?

Typisch für die akut biliäre Pankreatitis sind ein Anstieg der **Lipase** und der **Elastase** im Serum über das 3-fache der oberen Normgrenze; bei cholestatischem Verlauf ein Anstieg von **γ-GT**, **AP** und **Bilirubin**.

**MERKE.** Lipase wird bei Schädigungen des Pankreasparenchyms freigesetzt und tritt in das Blut über. Wegweisend für die akute Pankreatitis ist ein Anstieg der Lipase über das 3-Fache der oberen Normgrenze, da nur diese pankreasspezifisch ist. Die Amylase kommt auch im Speichel vor. Da beide Enzymaktivitäten großen Schwankungen unterliegen, geben sie keine Auskunft über den Schweregrad der Erkrankung.

? Der Laborbericht Ihres Patienten mit akuter biliärer Pankreatitis zeigt neben einer erhöhten Enzymkonzentration einen Hämatokrit von 55 %, eine Leukozytose, ein CRP von 125 mg/dl, ein Kalzium von 1,8 mmol/l, eine Glukose von 300 mg/dl und ein LDH von 400 U/l. Können Sie die Erkrankung anhand dieser Laborveränderungen näher klassifizieren?

Die Laborbefunde zeigen, dass der Patient an einer **schweren nekrotisierenden Pankreatitis** leidet. Hierfür sprechen insbesondere die starke Erhöhung von **CRP** und **LDH**, die **Hypokalzämie** und die **Hyperglykämie** und der deutlich erhöhte **Hämatokrit**.

**MERKE.** Parameter einer schweren nekrotisierenden Pankreatitis:
- **SIRS:** Puls > 90 /min, Atemfrequenz > 20 /min, Temperatur < 36 °C oder > 38 °C, Leukozyten < 4000 /μl oder > 12 000 /μl
- **CRP** > 120 mg/dl
- **LDH** > 350 U/l
- **Hypokalzämie** < 2 mmol/l
- **Hyperglykämie** > 200 mg/dl
- Anstieg der **Retentionsparameter**
- Vigilanzstörungen

? Warum gilt die Höhe der Kalziumkonzentration als sensitiver Parameter für einen nekrotisierenden Verlauf der akuten Pankreatitis?

Greift die Entzündung auf das umgebende Fettgewebe über, führen die freigesetzten Gallensäuren und proteolytischen Enzyme zur **Kolliquationsnekrose**. Kalzium bindet an die freiwerdenden Fettsäuren und lagert sich als Kalkspritzer **in den Nekroseareale** ab. Mit zunehmender Nekrotisierung wird also vermehrt Kalzium in den Nekrosen „gebunden" und die **Serumkonzentration sinkt**.

? Wie sichern Sie bei Ihrem Patienten den Verdacht auf eine akute nekrotisierende Pankreatitis? Welche Veränderungen erwarten Sie?

- Die ersten Hinweise bietet die **abdominelle Sonografie**: Das Pankreas ist vergrößert, die Struktur aufgelockert und die Begrenzung unscharf. Nekrosen stellen sich als echoarme Areale dar.
- Der sicherste Nachweis gelingt mithilfe der **Angio-CT**: Typisch ist eine unregelmäßige Organbegrenzung mit inhomogener Gewebestruktur. Nicht-perfundierte Areale entsprechen Nekrosezonen.

Siehe Abb. 5.14.

? Mit welchen Akutkomplikationen müssen Sie bei einer akuten Pankreatitis rechnen?

Die wichtigsten Akutkomplikationen sind
- bakterielle **Infektion** von Nekrosen, die zu einer Sepsis führt

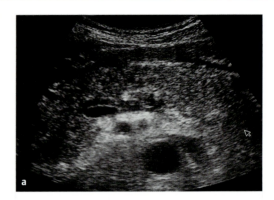

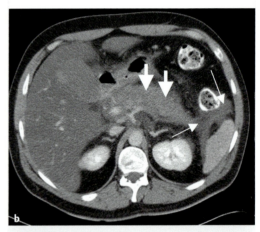

**Abb. 5.14 Akute Pankreatitis a** Sonografie: inhomogener Pankreas (aus Seitz, K., Schuler, A., Rettenmaier, G.: Klinische Sonographie und sonographische Differenzialdiagnose, 2. Auflage, Georg Thieme Verlag, 2007); **b** Das CT nach Kontrastmittelgabe zeigt ein entzündliches Ödem des Pankreasschwanzes und Pankreaskorpus (große weiße Pfeile) und eine entzündlich bedingte Flüssigkeitsansammlung in der Bursa omentalis (kleine weiße Pfeile) (aus Reiser, M., Kuhn, F.-P., Debus, J.: Duale Reihe Radiologie, Georg Thieme Verlag, 2004).

- Pankreas**abszess**
- hypovolämischer **Schock** durch starke Flüssigkeitsverluste
- **Multiorganversagen** mit disseminierter intravasaler Gerinnung
- Gefäßarrosion mit akuter **Blutung** in die Bauchhöhle
- Pfortader- oder Milzvenen**thrombose**
- paralytischer **Ileus**

? Welche Faktoren tragen bei der akuten Pankreatitis zum hohen Flüssigkeitsverlust bei?

Der Flüssigkeitsverlust entsteht durch **Blutungen** aus arrodierten Gefäßen, durch Flüssigkeitsverschiebungen bei **Aszites**, **Pleuraerguss** und **Ileus** sowie durch **Erbrechen** und die Freisetzung **vasoaktiver Substanzen**.

## 5.7 PANKREASERKRANKUNGEN

**MERKE.** Bei der akuten nekrotisierenden Pankreatitis kann die Flüssigkeitssequestration bis zu 10 l/d betragen.

> **INFOBOX. Akute Pankreatitis: Komplikationen**
>
> **Akutkomplikationen:**
> - **Kreislaufschock** durch Volumenmangel mit der Gefahr von **Verbrauchskoagulopathie** und **Multiorganversagen**
> - **bakterielle Infektion** von Nekrosen mit Gefahr der Sepsis
> - **Pankreasabszess**
> - **Gefäßarrosion** mit **akuter Blutung** in die Bauchhöhle
> - **Pfortader-** oder **Milzvenenthrombose**
> - **paralytischer Ileus** (Folge der peritonitischen Reizung)
>
> **Spätkomplikationen:**
> - **Pankreaspseudozysten**
> - **Strikturen** im Pankreas- oder Gallengang mit **rezidivierenden Pankreatitiden**
> - **Stoffwechselentgleisung** mit Hypokalzämie, Hypokaliämie (Cave: Herzrhythmusstörungen) und Hyperglykämie
> - **Fistelbildung** durch Arrosion von Dünn- oder Dickdarm
> - **endokrine Pankreasinsuffizienz** mit Entwicklung eines Insulinmangeldiabetes

**? Wie behandeln Sie Ihren Patienten mit akuter biliärer Pankreatitis?**

Bei einer biliären Pankreatitis ist eine **sofortige ERCP** mit **Papillotomie** und **Steinentfernung** indiziert. Gleichzeitig sollte immer eine **systemische Antibiose** mit **gallengängigen** Antibiotika wie z. B. Ceftriaxon oder Fluorchinolonen begonnen werden.

**? Angenommen, Sie finden keine behandelbare Ursache für eine akute nekrotisierende Pankreatitis. Wie therapieren Sie dann?**

In diesem Fall muss rein **symptomatisch** behandelt werden. Die Patienten müssen **intensivmedizinisch überwacht** werden. Wichtige therapeutische Maßnahmen sind:
- orale Nahrungs- und Flüssigkeitskarenz und **parenterale Ernährung** zur Entlastung des Pankreas
- Anlage einer **Magensonde** bei rezidivierendem Erbrechen und (Sub)Ileus
- **Stressulkus-** und **Thromboembolieprophylaxe**
- ZVD-gesteuerte **Flüssigkeits-** und **Elektrolytsubstitution**
- **Schmerztherapie** mit Pethidin, Novamin oder Tramal
- Applikation gallengängiger **Antibiotika** bei Verdacht auf billiäre Verläufe und infizierten Nekrosen.

### 5.7.2 Chronische Pankreatitis

**? Was ist die häufigste Ursache der chronischen Pankreatitis?**

Die Ursache in bis zu 90 % der Fälle ist **chronischer Alkoholmissbrauch**.

**? Unter welchem Leitsymptom leiden Patienten mit chronischer Pankreatitis?**

Leitsymptom ist ein **rezidivierender Schmerz** in der Tiefe des Oberbauches, der **gürtelförmig** in den **Rücken** ausstrahlen kann. Die Schmerzen dauern in der Regel Stunden bis Tage und werden durch **Nahrungsaufnahme** ausgelöst. Aus Angst vor den Schmerzen verzichten viele Patienten auf eine regelmäßige Nahrungsaufnahme, die Folge ist ein **progredienter Gewichtsverlust**.

**? Was verstehen Sie unter dem Begriff „ausgebranntes Pankreas"?**

Im Spätstadium der chronischen Pankreatitis kommt es zu einem nahezu vollständigen Parenchymverlust mit Funktionsverlust der Bauchspeicheldrüse. Die Folge ist eine irreversible **exokrine und endokrine Pankreasinsuffizienz**.

> **MERKE.** Die exokrine Pankreasinsuffizienz führt zu Maldigestion mit Diarrhö, Steatorrhö, Gewichtsabnahme und Vitaminmangelerscheinungen, die endokrine Pankreasinsuffizienz zu einem Insulinmangeldiabetes.

**? Was ist der pathognomonische Befund der chronischen Pankreatitis in der bildgebenden Diagnostik?**

Typisch in der Sonografie oder CT sind **Verkalkungen** des Pankreas, **Unregelmäßigkeiten des Pankreasgangs** sowie **Steine** und **Pseudozysten**.

**? Nennen Sie die typische Screening-Untersuchung bei Verdacht auf exokrine Pankreasinsuffizienz!**

Der Verdacht kann durch die Bestimmung der **Elastase-1-Konzentration im Stuhl** abgeklärt werden: Sie korreliert direkt mit der Elastasesekretion aus dem Pankreas, da das Enzym während der Stuhlpassage nicht aufgespalten wird. Werte kleiner 100 µg/g Stuhl sind pathologisch.

# 5 GASTROENTEROLOGIE

**? Nennen Sie die wesentlichen Therapiesäulen bei chronischer Pankreatitis!**

Die Therapie der chronischen Pankreatitis umfasst **Alkoholkarenz**, eine **adäquate Schmerztherapie**, ggf. eine Behebung der Ursachen, z. B. die Beseitigung von Steinen bei biliärer Genese und eine **Substitutionstherapie** der exokrinen und endokrinen Pankreasinsuffizienz (Substitution von Pankreasenzymen, ggf auch von Insulin und von Vitaminen). Pankreasgangsteine, -zysten oder Abszesse können ggf. **endoskopisch** therapiert werden.

> **MERKE.** Die chronischen, häufig therapieresistenten Schmerzen führen bei vielen Patienten zu einem Analgetikaabusus und Opiatabhängigkeit. Schmerztherapie der Wahl ist daher die CT-gesteuerte Blockade des Plexus coeliacus. Therapieresistente Schmerzen stellen eine OP-Indikation dar.

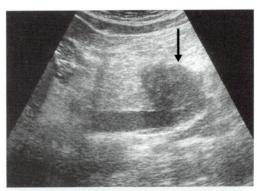

**Abb. 5.15 Pankreaskopfkarzinom in der Sonografie.** Der Aufstau des Ductus choledochus ist gut sichtbar (aus Baenkler, H.-W., Goldschmidt, H., Hahn, J.-M. et al.: Kurzlehrbuch Innere Medizin, 3. Auflage, Georg Thieme Verlag, 2015).

**? Erläutern Sie kurz das Therapiekonzept bei exokriner Pankreasinsuffizienz genauer!**

Die exokrine Pankreasinsuffizienz wird durch Substitution der fehlenden **Enzyme** und der unzureichend resorbierten **Nahrungsbestandteile** therapiert. Wichtige Maßnahmen sind eine **Nahrungsumstellung** auf eine **kohlenhydratreiche, fettarme Kost** mit vielen kleinen Mahlzeiten, die Substitution **mittelkettiger Fettsäuren**, die ohne Emulgierung resorbiert werden können, und die parenterale Substitution **fettlöslicher Vitamine**.

**distales Gallengangskarzinom**. Seltenere Differenzialdiagnosen sind Pankreaspseudozysten und Metastasen oder Lymphome im Lig. hepatoduodenale.

> **MERKE.** Eine schmerzlos vergrößerte Gallenblase ist typisch für einen chronischen, langsam progredienten Choledochusverschluss, die Gallenblasenwand kann sich an die Stauung adaptieren. Bei akutem Gangverschluss (z. B. bei Choledocholithiasis) ist die Gallenblase schmerzhaft vergrößert.

**? Was müssen Sie bei der Therapie der endokrinen Pankreasinsuffizienz mit Insulin unbedingt beachten?**

Patienten mit chronischer Pankreatitis neigen zu **Hypoglykämien**. Ursachen sind der Ausfall der Gegenregulation durch Glukagon, häufig **unregelmäßige Mahlzeiten** durch den Appetitverlust und die **gestörte Nahrungsabsorption** bei exokriner Pankreasinsuffizienz. Daher sind niedrig dosierte, aber regelmäßige Gaben eines **kurzwirksamen Insulins** erforderlich.

**? Welche Karzinomlokalisation im Pankreas hat die beste Prognose? Begründen Sie Ihre Antwort!**

Die beste Prognose hat das **Pankreaskopfkarzinom** da es durch die anatomische Nähe zum Gallengang früher symptomatisch wird als Korpus- oder Kaudakarzinome (Abb. 5.15). Das wichtigste Frühsymptom ist das **Courvoisier-Zeichen**.

> **MERKE.** Die mittlere Überlebensrate bei Tumoren jeder Stufe beträgt nur 8 bis 12 Monate.

## 5.7.3 Pankreastumoren

**? Ihr Oberarzt berichtet, dass er bei einer 63-jährigen Patientin ein positives Courvoisier-Zeichen festgestellt habe. Was meint er damit?**

Das Courvoisier-Zeichen bezeichnet die Kombination aus einer **schmerzlos vergrößerten, tastbaren Gallenblase** und einem **Verschlussikterus**.

**? An welche Differenzialdiagnosen müssen Sie bei positivem Courvoisier-Zeichen denken?**

Die häufigste Ursache ist ein chronischer, **tumorbedingter Choledochusverschluss** durch ein **Pankreaskopf-** oder ein

**? Der Pankreas ist ein Hauptort für neuroendokrine Tumoren. Nennen Sie die 3 häufigsten neuroendokrinen Pankreastumoren mit ihren typischen Symptomen!**

Die häufigsten neuroendokrinen Pankreastumore sind
- **Insulinom** mit spontaner Hypoglykämie und prompter Besserung nach Glukosegabe
- **Gastrinom** bzw. **Zollinger-Ellison-Syndrom** mit rezidivierenden gastrointestinalen Ulzera und Diarrhö
- **VIPom** mit therapieresistenten, wässrigen Durchfällen, Hypokaliämie, Hypochlorhydrie und Adynamie

## 5.7 PANKREASERKRANKUNGEN

**? Wie weisen Sie ein Insulinom nach?**

Der einfachste und sensitivste Test ist der **Hungerversuch** mit regelmäßiger Bestimmung von **Insulin** und **C-Peptid**. Typisch ist die **fehlende Suppression** der Insulinsekretion bei Hypoglykämie.

**? Ein Patient klagt über anfallsartiges Herzrasen, Schwitzen, Diarrhö und Asthmaanfälle. Während der Anfälle sei sein Gesicht häufig gerötet. Kommt Ihnen ein Verdacht?**

Die Symptome sind typisch für das **Karzinoidsyndrom**.

**? Welchen Befund können Sie bei Patienten mit symptomatischem Karzinoidsyndrom immer in der Abdomensonografie nachweisen? Begründen Sie Ihre Antwort!**

Bei diesen Patienten zeigt die Abdomensonografie mit Sicherheit **ausgedehnte Lebermetastasen**: Ohne Lebermetastasen wird das vom Tumor freigesetzte Serotonin in der Leber abgebaut, das Karzinoid bleibt asymptomatisch. Symptome treten erst auf, wenn die Leber durch Metastasen geschädigt ist und das Serotonin nicht mehr abbauen kann.

**? Bei der klinischen Untersuchung Ihres Karzinoid-Patienten können Sie ein holosystolisches Herzgeräusch mit Punctum maximum im 4. Interkostalraum rechts auskultieren. Wie interpretieren Sie diesen Befund?**

Der Befund ist typisch für eine **Trikuspidalinsuffizienz**. Patienten mit Karzinoid entwickeln gelegentlich eine **Endokardfibrose**, die bevorzugt das rechte Herz betrifft und zu einer Trikuspidalinsuffizienz führen kann.

**? Beschreiben Sie kurz die gemeinsamen und tumorspezifischen Therapiealternativen bei neuroendokrinen Pankreastumoren!**

Die einzige kurative Therapieoption ist die **operative Entfernung** des Tumors. Bei inoperablen Tumoren kann die Hormonfreisetzung durch **Octeotrid** oder **Lanreotid** unterdrückt werden. Symptomatische Therapiemaßnahmen umfassen die Gabe von

- **Serotoninantagonisten** wie Methysergid bei Karzinoid
- **Diazoxid** zur Hemmung der Insulinfreisetzung bei Insulinom
- **Protonenpumpenhemmer** bei Gastrinom
- **Octreotid** (Somatostatin-Analogon) bei VIPom

**? Welcher Verdacht kommt Ihnen bei der Kombination von Insulinom, primärem Hyperparathyreoidismus und Hypophysentumor?**

Diese Kombination ist typisch für das **Wermer-Syndrom**, das zur Gruppe der **multiplen endokrinen Neoplasien**, kurz **MEN**, zählt. Diese Erkrankungen werden autosomaldominant vererbt und sind geprägt durch charakteristische Kombinationen neuroendokriner Tumoren (siehe Tab. 5.20).

**Tab. 5.20** Multiple endokrine Neoplasien (MEN)-Syndrome.

| Syndrom | Konstellation |
| --- | --- |
| **MEN 1**: Wermer-Syndrom | primärer Hyperparathyreoidismus, endokrine Pankreastumoren (Insulinom, Gastrinom), Hypophysentumor |
| **MEN 2a**: Sipple-Syndrom | medulläres Schilddrüsenkarzinom, Phäochromozytom, primärer Hyperparathyreoidismus |
| **MEN 2b**: Gorlin-Syndrom | zusätzlich zu MEN 2a Schleimhautneurinome und marfanoider Habitus |

# Nephrologie

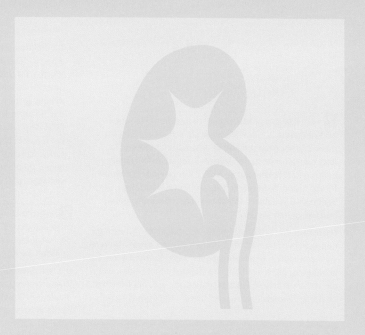

- 6.1 Akutes Nierenversagen
- 6.2 Chronische Niereninsuffizienz
- 6.3 Glomerulopathien
- 6.4 Tubulointerstitielle Nierenerkrankungen
- 6.5 Harnwegsinfektionen und Pyelonephritis
- 6.6 Nephro- und Urolithiasis
- 6.7 Zystische Nierenerkrankungen
- 6.8 Diabetische Nephropathie
- 6.9 Nierenzellkarzinom

# 6 Nephrologie

## 6.1 Akutes Nierenversagen

**?** Eine 83-jährige Patientin wird aus dem Pflegeheim ins Krankenhaus eingeliefert, da sie seit 2 Tagen kaum mehr Wasser gelassen hat. Im Pflegebericht lesen Sie, dass die Patientin in den letzten 3 Tagen an Durchfall gelitten hat. Bei der Suche nach einer geeigneten Vene für die Braunüle bemerken Sie stehende Hautfalten, die Venen sind kollabiert. Welcher Verdacht kommt Ihnen und wie gehen Sie vor?

Nachlassende Urinproduktion, verminderter Hautturgor und kollabierte Venen sind typisch für ein **akutes Nierenversagen** durch **Volumenmangel**. Diese Komplikation ist bei älteren, pflegebedürftigen Patienten nicht selten, wenn diese trotz erhöhten Flüssigkeitsbedarfs, z. B. bei Durchfall, zu wenig Flüssigkeit zu sich nehmen.

**?** Welche Formen des akuten Nierenversagens kennen Sie? Nennen Sie die häufigsten Ursachen!

Abhängig von den Auslösern werden **3 Formen** des akuten Nierenversagens unterschieden:
- Das **prärenale** akute Nierenversagen wird durch **verminderte renale Perfusion** ausgelöst. Die häufigsten Ursachen sind
  - ein **absoluter Volumenmangel** durch ungenügende Flüssigkeitszufuhr, Diarrhö, Erbrechen oder Blutverlust,
  - ein **relativer Volumenmangel** bei Herzinsuffizienz, Leberzirrhose oder nephrotischem Syndrom,
  - ein **Blutdruckabfall** bei Schock oder
  - eine **selektive renale Ischämie** bei hepatorenalem Syndrom, Nierenarterienstenose oder Niereninfarkt.
- Pathogenetische Grundlage des **renalen** akuten Nierenversagens ist die **akute Tubulusnekrose**. Die häufigsten Auslöser sind eine **renale Ischämie** bei protrahierter prärenaler Perfusionsstörung, **Nephrotoxine** und **primäre Nierenerkrankungen**.
- Das **postrenale** akute Nierenversagen entsteht durch eine **Harnabflussstörung**. Häufige Ursachen sind Prostatahyperplasie, verstopfte Urinkatheter, Steine, Strikturen, Tumoren oder Blutkoagel.

**MERKE.** Am häufigsten ist das prärenale Nierenversagen (60 %).

**?** Sie vermuten bei der Patientin ein prärenales Nierenversagen, wollen aber vor Therapiebeginn ein renales Nierenversagen ausschließen. Welche beiden Untersuchungen bieten sich hier an? Begründen Sie Ihre Antwort!

Die Differenzierung zwischen prärenalem und renalem Nierenversagen gelingt durch Bestimmung der **fraktionierten Natriumausscheidung** und Untersuchung des **Urinsediments**.

- Die **fraktionierte Natriumausscheidung** setzt die Natriumausscheidung in Relation zur glomerulären Filtrationsrate. Werte **> 1 %** sind typisch für das **renale** Nierenversagen, bei dem die Natriumrückresorption durch die Tubulusschädigung gestört ist. Werte **< 1 %** bedeuten, dass praktisch das gesamte filtrierte Natrium rückresorbiert wird. Der Befund spricht für ein **prärenales** Nierenversagen.
- Bei **renalem** Nierenversagen finden sich im **Urinsediment** typischerweise braune granulierte **Zylinder**, die abgestorbenen Tubuluszellen entsprechen. Bei **prärenalem** Nierenversagen ist das Urinsediment **unauffällig**.

**?** Warum können Sie für die Differenzierung zwischen prärenalem und renalem Nierenversagen nicht einfach die Natriumkonzentration im Urin bestimmen? Begründen Sie Ihre Antwort!

Die Natriumkonzentration im Urin hängt von der **tubulären Wasserresorption** ab, sie ist also kein direktes Maß für die renale Natriumelimination. Bei **prärenalem** Nierenversagen ist die Wasserrückresorption durch den Volumenmangel **erhöht**, die Patienten scheiden einen konzentrierten Urin aus, so dass die Natriumkonzentration im Urin trotz Natriumretention auf Werte > 20 mmol/l ansteigen kann. Im Gegensatz dazu ist die Wasserresorption bei **renalem** Nierenversagen durch die Tubulusschädigung **vermindert**, der Urin wird verdünnt und die Natriumkonzentration im Urin **sinkt**.

**?** Durch welche einfache Untersuchungsmethode können Sie ein postrenales Nierenversagen nachweisen?

Am einfachsten ist ein postrenales Nierenversagen **sonografisch** nachzuweisen. Durch die Harnabflussstörungen zeigt sich typischerweise ein **gestautes Nierenbecken**.

**?** Definieren Sie Oligurie, Anurie und Polyurie!

Eine **Oligurie** bezeichnet eine Urinausscheidung **< 500 ml** pro Tag. Unter einer **Anurie** versteht man eine Ausscheidung **< 100 ml** pro Tag und eine **Polyurie** ist definiert als eine Ausscheidung **> 3000 ml** pro Tag.

**?** Durch welche Komplikationen ist Ihre Patientin im oligurischen Stadium des akuten Nierenversagens gefährdet?

Komplikationen der mangelnden Urinausscheidung sind **Überwässerung** mit **Linksherzinsuffizienz**, **Lungenödem** und **Hirnödem** sowie **Hyperkaliämie**, **metabolische Azidose** und ein Anstieg harnpflichtiger Substanzen mit **Urämie**.

## 6.1 AKUTES NIERENVERSAGEN

**?** Die Befunde von Sonografie (siehe Abb. 6.1), Urinsediment und fraktionierter Natriumausscheidung sprechen bei Ihrer Patientin für ein prärenales Nierenversagen durch Dehydratation. Der Serumkaliumwert beträgt 5,5 mmol/l, mit Ausnahme leichter Unterschenkelödeme finden sich keine Anzeichen für eine Überwässerung. Welche Therapie leiten Sie ein?

Entscheidend ist die **Steigerung der renalen Perfusion** durch **Flüssigkeitszufuhr**. Eine ausreichende, bilanzierte Flüssigkeitszufuhr führt in vielen Fällen zu einer raschen Normalisierung der Nierenfunktion.

> **MERKE.** Anders als die chronische Niereninsuffizienz ist das akute Nierenversagen potenziell reversibel! Entscheidend ist die Behandlung der auslösenden Grunderkrankung und das Ausschalten von Noxen (z. B. immunsuppressive Therapie, Harnableitung, Absetzen nephrotoxischer Substanzen)!

**?** Nennen Sie die 4 Stadien des akuten Nierenversagens und beschreiben Sie, wie sich die Harnproduktion jeweils verhält!

- **Stadium I:** Schädigung der Niere durch Ischämie oder toxische Substanzen; Urinproduktion normal
- **Stadium II:** Oligurie oder Anurie; Glomerulumfiltrat und Harnproduktion reduziert
- **Stadium III:** Polyurie; Glomerulumfiltrat steigt, tubuläre Rückresorption noch gestört, daher gesteigerte Harnproduktion
- **Stadium IV:** Normurie

**?** Was unternehmen Sie, wenn sich die Nierenfunktion bei Ihrer Patientin mit prärenalem akutem Nierenversagen durch Volumenmangel unter adäquater Flüssigkeitssubstitution nicht erholt? Welche Komplikation ist vermutlich eingetreten?

In diesem Fall hat die renale Ischämie vermutlich zu **strukturellen Veränderungen** an der Niere geführt. Die Flüssigkeitszufuhr muss begrenzt werden, um eine **iatrogene Überwässerung** zu vermeiden. Um die Diurese aufrechtzuerhalten, werden **Schleifendiuretika** eingesetzt.

> **MERKE.** Diuretika steigern die Diurese, indem sie die Natriumausscheidung fördern. Auf die Nierenfunktion haben sie keinen Einfluss. Sie werden in erster Linie zur Prophylaxe einer Überwässerung eingesetzt.

**?** Auf welche Komplikationen müssen Sie bei Wiedereinsetzen der Diurese achten?

In dieser Phase sind die Patienten v. a. durch **Flüssigkeits-** und **Elektrolytverluste** gefährdet.

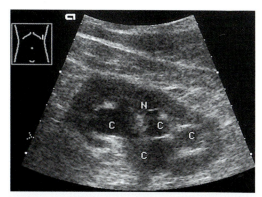

**Abb. 6.1** Sonografischer Befund bei mittelgradiger **Harnstauung** (aus Schmidt, G.: Checkliste Sonographie, 3. Auflage, Georg Thieme Verlag, 2004).

**?** 5 Stunden nach Beginn der Diuretikatherapie wirkt Ihre Patientin mit akutem prärenalem Nierenversagen plötzlich verwirrt. Über der Lunge hören Sie feuchte Rasselgeräusche. Das Röntgen Thorax zeigt ein interstitielles Lungenödem und einen verbreiterten Herz-Thorax-Quotienten. Das Kalium ist auf 7,2 mmol/l angestiegen. Wie reagieren Sie?

Bei der Patientin hat das Nierenversagen trotz Diuretikagabe zu einer Überwässerung mit **Lungenödem**, **Linksherzinsuffizienz**, **beginnendem Hirnödem** und massiver **Hyperkaliämie** geführt. In diesem Fall muss dringend **dialysiert** werden.

> **MERKE.** Indikationen zur Hämodialyse:
> - Hyperkaliämie > 7 mmol/l
> - diuretikaresistente Überwässerung mit Lungenödem, Herzinsuffizienz und beginnendem Hirnödem
> - Urämiezeichen (z. B. Perikarditis, Gastroenteritis)
>
> Die Höhe des Kreatininwerts ist nicht entscheidend!

**?** Das renale akute Nierenversagen wird häufig durch Nephrotoxine ausgelöst. Nennen Sie die wichtigsten exo- und endogenen Nephrotoxine!

Zu den wichtigsten exogenen Nephrotoxinen zählen bestimmte **Medikamente** und **Röntgenkontrastmittel**. Endogene Nephrotoxine sind **freies Hämoglobin** bei Hämolyse, **Myoglobulin** bei Rhabdomyolyse, **Harnsäure** bei Hyperurikämie und **Leichtketten** bei Plasmozytom.

> **MERKE.** Die wichtigsten nephrotoxischen Medikamente sind NSAR, Aminoglykoside, Amphotericin B, Methotrexat, Cisplatin, Ciclosporin A und Cephalosporine.

# 6 NEPHROLOGIE

**? Ein 64-jähriger Diabetiker benötigt eine Koronarangiografie. Er ist auf Metformin eingestellt. Was müssen Sie vor der Untersuchung beachten?**

Diabetiker haben ein erhöhtes Risiko, im Anschluss an eine Kontrastmitteluntersuchung ein akutes Nierenversagen zu entwickeln. Um dieses Risiko zu minimieren, sollten die Patienten 12 Stunden vor und nach der Untersuchung **ausreichend hydriert** werden. Empfohlen wird die Infusion einer 0,9%-igen Kochsalzlösung in einer Dosis von 10 ml/kg KG. Zusätzlich hat sich der Einsatz von **N-Acetylcystein** bewährt. **Metformin** sollte sicherheitshalber 2 Tage vor wie auch nach der Koronarangiografie **abgesetzt** werden, da sonst das Risiko einer **Laktazidose** hoch ist.

## 6.2 Chronische Niereninsuffizienz

**? Nennen Sie die 5 häufigsten Erkrankungen, die zu einer terminalen Niereninsuffizienz führen! Beginnen Sie mit der häufigsten!**

- diabetische Nephropathie
- Glomerulonephritiden
- chronische tubulo-interstitielle Nierenerkrankungen
- hypertensive Nephropathie
- polyzystische Nierenerkrankungen

**? Sie betreuen in Ihrer Praxis viele Diabetiker und Hypertoniker. Zu Ihren Aufgaben zählen regelmäßige Kontrollen der Nierenfunktion, um rechtzeitig die Entwicklung einer Nephropathie zu erkennen. Welche Untersuchung ist hierfür geeignet?**

Die empfindlichste Methode zum Nachweis einer frühen Nierenfunktionsstörung ist die Bestimmung der **endogenen Kreatinin-Clearance** im **24-Stunden-Urin**. Da diese in der Praxis recht fehleranfällig ist, wird die Kreatinin-Clearance heute in der Regel anhand der **MDRD**- oder **Cockcroft-Gault-Formel** abgeschätzt.

> **MERKE.** Die endogene Kreatinin-Clearance korreliert eng mit der glomerulären Filtrationsrate (GFR), da Kreatinin glomerulär filtriert, aber tubulär nicht rückresorbiert wird.

**? Warum können Sie für die frühzeitige Erfassung einer gestörten Nierenfunktion nicht einfach die Kreatininkonzentration im Serum bestimmen?**

Der Serumkreatininwert steigt erst an, wenn die glomeruläre Filtrationsrate bereits **auf die Hälfte** abgefallen ist.

**? Welche Faktoren beeinflussen die Kreatininkonzentration im Serum und müssen bei der Beurteilung berücksichtigt werden?**

Kreatinin entsteht als Abbauprodukt im Muskelstoffwechsel. Seine Konzentration hängt daher von der **Muskelmasse** und **-beanspruchung** ab. Bei Kindern, kachektischen Patienten und älteren Menschen ist die **Muskelmasse vermindert** und der Kreatininwert kann trotz eingeschränkter glomerulärer Filtrationsfunktion **normal** sein. Im Gegensatz dazu finden sich bei Bodybuildern, bei Akromegalie oder nach **intensiver muskulärer Beanspruchung** trotz normaler Nierenfunktion häufig hohe Kreatininwerte.

**? Sie betreuen seit Jahren einen 40-jährigen Typ 1-Diabetiker, der die letzten 3 Jahre beruflich im Ausland war. Vor seinem Weggang war der Kreatininwert normal, die GFR nur leicht eingeschränkt, die renale Proteinausscheidung betrug 250 mg/l. Aktuell klagt er über Müdigkeit und diffuse Knochenschmerzen. Bei der Untersuchung fallen ein blass-graues Hautkolorit, Unterschenkelödeme und ein erhöhter Blutdruck auf. Das Labor zeigt ein Serumkreatinin von 5,5 mg/dl. Was ist passiert?**

Vor seinem Auslandsaufenthalt lag bei dem Patienten eine leichtgradige, aber **voll kompensierte** chronische Niereninsuffizienz bei diabetischer Nephropathie mit Makroalbuminurie vor. Die aktuelle Symptomatik zeigt, dass sich die Nierenfunktion in den letzten Jahren **deutlich verschlechtert** hat. Die beschriebenen Symptome und Laborbefunde sind typisch für eine **chronische, teilkompensierte** Niereninsuffizienz (siehe Tab. 6.1).

**? Warum ist die Kaliumkonzentration trotz eingeschränkter Nierenfunktion lange Zeit normal? Was ist der häufigste Auslöser einer Hyperkaliämie bei chronischer Niereninsuffizienz?**

Bei fortgeschrittener Niereninsuffizienz nehmen die renale und die intestinale **Kaliumsekretion** kompensatorisch zu. In dieser Situation wird eine Hyperkaliämie am häufigsten durch **übermäßige alimentäre Kaliumzufuhr** oder **metabolische Azidose** mit Kaliumaustritt aus den Zellen ausgelöst.

**? Wie interpretieren Sie das blass-graue Hautkolorit und die Müdigkeit bei Ihrem Patienten mit chronischer Niereninsuffizienz?**

Ein blass-graues Hautkolorit und Müdigkeit sind typische Symptome der **renalen Anämie**.

**? Wie entsteht eine renale Anämie?**

Entscheidend ist die **verminderte renale Erythropoetinbildung** bei fortgeschrittener Niereninsuffizienz. Wichtige Begleitfaktoren sind ein **gestörter Eiseneinbau** in die Erythrozyten, eine **verkürzte Erythrozytenüberlebenszeit** durch Urämietoxine und eine **Knochenmarksfibrose** bei sekundärem Hyperparathyreoidismus.

## 6.2 CHRONISCHE NIERENINSUFFIZIENZ

**Tab. 6.1** Stadieneinteilung der chronischen Niereninsuffizienz.

| Stadium | Bezeichnung | GFR (ml/min/1,73 m²) | Beschreibung |
|---|---|---|---|
| I | Nierenschädigung ohne eingeschränkte Nierenfunktion | ≥ 90 | GFR normal, ggf. Proteinurie |
| II | voll kompensierte Niereninsuffizienz mit leichtgradig eingeschränkter Nierenfunktion | 60–89 | Retentionswerte normal, Polyurie, Nykturie, Isosthenurie |
| III | teilkompensierte Niereninsuffizienz mit mäßiggradig eingeschränkter Nierenfunktion | 30–59 | Retentionswerte stabil erhöht (i. d. R. < 6 mg/dl), renale Anämie, Hypertonie, sekundärer Hyperparathyreoidismus, metabolische Azidose, ggf. Hyperkaliämie |
| IV | dekompensierte Niereninsuffizienz mit hochgradig eingeschränkter Nierenfunktion | 15–29 | Kreatinin i. S. > 6 mg/dl, Überwässerung und beginnende Urämie |
| V | terminale Niereninsuffizienz | < 15 | schwere Urämie |

**? Wie behandeln Sie eine renale Anämie? Zu welcher Komplikation kann es unter der Therapie kommen?**

Das fehlende **Erythropoetin** sollte nach Auschluß eines Eisenmangels ab einem Hb von < 10,5 mg/dl substituiert und ggf. ein gleichzeitig bestehender **Eisenmangel** ausgeglichen werden. Durch die EPO-Gabe kann sich eine **arterielle Hypertonie** entwickeln oder verschlechtern.

**? Erklären Sie die Pathogenese der Knochenschmerzen bei Patienten mit chronischer Niereninsuffizienz!**

Knochenschmerzen bei chronischer Niereninsuffizienz sind am häufigsten die Folge eines **sekundären Hyperparathyreoidismus** aufgrund des erniedrigten **Blutkalziumspiegels**. Die Hypokalzämie entsteht durch **Störungen im Vitamin D- und Phosphatstoffwechsel**:
- Durch die **verminderte renale Kalzitriolbildung** nehmen die renale und intestinale Kalziumresorption ab und der hemmende Effekt von Kalzitriol auf die Parathormon-Sekretion in der Nebenschilddrüse entfällt.
- Überschreitet die **Phosphatretention** das Löslichkeitsprodukt, fallen **Kalziumphosphatkomplexe** im Gewebe aus, die Konzentration des ionisierten Kalziums sinkt. Außerdem hemmt die Hyperphosphatämie die renale Aktivierung von Vitamin $D_3$.
- Die **Hypokalzämie** stimuliert die **Parathormonsekretion** in der Nebenschilddrüse.
- **Parathormon** aktiviert Osteoklasten und fördert die Knochenresorption. Kalzium wird aus dem Knochen mobilisiert und der Knochen **entmineralisiert** (Abb. 6.2).

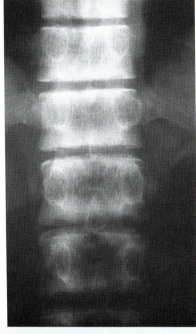

**Abb. 6.2 Renale Osteopathie.** Röntgenaufnahme einer Wirbelsäule mit Sklerosierung der Grund- und Deckplatten der Wirbelkörper und vermindertem Kalksalzgehalt im dazwischenliegenden Teil (aus Baenkler, H.-W., Goldschmidt, H., Hahn, J.-M. et al.: Kurzlehrbuch Innere Medizin, 3. Auflage, Georg Thieme Verlag, 2015).

**MERKE.** Die renale Osteopathie durch sekundären Hyperparathyreoidismus wird aufgrund der gesteigerten Knochenumbauprozesse auch als High-Turnover Osteopathie bezeichnet.

## 6 NEPHROLOGIE

**? Beschreiben Sie die charakteristische Laborkonstellation bei renaler Osteopathie durch sekundären Hyperparathyreoidismus!**

Beim renalen sekundären Hyperparathyreoidismus findet sich im Labor
- eine **Erhöhung** von intaktem **Parathormon**, **alkalischer Phosphatase** und **Phosphat**.
- **Kalzium** im Serum ist **erniedrigt**.

**MERKE.** Typisch für den renalen sekundären Hyperparathyreoidismus ist die Hyperphosphatämie bei Hypokalzämie.

**? Wie therapieren Sie Ihren Patienten mit renaler Osteopathie bei sekundärem Hyperparathyreoidismus?**

Die Therapie besteht aus diätetischer **Phosphatrestriktion**, oraler Zufuhr von **Phosphatbindern** wie Sevelamer, der Substitution von **aktivem Vitamin D** (500–1000 I.E) sowie der Gabe von **Cinacalcet** welches den Calcium Sensing Rezeptor in der Nebenschilddrüse aktiviert.

**? Warum sollten Sie bei der Therapie einer High-Turnover Osteopathie auf aluminiumhaltige Phosphatbinder verzichten?**

**Aluminium** lagert sich im Knochen ab und hemmt die Osteoblasten, daher können aluminiumhaltige Phosphatbinder eine **renale Osteopathie verstärken** (siehe Tab. 6.2).

**Tab. 6.2** Chronische Niereninsuffizienz: Symptome der Urämie (Urämisches Syndrom).

| betroffenes Organ bzw. System | pathologisches Substrat | Symptome |
| --- | --- | --- |
| ZNS | Hirnödem (urämische Enzephalopathie) | anfangs Abgeschlagenheit, Konzentrationsstörungen, Stimmungsschwankungen, Schlaflosigkeit; später Bewusstseinstrübung bis Koma |
| PNS | urämische Polyneuropathie | eingeschränktes Vibrationsempfinden, abgeschwächte Muskeleigenreflexe, später Lähmungen und Muskelatrophie (symmetrische distale sensomotorische Polyneuropathie), restless legs, burning feet, Impotenz (autonome Neuropathie) |
| Skelettmuskulatur | urämische Myopathie | Muskelschwäche, Muskelkrämpfe |
| Herz | urämische (fibrinöse) Perikarditis | retrosternale Schmerzen, Fieber, Leukozytose, perikardiales Reiben |
| Lunge | interstitielles Lungenödem („fluid lung"), urämische (serofibrinöse) Pleuritis | fluid lung: Dyspnoe, Husten, Zyanose je nach Ausprägung des Pleuraergusses, Belastungs- bis Ruhedyspnoe |
| Gastrointestinaltrakt | urämische Gastritis, Enteritis | Foetor ex ore (Uringeruch, urämischer Foetor), Übelkeit, Erbrechen, Sodbrennen, Durchfall |
| Stoffwechsel | Kohlenhydratintoleranz, Fettstoffwechselstörungen | Hyperglykämie, Hyperlipidämie |
| Blut | renale Anämie, urämische hämorrhagische Diathese | Müdigkeit, Blässe bei ausgeprägter Anämie, Dyspnoe, Nasen- und Zahnfleischbluten, gastrointestinale Blutung, Ekchymosen |
| Immunsystem | Störung der zellulären Immunität (mangelhafte Aktivierung von T-Lymphozyten) | Infektanfälligkeit |
| Knochen | renale Osteopathie | Knochenschmerzen, Spontanfrakturen |
| endokrine Organe | Keimzellaplasie | Infertilität |
| Haut | Pigmentierung, evtl. bullöse Hautveränderungen | bräunlich-gelbliches Hautkolorit, Juckreiz, evtl. bullöse Hautveränderungen |

## 6.2 CHRONISCHE NIERENINSUFFIZIENZ

**? Welche Therapie leiten Sie bei Ihrem Patienten mit Typ 1-Diabetes, Makroalbuminurie und teilkompensierter Niereninsuffizienz mit Hypertonie ein?**

Eine teilkompensierte Niereninsuffizienz wird konservativ behandelt. Entscheidend für den Therapieerfolg sind eine **konsequente Blutzucker- und Blutdruckeinstellung** und die **Senkung der renalen Proteinausscheidung**. Die Blutdruckwerte sollten auf unter 125/80 mmHg gesenkt werden. Besonders geeignet sind **ACE-Hemmer**, da sie einen erhöhten Blutdruck und die Eiweißausscheidung senken können. Das LDL-Cholesterin sollte durch **HMG-CoA-Reduktase-Hemmer** (Statine) auf < 100 mg/dl gesenkt werden. Eine **Nikotinkarenz** wäre wünschenswert. Daneben sollte sich der Patient **eiweißarm** ernähren < 0,8 g/kgKG und täglich 2–2,5 l trinken. Um die Diurese zu steigern, können gleichzeitig **Schleifendiuretika** wie Furosemid eingesetzt werden. Da langfristig mit einer Verschlechterung der Nierenfunktion gerechnet werden muss, sollte der Patient über eine **Nierenersatztherapie aufgeklärt** werden.

**? Warum ist eine konsequente Senkung von Proteinurie und Blutdruck entscheidend für den Therapieerfolg? Begründen Sie!**

Proteinurie und Hypertonie sind wichtige Progressionsfaktoren der chronischen Niereninsuffizienz: Bei nachlassender Nierenfunktion wird die Filtration in den noch intakten Glomeruli kompensatorisch gesteigert. Verstärkt wird diese **Hyperfiltration** durch einen **erhöhten Blutdruck**. Die verbliebenen Glomeruli **hypertrophieren und sklerosieren**. Durch die Sklerose geht die glomeruläre Filterfunktion verloren, es kommt zur **Proteinurie**. Proteine wirken **tubulotoxisch**: Sie stimulieren die Freisetzung proinflammatorischer und profibrotischer Zytokine, was zu einer **tubulären Fibrose und Atrophie** führt.

> **MERKE.** Die Funktionsverschlechterung bei chronischer Niereninsuffizienz korreliert mit der zunehmenden Glomerulosklerose und der Tubulofibrose und -atrophie.

**? Nach anfänglicher Diuresesteigerung unter Furosemid nimmt die Urinausscheidung wieder ab. Wie können Sie sich diesen Wirkverlust erklären und welche therapeutische Option haben Sie?**

Im Laufe einer Furosemidtherapie steigt **kompensatorisch** die Natriumresorption im **distalen Tubulus** an, die Wirkung des Schleifendiuretikums lässt nach. In diesem Fall bietet sich die **zusätzliche Gabe eines Thiaziddiuretikums** an, das die Natriumresorption im distalen Tubulus hemmt.

> **MERKE.** Der gleichzeitige Einsatz von Schleifen- und Thiaziddiuretika wird auch als sequenzielle Nephronblockade bezeichnet.

**? Sie haben erwähnt, dass Sie den Patienten über eine Nierenersatztherapie aufklären möchten. Ab welchem GFR-Wert denken Sie an diese Therapie? Wie erklären Sie ihm Ziel und Prinzip dieser Behandlungsmethode?**

An eine Hämodialyse sollte ab einer **GFR < 30 ml/min** bzw. im **Stadium IV** der Niereninsuffizienz gedacht werden. Ziel der Nierenersatztherapie ist es, das Blut von retinierten harnpflichtigen Substanzen, Elektrolyten und Wasserüberschuss zu befreien. Hierzu wird das Blut über eine **semipermeable Membran** geleitet, die den Blutkreislauf von einer Spülflüssigkeit, dem sog. Dialysat, trennt. Die im Blut gelösten **harnpflichtigen Substanzen**, **Elektrolyte und Wasser** diffundieren entlang eines **Konzentrations- und Druckgefälles** aus dem Blut in das Dialysat. Der Konzentrationsunterschied zwischen Blut und Dialysat wird durch ständigen Austausch der Spülflüssigkeit aufrechterhalten. Durch bestimmte Zusammensetzungen des Dialysats können dem Patientenblut auf diesem Weg auch **fehlende Stoffe zugeführt** werden. Das hydrostatische Druckgefälle wird durch eine Pumpe erzeugt.

**? Bei den Dialyseverfahren werden 2 verschiedene Formen unterschieden. Welche Formen sind gemeint und welche Voraussetzungen müssen geschaffen werden?**

Eine Dialyse kann **extra-** und **intrakorporal** durchgeführt werden:
- Bei der extrakorporalen Hämodialyse wird das Blut **außerhalb des Körpers** über eine künstliche semipermeable Membran geleitet. Hierfür muss im Vorfeld eine arteriovenöse Fistel angelegt werden, über die das Blut aus dem Körperkreislauf in den Dialysator geleitet und anschließend in den Körper zurückgeführt wird.
- Bei der intrakorporalen Hämodialyse oder auch **Peritonealdialyse** dient das gut durchblutete Peritoneum als Austauschfläche. Voraussetzung ist die Implantation eines permanenten Katheters in die freie Bauchhöhle.

**? Welche Form der Nierenersatztherapie würden Sie bei einem berufstätigen Patienten mit terminaler Niereninsuffizienz einleiten?**

Die Dialysetherapie ist sehr **zeitaufwändig**: Patienten mit chronischer Niereninsuffizienz müssen im Durchschnitt 3-mal pro Woche dialysiert werden. Eine Sitzung dauert zwischen 4 und 5 Stunden. Bei berufstätigen Patienten bietet sich daher die **Peritonealdialyse** an, da sie **selbstständig zuhause**, evtl. auch über **Nacht** durchgeführt werden kann. Der Patient bleibt zeitlich flexibel.

**? Sie planen bei einem Patienten eine extrakorporale Hämodialyse. Wo wird der notwendige Gefäßzugang in der Regel angelegt?**

Der arteriovenöse Gefäßzugang wird am häufigsten am **distalen Unterarm** (sog. **Cimino-Fistel**) angelegt. Diese Region eignet sich, da die **A. radialis** und die **V. cephalica** dicht nebeneinander liegen und problemlos verbunden werden können.

## 6 NEPHROLOGIE

**? Was ist ein Dysäquilibrium-Syndrom?**

Unter einem Dysäquilibrium-Syndrom versteht man das Auftreten von Übelkeit, Erbrechen, Krämpfen und sympathikotonen Reaktionen bis hin zum Durchgangssyndrom mit Hirnödem **nach forcierter Dialyse**.

> **MERKE.** Der Dialyseshunt sollte immer am nicht-dominanten Arm angelegt werden, da der Shuntarm im Alltag geschützt werden muss. Keine Blutabnahmen und keine Anlage von Venenverweilkanülen am Shuntarm!

**? Langfristig sollte bei Patienten mit terminaler Niereninsuffizienz immer an die Möglichkeit einer Nierentransplantation gedacht werden. Ihr Patient möchte von Ihnen wissen, wie hoch die Funktionsrate nach Nierentransplantation ist. Was antworten Sie ihm?**

Die 5-Jahresfunktionsrate nach Lebendspende liegt bei 80 %, nach Leichenspende bei 70 %.

**? Über welche Akut- und Langzeitfolgen müssen Sie Ihren Patienten vor einer Nierentransplantation aufklären?**

Die wichtigste Akutkomplikation ist die **Transplantatabstoßung**. Da der Patient nach einer Transplantation **lebenslang eine immunsuppressive Therapie** benötigt, sollte er über deren Nebenwirkungen aufgeklärt werden, also v. a. ein **erhöhtes Infektions- und Malignomrisiko**.

## 6.3 Glomerulopathien

### 6.3.1 Nephrotisches Syndrom

**? In Ihrer Praxis stellt sich ein Patient vor, der über Wassereinlagerungen in den Unterschenkeln klagt. Seine Beschwerden nehmen seit 7 Wochen kontinuierlich zu. Seit 2 Tagen bekommt er schlecht Luft. Bei der körperlichen Untersuchung bemerken Sie massive, wegdrückbare Ödeme an beiden Unterschenkeln, über der Lunge sind der Klopfschall und basal das Atemgeräusch gedämpft. An welche Differenzialdiagnosen denken Sie?**

Unterschenkelödeme und Pleuraerguss sprechen für ein **generalisiertes Ödem**. Die häufigsten Ursachen sind
- erhöhter hydrostatischer Druck bei **Rechtsherzinsuffizienz**
- Überwässerung bei **Niereninsuffizienz**
- Hypalbuminämie bei **nephrotischem Syndrom**, Leberzirrhose oder exsudativer Enteropathie
- erhöhte Kapillarpermeabilität bei **hereditärem Angioödem**
- **Medikamentennebenwirkungen**, z. B. bei Steroiden, Kalziumantagonisten, Östrogenen oder Interleukin-2

**? Das Labor Ihres Patienten mit Ödemen an Unterschenkeln und Lidern zeigt eine Proteinausscheidung von 3,5 g/dl. Albumin im Serum beträgt 2,2 mg/dl, Triglyzeride 220 mg/dl und Cholesterin 260 mg/dl. Die Nierenparameter sind unauffällig. Wie lautet Ihre Verdachtsdiagnose?**

Starke Proteinurie, Hypalbuminämie und Hyperlipidämie sind die **pathognomonische Labortrias** des **nephrotischen Syndroms**.

**? Welche Grunderkrankungen können zu einem nephrotischen Syndrom führen?**

Ein nephrotisches Syndrom weist auf eine **entzündliche** oder **nicht-entzündliche Schädigung** der **Glomerula** hin. Typische Grunderkrankungen sind **Glomerulonephritiden** wie die Minimal-Change-Glomerulonephritis, die fokal-segmentale Glomerulosklerose oder die membranöse Glomerulonephritis und **nicht-entzündliche Glomerulopathien** bei Amyloidose, diabetischer Nephropathie, Plasmozytom oder Nierenvenenthrombose.

**? Wenn Sie eine genaue Proteinauftrennung im Urin Ihres Patienten mit nephrotischen Syndrom durchführen würden, welche Proteine erwarten Sie?**

Typisch für eine glomeruläre Schädigung ist die pathologische Ausscheidung **hochmolekularer Proteine**, die den glomerulären Filter normalerweise **nicht** passieren können. Zu Beginn der Glomerulopathie verliert die glomeruläre Basalmembran ihre Ladungsselektivität. In diesem Stadium wird v. a. das negativ geladene **Albumin** ausgeschieden, man spricht von einer **selektiven** glomerulären Proteinurie. Im weiteren Verlauf werden die Podozyten zerstört und die Basalmembran wird porös. Nun können auch größere Proteine wie IgG den Filter passieren, die Proteinurie wird **unselektiv**.

> **INFOBOX. Proteinurie**
>
> Bei einer Proteinurie werden **> 50 mg Eiweiß/d** ausgeschieden. Abhängig von der **Lokalisation** der Nierenschädigung werden **unterschiedliche Markerproteine** ausgeschieden, die sich v. a. durch ihr **Molekulargewicht** unterscheiden:
> - **Kleinmolekulare Proteine** werden bei **tubulärer Schädigung** oder bei **Überschreiten** der **tubulären Rückresorptionskapazität** ausgeschieden.
> - **Großmolekulare Proteine** sind typisch für eine **Schädigung** des **glomerulären Filters**.
> - **Hochmolekulare Proteine** erscheinen bei **pathologischer tubulärer Sezernierung** im Urin (siehe Tab. 6.3).

## 6.3 GLOMERULOPATHIEN

**Tab. 6.3** Differenzierung der Proteinurie.

| Proteinurieform | Markerproteine | Ursachen |
|---|---|---|
| prärenale Proteinurie | Hämoglobin, Myoglobin, Leichtketten | Überschreiten der tubulären Rückresorptionskapazität („**Überlauf-Proteinurie**"): intravasale Hämolyse, Rhabdomyolyse, Plasmozytom |
| renale Proteinurie | **glomerulär-selektiv**: Albumin | leichte Schädigung des glomerulären Filters: Frühstadium der diabetischen und hypertensiven Nephropathie, Minimal-Change-Glomerulonephritis |
| | **glomerulär-unselektiv**: zusätzlich IgG | schwere Schädigung des glomerulären Filters: Glomerulonephritiden, fortgeschrittene diabetische und hypertensive Nephropathie, Amyloidose, orthostatische Proteinurie |
| | **tubulär**: $\beta_2$-Mikroglobulin | gestörte tubuläre Rückresorption: Pyelonephritis, interstitielle Nephritis |
| | **gemischt glomerulärtubulär**: Albumin, $\beta_2$-Mikroglobulin | schwere Schädigung des glomerulären Filters + gestörte tubuläre Rückresorption: fortgeschrittene Glomerulonephritis |
| postrenale Proteinurie | $\alpha_2$-Makroglobulin | tubuläre Sezernierung bei Infektionen oder Blutungen der ableitenden Harnwege (Urolithiasis, Tumoren) |

**?** Ihr Oberarzt ordnet bei einem Patienten mit nephrotischem Syndrom die Gabe von niedermolekularen Heparinen an. Erklären Sie kurz, unter welcher Vorstellung er diese Therapie beginnt!

Patienten mit nephrotischem Syndrom haben durch den **renalen Antithrombin III-Verlust** und die **Hypovolämie** ein **erhöhtes Thromboserisiko**.

**?** Nennen Sie die wichtigsten Komplikationen des nephrotischen Syndroms!

Wichtige Komplikationen des nephrotischen Syndroms sind
- **erhöhtes Thromboserisiko** durch Hypovolämie und renalen Antithrombin III-Verlust
- **erhöhte Infektanfälligkeit** durch renalen Immunglobulinverlust
- **generalisierte Ödembildung** mit Aszites und Pleuraergüssen
- **arterielle Hypertonie** durch Aktivierung des Renin-Angiotensin-Aldosteron-Systems

**?** Welche Diagnostik müssen Sie bei einem Patienten mit nephrotischem Syndrom einleiten?

Zur Überprüfung der Nierenfunktion werden die **Retentionsparameter** bestimmt. Bei nephrotischem Syndrom ist **immer eine Nierenbiopsie** indiziert, da eine adäquate Therapie der Grunderkrankung entscheidend für die Prognose des Patienten ist.

**MERKE.** Eine Nierenbiopsie ist nur indiziert, wenn sie zu therapeutischen Konsequenzen führt. Wichtige Indikationen sind daher eine rasch progrediente Glomerulonephritis, das nephrotische Syndrom und ein Verdacht auf eine maligne Nierenerkrankung.

**?** Histologisch zeigt sich bei Ihrem Patienten mit nephrotischem Syndrom eine Minimal-Change-Glomerulonephritis. Welche Therapie leiten Sie ein?

Die Minimal-Change-Glomerulonephritis spricht **sehr gut** auf **Glukokortikoide** an. Zusätzlich werden folgende symptomatische Therapiemaßnahmen eingeleitet:
- **Flüssigkeits-**, **Kochsalz-** und **Eiweißrestriktion**
- **konsequente Blutdruckeinstellung**
- **Diuretika** zur vorsichtigen Ödemausschwemmung
- **ACE-Hemmer** zur Senkung der Eiweißausscheidung
- **cholesterinarme Diät** und **Statine** zur Therapie der reaktiven Hyperlipidämie
- **Thromboembolie-** und **Infektionsprophylaxe**

### 6.3.2 Glomerulonephritis und akutes nephritisches Syndrom

**?** Ein 22-Jähriger klagt über Kopfschmerzen, Schwindel und Flankenschmerzen. Vor einigen Tagen war sein Urin „colafarben" verfärbt. Bei der klinischen Untersuchung bemerken Sie leichte Unterschenkelödeme, der Blutdruck beträgt 165/110 mmHg. Die Urinanalyse zeigt eine mäßige Proteinurie und eine Mikrohämaturie, im Sediment sehen Sie dysmorphe Erythrozyten und Erythrozytenzylinder. Unter welchem Oberbegriff können Sie diese Symptomatik zusammenfassen und welche Grunderkrankung liegt vor?

Das Zusammentreffen von Hämaturie, milder Proteinurie mit leichter Ödembildung, Hypertonie sowie dysmorphen Erythrozyten und Erythrozytenzylindern im Urinsediment ist typisch für das **akute nephritische Syndrom** und damit **pathognomonisch** für die **Glomerulonephritis**.

**MERKE.** Dysmorphe Erythrozyten und Erythrozytenzylinder sind pathognomonisch für glomeruläre Erkrankungen.

## 6 NEPHROLOGIE

**? Ab wann spricht der Kliniker von einer Mikrohämaturie und wie können Sie diese nachweisen?**

Als Mikrohämaturie wird eine Ausscheidung von **> 5 Erythrozyten/ µl Urin** verstanden. Sie kann mithilfe eines **Streifentests** nachgewiesen werden.

**? Können Sie bei einem positiven Streifentest sicher davon ausgehen, dass es sich um eine Hämaturie handelt? Begründen Sie Ihre Antwort!**

**Nein**. Teststreifen reagieren auf **Hämoglobin** und **Myoglobin** und können also nicht zwischen einer Hämaturie, einer Hämoglobinurie und einer Myoglobinurie differenzieren. Ein positiver Streifentest muss immer durch eine **mikroskopische Untersuchung** abgeklärt werden.

**? Kennen Sie verschiedene Formen der Erythrozyturie und können Sie jeweils einige Ursachen nennen?**

Die verschiedenen Formen der Erythrozyturie können je nach Lokalisation in 3 verschiedene Formen unterteilt werden:
- **prärenal:** Gerinnungsstörung, Behandlung mit Phenprocoumon (Marcumar®) oder Heparin
- **renal:** Glomerulonephritis, Nierenzellkarzinom, Pyelonephritis, Niereninfarkt
- **postrenal:** Urolithiasis, Harnwegsinfektion, Urothelkarzinom, Prostatakarzinom, Trauma (z.B. Blasenkatheter), Kontamination: Menstruation (bei Frauen)

> **INFOBOX. Hämaturie**
>
> Bei einer Hämaturie werden Erythrozyten mit dem Urin ausgeschieden: Bei einer **Makrohämaturie** ist der Urin sichtbar rot verfärbt, eine **Mikrohämaturie** kann nur durch Teststreifen und Mikroskopie nachgewiesenwerden (> 5 Erythrozyten/µl Urin), der Urin ist nicht verfärbt. Als Screeningmethode eignet sich der Streifentest. Da dieser auf **Hämoglobin** und **Myoglobin** reagiert, muss ein **positives Streifentestergebnis** immer durch eine **mikroskopische Untersuchung** abgeklärt werden (Abb. 6.3).

**? Symptome und Urinsediment haben bei Ihnen den Verdacht auf ein akutes nephritisches Syndrom bei Glomerulonephritis geweckt. Auf Nachfrage berichtet der Patient, dass er vor 3 Wochen an einer Angina gelitten hat. Hilft Ihnen diese Angabe bei der Eingrenzung?**

Der Patient leidet vermutlich an einer **Poststreptokokken-Glomerulonephritis**, die typischerweise 2 Wochen nach einer Infektion mit **β-hämolysierenden Streptokokken der Gruppe A** auftritt.

**? Erläutern Sie in einem Satz die Pathogenese der Poststreptokokken-Glomerulonephritis!**

Die Poststreptokokken-Glomerulonephritis ist eine **Immunkomplexnephritis** durch Ablagerung zirkulierender Immunkomplexe an den glomerulären Kapillaren.

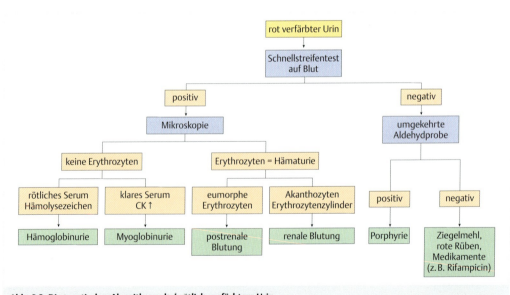

Abb. 6.3 Diagnostischer Algorithmus bei rötlich verfärbtem Urin.

## 6.3 GLOMERULOPATHIEN

**? Sie klären den Patienten über Ihre Verdachtsdiagnose auf. Daraufhin berichtet er, dass er bereits während der Angina kurzfristig eine leichte Rotverfärbung seines Urins bemerkt hat. Wie interpretieren Sie diesen Befund?**

Eine **parainfektiöse Hämaturie** ist harmlos und nicht Ausdruck einer Glomerulonephritis.

**? Wieso leiden Patienten mit akuter Glomerulonephritis an Flankenschmerzen?**

Die Nieren sind geschwollen und vergrößert. Die Schmerzen entstehen durch die **Nierenkapselspannung**.

**? Wie therapieren Sie Ihren Patienten mit Poststreptokokken-Glomerulonephritis?**

Kausal wird die zugrundeliegende Streptokokkeninfektion mit **Penicillin** behandelt. Empfohlen wird eine Dosierung von **3 Mega I.E./d** über **2 Wochen**. **Symptomatische Maßnahmen** bei akuter Glomerulonephritis sind körperliche Schonung, Kochsalz- und Eiweißrestriktion, ACE-Hemmer zur Blutdruck- und Proteinuriesenkung sowie Diuretika und Flüssigkeitsrestriktion bei Überwässerung.

**? 4 Tage nach der Krankenhausaufnahme klagt Ihr Patient mit anbehandelter Poststreptokokken-Glomerulonephritis plötzlich über Atemnot. Die Urinausscheidung ist seit dem Vortag zurückgegangen. Über der Lunge hören Sie feuchte Rasselgeräusche, der Blutdruck beträgt 195/110 mmHg. Das Kreatinin ist seit der letzten Kontrolle vor 2 Tagen von 0,9 mg/dl auf 2,5 mg/dl angestiegen. Welchen Verdacht haben Sie und wie reagieren Sie?**

Symptome weisen auf eine **rapid-progressive Glomerulonephritis** mit rasch-progredienter **Verschlechterung der Nierenfunktion** hin. Hierbei handelt es sich um einen **absoluten Notfall**, der eine **sofortige Nierenbiopsie** erfordert.

**? Beschreiben Sie die typischen histologischen Befunde der rapid-progressiven Glomerulonephritis!**

Histologisch zeigt sich eine **nekrotisierende Glomerulonephritis** mit **intra-** bzw. **extrakapillärer Proliferation** und typischer **Halbmondbildung**.

**? Wie therapieren Sie Ihren Patienten mit rapid-progressiver Glomerulonephritis bei schwer verlaufender Poststreptokokken-Glomerulonephritis?**

In diesem Fall ist eine **immunsuppressive Therapie** mit Steroiden und Cyclophosphamid indiziert. Entscheidend ist die **frühzeitige intravenöse Steroidgabe**. In den ersten 3 Tagen sollte der Patient 1 g Methylprednisolon pro Tag erhalten. Anschließend wird die Steroiddosis langsam reduziert und der Patient wird über **6 Monate** mit einer intravenösen **Cyclophosphamid-Stoßtherapie** behandelt.

**? Wie unterscheidet sich die Prognose einer Poststreptokokken-Glomerulonephritis im Kindes- und Erwachsenenalter?**

Im Kindesalter heilt diese **meistens folgenlos** und komplett aus, bei Erwachsenen nur bei ca. 50 % der Patienten. Bei den anderen 50 % können eine **milde Proteinurie** und eine **Hämaturie** persistieren. Vor allem bei **älteren Patienten** ist eine **chronische Glomerulonephritis** mit progredientem Funktionsverlust der Niere möglich.

**? In die Notaufnahme wird ein Patient mit Oligurie, schwerer Hypertonie, Lungenödem und Hämoptoe eingeliefert. Der Kreatininwert beträgt 3,5 mg/dl. Welchen Verdacht haben Sie und wie können Sie diesen sichern?**

Die beschriebene Kombination spricht für ein **pulmorenales Syndrom**. Mögliche Ursachen sind
- ein **Goodpasture-Syndrom**, eine Form der rapidprogressiven Glomerulonephritis mit Lungenbeteiligung, das durch den Nachweis von Anti-Basalmembran-Antikörpern und eine Nierenbiopsie diagnostiziert wird,
- ein Granulomatose mit Polyangiitis **(Wegener Granulomatose)** bzw. eine mikroskopische Polyangiitis, die durch spezifische ANCA im Serum nachgewiesen werden kann oder
- in seltenen Fällen auch ein **systemischer Lupus erythematodes**.

**? Bei einem 18-Jährigen werden bei der Musterung eine Mikrohämaturie und eine milde glomeruläre Proteinurie entdeckt. Er fühlt sich vollkommen gesund. Auf Nachfrage berichtet er, dass er vor einiger Zeit an einer Stirnhöhlenentzündung gelitten hat, die aber komplikationslos ausgeheilt ist. Etwa 2 Tage nach dem Infekt war der Urin einige Tage rötlich verfärbt. Für welche Erkrankung sprechen Befunde und Anamnese?**

Eine asymptomatische Mikrohämaturie mit Proteinurie nach einem Infekt im Nasenrachenraum, der von einer kurzfristigen, selbstlimitierenden Makrohämaturie begleitet war, spricht für eine **IgA-Nephropathie**.

> **MERKE.** Die IgA-Nephropathie (Synonym: Morbus Berger) ist die häufigste idiopathische Glomerulonephritis bei Erwachsenen. Betroffen sind v. a. junge Männer, histologisch handelt es sich um eine fokale oder diffuse mesangio-proliferative Glomerulonephritis.

**? Welcher Parameter ist bei asymptomatischer IgA-Nephropathie entscheidend für die Therapieindikation? Welche Therapie leiten Sie bei den betroffenen Patienten ein?**

Entscheidend ist das Ausmaß der **Proteinurie**. Bei Patienten mit konstant nachweisbarer Proteinurie > 1 g/d ist das Risiko für eine Nierenfunktionsverschlechterung erhöht. Bei ihnen sollte eine **nephroprotektive Therapie** mit **ACE-Hemmern** eingeleitet werden.

# 6 NEPHROLOGIE

> **INFOBOX. Glomerulonephritis (GN)**
>
> Der Begriff „Glomerulonephritis" bezeichnet eine **immunologisch vermittelte, entzündliche Schädigung** der **Nierenkörperchen**. Die Gruppe der Glomerulonephritiden wird von den **nicht-entzündlichen** (degenerativen) **Glomerulopathien** bei diabetischer Glomerulosklerose, hypertensiver Nephrosklerose, Nierenamyloidose oder Myelomniere abgegrenzt.
> - **Primäre Glomerulonephritiden** betreffen zu Beginn der Erkrankung **ausschließlich** die **Niere**.
> - **Sekundäre Glomerulonephritiden** entwickeln sich auf dem Boden unterschiedlicher Systemerkrankungen (z. B. Kollagenosen, Vaskulitiden, Endokarditis).
>
> Die Ätiologie ist bei den meisten Glomerulonephritiden unklar (Ausnahme: postinfektiöse GN), die Ursache ist eine **immunologische Schädigung**. Dabei werden **3** unterschiedliche **Schädigungsmuster** unterschieden:
> - **Immunkomplexablagerung**: Exo- und endogene Antigene induzieren die Bildung von Antikörpern. Die zirkulierenden Immunkomplexe lagern sich an der subendothelialen Seite der glomerulären Kapillaren ab. In der Immunfluoreszenz zeigt sich eine **granuläre Immunkomplexablagerung**. Die Aktivierung des Komplementsystems führt zu einer entzündlichen Schädigung der Kapillaren, die von einer Endothelproliferation begleitet wird. Zu dieser Gruppe zählen die **Lupusnephritis**, die **postinfektiöse GN**, die **Schönlein-Henoch-Nephritis**, die **IgA-GN** und Glomerulonephritiden bei **Kryoglobulinämie**.
> - **Anti-Basalmembran-Antikörper**: Der Körper bildet Antikörper gegen Bestandteile der glomerulären Basalmembran, die diese nach Bindung entzündlich schädigen. Die Immunfluoreszenz zeigt eine **lineare Immunglobulinablagerung**. Durch die Antigenverwandtschaft von glomerulärer und alveolärer Basalmembran sind häufig gleichzeitig die Lungen beteiligt (→ Hämoptoe). Beispiele sind das **pulmorenale** und das **Goodpasture-Syndrom**.
> - **immunologisch vermittelte Glomerulonephritiden ohne Immunkomplex- oder Immunglobulinablagerungen in der Immunfluoreszenz**: ANCA-induzierte GN bei ANCA-assoziierten Vaskulitiden (Morbus Wegener, mikroskopische Polyangiitis), T-Zell-vermittelte GN
>
> Klinisch werden **5 Verlaufsformen** unterschieden (Tab. 6.4). Der Verlauf hängt von Art und Ausmaß (diffus/fokal) der histologischen Veränderungen ab. Dabei gilt: Eine klare Abgrenzung ist nicht immer möglich, Übergänge und Kombinationen werden beobachtet. Insbesondere bei den diffusen Glomerulonephritiden ist ein kombiniertes nephritisches und nephrotisches Syndrom häufig (siehe Tab. 6.4).

## 6.4 Tubulointerstitielle Nierenerkrankungen

**?** Ein Jäger kommt mit hohem Fieber, Schüttelfrost sowie Kopf- und Flankenschmerzen in die Notaufnahme. Seit dem Vortag habe er nur wenig Wasser gelassen. Bei der Untersuchung bemerken Sie ein Exanthem mit Petechien. Im Labor zeigt sich eine Thrombozytopenie, eine starke Proteinurie und ein Kreatinin von 2,2 mg/dl. Haben Sie eine Vermutung? Wie können Sie diese erhärten?

Die Kombination aus den beschriebenen Symptomen, den Laborbefunden und der beruflichen Exposition gegenüber Mäuse- oder Rattenurin spricht für eine **akute interstitielle Nephritis** durch eine **Hantavirusinfektion**. Die Diagnose wird **serologisch** durch den Nachweis **spezifischer IgM-Antikörper** gesichert.

> **MERKE.** Das Hantavirus wird durch Einatmen virushaltiger Ausscheidungen übertragen.

**?** Warum müssen Sie bei Patienten, die längerfristig Analgetika einnehmen, unbedingt die Nierenfunktion kontrollieren?

Die jahrelange, regelmäßige Einnahme bestimmter Analgetika kann zu einer **chronischen tubulointerstitiellen Nephritis** führen, die auch als **Analgetikanephropathie** bezeichnet wird.

> **MERKE.** In 75 % der Fälle betrifft die Analgetikanephropathie Frauen im mittleren Lebensalter.

**?** Beschreiben Sie das typische Aussehen einer Patientin mit Analgetikanephropathie!

Die Patienten wirken häufig **vorzeitig gealtert**, die Haut ist durch die Ablagerung von Analgetikametaboliten typischerweise schmutzig-grau-bräunlich verfärbt.

> **MERKE.** Die klinischen Symptome der Analgetikanephropathie sind uncharakteristisch, im Vordergrund stehen Kopfschmerzen, Müdigkeit und ein schmutziggrau-bräunliches Hautkolorit. Häufig macht sich die Erkrankung erst spät durch die Entwicklung einer chronischen Niereninsuffizienz bemerkbar.

**?** Entscheidend für die Diagnose „Analgetikanephropathie" ist die Medikamenteneinnahme. Welche Medikamente können eine Analgetikanephropathie auslösen? Ab welcher Dosis wird die Diagnose wahrscheinlich?

Typische Auslöser einer Analgetikanephropathie sind phenacetinhaltige Analgetika. Hierzu zählen v. a. **phenacetinhaltige Mischanalgetika**, die vom Markt genommen wurden, und der Phenacetinmetabolit **Paracetamol**. Wahrscheinlich ist die Diagnose ab einer **kumulativen Einnahme** von **1000 g** Phenacetin oder Paracetamol.

## 6.4 TUBULOINTERSTITIELLE NIERENERKRANKUNGEN

**Tab. 6.4** Klinische Verlaufsformen der Glomerulonephritis (GN).

| Verlauf | Befunde | histologisches Schädigungsmuster und Ursachen |
|---|---|---|
| asymptomatisch | **Klinik**: unauffällig<br>**Urinbefund**: Hämaturie und/oder Proteinurie (< 1,5 g/d)<br>**Nierenfunktion**: normal | fokale Form der IgA-GN (mesangioproliferative GN) |
| nephritisches Syndrom | **Klinik**: Hypertonie, Ödeme, häufig akuter Verlauf<br>**Urinbefund**: Mikrohämaturie, dysmorphe Erythrozyten und Erythrozytenzylinder im Urinsediment, milde Proteinurie | **mesangiale Schädigung**:<br>• diffuse Form der IgA-Nephropathie (mesangioproliferative GN)<br>• Lupusnephritis Typ II (mesangial-proliferative Veränderungen)<br>**Endothelzellschädigung**:<br>• postinfektiöse GN (endokapilläre, diffus-proliferative GN)<br>• Lupusnephritis Typ III und IV (mesangialproliferative und endokapilläre Veränderungen)<br>• Anti-Basalmembran-GN<br>• ANCA-assoziierte GN<br>• GN bei Kryoglobulinämie<br>• GN bei hämolytisch-urämischem Syndrom |
| rapid-progressive Glomerulonephritis | **Klinik**: akutes nephritisches Syndrom mit rasch progredienter Verschlechterung der Nierenfunktion, häufig zusätzlich nephrotisches Syndrom<br>**Urinbefund**: s. nephritisches und nephrotisches Syndrom<br>**Serum**: Retentionsparameter ↑ | **Endothel- und Epithelzellschädigung**:<br>• ANCA-assoziierte GN<br>• schwer verlaufende postinfektiöse GN und Lupusnephritis<br>• Anti-Basalmembran-GN |
| nephrotisches Syndrom | **Klinik**: massive Ödeme, langsam progredienter Verlauf, Nierenfunktion evtl. normal<br>**Urinbefund**: starke Proteinurie > 3 g/d<br>**Serum**: Hypoproteinämie und Hyperlipidämie | **Epithelzellschädigung (Podozyten und Basalmembran)**:<br>• Minimal-Change-GN<br>• fokal-segmentale GN<br>• membranöse GN |
| chronischer Verlauf | **Klinik**: geringe subjektive Beschwerden, Hypertonie, langsam fortschreitende Niereninsuffizienz<br>**Urinbefund**: Proteinurie, Hämaturie ggf. nephrotisches Syndrom | **glomeruläre Sklerose**, **mesangiale Proliferationen**, **sekundäre tubuläre Fibrose** und **Atrophie**: chronische Verlaufsform unterschiedlicher akuter Glomerulonephritiden |

**?** Ähnlich wie ein Alkoholismus wird auch ein Analgetikaabusus häufig verborgen. Können Sie einen Paracetamolabusus unabhängig von der Aussage des Patienten nachweisen?

Bei Paracetamolabusus ist das **Abbauprodukt N-Acetyl-Paraaminophenol** im Urin nachweisbar.

**?** Welche Befunde erwarten Sie im Urin und in der Sonografie bei Ihrer Patientin mit Analgetikanephropathie?

Im Urin findet sich typischerweise eine **sterile Leukozyturie**. Sonografisch zeigen sich **Nekrosen** und **Verkalkungen der Papillen**. Im fortgeschrittenen Stadium imponiert die Analgetikanephropathie durch **Schrumpfnieren** mit narbigen Einziehungen der Rinde.

**?** Eine 44-jährige Patientin mit bekanntem langjährigem Analgetikakonsum klagt plötzlich über krampfartige Unterbauchschmerzen, die in die Schamlippen ausstrahlen. Sie hat bereits 3-mal erbrochen. Der Urin ist seit dem Vortag rötlich verfärbt. Wie erklären Sie sich diese Symptome?

Die Symptomatik weist auf eine **Harnleiterkolik** hin, eine typische Komplikation bei Analgetikanephropathie. Durch die Hemmung der Prostaglandinsynthese nimmt die **Durchblutung des Nierenmarks** ab, die **Papillen werden nekrotisch** und können sich lösen. Bleiben sie in den Harnwegen hängen, können sie eine **Kolik mit Hämaturie** auslösen.

**?** Eine Patientin mit bekannter Analgetikanephropathie fühlt sich abgeschlagen. Sie habe ständig Durst und müsse viel häufiger Wasserlassen als früher. Im Labor zeigen sich eine metabolische Azidose und eine erniedrigte Phosphat-, Kalzium- und Kaliumkonzentration. Haben Sie eine Erklärung für diese Veränderungen?

Chronische tubulointerstitielle Nephritiden können sekundär das Tubulussystem schädigen. Die Laborbefunde sind typisch für eine **erworbene distal-tubuläre Azidose**. Bei dieser Tubulopathie ist die **Protonensekretion im distalen Tubulus** gestört und der Organismus kann den **pH-Wert des Urins** nicht unter 6 senken. Komplikationen der distal-tubulären Azidose sind
- **Nephrokalzinose** durch Hyperkalzurie (Abb. 6.4)
- **Vitamin D-resistente Osteomalazie** durch Hypophosphatämie
- **hypokaliämische Nephropathie** mit Polydipsie und Polyurie
- **Muskelschwäche** und **Herzrhythmusstörungen** durch renalen Kaliumverlust

> **MERKE.** Komplikationen der Analgetikanephropathie:
> - chronische Niereninsuffizienz
> - Papillennekrose und -abgang mit Harnleiterkolik und Hämaturie
> - sekundäre Tubulopathie mit verminderter Konzentrationsfähigkeit, Polyurie, Nykturie, Elektrolytstörungen und renal tubulärer Azidose
> - rezidivierende Harnwegsinfekte
> - erhöhtes Urothelkarzinomrisiko

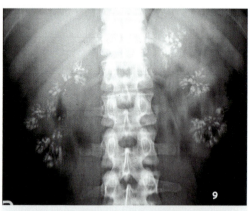

**Abb. 6.4 Nephrokalzinose im Röntgenbild.** Im Bereich der Sammelrohre sind multiple Verkalkungen erkennbar (aus Kuhlmann, U., Böhler, J., Luft, F.C. (Hrsg) et al.: Nephrologie, 6. Auflage, Georg Thieme Verlag, 2015).

## 6.5 Harnwegsinfektionen und Pyelonephritis

**?** Eine 32-jährige Patientin klagt nach ihren Flitterwochen über Schmerzen beim Wasserlassen. Sie hat ständig das Gefühl, Wasser lassen zu müssen, auf der Toilette ist der Harnstrahl aber nur schwach. Wofür sprechen diese Symptome?

Algurie, Dysurie und Pollakisurie sind typisch für die **akute Zystitis**, die durch häufigen Geschlechtsverkehr begünstigt wird.

> **MERKE.** Das Auftreten einer akuten Zystitis nach den Flitterwochen ist so typisch, dass hierfür der eigene Begriff „Honeymoon-Zystitis" geprägt wurde.

**?** Wie behandeln Sie eine akute, unkomplizierte Zystitis?

Therapie der Wahl ist die **Kurzzeitantibiose** mit einem **harnwegsgängigen Antibiotikum**: Die aktuellen Leitlinien empfehlen je nach Resistenzlage **Fosfomycin** 3 g/d einmalig, **Nitrofurantoin** 50 mg 4×/d für 7 Tage oder **Gyrasehemmer** für 3 Tage. **Cotrimoxazol** wird nur bei E. coli-Resistenzraten < 20 % empfohlen.

> **MERKE.** Eine unkomplizierte akute Zystitis kann ohne Keimnachweis behandelt werden. Nach Ende der antibiotischen Therapie sollte der Behandlungserfolg durch eine Urinkultur überprüft werden.

**?** Warum sind in der Regel Frauen und nicht Männer von der Honeymoon-Zystitis betroffen?

Bei Frauen prädisponieren die **kurze Harnröhre** und die Nähe der **Urethraöffnung zum Anus** für die akute Zystitis. Beide Faktoren begünstigen die Besiedlung der Urethra mit gramnegativen Fäkalkeimen.

**?** Nennen Sie die Leitsymptome und die häufigsten Erreger der Urethritis!

**Leitsymptome** der Urethritis sind Brennen und Jucken beim Wasserlassen. Die **häufigsten Erreger** sind Chlamydia trachomatis, Ureaplasma urealyticum, Mycoplasma genitalium, Trichomonas vaginalis, Herpesviren Typ II und Neisseria gonorrhoeae.

## 6.5 HARNWEGSINFEKTIONEN UND PYELONEPHRITIS

**?** Ein 75-jähriger Patient wird mit hohem Fieber, Schüttelfrost und Flankenschmerzen in die Notaufnahme eingeliefert. Anamnestisch berichtet er über jahrelange Schwierigkeiten beim Wasserlassen, der Harnstrahl sei immer sehr schwach. Wofür sprechen die Symptome? Haben Sie einen Verdacht, wie es zu der Erkrankung gekommen ist?

Die Symptome sind typisch für eine **akute Pyelonephritis**. Die jahrelangen Schwierigkeiten beim Wasserlassen und der schwache Harnstrahl sind in diesem Alter häufig die Folge einer **Prostatahyperplasie**, aufgrund der der Urin nicht ungestört abfließen kann. Die Stase begünstigt die Bakterienvermehrung im Urin.

**?** Welche Diagnostik leiten Sie bei Verdacht auf eine akute Pyelonephritis bei Prostatahyperplasie ein?

Der Urin sollte auf **Leukozyten** untersucht und eine **Urinkultur zum Keimnachweis** angelegt werden. Im Labor werden die **Entzündungs-** und die **Retentionsparameter** bestimmt. Um eine Urosepsis auszuschließen, sollte eine **Blutkultur** abgenommen werden. Erste Hinweise auf die zugrundeliegende Ursache bietet die **Sonografie** von Nieren und Blase, die bei Prostatahyperplasie eventuell ein gestautes Nierenbecken und eine prall gefüllte Blase zeigt. Eine genaue Abklärung sollte aber durch ein **urologisches Konsil** mit **transrektalem Ultraschall** erfolgen.

**?** Wie gewinnen Sie den Urin für die bakterielle Harnanalyse?

Am einfachsten ist die Gewinnung von **Mittelstrahlurin**. Diese Methode eignet sich insbesondere zum Screening: Bei einem sterilen Ergebnis kann eine bakterielle Infektion mit Sicherheit ausgeschlossen werden. Da der Mittelstrahlurin aber häufig durch Keime aus Harnröhre und Vagina kontaminiert ist, ist ein unsteriles Ergebnis nicht beweisend für einen Harnwegsinfekt.

**MERKE.** Entscheidend für die Aussagekraft des Mittelstrahlurins ist eine schnelle Verarbeitung der Probe, da es ansonsten zu einer Keimvermehrung kommt. Bis zur Weiterverarbeitung sollte der Urin kühl gelagert werden.

**?** Ab welcher Keimzahl im Urin spricht man von einer signifikanten Bakteriurie?

Von einer signifikanten Bakteriurie spricht man bei mehr als **$10^5$ Keimen/ml Mittelstrahlurin**. Dieser Befund ist hochverdächtig auf eine Harnwegsinfektion.

**?** Beginnen Sie in jedem Fall sofort eine antibiotische Therapie?

**Nein**, eine **asymptomatische** Bakteriurie muss nicht therapiert werden.

**MERKE.** Fragliche Befunde im Mittelstrahlurin müssen durch Untersuchung des Blasenpunktionsurins überprüft werden. Für den steril aus der Blase abpunktierten Urin gilt: Jeder Keimnachweis ist pathologisch.

**?** Welche Befunde erwarten Sie in der Urinanalyse bei Ihrem Patienten mit akuter Pyelonephritis?

Typische Befunde bei akuter Pyelonephritis sind eine **Leukozyturie** mit ≥ 10 Leukozyten/µl Urin, eine **signifikante Bakteriurie** und **Leukozytenzylinder** im Sediment.

**?** Welche Therapie leiten Sie bei Ihrem Patienten mit akuter Pyelonephritis, folgendem Sonografiebefund der Niere (Abb. 6.5) und prall gefüllter Blase ein?

Ein gestautes Nierenbecken und eine prall gefüllte Blase sprechen für eine **Harnabflussstörung**. Therapeutisch muss daher zunächst der Harnstau durch **suprapubische Katheterisierung** behoben werden. Anschließend sollte sofort mit einer **kalkulierten Antibiose** begonnen werden, die später an das Ergebnis des Antibiogramms angepasst wird. Die Dauer der Antibiotikatherapie liegt **zwischen 7 und 10 Tagen**. Bei krampfartigen Schmerzen sind **Spasmolytika** indiziert. Symptomatische Maßnahmen umfassen **Bettruhe, reichlich Flüssigkeitszufuhr** und **Wärmeanwendung**.

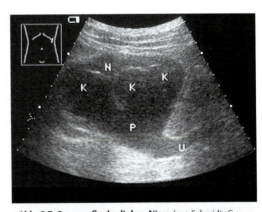

**Abb. 6.5 Sonografie der linken Niere** (aus Schmidt, G.: Checkliste Sonographie, 3. Auflage, Georg Thieme Verlag, 2004).

# 6 NEPHROLOGIE

**? Welche Erreger sollten Sie durch die kalkulierte Antibiose bei akuter Pyelonephritis mit Harnwegsobstruktion erfassen? Welche Antibiotika setzen Sie daher ein?**

Die häufigsten Erreger sind in diesem Fall **gramnegative Keime** wie E. coli, Proteus mirabilis, Enterokokken, Klebsiellen und Pseudomonaden oder **grampositive Enterokokken** und **Staphylokokken**. Die antibiotische Therapie wird mit **Fluorchinolonen**, **Cephalosporinen** der 2. oder 3. Generation oder **Aminopenicillinen** durchgeführt. Bei schwerem Verlauf eignet sich die Kombination eines Cephalosporins mit einem Aminoglykosid.

> **MERKE.** Bei Harnwegsinfekten wird zwischen „unkomplizierten" Infekten ohne Risikofaktoren und „komplizierten" Infekten mit Risikofaktoren unterschieden. Die häufigsten Erreger „unkomplizierter" Harnwegsinfektionen sind E. coli (ca. 80 %), Proteus mirabilis (10 %) und Staphylokokken (5 %, v. a. bei Frauen). Die Infektion erfolgt in 95 % aszendierend aus dem Darmtrakt.

**? Welche Faktoren begünstigen das Auftreten von Harnwegsinfekten?**

Begünstigend wirken
- **Harnabflussstörungen**, z.B. bei Prostatavergrößerung, Nephro- oder Urolithiasis, angeborenen Urethralklappen oder Strikturen sowie bei neurogener Blasenentleerungsstörung, vesikoureteralem Reflux oder in der Schwangerschaft
- **mechanische Manipulationen** an den Harnwegen, z.B. durch einen Harnblasenkatheter
- **Abwehrschwäche**, **Diabetes mellitus** und **Analgetikaabusus**

**? Was sind die wichtigsten Komplikationen der akuten Pyelonephritis?**

Wichtige Komplikationen sind die **Urosepsis**, intrarenale und paranephritische **Abszesse**, eine **Hydro-** und **Pyonephrose** bei Harnwegsobstruktion und ein **Übergang in eine chronische Pyelonephritis** mit Niereninsuffizienz und Hypertonie bei Harnabflussstörungen.

**? Was ist die häufigste Ursache einer chronischen Pyelonephritis und wie äußert sie sich klinisch?**

Eine chronische Pyelonephritis entwickelt sich praktisch nur bei Patienten mit **Harnabflussstörung**, am häufigsten bei **vesikoureteralem Reflux**. Die chronische Pyelonephritis verläuft meistens **uncharakteristisch** mit Kopfschmerzen, Abgeschlagenheit, Gewichtsabnahme und dumpfen Rückenschmerzen. Manchmal manifestiert sie sich erst im Stadium der fortschreitenden Niereninsuffizienz.

**? Beschreiben Sie den sonografischen Befund bei chronischer Pyelonephritis!**

In der Sonografie zeigt sich eine **Schrumpfniere** mit verplumpten Nierenkelchen und Parenchymschwund.

**? Eine asymptomatische Bakteriurie wird in der Regel nicht behandelt. Nennen Sie die wichtigsten Ausnahmen von dieser Regel!**

Indikationen für eine antibiotische Therapie bei asymptomatischer Bakteriurie sind eine **Schwangerschaft**, ein Z. n. **Transplantation**, eine **immunsuppressive Therapie**, **Harnabflussstörungen** und **präoperativ** vor einer transurethralen Prostataresektion.

**? Warum müssen Sie eine asymptomatische Bakteriurie in der Schwangerschaft therapieren?**

In der 2. Schwangerschaftshälfte drückt der vergrößerte Uterus auf die Harnwege, die unter der Wirkung von Progesteron dilatieren. Beide Faktoren – passagere Harnwegsobstruktion durch den vergrößerten Uterus und dilatierte Harnwege – begünstigen eine **Abflussstörung** mit **rascher Bakterienvermehrung**. Eine asymptomatische Bakteriurie kann unter diesen Umständen schnell zu einer **symptomatischen Harnwegsinfektion** führen.

**? Mit welchen Antibiotika können Sie eine Harnwegsinfektion in der Schwangerschaft behandeln?**

In der Schwangerschaft dürfen **Penicilline**, **Cephalosporine** und **Makrolide** eingesetzt werden.

> **MERKE.** Tetrazykline, Fluorchinolone und Aminoglykoside sind in der Schwangerschaft kontraindiziert.

**? Was verbirgt sich hinter dem Begriff „sterile Leukozyturie"? Welche Differenzialdiagnosen kommen in Betracht?**

Als sterile Leukozyturie wird eine Leukozyturie **ohne Keimnachweis** bezeichnet. Sie ist häufig während der **Schwangerschaft** und bei Patienten mit **Gonorrhö**, **Reiter-Syndrom**, **Urogenitaltuberkulose** und **Analgetikanephropathie** zu finden.

## 6.6 Nephro- und Urolithiasis

**?** Ein 34-jähriger Patient kommt mit krampfartigen Flankenschmerzen in die Notaufnahme. Er ist kaltschweißig und läuft unruhig über die Station. Er habe mehrfach erbrochen, der Urin sei rötlich verfärbt gewesen. Bei der Untersuchung fällt Ihnen auf, dass die Darmgeräusche kaum hörbar sind. Wofür sprechen diese Symptome und wie können Sie die Diagnose sichern?

Krampfartige Schmerzen, Bewegungsdrang, Übelkeit, Erbrechen, Subileus und Hämaturie sind typische Symptome der **Harnleiterkolik**. Die häufigste Ursache der Harnleiterkolik ist eine **steinbedingte Obstruktion des Ureters** bei **Nephro- oder Urolithiasis**. Die Steine können eventuell **sonografisch** dargestellt werden. Führt die Harnleiterobstruktion zu einer relevanten Harnabflussstörung, zeigt sich in der Sonografie ein **aufgestautes Nierenbecken**. Eine genaue Diagnose gelingt häufig durch eine **Spiral-CT** oder ein **i.v.-Ausscheidungsurogramm**.

**?** Das Ausscheidungsurogramm bei Ihrem Patienten mit Harnleiterkolik zeigt den folgenden Befund (siehe Abb. 6.6). Wenn Sie den Patienten etwas genauer nach der Schmerzausstrahlung fragen würden, welche Antwort erwarten Sie?

Auf der Abbildung ist ein **Harnleiterstein im distalen Drittel des linken Urethers** zu sehen. Typisch für diese Steinlokalisation ist eine Schmerzausstrahlung bis **in die Hoden**.

> **MERKE.** Die Schmerzausstrahlung hängt von der Steinlokalisation ab:
> - Steine im Nierenbeckenkelchsystem und im oberen Harnleiterdrittel strahlen in Mittelbauch und Rücken aus.
> - Steine im mittleren Harnleiterdrittel strahlen in die Leiste und die Oberschenkelinnenseite aus.
> - Steine im distalen Harnleiterdrittel strahlen bis in die Hoden bzw. Labien aus.

**?** Sie haben bei einem Patienten den Verdacht auf eine Urolithiasis. Welche Steinlokalisation vermuten Sie, wenn er über Pollakisurie und Dysurie klagt?

**Blasenreizsymptome** sind typisch für **prävesikale** Steine oder **Blasensteine**.

**?** Wie behandeln Sie eine Nierenkolik?

Nach den aktuellen Leitlinien werden die antiinflammatorisch und analgetisch wirksamen **NSAR** oder das analgetisch und spasmolytisch wirksame **Metamizol** eingesetzt. Bei Übelkeit hilft **Metoclopramid** und spasmolytisch **Buscopan**. Reicht dies nicht aus, können **Hydromorphin** oder **Pentazocin** gegeben werden.

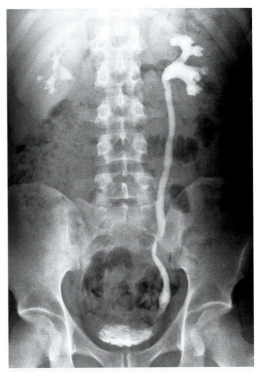

**Abb. 6.6** Ausscheidungsurogramm (aus Hamm, B., Asbach, P., Beyersdorff, D. et al.: Pareto-Reihe Radiologie Urogenitales System, Georg Thieme Verlag, 2007).

**?** Eine Krankenschwester drückt Ihrem Patienten mit Nierenkolik ein Sieb in die Hand. Der Patient ist verwirrt und möchte von Ihnen wissen, welchen Sinn das Sieb hat. Was antworten Sie ihm?

Kleine Harnsteine **< 5 mm** gehen in > 80 % der Fälle **spontan** ab. Die Patienten sollten daher über einem Sieb urinieren, um den abgehenden Stein aufzufangen. Anschließend werden die Steine analysiert, um eine adäquate Prophylaxe einleiten zu können.

**?** Wie können Sie den spontanen Steinabgang bei Ihrem Patienten mit Harnleiterkolik fördern?

Der spontane Steinabgang kann durch **ausreichende Flüssigkeitszufuhr**, **Wärmeapplikation** und **Bewegung**, z. B. Treppensteigen oder Hüpfen, gefördert werden.

# 6 NEPHROLOGIE

**? Sie möchten der Genese der Urolithiasis auf den Grund gehen. Rekapitulieren Sie kurz die wesentlichen Pathomechanismen!**

Harnsteine entstehen durch ein **Ungleichgewicht** zwischen **lithogenen** und **antilithogenen** Faktoren. Die Ursache ist also entweder eine gesteigerte Ausscheidung lithogener Substanzen wie Kalzium, Phosphat, Harnsäure, Oxalat oder Zystin oder eine verminderte Ausscheidung antilithogener Substanzen wie Magnesium und Zitrat. Unterstützend wirken **Flüssigkeitsmangel** mit vermindertem Spüleffekt, **Harnabflussstörungen** mit Urinstase, ein **alkalischer Urin-pH > 7** bei Harnwegsinfektionen und eine **Säurestarre** des Urins mit einem dauerhaften pH ≤ 5,5.

> **MERKE.** Harnwegsinfektionen erhöhen den Urin-pH und ändern das Löslichkeitsprodukt einiger Ionen. Dadurch können sich Magnesiumammoniumphosphat und Kalziumphosphat-haltige Steine bilden („Infektsteine"). Die häufigste Komplikation der Urolithiasis sind rezidivierende Harnwegsinfektionen. Daher gilt: Harnwegsinfektionen und Harnsteine fördern sich gegenseitig!

**? Was ist die häufigste Steinart bei Urolithiasis? Nach welchen Risikofaktoren sollten Sie daher fahnden?**

Am häufigsten sind **Kalziumoxalatsteine**. Daher sollte nach den Ursachen einer **Hyperkalziurie** und einer **Hyperoxalurie** gefahndet werden:
- Eine Hyperkalziurie wird häufig bei **primärem Hyperparathyreoidismus**, **Immobilisation** oder **osteolytischen Knochentumoren** beobachtet.
- Eine Hyperoxalurie entsteht bei **Malabsorption** mit **Steatorrhö**, da die verminderte enterale Fettaufnahme die Oxalatresorption steigert.

**? Welche Steine sind in der Urografie bereits in der Leeraufnahme sichtbar?**

**Kalziumhaltige** Steine sind **schattengebend**, sie zeigen sich bereits auf der Leeraufnahme. Die übrigen Steine können erst nach Kontrastmittelgabe anhand der **Kontrastmittelaussparungen** erkannt werden.

**? Bei Ihrem Patienten mit Harnleiterkolik ist der Stein leider nicht spontan abgegangen. Wie entfernen Sie einen Harnstein im mittleren Harnleiter? Welche Voraussetzung erfordert diese Methode?**

Harnsteine in der Niere, im proximalen und im mittleren Harnleiter werden heute bevorzugt mit Hilfe der **extrakorporalen Stoßwellenlithotrypsie**, kurz **ESWL**, entfernt. Da der zertrümmerte Stein über die Harnwege abgeht, muss der Harnabfluss ungestört sein. Um eine sichere Passage der Steinfragmente zu garantieren, sollte der Harnleiter distal des Konkrements vor der ESWL geschient werden.

> **MERKE.** Indikationen für eine urologische Steinentfernung sind therapieresistente Schmerzen, ein ausgeprägter Harnaufstau (→ Bergung mit Schlinge oder Körbchen), ein begleitender Harnwegsinfekt und Steine, die aufgrund ihrer Größe (> 5–6 mm) nicht spontan abgehen können.

**? Wie wird ein distaler Harnleiterstein bevorzugt entfernt?**

Distale Harnleitersteine werden **ureteroskopisch** mit **Schlingenextraktion** entfernt.

**? Angenommen, Ihr Patient leidet unter einer Nierenkolik bei bekannter Hyperurikämie. Der Stein ist nicht spontan abgegangen. Gibt es in diesem Fall auch eine konservative Therapieoption zur Steinentfernung?**

**Ja**. Bei Harnsäuresteinen kann eine **medikamentöse Litholyse** versucht werden. Eingesetzt werden Zitratsalze wie Uralyt-U zur Harnneutralisierung, reichlich Flüssigkeit, eine purinarme Diät und Allopurinol.

**? In der Laboranalyse der entnommenen Steinfragmente stellt sich heraus, dass es sich um einen Kalziumoxalatstein handelt. Welche Rezidivprophylaxe leiten Sie ein?**

Bei Kalziumoxalatsteinen steht die **Behandlung der Grunderkrankung** im Vordergrund. Wichtige Allgemeinmaßnahmen sind **reichliche Flüssigkeitszufuhr** und eine **eiweißarme Ernährung**. Der Kalziumgehalt des Urins kann durch **Thiaziddiuretika** gesenkt werden (siehe Tab. 6.5).

## 6.7 Zystische Nierenerkrankungen

**? In welchen Fällen müssen Sie eine einzelne Nierenzyste therapieren?**

Therapiebedürftig sind nur **große**, **symptomatische Zysten**, die zu Schmerzen oder Komplikationen wie Zysteninfektionen, Rupturen oder Hypertonie führen.

> **MERKE.** Solitäre Nierenzysten werden häufig zufällig bei der Sonografie entdeckt. Eine asymptomatische einzelne Nierenzyste muss nicht behandelt werden.

## 6.7 ZYSTISCHE NIERENERKRANKUNGEN

**Tab. 6.5** Differenzierung der wichtigsten Harnsteinarten.

| Steinart | Ätiologie und Besonderheiten | steinabhängige Prophylaxe[1] |
|---|---|---|
| **Kalziumoxalatsteine** (60–75%) | Hyperkalziurie: primärer Hyperparathyreoidismus (pHPT), Immobilisation, osteolytische Knochentumoren, Vitamin D-Intoxikation, distale renaltubuläre Azidose<br>Hyperoxalurie: Steatorrhö mit gesteigerter Oxalatresorption | Therapie der Grunderkrankung (z. B. Adenomentfernung bei pHPT), Thiazide, oxalatarme Diät, Gabe von Magnesium und Citrat (Harnsteininhibitoren) |
| **Magnesiumammoniumphosphatsteine** (10–15%) | Harnwegsinfekte durch Harnstoff-spaltende Bakterien Voraussetzung: alkalischer Urin (pH > 7) | Therapie des Harnwegsinfekts, Ansäuern des Harns mit Methionin, Apfelsaft |
| **Harnsäuresteine** (5–10%) | primäre Hyperurikämie, purinreiche Ernährung (z. B. Fleisch, Innereien, Bier), Tumorlysesyndrom Voraussetzung: Säurestarre des Urins (pH ≤ 5,5) | Harnneutralisierung ($K^+$/$Na^+$-Hydrogencitrat), purinarme Diät, Allopurinol |
| **Kalziumphosphatsteine** (2–5%) | Hyperkalziurie: s. Kalziumoxalatsteine begünstigend: alkalischer Urin (pH > 7) | Therapie der Grunderkrankung, Thiazide |
| **Zystinsteine** | Zystinurie<br>Voraussetzung: Säurestarre des Urins (pH ≤ 5,5) | Harnalkalisierung |

[1] steinunabhängig: ausreichende Flüssigkeitszufuhr (2–3 l/d)

---

**?** Ein 45-jähriger Patient klagt über Flankenschmerzen. In den letzten Monaten war sein Urin wiederholt rot verfärbt. Der Blutdruck beträgt 175/110 mmHg. Die Sonografie der rechten Niere zeigt den folgenden Befund (siehe Abb. 6.7), der Befund der linken Niere ist ähnlich. Beschreiben Sie den sonografischen Befund und stellen Sie eine Diagnose!

Die Sonografie zeigt **multiple, echoarme, glatt begrenzte, zystische Strukturen** mit **dorsaler Schallverstärkung**. Flankenschmerzen, Makrohämaturie und Hypertonie sind häufig die ersten Symptome der sog. **adulten polyzystischen Nierenerkrankung**.

**?** Welche Formen zystischer Nierenerkrankungen kennen Sie?

- Zu den **Zystennieren** zählen zwei Formen, die **autosomal-rezessive** und die **autosomal dominante Form**. Die autosomal-rezessive Form (infantiler Typ) hat eine sehr schlechte Prognose, da sich innerhalb der ersten Lebensjahre eine terminale Niereninsuffizienz, später Leberfunktionsstörungen und portale Hypertension entwickeln. Die autosomal-dominante Form (Erwachsenentyp) hat eine bessere Prognose als die juvenile Form, jedoch verschlechtert sich die Nierenfunktion oft ab dem 40. Lebensjahr.
- Bei den **Nierenzysten** unterscheidet man **Solitärzysten** (mit guter Prognose und ohne Einschränkung der Nierenfunktion) von **multiplen Zysten bei Niereninsuffizienz**. Hier ist die Prognose abhängig vom Ausmaß der Niereninsuffizienz und von Begleiterkrankungen.
- **Markschwammnieren** (angeborene Fehlbildung mit zystischer Erweiterung der Sammelrohre) haben prinzipiell

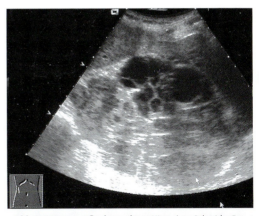

**Abb. 6.7 Sonografie der rechten Niere** (aus Schmidt, G.: Checkliste Sonographie, 3. Auflage, Georg Thieme Verlag, 2004).

eine gute Prognose, selten kommt es bei schwerer Nephrokalzinose zu einer Niereninsuffizienz.
- Die **familiäre juvenile Nephronophthise** hat eine eingeschränkte Prognose aufgrund von Niereninsuffizienz, die bei der juvenilen Form bereits im Kindesalter, bei der zystischen medullären Nierenerkrankung erst im Erwachsenenalter auftritt.

# 6 NEPHROLOGIE

**? Warum sind starke Kopfschmerzen bei einem Patienten mit adulter polyzystischer Nierenerkrankung ein Warnzeichen? Was müssen Sie unternehmen?**

Etwa 10 % der Patienten mit adulter polyzystischer Nierenerkrankung haben gleichzeitig **Hirnbasisaneurysmata**. Starke Kopfschmerzen können daher auf eine Aneuysmaruptur mit Subarachnoidalblutung hinweisen. Daher ist eine **zügige zerebrale Angiografie** indiziert.

**? In welchen Organen können Sie bei einem Patienten mit adulter polyzystischer Nierenerkrankung häufig weitere Zysten nachweisen?**

Bei praktisch **allen** Patienten mit adulter polyzystischer Nierenerkrankung sind gleichzeitig **Leberzysten** nachweisbar, bei **10 %** zusätzlich **Pankreaszysten**.

**? Was sind die wichtigsten Komplikationen der adulten polyzystischen Nierenerkrankung?**

- Durch den zystischen Parenchymumbau entwickelt sich fast immer eine **chronische Niereninsuffizienz**. Die meisten Patienten werden im Laufe ihres Lebens dialysepflichtig.
- Rezidivierende aszendierende Harnweginfektionen führen zu **Zysteninfektionen**, **Einblutungen** in die Zysten machen sich durch **Flankenschmerzen** und **Makrohämaturie** bemerkbar.
- Drücken Zysten auf die intrarenalen Arterien, stimuliert die lokale Minderperfusion das Renin-Angiotensin-Aldosteron-System, die Folge ist eine **renale Hypertonie**.

## 6.8 Diabetische Nephropathie

**? Patienten mit Diabetes mellitus sollten regelmäßig ihre Nierenfunktion überprüfen lassen, um möglichst frühzeitig Hinweise auf eine diabetische Nephropathie zu finden. Welcher Parameter sollte bestimmt werden?**

Frühsymptom der diabetischen Nephropathie ist die **Mikroalbuminurie**. Daher sollte regelmäßig die **Proteinausscheidung im Urin** kontrolliert werden.

**? Ein Patient mit Diabetes mellitus fragt Sie, ob er die Nierenkontrolle nicht einfach zuhause mithilfe von Teststäbchen aus der Apotheke durchführen könne. Was antworten Sie ihm?**

Die Nachweisbarkeitsgrenze der Teststäbchen liegt bei etwa 200 mg/l. Eine Mikroalbuminurie mit einer Proteinausscheidung **< 200 mg/l** wird also nicht erfasst.

> **MERKE.** Eine Mikroalbuminurie kann nur durch Schnelltests auf immunologischer Basis nachgewiesen werden.

**? Warum ist es entscheidend, eine diabetische Nephropathie bereits im Stadium der Mikroalbuminurie zu diagnostizieren?**

Im Stadium der **Mikroalbuminurie** ist die diabetische Nephropathie **potenziell reversibel**. Bei **rechtzeitigem Therapiebeginn** kann die Progression zur terminalen Niereninsuffizienz aufgehalten werden. Außerdem steigt mit zunehmender Verschlechterung der Nierenfunktion das Risiko kardiovaskulärer Komplikationen wie Herzinfarkt und Schlaganfall.

**? Welche Therapie leiten Sie bei einem Diabetiker mit Mikroalbuminurie ein?**

Um eine weitere Progredienz der Nierenschädigung zu verhindern, sollte der **Blutzucker** konsequent eingestellt sowie die **Proteinurie** und der **Blutdruck** (auf Werte < 140/80 mmHg) gesenkt werden. Besonders geeignet sind hier **ACE-Hemmer**, da sie sowohl die Hypertonie als auch die Proteinurie günstig beeinflussen. Ferner sollten nephrotoxische Substanzen wie **Röntgenkontrastmittel** oder **NSAR** gemieden werden, der Patient sollte sich eiweißarm (< 0,8 g/kgKG) ernähren, nicht rauchen, das LDL-Cholesterin sollte auf Werte unter 100 mg/dl gesenkt werden und eine Thrombozytenaggregationshemmung mit ASS 100 mg erfolgen.

> **MERKE.** ACE-Hemmer wirken nephroprotektiv.

**? Zu welchem Zeitpunkt muss bei einem Diabetiker mit dem Auftreten einer diabetischen Nephropathie gerechnet werden? Wie häufig ist diese Komplikation?**

Etwa **40 %** der Diabetiker entwickeln im Verlauf ihrer Erkrankung eine **diabetische Nephropathie**. Sie tritt etwa **10 Jahre nach** der **Erstmanifestation** des Diabetes auf.

> **INFOBOX. Diabetische Nephropathie**
>
> Bei der diabetischen Nephropathie handelt es sich **histologisch** um eine **diffuse** oder **noduläre Glomerulosklerose** (**Kimmelstiel-Wilson**). Durch die Hyperglykämie werden Wachstumsfaktoren aktiviert und Basalmembranproteine glykosiliert. Die Entwicklung des Nierenschadens verläuft in 3 Schritten:
> - Hypertrophie der Glomeruli und Verdickung der Basalmembran → **Hyperfiltration**
> - Schädigung der glomerulären Basalmembran mit erhöhter Permeabilität → **Mikroalbuminurie**
> - zunehmende Glomerulosklerose und interstitielle Fibrose → **Niereninsuffizienz mit abnehmender GFR** (siehe Tab. 6.6)

> **MERKE.** Eine diabetische Nephropathie wird praktisch immer von einer diabetischen Retino- oder Neuropathie begleitet.

# 6.9 Nierenzellkarzinom

Tab. 6.6 Stadieneinteilung der diabetischen Nephropathie.

| Stadium | Albuminausscheidung (mg/l) | GFR (ml/min/1,73 m²) | Klinik |
|---|---|---|---|
| **I Nierenschädigung mit noch normaler Nierenfunktion** | | | |
| a) Mikroalbuminurie | 20–200 (Männer)<br>30–300 (Frauen) | > 90 | Retentionsparameter im Normbereich, ggf. Hypertonie und Dyslipidämie, beschleunigte Progression von KHK, pAVK, Retino- und Neuropathie |
| b) Makroalbuminurie | > 200 (Männer)<br>> 300 (Frauen) | | |
| **II Nierenschädigung mit Niereninsuffizienz** | | | |
| a) leichtgradig | > 200 (Männer)<br>> 300 (Frauen) | 60–89 | Retentionsparameter ↑, Hypertonie, renale Anämie und Osteopathie, rasche Progression von KHK, pAVK, Retino- und Neuropathie |
| b) mittelgradig | | 30–59 | |
| c) hochgradig | | 15–29 | |
| d) terminal | abnehmend | < 15 | |

## 6.9 Nierenzellkarzinom

**?** Welches Warnsignal sollte bei Ihnen unbedingt den Verdacht auf einen malignen Nierentumor wecken?

Das wichtigste Warnsignal ist die **schmerzlose Hämaturie**. Sie muss daher sofort abgeklärt werden.

> **MERKE.** Warn- und häufiges Erstsymptom eines malignen Nierentumors ist die schmerzlose Makrohämaturie. Sie entsteht, wenn der Tumor in das Nierenbecken einbricht und zählt daher leider zu den Spätsymptomen.

**?** Ein 66-Jähriger ist beunruhigt, da ihm eine Schwellung und Vergrößerung seines rechten Hodens aufgefallen ist. Auf Nachfrage berichtet er, dass er sich häufiger als früher müde und abgeschlagen fühle. Sein Urin sei in der letzten Zeit häufig rötlich verfärbt gewesen, Schmerzen habe er keine. Bei der Hodenuntersuchung bemerken Sie Krampfadern an der Außenseite. Die Sonografie der rechten Niere (siehe Abb. 6.8) zeigt eine echodichte Raumforderung. Haben Sie einen Verdacht?

Echodichte Raumforderung, Abgeschlagenheit und schmerzlose Makrohämaturie sprechen für ein **Nierenzellkarzinom**. Die Veränderungen am Hoden sind typisch für eine **Varikozele**. Diese entsteht, wenn der Tumor in die V. renalis einbricht und den venösen Abstrom aus der V. testicularis und dem Plexus pampiniformis behindert.

**?** Mit welcher diagnostischen Methode können Sie Ihren Verdacht auf ein Nierenzellkarzinom mit Tumoreinbruch in die V. renalis erhärten?

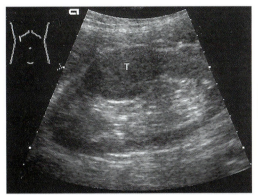

Abb. 6.8 Sonografie der rechten Niere: Ovale, weitgehend isoechogene Raumforderung, Konturunterbrechung des regulären Parenchyms, Konturvorwölbung (aus Schmidt, G.: Checkliste Sonographie, 3. Auflage, Georg Thieme Verlag, 2004).

Wegweisend sind die **farbkodierte Duplexsonografie** und die **Angio-CT**. Beide Untersuchungen können typische Hypervaskularisationen und Tumorzapfen in der Nierenvene nachweisen.

**?** Der Verdacht auf ein Nierenzellkarzinom wurde histologisch bestätigt. Welche Staginguntersuchungen sollten Sie veranlassen, um hämatogene Fernmetastasen zu detektieren?

Hämatogene Fernmetastasen befallen v.a. **Lunge**, **Leber**, **Knochen** und **Gehirn**. Zum Staging sollten daher ein **Röntgen Thorax**, eine **Skelettszintigrafie** und eine **abdominelle** und **kranielle CT** veranlasst werden.

**MERKE.** Etwa ein Viertel der Patienten mit Nierenzellkarzinom weist zum Diagnosezeitpunkt bereits hämatogene Fernmetastasen auf.

**? Nennen Sie die häufigsten paraneoplastischen Syndrome beim Nierenzellkarzinom! Wie entstehen diese?**

Die häufigsten paraneoplastischen Symptome sind eine **Hypertonie** durch erhöhte Reninfreisetzung, eine **Hyperkalzämie** durch Bildung eines Parathormon-ähnlichen Peptids und eine **Polyglobulie** durch erhöhte Erythropoetinausschüttung.

**? Wie therapieren Sie ein Nierenzellkarzinom mit Einbruch in die Nierenvene, aber ohne Fernmetastasen?**

Die einzige kurative Therapieform ist die **radikale Nephrektomie** mit **En-bloc-Entfernung** von Niere, Gerota-Kapsel (Fascia renalis), Nebenniere, Harnleiter und V. testicularis, in Kombination mit einer paraaortalen und -kavalen Lymphadenektomie und einer Entfernung des Tumorzapfens aus der Nierenvene.

**MERKE.** Die radikale Nephrektomie gilt bis zum Auftreten von Fernmetastasen als Therapie der Wahl bei Nierenzellkarzinom.

**? Wie therapieren Sie ein metastasiertes, inoperables Nierenzellkarzinom?**

Das Nierenzellkarzinom spricht in der Regel schlecht auf eine Chemo- oder Strahlentherapie an. Daher wird häufig eine **Immuntherapie** mit **Interferon-α** und **Interleukin-2** durchgeführt. Bei Patienten mit recht guter Prognose kann Interferon-α mit dem monoklonalen Antikörper **Bevacizumab** kombiniert werden. Alternativ können in der Erstlinientherapie auch **Tyrosinkinasehemmer** wie Sunitinib oder der **mTOR-Inhibitor** Temsirolimus eingesetzt werden.

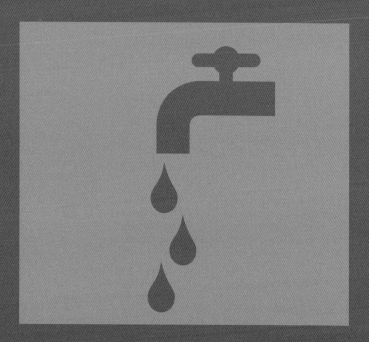

# Störungen des Wasser-, Elektrolyt- und Säure-Basen-Haushalts

7.1 Störungen des Wasser- und des Natriumhaushalts
7.2 Störungen des Kaliumhaushalts
7.3 Störungen des Säure-Basen-Haushalts

# 7 Störungen des Wasser-, Elektrolyt- und Säure-Basen-Haushalts

## 7.1 Störungen des Wasser- und des Natriumhaushalts

**?** Sie bemerken am Fußende eines Krankenbetts einen Bilanzierungsbogen. In der Akte lesen Sie, dass der Patient an einer schweren Herzinsuffizienz leidet. Welchen Sinn hat dieser Bogen und welche Parameter werden hier eingetragen?

Mit einem Bilanzierungsbogen wird der **tägliche Wasserumsatz** eines Patienten erfasst. Eine Flüssigkeitsbilanzierung wird immer dann angeordnet, wenn mit Wasserverlusten oder -einlagerungen gerechnet wird. Eingetragen wird die **tägliche Ein-** und **Ausfuhr**.

- In der Kategorie **„Einfuhr"** werden die **tägliche Trinkmenge** und die in **Nahrung, Sonden** und **Infusionen** enthaltene **Flüssigkeit** notiert. Zusätzlich muss das im Stoffwechsel gebildete **Oxidationswasser** hinzugerechnet werden. Bei normaler Stoffwechsellage beträgt es etwa 300 ml/d, kann aber bei kataboler Stoffwechsellage auf bis zu 900 ml/d ansteigen.
- In der Kategorie **„Ausfuhr"** werden die **tägliche Urinproduktion**, die **Sekretion** aus **Sonden, Drainagen** und **Fisteln**, der **Wasserverlust** über den **Stuhl** und die **Perspiratio insensibilis** aufgeführt. Der Wasserverlust über den Stuhl hängt von der Stuhlmenge und -konsistenz ab. Im Normalfall rechnet man mit 100 ml/d, bei Durchfall steigt der Verlust erheblich an. Die Perspiratio insensibilis wird mit 900 ml/d berechnet, steigt aber bei Fieber.

**?** Wie hoch ist der tägliche Flüssigkeitsbedarf und um wie viel Milliliter steigt er bei einer Körpertemperatur von 39 °C?

Der Mensch braucht ca. **2000 ml Wasser pro Tag**, bei erhöhter Körpertemperatur steigt der Bedarf um ca. 0,5–1 l pro Grad Körpertemperatur. Ein Patient mit einer Körpertemperatur von 39 °C benötigt also täglich etwa **4 Liter** Flüssigkeit.

**?** Wie können Sie Wassereinlagerungen im klinischen Alltag leicht kontrollieren?

Die Vermehrung des Gesamtkörperwassers führt zu einer Gewichtszunahme. Im klinischen Alltag können Wassereinlagerungen daher einfach durch **tägliche Gewichtskontrollen** erfasst werden.

**?** Aus einem Altersheim wird ein 85-jähriger Patient in die Notaufnahme gebracht, der in den letzten Tagen an einem massiven Brechdurchfall gelitten hat. Er klagt über Durst, die Schleimhäute sind trocken, an der Haut bemerken Sie stehende Hautfalten. Der Puls ist beschleunigt, der Blutdruck beträgt 95/65 mmHg. Das Serumnatrium liegt bei 140 mmol/l. Woran leidet der Patient und wie therapieren Sie ihn?

Der Patient ist **stark dehydriert**, der Natriumwert liegt im Normbereich. Bei Erbrechen und Durchfall verliert der Körper häufig Wasser und Natrium in etwa gleichen Mengen, im Sinne einer **isotonen Dehydratation**. Bei ausgeprägter Exsikkose sollte der Flüssigkeitsverlust durch **Infusion einer isotonen Elektrolytlösung** substituiert werden.

**?** Kennen Sie ein „einfaches Hausmittel", das sich bei Erbrechen oder Durchfall mit leichter isotoner Dehydratation eignet?

Eine mäßige isotone Dehydratation kann durch **orale Zufuhr von Brühe** behandelt werden.

**?** Fassen Sie die wichtigsten Symptome der isotonen Dehydratation zusammen!

Bei **leichter und mäßiger Dehydratation** stehen die Symptome des **extrazellulären** Volumenmangels im Vordergrund. Zu diesen Exsikkosezeichen gehören Durst, trockene Haut und Schleimhäute, erniedrigter Hautturgor mit stehenden Hautfalten, eingesunkene Augen und konzentrierter Urin. Bei **schwerer Dehydratation** besteht zusätzlich ein **intravasaler** Flüssigkeitsmangel mit Hypovolämiesymptomen wie Blutdruckabfall und Tachykardie (siehe Tab. 7.1).

**?** Was ist die häufigste Ursache der hypotonen Dehydratation?

Die häufigste Ursache ist eine überhöhte Substitution von **kochsalzfreiem Wasser** im Rahmen einer **isotonen Dehydratation**.

**?** Warum treten bei hypotoner Dehydration früher hypovolämische Symptome auf als bei isotoner Dehydratation?

Bei hypotoner Dehydratation ist der **osmotische Druck im Extrazellulärraum** vermindert. Hierdurch kommt es zu einer Verschiebung von Wasser aus dem Extrazellulärraum **in die Zellen**. Dem Intravasalraum wird also **zusätzlich Wasser entzogen**, die Folge ist eine frühzeitige Hypovolämie mit **Tachykardie und Hypotonie**.

**?** Welche Formen der Hyponatriämie kennen Sie?

Bei der Hyponatriämie werden der **absolute Natriummangel** durch renale oder extrarenale Natriumverluste und die **Verdünnungshyponatriämie** bei relativem Flüssigkeitsüberangebot unterschieden.

## 7.1 Störungen des Wasser- und des Natriumhaushalts

**Tab. 7.1** Einteilung der Dehydratation.

| | Flüssigkeitsverlust (in % des Körpergewichts) | Symptome |
|---|---|---|
| **leichte Dehydratation** | 3–5 | Durst, leichte Trockenheit von Haut und Schleimhäuten, konzentrierter Urin |
| **mäßige Dehydratation** | 6–8 | eingesunkene Augen, ausgeprägte Trockenheit von Haut und Schleimhäuten, Oligurie, Tachykardie |
| **schwere Dehydratation** | 9–12 | Hypotonie, verminderte Hautperfusion (kapilläre Auffüllzeit ↑), stehende Hautfalten |
| **Schock** | 12–15 | Kreislaufinsuffizienz, Bewusstseinsstörungen |

**? Was sind die häufigsten Ursachen für einen absoluten Natriummangel?**

Am häufigsten entsteht ein absoluter Natriummangel
- durch **renale Natriumverluste** bei Salzverlustniere, Mineralokortikoidmangel und Diuretikatherapie oder
- durch **extrarenale Natriumverluste** bei Diarrhö, Erbrechen, Peritonitis, Pankreatitis, Ileus und Verbrennungen.

**? Welche Erkrankungen können zu einer Verdünnungshyponatriämie führen?**

Typische Ursachen einer Verdünnungshyponatriämie sind **Herzinsuffizienz**, **Leberzirrhose**, **chronische Niereninsuffizienz** und das Syndrom der inadäquaten ADH-Sekretion, kurz **SIADH**.

**? Wie machen sich Abweichungen der Natriumkonzentration im Serum klinisch bemerkbar?**

Die Folgen von Störungen des Natriumhaushalts sind Abweichungen der normalen Serumosmolarität mit Flüssigkeitsverschiebungen zwischen Extra- und Intrazellulärraum. Bei einer **Hypernatriämie** wird dem Gehirn Flüssigkeit entzogen, die Gehirnzellen dehydrieren. Eine ausgeprägte **Hyponatriämie** führt zu einem Flüssigkeitseinstrom in die Zellen mit Gefahr eines Hirnödems. Klinisch manifestieren sich beide Störungen mit **zerebralen Symptomen** wie Kopfschmerzen, Krampfanfällen, Verwirrtheit und Somnolenz bis hin zum Koma.

> **MERKE.** Die physiologische Serumosmolarität hängt praktisch ausschließlich von der Natriumkonzentration ab. Osmotisch wirksame Konzentrationsänderungen anderer Elektrolyte wie Kalium, Kalzium und Magnesium sind mit dem Leben nicht vereinbar.

**? Wovon hängt das Auftreten zerebraler Symptome bei Hyponatriämie ab?**

Entscheidend sind das **Ausmaß** der Hyponatriämie und die **zeitliche Entwicklung**. Entwickelt sich die Hyponatriämie **langsam**, treten zerebrale Symptome ab einer Serumkonzentration **< 115 mmol/l** auf. Bei **akuter** Hyponatriämie ist ein Hirnödem bereits bei Natriumkonzentration **< 125 mmol/l** zu beobachten.

**? Wie behandeln Sie einen Patienten mit Hyponatriämie und zerebralen Symptomen?**

Die Therapie hängt von der Ursache ab: Bei **SIADH** muss die **Flüssigkeitszufuhr beschränkt** werden, sonst wird das fehlende Natrium mit **normotoner oder halbisotoner NaCl-Lösung** ersetzt.

**? Auf welche Komplikation müssen Sie bei der Korrektur einer Hyponatriämie unbedingt achten?**

Besteht eine **Hyponatriämie länger als 48 Stunden**, hat sich der Liquor an die Hypoosmolalität des Serums angepasst. Bei einem **zu raschen Ausgleich** entsteht ein gefährlicher Gradient zwischen dem hypotonen Liquor und der extrazellulären Flüssigkeit, was zu einer **Hirnzelldehydration** mit **Demyelinisierung** führen kann. Die Folge ist die sog. **zentrale pontine Myelinolyse**, die zu Verwirrtheit, Dysarthrie, Dysphagie, Paraplegie und Quadriplegie bis hin zu Koma und Tod führen kann.

> **MERKE.** Eine chronische Hyponatriämie muss immer vorsichtig und langsam (über mehrere Tage) ausgeglichen werden, um die Entwicklung einer zentralen pontinen Myelinolyse zu vermeiden! Als Faustregel gilt: Der Natriumspiegel sollte nicht schneller als 1 mmol/h angehoben werden.

**? Was sind die häufigsten Ursachen der hypertonen Dehydratation?**

Die häufigsten Ursachen sind **unzureichende Flüssigkeitszufuhr**, **Hyperventilation**, **starkes Schwitzen**, **Fieber**, **diabetisches Koma** und **Diabetes insipidus**.

# 7 Störungen des Wasser-, Elektrolyt- und Säure-Basen-Haushalts

**? Durch welche klinischen Symptome macht sich eine hypertone Dehydratation frühzeitig bemerkbar? Begründen Sie Ihre Antwort!**

Bei der hypertonen Dehydratation tritt durch den osmotischen Gradienten Flüssigkeit aus dem intrazellulären in den extrazellulären Raum über. Die **intrazelluläre Dehydratation** führt zu **zerebralen Symptomen** wie Durst, Fieber und Somnolenz. Der Kreislauf bleibt durch den Flüssigkeitsübertritt in den Extrazellulärraum **relativ lange stabil**.

**? Kennen Sie eine Form der hypertonen Dehydratation, die neben zerebralen Symptomen zu ausgeprägten Hypovolämiesymptomen führt?**

Im **hyperglykämischen Schock** kommt es durch die massiv erhöhte Blutzuckerkonzentration zu einer **Glukosurie** mit **osmotischer Diurese**. Neben der intrazellulären Dehydratation mit zerebralen Symptomen leiden die Patienten an einem **starken intravasalen Flüssigkeitsmangel**.

> **MERKE.** Neben Natrium beeinflussen auch die Nichtelektrolyte Glukose und Harnstoff die Serumosmolalität.

**? Wie behandeln Sie eine hypertone Dehydratation? Erklären Sie den Wirkmechanismus!**

Bei einer **hypertonen Dehydratation** ist der Wasserverlust größer als der Natriumverlust. Therapeutisch sollte daher eine **freie Wasserlösung** ohne osmotisch wirksame Teilchen eingesetzt werden. Geeignet ist eine **5 %-ige Glukoselösung**, da nach Metabolisierung der Glukose nur **freies Wasser** zurückbleibt.

**? Welche Gefahr besteht bei zu rascher Korrektur einer chronischen Hypernatriämie?**

Hat das Gehirn sich über einen Zeitraum von über 4 Tagen an eine Hyperosmolarität im Extrazellulärraum angepasst, kann eine rasche Korrektur zu einer zerebralen Überwässerung mit einem **Hirnödem** führen.

> **MERKE.** Eine chronische Hypernatriämie muss immer vorsichtig und langsam ausgeglichen werden, um die Entwicklung eines Hirnödems zu vermeiden! Als Faustregel gilt: Die Natriumkonzentration sollte über einen Zeitraum von 48 Stunden um etwa 0,5 mmol/l/h normalisiert werden.

**? Nennen Sie die Leitsymptome der verschiedenen Formen der Hyperhydratation!**

- Leitsymptome der **isotonen Hyperhydratation** sind Gewichtszunahme, praller Hautturgor und gestaute Hals- und Zungenvenen. Die Hypervolämie führt zu Lungenödem, erhöhtem zentralen Venendruck und Hypertonie.
- Bei **Störungen der Osmolalität** treten zusätzlich zerebrale Symptome auf: Ein Hirnödem bei hypotoner bzw. ein zerebraler Flüssigkeitsverlust bei hypertoner Hyperhydratation.

**? Was ist die häufigste Ursache einer hypertonen Hyperhydratation?**

Eine hypertone Hyperhydratation wird in der Regel **iatrogen** durch Infusion hypertoner Kochsalz- oder Natriumbikarbonatlösung oder natriumhaltiger Penicillinsalze verursacht (seihe Tab. 7.2).

**Tab. 7.2** Abweichungen des Natriumspiegels: Hypo- und Hypernatriämie.

| | Ätiologie | klinisch |
|---|---|---|
| **Hyponatriämie** ($Na^+ < 135$ mmol/l) | **Natriumverluste**:<br>• **renal**: Salzverlustniere, Mineralokortikoidmangel (Morbus Addison), Diuretikatherapie, osmotische Diurese<br>• **extrarenal**: Diarrhö, Erbrechen, Peritonitis, Pankreatitis, Ileus, Verbrennungen | häufig gleichzeitig Volumenverlust mit hypotoner Dehydratation |
| | **Natriumverdünnung**: Herzinsuffizienz, Leberzirrhose, chronische Niereninsuffizienz, nephrotisches Syndrom, ADH-Exzess (SIADH) | häufig gleichzeitig Volumenüberschuss mit hypotoner Hyperhydratation |
| **Hypernatriämie** ($Na^+ > 145$ mmol/l) | **Wasserverluste**:<br>• **renal**: Nephropathien mit eingeschränkter Konzentrationsfähigkeit, polyurisches Nierenversagen, Diabetes insipidus<br>• **extrarenal**: Diarrhö, Erbrechen, Stomata, Fisteln, Hyperventilation, Fieber, exzessives Schwitzen, Verbrennungen, Pankreatitis, Ileus | hypertone Dehydratation |
| | **Natrium-Exzess**: iatrogen durch Infusion hypertoner Kochsalz- oder Natriumbikarbonatlösung oder natriumhaltiger Penicillinsalze, Trinken von Salzwasser | hypertone Hyperhydratation |

## 7.2 Störungen des Kaliumhaushalts

**?** Sie leiten bei einem Patienten das folgende EKG ab (siehe Abb. 7.1). Wie erklären Sie sich diese Befunde?

Das EKG zeigt als auffälligste Veränderung **hohe spitze T-Wellen** in allen Ableitungen. Diese Veränderung ist typisch für eine **Hyperkaliämie**.

**?** Welche Veränderungen können zu einer Hyperkaliämie führen?

Die häufigsten Ursachen sind
- **vermehrte exogene Kaliumzufuhr** bei eingeschränkter Nierenfunktion
- **respiratorische oder metabolische Azidose** durch vermehrte Kaliumfreisetzung aus den Zellen
- **Zellschädigungen** bei Verletzungen, Verbrennungen, Hämolyse, Chemotherapie und Tourniquet-Syndrom
- **Medikamente** wie ACE-Hemmer, Angiotensin-Antagonisten, NSAR, Digitalis, kaliumsparende Diuretika
- **Hypoaldosteronismus** bei Nebennierenrindeninsuffizienz (M. Addison).
- **Cave**: Eine schwierige Blutentnahme kann durch Hämolyse eine Pseudohyperkaliämie verursachen.

> **MERKE.** Eine Hyperkaliämie durch übermäßige Kaliumzufuhr mit der Nahrung tritt nur bei Patienten mit eingeschränkter Nierenfunktion auf.

**?** Wie entsteht die Hyperkaliämie bei einer Azidose?

Bei einer Azidose versucht der Körper den Protonenüberschuss durch **Verlagerung der H+-Ionen in die Zellen** zu senken. Im Austausch werden **Kaliumionen** aus den Zellen **in das Blut** abgegeben.

**?** Warum kann eine Hyperkaliämie sehr gefährlich sein?

Eine Hyperkaliämie kann zu lebensgefährlichen **Herzrhythmusstörungen** bis hin zu **Kammerflimmern** und **Herzstillstand** führen.

**?** Sie stellen bei der Durchsicht der Laborbefunde fest, dass der Kaliumwert bei Ihrem Patienten innerhalb von 2 Tagen auf 6,8 mmol/l angestiegen ist. Welche therapeutischen Maßnahmen ergreifen Sie akut?

Eine **akute Hyperkaliämie** mit Werten **> 6,5 mmol/l** ist eine **Notfallsituation**, da lebensgefährliche Herzrhythmusstörungen drohen. Die Patienten sollten daher **überwacht** werden. Ursächlich müssen **kaliumsparende Medikamente** wie Aldosteronantagonisten **abgesetzt** sowie ggf. eine Kaliumzufuhr unterbrochen werden. Medikamentöse Optionen sind **Anionenaustauscherharze**, die Kalium im Darm binden, und **Insulin-Glukose-Infusionen oder Kalziumglukonat-Infusionen**, die den Plasmakaliumspiegel durch eine rasche Umverteilung von Kalium nach intrazellulär senken. Weitere Maßnahmen sind eine forcierte Diurese mit **Schleifendiuretika** und als Ultima Ratio die **Hämodialyse**.

**?** Was ist die häufigste Ursache einer Hypokaliämie?

Die häufigste Ursache ist eine **Diuretikatherapie** mit **Thiaziden** und/oder **Schleifendiuretika**.

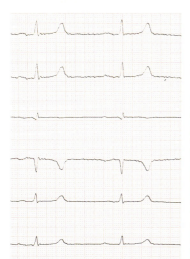
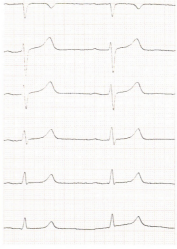

**Abb. 7.1** EKG (aus Trappe, H.-J., Schuster, H.-P.: EKG-Kurs für Isabel, 6. Auflage, Georg Thieme Verlag, 2013).

# 7 Störungen des Wasser-, Elektrolyt- und Säure-Basen-Haushalts

**? Welche klinischen Zeichen können Patienten mit Hypokaliämie zeigen?**

Bei einer Hypokaliämie kommt es zu **neuromuskulären Symptomen** mit Adynamie, Muskelschwäche oder -krämpfen, Paresen, Hyporeflexie, Obstipation bis hin zum paralytischen Ileus, außerdem zu **Herzrhythmusstörungen**, **metabolischer Alkalose** und zur **hypokaliämischen Nephropathie** mit eingeschränkter Konzentrationsfähigkeit, Polyurie und Polydipsie.

**? Welche Form der Kaliumsubstitution wird bei Hypokaliämie bevorzugt? Worauf müssen Sie hierbei achten? Begründen Sie Ihre Antwort!**

Grundsätzlich wird bei der Kaliumsubstitution die **orale Gabe** bevorzugt, da die intravenöse Verabreichung zu gefährlichen Kaliumanstiegen im Serum führen kann und venentoxisch wirkt. Bei leichter Hypokaliämie oder asymptomatischen Patienten eignet sich die Aufnahme **kaliumreicher Nahrung**, z.B. Trockenobst, Bananen und Obstsäfte. Bei stärkerer Hypokaliämie sollte das Kalium mit **viel Flüssigkeit** verabreicht werden, geeignet sind z.B. **Kaliumbrausetabletten**. Werden diese nicht vertragen, können Retardtabletten gegeben werden.

**? Auf der Intensivstation liegt ein bewusstloser Patient mit Hypokaliämie. Wie gehen Sie vor?**

Ist eine orale Kaliumgabe nicht möglich, kann Kalium **parenteral substituiert** werden. Dabei dürfen **nicht mehr als 20 mmol/h** gegeben werden, die maximale Tagesdosis liegt bei 3 mmol/kg KG. Die i.v.-Injektion darf **nicht zu schnell** erfolgen, da Todesfälle infolge Kammerflimmern und Herzstillstand vorgekommen sind. Aufgrund der Venenreizung sollte Kaliumchlorid über **zentralvenöse Zugänge** verabreicht werden.

> **MERKE.** Bei der Berechnung des Kaliumdefizits gilt die Faustregel: 1 mmol Abweichung des Kaliumspiegels entspricht einem Kaliummangel von etwa 100 mmol.

**? Ihr Patient zeigt neben der Hypokaliämie eine metabolische Azidose. Wie gehen Sie in diesem Fall vor?**

In diesem Fall ist die **Reihenfolge des Ausgleichs** entscheidend: **Zuerst** muss immer **Kalium** substituiert werden, da die Korrektur der Azidose die Hypokaliämie durch Kaliumshift in die Zellen verstärkt.

## 7.3 Störungen des Säure-Basen-Haushalts

**? Welche Störung des Säure-Basen-Haushalts vermuten Sie bei einem Patienten, der auffällig tief atmet? Wie wird dieser Atmungstyp bezeichnet?**

Dieser Atmungstyp wird als **Kussmaul- oder Azidose-Atmung** bezeichnet und ist der klassische respiratorische Kompensationsmechanismus bei **metabolischer Azidose**. Durch die vertiefte Atmung versucht der Körper, überschüssige Protonen in Form von $CO_2$ abzuatmen.

**? Welche Konstellation in der Blutgasanalyse erwarten Sie bei einem Patienten mit kompensierter metabolischer Azidose?**

Typisch für die **vollkompensierte metabolische Azidose** sind
- normaler pH-Wert
- erniedrigte Standardbikarbonatkonzentration
- erniedrigter $CO_2$-Partialdruck

**? Wie kann eine metabolische Azidose entstehen? Welche 3 Formen können Sie dabei unterscheiden?**

Abhängig von der Ätiologie werden 3 Formen der metabolischen Azidose unterschieden:
- die **Additionsazidose** durch vermehrten Anfall endogener oder exogener Säuren, z.B. bei Ketoazidose, Laktazidose oder ASS-Intoxikation,
- die **Retentionsazidose** durch verminderte renale Säureausscheidung bei Niereninsuffizienz oder distaler tubulärer Azidose und
- die **Subtraktionsazidose** durch renale oder enterale Bikarbonatverluste.

> **MERKE.** Die metabolische Azidose ist die häufigste Störung des Säure-Basen-Haushalts.

**? Was sind die 3 wichtigsten klinischen Folgen einer Azidose?**

Eine Azidose führt zu einer **Hyperkaliämie**, die **Durchblutung der Nieren ist reduziert** und das Ansprechen der **Gefäßmuskulatur auf Katecholamine** vermindert.

**? Wann und wie korrigieren Sie eine metabolische Azidose?**

Eine metabolische Azidose sollte korrigiert werden bei einem **pH-Wert < 7,15** und einem **negativen Base-Excess von 22 mmol/l**. Therapie der Wahl ist die Gabe von **Bikarbonat**. Bei der Pufferung der überschüssigen Protonen durch Bikarbonat entsteht $CO_2$, das über die Lunge abgeatmet werden kann.

## 7.3 Störungen des Säure-Basen-Haushalts

**MERKE.** Die diabetische Ketoazidose wird primär durch Insulin-, Flüssigkeits- und Kaliumgabe korrigiert.

**? Ein 70 kg schwerer Patient hat einen pH-Wert von 7,2 und einen negativen Base-Excess von 22 mmol/l. Wie berechnen Sie den Bikarbonatbedarf zur Korrektur der Azidose?**

Der Bikarbonatbedarf wird nach der folgenden Formel berechnet:
**negativer Base-Excess × ⅓ des Körpergewichts**
Der Patient benötigt also **513 mmol** Bikarbonat. Zunächst sollte sehr vorsichtig nur die Hälfte substituiert werden.

**? Die Blutgasanalyse eines Patienten mit schwerer COPD zeigt einen pH von 7,33, ein Standardbikarbonat von 28 mmol/l und einen $pCO_2$ von 50 mmHg. Welche Störung liegt vor und wie entsteht sie?**

Die Konstellation spricht für eine **teilkompensierte respiratorische Azidose**. Eine respiratorische Azidose entsteht bei **respiratorischer Insuffizienz** mit **alveolärer Hypoventilation**. Ursachen sind Lungenerkrankungen, Erkrankungen der Atemmuskulatur und zentrale Atemregulationsstörungen. Durch die verminderte $CO_2$-Abatmung steigt der $CO_2$-Partialdruck. Kompensatorisch wird die renale Bikarbonatrückresorption gesteigert, so dass der pH-Wert fast im Normbereich liegt.

**? In die Notaufnahme kommt eine aufgeregte Patientin, die über Parästhesien an den Armen und um den Mund klagt. Sie atmet schnell und flach, die Hände stehen in Pfötchenstellung. Welche Verdachtsdiagnose haben Sie und wie reagieren Sie?**

Tachypnoe, Parästhesien und Pfötchenstellung sind die klassischen Symptome der **Hyperventilationstetanie**. Die Störung wird am häufigsten **psychogen** durch Aufregung, Angst oder Stress ausgelöst. Durch die Hyperventilation steigt die $CO_2$-Abgabe über die Lungen. Die Folge ist eine **respiratorische Alkalose** mit **Abnahme des ionisierten Kalziumanteils** bei normalem Gesamtkalzium. Therapeutisch steht die **Beruhigung der Patientin** an erster Stelle. Bleibt diese erfolglos, sollte die Patientin über eine **Tüte rückatmen**, damit der $CO_2$-Partialdruck ansteigt.

**? Welche Ursachen für eine metabolische Alkalose kennen Sie?**

Eine metabolische Alkalose kann durch den **Verlust von Magensaft** entstehen, außerdem im Rahmen einer **Diuretikatherapie mit Hypokaliämie**, bei **Conn-Syndrom** sowie bei **vermehrter Bikarbonatzufuhr**.

**? Beschreiben Sie die Symptome einer metabolischen Alkalose!**

Die wichtigsten Symptome sind **Herzrhythmusstörungen**, **Parästhesien** und **Muskelkrämpfe** bis zur Tetanie. Durch den meist gleichzeitig bestehenden Kaliummangel treten **Müdigkeit**, **Muskelschwäche** und **Darmatonie** hinzu. Kompensatorisch **atmen** die Patienten **flach**, um $CO_2$ zurückzuhalten.

**? Wann und wie therapieren Sie eine metabolische Alkalose?**

Eine metabolische Alkalose sollte bei einem **pH > 7,55** behandelt werden. Therapie der Wahl ist die Infusion einer 0,9 %-igen **Kochsalzlösung**. Da die Patienten häufig eine Hypokaliämie aufweisen, sollte Kalium substituiert werden. Bei schwersten Alkalosen wird statt 0,9 %-iger NaCL-Lösung **Argininhydrochlorid** oder **Lysinhydrochlorid** infundiert, um eine Natriumüberladung des Körpers zu vermeiden.

**? Nennen Sie die pH-Wert-Grenzen für eine Azidose und eine Alkalose!**

Von einer **Azidose** spricht man unterhalb eines pH-Wertes von 7,35, von einer **Alkalose** ab einem pH-Wert von mehr als 7,45. (siehe Tab. 7.3).

**Tab. 7.3** Störungen des Säure-Basen-Haushalts: Azidosen und Alkalosen.

| | Azidose | | | | Alkalose | | | |
|---|---|---|---|---|---|---|---|---|
| | metabolisch | | respiratorisch | | metabolisch | | respiratorisch | |
| | kompensiert | dekompensiert | kompensiert | dekompensiert | kompensiert | dekompensiert | kompensiert | dekompensiert |
| pH | normal | < 7,36 | normal | < 7,36 | normal | > 7,44 | normal | > 7,44 |
| $HCO_3^-$ | ↓ | ↓ | ↑ | normal bis (↑) | ↑ | ↑ | ↓ | normal bis (↓) |
| $pCO_2$ | ↓ | normal bis (↓) | ↑ | ↑ | ↑ | normal bis (↑) | ↓ | ↓ |

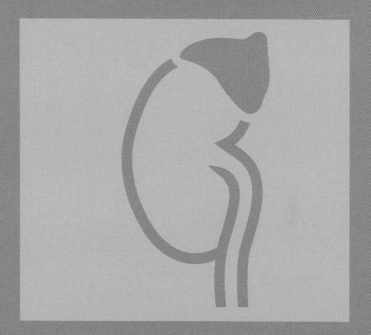

# Endokrinologie und Stoffwechsel

8.1 Hypophysenerkrankungen
8.2 Schilddrüsenerkrankungen
8.3 Erkrankungen der Nebenschilddrüse und metabolische Knochenerkrankungen
8.4 Nebennierenerkrankungen
8.5 Diabetes mellitus
8.6 Hyperurikämie und Gicht
8.7 Adipositas und metabolisches Syndrom
8.8 Hyperlipoproteinämie (Hyperlipidämien)

# 8 Endokrinologie und Stoffwechsel

## 8.1 Hypophysenerkrankungen

### 8.1.1 Hypophyseninsuffizienz

**?** Ein 48-jährige Patient leidet seit 1 Jahr an Müdigkeit sowie körperlicher und geistiger Erschöpfung. Auf Nachfrage berichtet er, dass er Kälte nicht mehr gut verträgt. Seine Frau beklagt sich über sein mangelndes sexuelles Interesse. Bei der klinischen Untersuchung fallen Ihnen eine wächserne Hautblässe und eine spärlich ausgeprägte Achselbehaarung auf. Durch welche Störung wird diese Symptomenkonstellation ausgelöst? Was ist deren häufigste Ursache?

Die Symptome sind typisch für eine **chronische Hypophyseninsuffizienz** mit Ausfall der **hypophysären Hormonproduktion**. Die häufigste Ursache ist ein raumfordernder **Hypophysentumor**, der die hormonproduzierenden Zellen in seiner Nachbarschaft komprimiert.

**?** In welcher charakteristischen Reihenfolge fallen die Hypophysenhormone bei einer tumorbedingten Hypophyseninsuffizienz aus?

Bei der chronischen Hypophyseninsuffizienz kommt es zu
- einem **Wachstumshormonmangel** mit Müdigkeit, eingeschränkter körperlicher und geistiger Leistungsfähigkeit, Dyslipoproteinämie und frühzeitiger Atherosklerose,
- einem **Gonadotropinmangel** mit sekundärer Amenorrhö, Verlust der Sekundärbehaarung, nachlassender Libido und Potenz sowie Infertilität,
- einem **TSH-Mangel** mit Apathie, Kälteintoleranz, trockener, rauer Haut und Bradykardie sowie zu
- einem **ACTH-Mangel** mit rascher Ermüdbarkeit, Hypotonie, Hypoglykämie und alabasterfarbener Blässe der Haut.

**?** Eine 34-jährige Patientin klagt nach der Geburt ihres Kindes über Apathie, Gewichtszunahme und Libidoverlust. Ihre Regel habe auch nach 2 Monaten noch nicht wieder eingesetzt. 3 Tage lange habe sie ihr Kind normal stillen können, danach sei die Milch einfach ausgeblieben. Haben Sie eine Erklärung für diese Symptome?

Apathie, Gewichtszunahme, Libidoverlust, sekundäre Amenorrhö und Agalaktie nach einer Geburt sind typisch für das **Sheehan-Syndrom**, eine **akute, ischämische Hypophyseninsuffizienz** durch einen starken Blutverlust unter der Geburt.

**?** Was sind die wichtigsten Ursachen einer Hypophysenvorderlappeninsuffizienz?

Die wichtigsten Ursachen sind
- **Raumforderungen** in der Hypophyse,
- **traumatische Schädigungen** der Hypophyse, z.B. bei einem Schädel-Hirn-Trauma, nach einer Kraniotomie oder einer Schädelbestrahlung,
- **entzündliche Schädigungen** der Hypophyse, z.B. bei granulomatösen Erkrankungen wie Morbus Wegener und Sarkoidose oder bei Autoimmunhypophysitis und
- **hypophysäre Durchblutungsstörungen**, z.B. postpartal im Rahmen eines Sheehan-Syndroms.

**?** Bei Ihrem 48-jährigen Patienten mit Hypophysenvorderlappeninsuffizienz konnten Sie in der MRT einen Hypophysentumor nachweisen. Welche beiden Ansätze verfolgen Sie mit Ihrer Therapie?

**Kausal** sollte der Tumor operativ entfernt werden. **Symptomatisch** müssen die fehlenden Hormone substituiert werden.

**?** Über welche Komplikation müssen Sie Ihren Patienten mit Hypophysenvorderlappeninsuffizienz unbedingt aufklären?

Bei **akuten Belastungen** wie Infektionen, Traumata oder Operationen steigt der **Kortisolbedarf** des Körpers. Wird die Substitutionsdosis in diesen Situationen **nicht adäquat erhöht**, kann sich ein **hypophysäres Koma** entwickeln.

> **MERKE.** Um ein hypophysäres Koma zu vermeiden, wird die Dosis des substituierten Kortisols bei Belastungen prophylaktisch um ein Mehrfaches erhöht!

**?** Beschreiben Sie kurz die wichtigsten Symptome des hypophysären Komas! Welcher Hormonmangel steht im Vordergrund?

Entscheidend ist der **akute ACTH-Mangel**, das klinische Bild erinnert an eine **Addison-Krise** mit Adynamie, Exsikkose, Hypotonie, Hypothermie, Hypoglykämie, metabolischer Azidose und Bewusstseinsstörungen. Im Verlauf treten durch den **TSH-Mangel** die Symptome eines **Myxödemkomas** mit Bradykardie, Hypoventilation, Hyperkapnie bis zur $CO_2$-Narkose hinzu.

> **MERKE.** Die klinischen Symptome des TSH-Mangels treten beim hypophysären Koma erst nach einigen Tagen auf, da der Schilddrüsenhormonbedarf während akuter Belastungen nicht im selben Ausmaß wie der Kortisolbedarf steigt und Schilddrüsenhormone eine deutlich längere Halbwertszeit haben als Kortisol.

## 8.1 Hypophysenerkrankungen

**? Wie behandeln Sie einen Patienten mit hypophysärem Koma?**

Das hypophysäre Koma ist eine **lebensbedrohliche Notfallsituation**. Entscheidend ist die sofortige **Kortisol**- und **Flüssigkeitssubstitution**. Initial erhält der Patient **100 mg Hydrokortison** als Bolus, anschließend werden kontinuierlich 100–200 mg/d infundiert. Zum Volumenausgleich werden 0,9 %-ige Kochsalzlösung und Glukoselösungen eingesetzt. Sobald der Patient stabilisiert ist, wird **L-Thyroxin** substituiert.

**? Warum sollte L-Thyroxin erst nach der klinischen Stabilisierung durch die Hydrokortisongabe substituiert werden?**

L-Thyroxin aktiviert den Stoffwechsel und kann eine **adrenale Insuffizienz verstärken** (siehe Tab. 8.1).

### 8.1.2 Prolaktinom

**? Eine 36-jährige Patientin wird von ihrer Gynäkologin an Sie verwiesen. Sie versucht seit 2 Jahren schwanger zu werden, vor etwa ½ Jahr habe ihre Periode plötzlich ausgesetzt. Seit einiger Zeit beobachtet sie eine milchige Flüssigkeit in ihrem BH. Aktuell klagt sie über Kopfschmerzen und Gesichtsfeldausfälle. Haben Sie einen Verdacht?**

Infertilität, sekundäre Amenorrhö und Galaktorrhö sind typische Symptome der **Hyperprolaktinämie**. Zusammen mit den Kopfschmerzen und den Gesichtsfeldausfällen sprechen diese Befunde für ein raumforderndes **Prolaktinom**.

**MERKE.** Das Prolaktinom ist der häufigste endokrin aktive Hypophysentumor!

**? Wie kommt es bei Ihrer Patientin mit Prolaktinom zu Kopfschmerzen und Gesichtsfeldausfällen? Welches Symptom kann in diesem Zusammenhang noch auftreten?**

Mit zunehmender Größe können Hypophysentumoren wie das Makroprolaktinom durch die intrakranielle Raumforderung und den Druck auf Nachbarstrukturen zu **chronischen Kopfschmerzen**, **Gesichtsfeldausfällen** oder **Sehverlust** und **partieller** oder **kompletter Hypophyseninsuffizienz** führen.

**? Wie sichern Sie die Diagnose „Makroprolaktinom" bei Ihrer Patientin?**

Bei einem Makroprolaktinom liegen die **basalen Prolaktinwerte** in mehrfachen Messungen **> 200 ng/ml**. Der Hypophysentumor kann durch eine **zerebrale CT** oder **MRT** nachgewiesen werden.

**? Nennen Sie die häufigsten physiologischen und pathologischen Auslöser einer Hyperprolaktinämie!**

Physiologisch ist eine Hyperprolaktinämie bei **Stress**, in **Schwangerschaft** und **Stillzeit** sowie bei Manipulationen an der **Brust**. Pathologische Ursachen sind
- **Prolaktinom**
- **Medikamentennebenwirkungen** bei Neuroleptika, trizyklischen Antidepressiva, α-Methyldopa und Opiaten
- **Begleitprolaktinämie** bei hypophysären und hypothalamischen Erkrankungen
- **internistische Erkrankungen** wie die primäre Hypothyreose, die chronische Niereninsuffizienz und die Leberzirrhose

**Tab. 8.1** Ausfallserscheinungen bei Hypophyseninsuffizienz in Reihenfolge der Ausfälle.

| Hormon | Symptome | Diagnostik | Therapie |
|---|---|---|---|
| STH ↓ | Adynamie, Dyslipoproteinämie, Atherosklerose, Muskelabbau, Osteoporose | IGF-1 ↓, unzureichender STH-Anstieg nach GHRH-Gabe oder Insulin-induzierter Hypoglykämie | Substitution mit rekombinantem STH |
| LH/FSH ↓ | sekundärer Hypogonadismus: sekundäre Amenorrhö, Sekundärbehaarung ↓, Libido und Potenz ↓ | LH/FSH basal ↓, unzureichender Anstieg nach LHRH-Gabe, Testosteron/Östrogen ↓ | Männer: Testosteronsubstitution Frauen: Substitution mit Östrogen-Gestagen-Kombination |
| TSH ↓ | sekundäre Hypothyreose: Kälteintoleranz, Bradykardie, Müdigkeit | TSH basal und fT$_4$ ↓, unzureichender TSH-Anstieg nach TRH-Gabe | Substitution mit L-Thyroxin |
| ACTH ↓ | sekundäre Nebennierenrindeninsuffizienz: Adynamie, Gewicht ↓, Depigmentation, Hypotonie, Hypoglykämie | ACTH und Kortisol basal ↓, unzureichender Anstieg nach CRH-Gabe bzw. Insulin induzierter Hypoglykämie | Substitution mit Hydrokortison |
| Prolaktin ↓ [1] | Agalaktie bei stillenden Frauen | Prolaktin basal ↓, unzureichender Anstieg nach TRH-Gabe | nicht erforderlich |

[1] Bei Panhypopituarismus und hypothalamischer Dysfunktion ist Prolaktin i.d. R ↑, da der hemmende Dopamineffekt (= Prolaktin Inhibiting Factor) entfällt.

# 8 Endokrinologie

**Tab. 8.2** Mikro- und Makroprolaktinome.

|  | Mikroprolaktinom | Makroprolaktinom |
|---|---|---|
| Tumorgröße | < 1 cm | ≥ 1 cm |
| Prolaktin im Serum | < 200 ng/ml | > 200 ng/ml |
| Klinik | häufig asymptomatisch, gelegentlich Symptome der Hyperprolaktinämie | Symptome der Hyperprolaktinämie: <br>• Frauen: sekundäre Amenorrhö, Infertilität, Galaktorrhö, Libido ↓ <br>• Männer: Libido und Potenz ↓, ggf. Gynäkomastie <br>Verdrängungserscheinungen: Kopfschmerzen, Gesichtsfeldausfälle, Hypophyseninsuffizienz |
| Therapie | konservativ: Dopaminagonisten | primär konservativ: Dopaminagonisten bei Erfolglosigkeit/Unverträglichkeit: Adenomektomie |

**? Wie therapieren Sie Ihre Patientin mit Makroprolaktinom?**

**Initial** werden Makroprolaktinome medikamentös mit einem **langwirksamen Dopaminagonisten** wie **Cabergolin** behandelt. Unter dieser Therapie bilden sich die hypophysäre Raumforderung, die Gesichtsfeldausfälle und die Hyperprolaktinämie fast immer zurück. Ein **operativer Eingriff** ist nur indiziert, wenn die Patienten die Dopaminagonisten nicht vertragen oder die Tumorgröße und die Hyperprolaktinämie unter der Therapie zunehmen (siehe Tab. 8.2).

## 8.1.3 Akromegalie

**? Ein Freund Ihrer Eltern klagt, dass ihm seine Hüte, Handschuhe und Winterstiefel aus dem letzten Jahr nicht mehr passen, sie seien zu eng. Ihnen fällt auf, dass der Mann sehr grobschlächtig aussieht und kloßig spricht. Welche Verdachtsdiagnose kommt Ihnen in den Sinn? Wodurch wird die von Ihnen vermutete Störung ausgelöst?**

Die Symptome sind typisch für eine **Akromegalie**, die durch ein **Wachstumshormon-produzierendes Hypophysenadenom** ausgelöst wird.

**? Wie unterscheidet sich die Symptomatik eines Somatotropin-produzierenden Hypophysenadenoms bei Kindern und Erwachsenen?**

Im Kindesalter führt ein STH-Überschuss zu einem **hypophysären Riesenwuchs**, die Patienten erreichen häufig eine **Körperlänge von > 2 m**. Bei Erwachsenen sind die Epiphysenfugen bereits geschlossen, die überschießende STH-Produktion manifestiert sich ausschließlich an **Akren**, **Kopf** und **Viszeralorganen**.

**? Unter welchen Symptomen leiden erwachsene Patienten mit Akromegalie?**

Typische Symptome im Erwachsenenalter sind
• **Vergrößerung** von Händen, Füßen und Schädel
• **Makroglossie** mit auseinander gedrängten Zähnen und kloßiger Sprache
• **vergröberte Gesichtszüge** mit verdickter und faltiger Haut
• **Splanchno-** und **Kardiomegalie**
• **Arthralgien** durch frühzeitige Arthrose und Karpaltunnelsyndrom
• **Hyperhidrosis**, arterielle **Hypertonie** und eine **diabetische Stoffwechsellage**

Im fortgeschrittenen Stadium kann die intrakranielle Raumforderung **Kopfschmerzen**, **Sehstörungen**, **Gesichtsfeldeinschränkungen** und **hypophysäre Ausfallserscheinungen** bedingen.

**? Warum wird die Diagnose „Akromegalie" nicht einfach durch eine erhöhte Wachstumshormonkonzentration gestellt? Welcher serologische Parameter wird stattdessen bestimmt?**

Die STH-Konzentration unterliegt **starken tageszeitlichen Schwankungen**. Ein Tagesprofil ist zwar aussagekräftig, aber sehr aufwändig. Einfacher zu bestimmen und ebenso aussagekräftig ist die **IGF-1-Serumkonzentration**. IGF-1 wird in der Leber unter Einwirkung von STH gebildet. Typisch für die Akromegalie ist eine erhöhte IGF-1-Konzentration.

**? Mit welchem klinischen Funktionstest können Sie eine Akromegalie nachweisen?**

Funktionell kann die Akromegalie mit dem **oralen Glukosetoleranztest** nachgewiesen werden, der die **STH-Konzentration** unter **Glukosebelastung** misst. Normalerweise wird die hypothalamische STH-Sekretion bei Hyperglykämie durch einen negativen Feedback-Mechanismus gehemmt und die STH-Konzentration sinkt. Typisch für die Akromegalie ist eine **autonome**, **Regelkreis-unabhängige Hormonsekretion**, so dass die Suppression nach Glukosegabe ausbleibt.

**? Wie wird die Akromegalie behandelt?**

Therapie der Wahl ist die **mikrochirurgische Tumorentfernung** durch eine transnasale transsphenoidale Adenomektomie. Alternativ kommt die medikamentöse Hemmung der Wachstumshormon-Sekretion durch Dopaminagonisten, Somatostatinanaloga oder Somatotropin-Rezeptor-Antagonisten in Frage.

## 8.1 Hypophysenerkrankungen

### 8.1.4 Diabetes insipidus

**? Sie feiern mit Ihren Freunden nach bestandenem Staatsexamen eine ausgiebige Party mit viel Alkohol. Wie können Sie einem Teil der morgendlichen Katersymptome vorbeugen? Begründen Sie Ihre Antwort!**

Ein Teil der „Katersymptome" entsteht durch den **Flüssigkeitsverlust**, da Alkohol die **ADH-Ausschüttung hemmt**. Daher gilt: Zusätzlich zu den alkoholischen Getränke sollte man mindestens dieselbe Menge **Wasser** zu sich nehmen!

**? Bei einer 35-jährigen Patientin wurde vor einigen Wochen ein Hypophysentumor entfernt. Aktuell klagt sie, dass sie ständig Wasser lassen müsse. Sie würde täglich große Mengen eines fast farblosen Urins ausscheiden. Zusätzlich habe sie starken Durst und würde mindestens 10 l/d trinken. Selbst nachts stehe sie auf, um ihren Durst zu löschen. Haben Sie eine Erklärung für diese Symptome?**

Polyurie, Polydipsie und Asthenurie nach einem operativen Eingriff an der Hypophyse sind typisch für einen **zentralen Diabetes insipidus**.

**? Welche Funktionsstörung liegt dem Diabetes insipidus zugrunde? Erläutern Sie kurz die Pathogenese der typischen Trias!**

Der Diabetes insipidus entsteht durch einen **absoluten** oder **funktionellen ADH-Mangel**. Normalerweise führt ADH bei steigender Serumosmolalität zu einer Rückresorption von Wasser und Natrium im Sammelrohr und distalen Tubulus. Patienten mit ADH-Mangel können den Harn nicht mehr konzentrieren. Sie scheiden täglich **große Mengen** eines **fast farblosen Urins** aus. Durch den Wasserverlust leiden die Patienten unter **zwanghaftem Durst**.

**? Beim Diabetes insipidus werden 2 Formen unterschieden. Erläutern Sie kurz die jeweilige Pathogenese und die Ursachen!**

Beim Diabetes insipidus werden eine **zentrale** und eine **renale Form** unterschieden:
- Beim **zentralen** Diabetes insipidus schüttet der **Hypophysenhinterlappen zu wenig ADH** aus. Er tritt entweder idiopathisch auf oder entwickelt sich sekundär nach einer Schädigung der Hypophyse oder ihrer Nachbarstrukturen.
- Beim **renalen** Diabetes insipidus sprechen **Sammelrohr und distaler Tubulus** entweder gar **nicht oder vermindert auf das sezernierte ADH an**. Die Störung entsteht am häufigsten als Komplikation bei tubulointerstitiellen Nierenerkrankungen, Hyperkalzämie, Hypokaliämie oder als Medikamentennebenwirkung, z. B. bei Lithiumeinnahme. In seltenen Fällen ist ein renaler Diabetes insipidus genetisch bedingt.

**? Mit welchem Test können Sie einen Diabetes insipidus nachweisen?**

Die Diagnose kann mit dem **Durstversuch** gesichert werden. Der Patient darf für maximal 24 Stunden keine Flüssigkeit zu sich nehmen, während dieser Zeit werden regelmäßig die Urin- und die Plasmaosmolalität bestimmt. Normalerweise stimuliert der Flüssigkeitsmangel die ADH-Sekretion und die Urinosmolalität steigt an. Bei Diabetes insipidus bleibt die **Urinosmolalität < 400 mosm/kg**, die **Plasmaosmolalität steigt** auf **> 300 mosm/kg**.

**? Sie haben den Diabetes insipidus mithilfe des Durstversuchs gesichert. Wie können Sie nun zwischen der zentralen und der renalen Form differenzieren?**

Der Patient erhält eine Testdosis des ADH-Analogons **Desmopressin**, das bei **zentralem** Diabetes insipidus zu einem **Anstieg der Urinosmolalität** auf 400–600 mosm\kg führt. Bei **renalem** Diabetes insipidus bleibt der Anstieg aus.

**? Wie therapieren Sie Ihre Patientin, die nach einer Operation an der Hypophyse einen Diabetes insipidus centralis entwickelt hat?**

Eine kausale Therapie ist in diesem Fall nicht möglich. Symptomatisch wird das **fehlende ADH** substituiert, heute in der Regel mit dem intranasal applizierbaren ADH-Analogon **Desmopressin**. Die Dosis wird anhand des Urinvolumens festgelegt, das Ziel ist eine tägliche Urinausscheidung von 1,5–2 l.

> **MERKE.** Zu Beginn der Desmopressintherapie sollten sich die Patienten täglich wiegen, um Wassereinlagerungen schnell zu bemerken.

**? Beim renalen Diabetes insipidus ist Desmopressin unwirksam. Wie können Sie diesen Patienten helfen?**

Wenn möglich sollte die **Grunderkrankung** behandelt werden. Symptomatisch wird die **Kochsalzzufuhr eingeschränkt**. Hilfreich sind **Thiaziddiuretika**, die hier eine **paradoxe antidiuretische Wirkung** zeigen: Durch die Abnahme des Blutvolumens steigt die Natrium- und Wasserrückresorption im distalen Tubulus und die Harnausscheidung sinkt (siehe Tab. 8.3).

# 8 Endokrinologie

**Tab. 8.3** Differenzierung zwischen zentralem und renalem Diabetes insipidus.

| | Diabetes insipidus centralis | Diabetes insipidus renalis |
|---|---|---|
| Ätiologie | absoluter ADH-Mangel durch Ausfall des Hypophysenhinterlappens | relativer ADH-Mangel durch vermindertes Ansprechen des renalen Tubulussystems auf ADH |
| Auslöser | am häufigsten sekundär (Tumoren, Entzündungen, Traumata, postoperativ), seltener idiopathisch | am häufigsten erworben (tubulointerstitielle Nierenerkrankungen, Hyperkalzämie, Hypokaliämie, Medikamentennebenwirkung), selten hereditär |
| Durstversuch | Urinosmolalität bleibt < 400 mosm/kg, Plasmaosmolalität steigt > 300 mosm/kg | |
| Desmopressin-Test | Urinosmolalität ↑ (400–600 mosm/kg) | kein Anstieg der Urinosmolalität |
| symptomatische Therapie | Desmopressin intranasal | Kochsalzzufuhr ↓, Thiazide |

## 8.1.5 Schwartz-Bartter-Syndrom (SIADH)

**?** Sie bemerken bei einem Patienten mit kleinzelligem Bronchialkarzinom ein Serumnatrium von 105 mmol/l, die Plasmaosmolalität ist vermindert. Der Patient leidet seit einigen Tagen an Übelkeit, Erbrechen und Appetitmangel. Seit gestern seien Kopfschmerzen dazugekommen, er sei schrecklich gereizt. Der Urin ist auffällig dunkel, die Urinosmolalität liegt > 300 mosm/kg. Was ist ihre Verdachtsdiagnose?

Der Patient leidet unter einer **Überwässerung** mit **Verdünnungshyponatriämie** und **beginnendem Hirnödem**. Trotz der erniedrigten Serumosmolalität scheidet er einen **hochkonzentrierten Urin** aus. Diese Befunde sprechen für eine **inadäquat gesteigerte ADH-Sekretion** mit **Wasserretention**.

**MERKE.** Die Erkrankung wird auch als Syndrom der inadäquaten ADH-Sekretion (SIADH) oder Schwartz-Bartter-Syndrom bezeichnet.

**?** Nennen Sie die wichtigsten Ursachen eines Schwartz-Bartter-Syndroms!

Das Schwartz-Bartter-Syndrom entsteht in 80 % der Fälle **paraneoplastisch** bei Patienten mit **kleinzelligem Bronchialkarzinom**. Seltenere Ursachen sind entzündliche oder ischämische **ZNS-Schädigungen**, eine **Legionellenpneumonie** oder **Medikamentennebenwirkungen**, z. B. bei Cyclophosphamid, Carbamazepin oder trizyklischen Antidepressiva.

## 8.2 Schilddrüsenerkrankungen

### 8.2.1 Struma

**?** Eine 25-jährige, schwangere Patientin ist besorgt, weil sie seit einiger Zeit eine Verdickung an ihrem Hals beobachtet. Sie spüre seitdem ein seltsames Kloßgefühl im Hals, ansonsten habe sie keine Symptome. Bei der klinischen Untersuchung tasten Sie eine Schilddrüsenvergrößerung. Welche Untersuchung sollten Sie bei der Patientin durchführen?

Eine tastbare Schilddrüsenvergrößerung sollte immer **sonografisch** abgeklärt werden: So kann die Größe der Schilddrüse exakt erfasst und strukturelle Veränderungen wie Knoten oder Zysten nachgewiesen werden.

**MERKE.** Eine Schilddrüsenvergrößerung – egal welcher Genese – wird als Struma bezeichnet.

**?** Die Sonografie zeigt bei Ihrer Patientin eine deutliche Volumenzunahme der Schilddrüse. Knoten oder veränderte Schallmuster sind nicht nachweisbar. Welche Diagnose ist am wahrscheinlichsten? Ist eine weitere Abklärung notwendig?

Eine Schilddrüsenvergrößerung bei normaler Schilddrüsenstruktur spricht für eine **blande Struma**. Um eine **Funktionsstörung auszuschließen**, sollten die **peripheren Schilddrüsenhormone** bestimmt werden.

**MERKE.** Eine blande Struma ist definiert als eine Schilddrüsenvergrößerung bei euthyreoter Stoffwechsellage.

**?** Wie hängen die Schwangerschaft Ihrer Patientin und die Strumaentwicklung zusammen?

Die häufigste Ursache der Struma ist ein **endemischer alimentärer Jodmangel**. Betroffen sind v. a. Personen mit **erhöhtem Jodbedarf**. Hierzu gehören Schwangere, Stillende und Jugendliche in der Wachstumsphase.

**?** Zu welchen lokalen Komplikationen kann eine große Struma führen?

Eine große Struma kann auf Nachbarorgane drücken. Typische **lokale Kompressionssymptome** sind Schluckstörungen, Luftnot, inspiratorischer Stridor, Heiserkeit und obere Einflussstauung.

## 8.2 Schilddrüsenerkrankungen

**? Sie entdecken bei einer Patientin mit langjähriger Struma ein erniedrigtes basales TSH, die Schilddrüsenhormonwerte liegen im Normbereich. Wie wird diese Laborkonstellation bezeichnet und wie entsteht die Veränderung?**

Bei einem erniedrigten basalen TSH und normalen Hormonwerten spricht man von einer **latenten Hyperthyreose**. Im Laufe der Zeit entwickeln sich in den meisten Strumata **autonome Areale**, die **TSH-unabhängig** Schilddrüsenhormone produzieren. Überschreitet die autonome Schilddrüsenmasse eine kritische Grenze, entwickelt sich eine latente Hyperthyreose, die langfristig in eine **manifeste Hyperthyreose** übergehen kann.

**? Geringgradige Autonomien lassen sich häufig weder anhand des basalen TSH-Werts noch in der normalen Schilddrüsenszintigrafie aufdecken. Mit welcher Untersuchung können Sie in diesen Fällen autonome Schilddrüsenareale nachweisen?**

Die autonomen Areale können mit der **Suppressionsszintigrafie** demaskiert werden: Der Patient erhält für 2 Wochen **L-Thyroxin** in einer Dosis, die die **hypophysäre TSH-Sekretion hemmt**. Anschließend wird die **Technetium-Pertechnat-Aufnahme** in die Schilddrüse bestimmt. Da das normale Schilddrüsengewebe supprimiert ist, können die **autonomen Areale** durch ihre Speicherung isoliert dargestellt werden. Am einfachsten gelingt der Nachweis durch Vergleich eines Szintigramms vor und nach Hormoneinnahme.

**? Wie würden Sie eine sichtbare Struma bei normaler Kopfhaltung klassifizieren?**

Die WHO teilt Strumata anhand ihrer **Größe** in **4 Stadien** ein. Eine bei normaler Kopfhaltung gut sichtbare Struma entspricht dem **WHO-Stadium II** (siehe Tab. 8.4).

**? Wie therapieren Sie eine 25-jährige schwangere Patientin mit blander Struma im WHO-Stadium II?**

Die Schwangere wird **kombiniert** mit **200 µg Jodid** und **75–100 µg L-Thyroxin** pro Tag behandelt. Durch die Jodidgabe bildet sich die thyreoidale Hyperplasie zurück, L-Thyroxin senkt die TSH-Produktion und damit die thyreoidale Hypertrophie. Nach 2 Jahren kann das L-Thyroxin abgesetzt und eine Jodidmonotherapie weitergeführt werden.

**Tab. 8.4** WHO-Stadieneinteilung der Struma.

| Grad | Beschreibung |
| --- | --- |
| 0 | Struma nur sonografisch feststellbar |
| I | Struma nur tastbar |
| II | Struma sichtbar |

**MERKE.** Die medikamentöse Strumatherapie verkleinert das Schilddrüsenvolumen um ca. 30–40 %.

**? Wonach richtet sich die individuelle Jodid- und L-Thyroxindosis in der Strumatherapie?**

Die Dosis richtet sich nach den **Hormonwerten**. Angestrebt wird ein **niedriges basales TSH** (0,5–0,8 µU/ml) bei **normalen $fT_3$- und $fT_4$-Werten**.

**MERKE.** Eine Strumektomie ist nur bei großen Strumata mit Verdrängungserscheinungen oder bei Malignomverdacht indiziert. Die Radiojodtherapie ist eine Alternative zur Operation im höheren Lebensalter oder bei Kontraindikationen gegenüber einer Operation.

### 8.2.2 Hyperthyreose

**? Eine 38-jährige Frau klagt über Unruhe und vermehrtes Schwitzen, sie müsse immer das Fenster aufreißen. Trotz ständiger Heißhungerattacken habe sie in kurzer Zeit 5 kg Gewicht verloren. Auf Nachfrage berichtet sie, dass sie seit einiger Zeit an einem Fremdkörpergefühl in den Augen mit starker Lichtempfindlichkeit leide. Bei der Untersuchung bemerken Sie eine Tachykardie, die Haut ist gerötet, warm und trocken. Welcher Verdacht kommt Ihnen bei dieser Konstellation?**

Unruhe, Hyperhidrosis, Wärmeintoleranz, Gewichtsverlust trotz Heißhungerattacken, Tachykardie und eine warme, trockene Haut sind typisch für eine **Schilddrüsenüberfunktion**. Das okuläre Fremdkörpergefühl und die Lichtempfindlichkeit können erste Anzeichen einer **endokrinen Orbitopathie** sein. Die Kombination von Hyperthyreose und endokriner Orbitopathie spricht für einen **Morbus Basedow**.

**MERKE.** Die endokrine Orbitopathie ist in > 90 % mit einem Morbus Basedow assoziiert. Ca. 50 % der Basedow-Patienten leiden an einer endokrinen Orbitopathie.

**? Warum treten Morbus Basedow und endokrine Orbitopathie häufig gemeinsam auf? Erläutern Sie die Pathogenese beider Erkrankungen!**

Beide Erkrankungen sind **Autoimmunopathien** mit **Autoantikörperbildung gegen den TSH-Rezeptor**, der im Schilddrüsen- und Orbitagewebe exprimiert wird. Die Hyperthyreose wird durch eine **Dauerstimulation der TSH-Rezeptoren** durch die TSH-Rezeptorantikörper ausgelöst. Die Pathogenese der endokrinen Orbitopathie ist noch nicht endgültig geklärt. Da sich die TSH-Rezeptorantikörper bei allen Patienten nachweisen lassen und die Aktivität der Erkrankung mit der Höhe des Antikörpertiters korreliert, geht man heute davon aus, dass die Antikörper zumindest teilweise an der Pathogenese beteiligt sind. Der Autoimmunprozess führt zu einer chronischen Entzündung des periorbitalen Gewebes mit lymphozytärer Infiltration, Kollagenvermehrung und Einlagerung von Glykosaminoglykanen.

> **MERKE.** Der Morbus Basedow wird aufgrund der Pathogenese auch als immunogene Hyperthyreose bezeichnet.

### ? Wie sichern Sie die Diagnose eines Morbus Basedow? Beschreiben Sie die typischen Untersuchungsbefunde!

Die primäre Hyperthyreose wird laborchemisch bewiesen. Typisch sind ein **erniedrigtes basales TSH** und **erhöhte Schilddrüsenhormonwerte** im Serum. Für die immunogene Genese sprechen der **Nachweis spezifischer TSH-Rezeptorautoantikörper**, kurz **TRAK**, und **diffuse echoarme Areale** in der Sonografie, die szintigrafisch verstärkt Radionuklide speichern.

> **MERKE.** Bei ausgeprägter endokriner Orbitopathie ist der Morbus Basedow eine Blickdiagnose.

### ? Beschreiben Sie die klassische Trias des Morbus Basedow!

Typisch für den Morbus Basedow ist die sog. **Merseburger Trias** mit **Exophthalmus**, **Struma** und **Tachykardie**.

### ? Warum sollten Sie Ihre Patientin mit immunogener Hyperthyreose und endokriner Orbitopathie fragen, ob sie raucht?

Bei Rauchern mit immunogener Hyperthyreose ist das Risiko für eine endokrine Orbitopathie **deutlich erhöht**. Eine bereits manifeste Orbitopathie kann sich durch den Nikotinabusus verschlechtern.

### ? Beschreiben Sie die typische Symptomatik der endokrinen Orbitopathie! Welche pathologisch-anatomische Veränderung führt zu diesen Symptomen?

Die Symptome der endokrinen Orbitopathie entstehen durch die **Volumenzunahme** und **Ausdehnung** des **Retroorbitalraums**. Typische Symptome sind:
- **Exophthalmus** mit eingeschränkter Bulbusbeweglichkeit, Lidretraktion und Chemosis

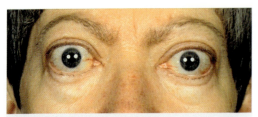

Abb. 8.1 **Endokrine Orbitopathie bei einem Patienten mit Morbus Basedow** (aus Spinas, G.A., Fischli, S.: Endokrinologie und Stoffwechsel, 2. Auflage, Georg Thieme Verlag, 2011).

- **Hornhautaffektionen** bis hin zu Ulzerationen bei ausgeprägter Protrusio bulbi aufgrund des unvollständigen Lidschlusses
- **Augenmuskellähmungen** mit Doppelbildern
- **Sehverlust** bei Beteiligung des N. opticus

> **INFOBOX. Endokrine Orbitopathie: Stadieneinteilung**
> - **Stadium I**: subjektive Beschwerden (Fremdkörpergefühl, Lichtempfindlichkeit)
> - **Stadium II**: zusätzlich Lidretraktion und Bindegewebsbeteiligung mit Chemosis und Augentränen
> - **Stadium III**: sichtbare Protrusio bulbi (Exophthalmus)
> - **Stadium IV**: Augenmuskelparesen (Doppelbilder!)
> - **Stadium V**: Hornhautaffektionen mit Ulzera durch Lagophthalmus (Auge kann nicht vollständig geschlossen werden)
> - **Stadium VI**: Sehverlust durch Beteiligung des N. opticus

### ? Welche typischen 4 klinischen Befunde können Sie bei einem Patienten mit Exophthalmus nachweisen? Kennen Sie die Eigennamen dieser Befunde?

- Oberlidretraktion mit sichtbarem weißem Sklerensaum beim Geradeausblick: **Dalrymple-Zeichen**
- Konvergenzschwäche: **Möbius-Zeichen**
- Zurückbleiben des Augenlides bei Blicksenkung: **Graefe-Zeichen**
- seltener Lidschlag: **Stellwag-Zeichen**

### ? Wie therapieren Sie Ihre Patientin mit immunogener Hyperthyreose und beginnender endokriner Orbitopathie?

Da sich die immunogene Hyperthyreose **häufig spontan zurückbildet**, wird sie **primär medikamentös** behandelt. Therapie der Wahl sind **Thyreostatika**. Die Dosis wird langsam eingeschlichen und an die individuelle Schilddrüsenstoffwechsellage angepasst. Durch die Euthyreose bessert sich häufig auch die endokrine Orbitopathie. Dabei ist entscheidend, dass die Thyreostatika nicht überdosiert werden, da eine hypothyreote Stoffwechsellage die Augensymptomatik verschlechtert.

### ? Wie lange sollten Sie die thyreostatische Therapie bei Ihrer Patientin mit immunogener Hyperthyreose fortsetzen? Wie gehen Sie nach dem Absetzen weiter vor?

Nach **einem Jahr** sollte ein **Auslassversuch** unternommen werden. Die **Hälfte** der Patienten ist danach **symptomfrei**, bei der anderen Hälfte kommt es entweder sofort oder nach Monaten zu einem **Rezidiv**. In diesen Fällen ist eine definitive **thyreoablative Radiojodtherapie** indiziert. Bei Basedow-Patienten mit großer Struma, Kontraindikationen gegen eine Radiojodtherapie oder Malignitätsverdacht wird die Schilddrüse operativ entfernt.

## 8.2 Schilddrüsenerkrankungen

**MERKE.** Rauchen erhöht das Rezidivrisiko bei immunogener Hyperthyreose und fördert die Progression der endokrinen Orbitopathie. Daher gilt: Nikotinkarenz ist Pflicht!

**? Trotz Euthyreose schreitet die endokrine Orbitopathie bei Ihrer Patientin mit Morbus Basedow fort. Es hat sich inzwischen ein deutlicher Exophthalmus mit Bindegewebsödem entwickelt. Welche Therapieoptionen stehen Ihnen nun zur Verfügung?**

In diesem Fall wird zunächst eine **Steroidtherapie** eingeleitet. Zeigt sich hierunter keine Besserung ist eine **Retrobulbärbestrahlung** indiziert. In schweren Fällen mit drohender Sehnervbeteiligung muss eine **operative Dekompression** mit Reduktion des Orbitagewebes durchgeführt werden.

**? Eine 74-jährige Patientin mit langjähriger Knotenstruma wird von ihrem Hausarzt an Sie überwiesen. Seit einigen Monaten leide sie unter Gewichtsverlust, Abgeschlagenheit und zunehmendem Kräfteverfall. Ihre Stimmung sei deutlich gedrückter als früher. Der Hausarzt vermutet eine maligne Erkrankung und schlägt eine umfassende bildgebende Tumorsuche mit Einsatz jodhaltiger Röntgenkontrastmittel vor. Was halten Sie von diesem Vorschlag?**

Bei einer älteren Patientin mit langjähriger Knotenstruma können die Symptome auch die Folge einer **Hyperthyreose** sein. In knotigen Jodmangelstrumata entwickeln sich im Laufe der Zeit häufig **autonome Schilddrüsenareale**. Eine Schilddrüsenüberfunktion bei älteren Patienten verläuft häufig oligosymptomatisch. Im Vordergrund stehen Gewichtsverlust und zunehmender Kräfteverfall, was schnell mit einer Tumorerkrankung verwechselt werden kann. Bevor man daher eine Tumorsuche mit Einsatz jodhaltiger Kontrastmittel beginnt, muss unbedingt die **Schilddrüsenfunktion überprüft** werden, da jodhaltige Kontrastmittel bei Patienten mit Hyperthyreose eine lebensgefährliche thyreotoxische Krise auslösen können.

**MERKE.** Jodhaltige Kontrastmittel und Medikamente wie Amiodaron können bei Patienten mit manifester oder latenter Hyperthyreose eine jodinduzierte thyreotoxische Krise auslösen.

**? Wie können Sie bei manifester oder latenter Hyperthyreose eine thyreotoxische Krise durch jodhaltiges Kontrastmittel vermeiden?**

Bei **manifester Hyperthyreose** sollte eine Jodexposition **gänzlich vermieden** werden. Ist eine Kontrastmitteluntersuchung bei **latenter Hyperthyreose** dringlichst indiziert, darf sie nur unter **thyreostatischem Schutz** durchgeführt werden. Kurz vor der Untersuchung und 2 Wochen danach müssen die Patienten Perchlorat und Thiamazol einnehmen, so dass die Schilddrüse kein Jod mehr aufnehmen kann.

Nach der Untersuchung müssen die Schilddrüsenfunktionsparameter **engmaschig überwacht** werden.

**? Unter welchen Symptomen leiden Patienten mit thyreotoxischer Krise?**

Typische Symptome der thyreotoxischen Krise sind **Tachykardie** und **Herzrhythmusstörungen**, eine starke **psychomotorische Unruhe**, hohes **Fieber**, **Hyperhidrosis**, **Exsikkose** und **Bewusstseinsstörungen** bis hin zum Koma.

**? Wie therapieren Sie einen Patienten mit thyreotoxischer Krise?**

Die Patienten müssen **intensivmedizinisch** behandelt werden. Entscheidend ist die **hochdosierte Thyreostatikagabe**, um die Hormonsynthese zu hemmen. Bei jodinduzierter Krise kann eine **Plasmapherese** oder eine **notfallmäßige Schilddrüsenresektion** erforderlich sein. Symptomatische Maßnahmen umfassen **Flüssigkeits- und Elektrolytsubstitution**, **Kalorienersatz**, **β-Blocker** und physikalische **Fiebersenkung**. Da die thyreotoxische Krise eine enorme Belastung für den Körper darstellt, kann sich eine relative Nebennierenrindeninsuffizienz entwickeln. Die Patienten erhalten prophylaktisch **Glukokortikoide**.

**? Sie vermuten bei Ihrer 74-jährigen Patientin mit langjähriger Knotenstruma eine Hyperthyreose bei funktioneller Schilddrüsenautonomie. Bei der Schilddrüsenfunktionsuntersuchung entdecken Sie mehrere heiße Knoten. Welche Veränderungen verbergen sich hinter diesem klinischen Begriff?**

Heiße Knoten sind sonografisch nachweisbare Knoten, die in der Szintigrafie deutlich **stärker speichern** als das umliegende Drüsengewebe. Kalte Knoten sind je nach Sonografiebefund verdächtig auf eine Zyste oder ein Malignom (Abb. 8.2).

**? Wie unterscheidet sich die Therapie der Hyperthyreose bei funktioneller Schilddrüsenautonomie von der Therapie des Morbus Basedow? Welche Therapie empfehlen Sie bei einer älteren Patientin mit multifokaler Autonomie?**

Die funktionelle Schilddrüsenautonomie **rezidiviert häufig**. Anders als bei Patienten mit Morbus Basedow wird daher sofort eine **definitive Therapie** angestrebt. Bei einer älteren Patientin mit multifokaler Autonomie ist die **Radiojodtherapie** die Methode der Wahl. Zuvor erhält sie **Thyreostatika**, um eine euthyreote Stoffwechsellage herzustellen.

# 8 Endokrinologie

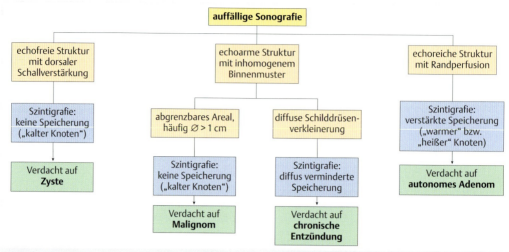

Abb. 8.2 Sonografische und szintigrafische Schilddrüsendiagnostik.

## 8.2.3 Hypothyreose und Hashimoto-Thyreoiditis

**?** Eine 40-jährige Patientin klagt über zunehmende Apathie, Gewichtszunahme und Obstipation. Ihr sei ständig kalt. Bei der klinischen Untersuchung bemerken Sie eine Struma und eine Bradykardie, die Haut der Patientin wirkt teigig. Welchen Verdacht haben Sie? Wie können Sie diesen im Labor sichern?

Die Symptome sind typisch für eine **Schilddrüsenunterfunktion**. Am häufigsten ist die **primäre Hypothyreose** mit erhöhtem basalen TSH und erniedrigten Schilddrüsenhormonen.

**?** Was sind die häufigsten Ursachen einer primären Hypothyreose? Wie können Sie diese diagnostizieren?

Eine primäre Hypothyreose entsteht am häufigsten bei Patienten mit **Autoimmunthyreoiditis** oder **iatrogen** nach Strumektomie, Radiojodtherapie oder Einnahme von Lithium oder Thyreostatika.

**?** Sie vermuten bei Ihrer Patientin eine Hypothyreose bei Hashimoto-Thyreoiditis. Welche sonografischen, laborchemischen und histologischen Befunde erwarten Sie?

Typisch für die Hashimoto-Thyreoiditis sind
- eine **verkleinerte Schilddrüse** mit sonografisch homogenem, echoarmen Binnenmuster
- spezifische Autoantikörper gegen Thyreoglobulin und die thyreoidale Peroxidase, die sog. **Tg- und TPO-Autoantikörper**
- histologisch eine **lymphozytäre Infiltration** der Schilddrüse

**?** Was wissen Sie über die Ätiologie und Pathogenese der Hashimoto-Thyreoiditis?

Bei etwa der Hälfte der Patienten besteht eine **familiäre Disposition**, die mit bestimmten HLA-Merkmalen assoziiert ist. Sporadisch tritt die Hashimoto Thyreoiditis gehäuft im Rahmen einer **Hepatitis C** auf. Pathogenetisch ist die Hashimoto-Thyreoiditis eine **Autoimmunerkrankung**. Autoantikörper gegen Thyreoglobulin und die thyreoidale Peroxidase führen zu einer chronischen Entzündung der Thyreozyten, die im Verlauf der Erkrankung untergehen.

**?** Im Anfangsstadium wird die Hashimoto-Thyreoiditis gelegentlich mit einem Morbus Basedow verwechselt. Haben Sie hierfür eine Erklärung?

Zu Beginn der Erkrankung setzen die zerstörten Thyreozyten zunächst Schilddrüsenhormone frei, die Patienten können daher an den klassischen Symptomen einer **Hyperthyreose** leiden. Erschwerend kommt hinzu, dass bei Patienten mit Morbus Basedow häufig TPO-Antikörper und bei Hashimoto Thyreoiditis gelegentlich TRAK-Antikörper nachweisbar sind. Auch der sonografische Befund mit **homogenem, echoarmem Schallmuster** ist ähnlich.

**?** Wie können Sie bei diagnostischer Unsicherheit zwischen einer Hashimoto-Thyreoiditis und einem Morbus Basedow differenzieren?

In unklaren Fällen hilft die **Schilddrüsenszintigrafie**, die bei Morbus Basedow eine **vermehrte** und bei Hashimoto-Thyreoiditis eine **verminderte Radionuklidspeicherung** zeigt.

## 8.2 Schilddrüsenerkrankungen

**MERKE.** Patienten mit Hashimoto-Thyreoiditis sind lange Zeit beschwerdefrei. Die Diagnose wird meistens im Rahmen einer Strumaabklärung oder sehr spät bei manifester Hypothyreose gestellt.

**? Wie behandeln Sie Ihre Patientin mit Hashimoto-Thyreoiditis und Hypothyreose?**

Die Hashimoto-Thyreoiditis an sich wird **nicht therapiert**. Entscheidend ist die Behandlung der Hypothyreose mit einer lebenslangen **L-Thyroxin-Substitution**.

### 8.2.4 Schilddrüsenkarzinome

**? Ein 35-jähriger Patient ist beunruhigt, da er seit einigen Wochen einen schnell wachsenden Knoten am Hals bemerkt. Bei der Palpation entdecken Sie einen indolenten, derben Schilddrüsenknoten, der sich nicht verschieben lässt. Sonografisch imponiert der Knoten als unscharf begrenztes, echoarmes 3 cm großes Areal, die Szintigrafie zeigt in diesem Bereich eine verminderte Radionuklidspeicherung. Welchen Verdacht müssen Sie unbedingt abklären und wie gehen Sie diagnostisch vor?**

Ein derber, mit der Umgebung verwachsener, szintigrafisch „kalter Knoten" ist **immer malignomverdächtig**. Zur Abklärung ist eine **gezielte Feinnadelpunktion** mit zytologischer Untersuchung des entnommenen Materials indiziert.

**MERKE.** Etwa 10 % aller „kalten Knoten" sind maligne. 80 % dieser Malignome können zytologisch verifiziert werden. Ein negativer Zytologiebefund schließt ein Malignom aber nicht aus. Patienten mit anamnestischem oder klinischem Malignomverdacht sollten daher auch bei negativer Zytologie operiert und histologisch untersucht werden.

**? Wie überprüfen Sie die Verschieblichkeit der Schilddrüse? Wofür spricht eine fehlende Verschieblichkeit bei einem Patienten mit Schilddrüsenkarzinom?**

Der Untersucher steht hinter dem Patienten, umgreift den Hals mit beiden Händen und palpiert die Schilddrüse mit der Innenfläche seiner Finger. Der Patient wird aufgefordert zu schlucken. Normalerweise gleitet die Schilddrüse während des Schluckaktes mit dem Kehlkopf nach kranial. Infiltriert ein **fortgeschrittenes Schilddrüsenkarzinom** die Umgebung, kann die Schilddrüse dem Schluckakt nicht mehr „folgen".

**? Welche klinischen Befunde und Symptome erwarten Sie bei Patienten mit Schilddrüsenkarzinom? Wann treten die klinischen Symptome auf?**

Ein Schilddrüsenkarzinom kann lange Zeit asymptomatisch sein. Der erste Hinweis ist meistens ein **schnell wachsender**, **schmerzloser Strumaknoten**, der bei der Palpation **derb** wirkt und mit der Umgebung „**verbacken**" ist. Manchmal lässt sich am Hals eine **derbe Lymphknotenvergrößerung** tasten. Klinische Symptome treten auf, wenn der Tumor wächst und **Nachbarstrukturen** wie Ösophagus, Trachea, N. laryngeus recurrens oder Halsganglien und -gefäße **infiltriert oder komprimiert**. Typische Symptome sind Schluckbeschwerden, Heiserkeit, inspiratorischer Stridor und Dyspnoe, ein Horner-Syndrom und eine obere Einflussstauung (siehe Tab. 8.5).

**Tab. 8.5** Schilddrüsenkarzinome: Einteilung.

| | Metastasierung | Tumormarker | Therapie der Wahl | Prognose |
|---|---|---|---|---|
| **papilläres Karzinom**[1] (50 %) | lymphogen | Thyreoglobulin (Nachweis nach Thyreoidektomie spricht für Metastasen) | totale Thyreoidektomie, Lymphadenektomie, postoperative Radiojodtherapie, L-Thyroxin | gut: 80 % sind durch Therapie heilbar |
| **follikuläres Karzinom**[1] (20 %) | hämatogen | | | mäßig: 60 % sind durch Therapie heilbar |
| **anaplastisches (undifferenziertes) Karzinom** (10 %) | lymphogen und hämatogen | – | totale Thyreoidektomie, Lymphadenektomie, postoperative Strahlentherapie | schlecht: mittlere Überlebenszeit 6 Monate |
| **medulläres Schilddrüsenkarzinom (5–10 %)** | lymphogen und hämatogen | Kalzitonin | totale Thyreoidektomie, Lymphadenektomie, palliativ Tyrosinkinaseinhibitoren | 5-Jahres Überlebensrate: 60–70 % |

[1] differenzierte Schilddrüsenkarzinome

# 8 Endokrinologie

**?** Nach der zytologischen Untersuchung stellen Sie bei Ihrem Patienten die Diagnose „papilläres Schilddrüsenkarzinom". Welche 3 Schritte umfasst die Therapie der Wahl?

Beim papillären Schilddrüsenkarzinom ist die **totale Thyreoidektomie mit Lymphadenektomie** die Therapie der Wahl. Postoperativ wird der gesamte Körper auf jodspeichernde Schilddrüsenreste gescannt. Sind solche nachweisbar, werden sie durch eine **thyreoablative Radiojodtherapie** entfernt. Anschließend erhalten die Patienten **L-Thyroxin** in TSH-supprimierender Dosis, um den TSH-vermittelten Wachstumsreiz auf Metastasen zu unterbinden.

**?** Warum wird die postoperative thyreoablative Radiojodtherapie nur bei differenzierten Schilddrüsenkarzinomen eingesetzt?

Undifferenzierte und medulläre Schilddrüsenkarzinome nehmen nicht am Jodstoffwechsel teil, sie können **kein Jod speichern**.

**?** Welche beiden Erkrankungen sind gelegentlich mit dem familiären medullären Schilddrüsenkarzinom assoziiert?

Im Rahmen einer **multiplen endokrinen Neoplasie** können medulläre Schilddrüsenkarzinome gemeinsam mit einem **primären Hyperparathyreoidismus** und einem **Phäochromozytom** auftreten.

## 8.3 Erkrankungen der Nebenschilddrüse und metabolische Knochenerkrankungen

### 8.3.1 Hypoparathyreoidismus und Hypokalzämie

**?** Ein Patient klagt nach einer Strumektomie über Parästhesien an den Armen und im Gesicht. Kurze Zeit später verkrampft er plötzlich, Hände und Füße verharren in maximaler Beugestellung. Wie erklären Sie sich diese Befunde und wie werden die Hand- und Fußstellung bei diesem Krankheitsbild bezeichnet?

Parästhesien und Karpopedalspasmen sind typisch für die **hypokalzämische Tetanie**. Die Hände und Füße verharren in der sog. Pfötchenstellung bzw. Spitzfußhaltung. Die Ursache einer Hypokalzämie ist ein **postoperativer Hypoparathyreoidismus** als Folge einer versehentlichen Mitentfernung der Epithelkörperchen bei Strumaresektion.

**MERKE.** Der Hypoparathyreoidismus entsteht am häufigsten postoperativ nach Strumektomie mit unbeabsichtigter Entfernung aller Epithelkörperchen. Seltenere Ursachen sind Autoimmunerkrankungen oder eine Aplasie der Nebenschilddrüsen bei DiGeorge-Syndrom.

**?** Wie können Sie bei Verdacht auf Hypoparathyreoidismus die gesteigerte neuromuskuläre Erregbarkeit klinisch nachweisen?

Klinisch kann eine **latente Tetanie** mit Hilfe des **Chvostek**- und des **Trousseau-Zeichens** nachgewiesen werden:
- Das **Chvostek-Zeichen** ist positiv, wenn das **Beklopfen des N. facialis** zu **Mundwinkelzuckungen** führt.
- Das **Trousseau-Zeichen** ist positiv, wenn die Hände nach Anlegen einer **Blutdruckmanschette** die charakteristische **Pfötchenstellung** einnehmen.

**?** Kennen Sie neben der hypokalzämischen Tetanie noch weitere Symptome bei Hypoparathyreoidismus?

Die Patienten klagen häufig über **psychische Veränderungen** mit gesteigerter Reizbarkeit oder depressiver Verstimmung. Zu den typischen Organmanifestationen bei langjährig unerkanntem Hypoparathyreoidismus zählen **Katarakt**, **Stammganglienverkalkungen** sowie **Haar- und Nagelwuchsstörungen**. Bei einer Manifestation im Kindesalter kann es zu **Minderwuchs** und **Zahnentwicklungsstörungen** kommen.

**?** Wie behandeln Sie Ihren Patienten mit akuter hypokalzämischer Tetanie?

Der Patient erhält 20 ml 10%-ige **Kalziumglukonatlösung** sehr langsam i. v.

**?** Welche Dauertherapie leiten Sie bei Ihrem Patienten mit postoperativem Hypoparathyreoidismus ein? Welches Ziel verfolgt die Therapie?

Ziel ist eine dauerhafte Anhebung der Kalziumkonzentration im Serum bis in den **unteren Normbereich**. Hierfür erhalten die Patienten **oral** 1–2 g **Kalzium** pro Tag und **Vitamin D-Präparate** zur Steigerung der intestinalen Kalziumaufnahme.

## 8.3 Nebenschilddrüsen- u. metabolische Knochenerkrankungen

### 8.3.2 Hyperparathyreoidismus und Hyperkalzämie

**?** Eine 44-jährige Patientin klagt über diffuse Knochenschmerzen, Übelkeit und Polyurie. Die Labor und Urinanalyse zeigt eine erhöhte Kalziumkonzentration in Serum und Urin, eine gesteigerte renale Phosphatausscheidung bei Hypophosphatämie und eine erhöhte Konzentration der alkalischen Phosphatase. Welche Störung liegt diesen Befunden zugrunde und wodurch wird sie ausgelöst?

Symptome und Laborbefunde sind typisch für einen **primären Hyperparathyreoidismus**. Die häufigste Ursache ist ein **solitäres Nebenschilddrüsenadenom**, seltener eine Hyperplasie aller 4 Epithelkörperchen.

**?** Wie kommt es zu der typischen Laborkonstellation des primären Hyperparathyreoidismus?

Bei primärem Hyperparathyreoidismus produziert die Nebenschilddrüse **unabhängig** von der Kalziumkonzentration im Blut **Parathormon**. PTH
- steigert die **intestinale** und die **tubuläre Kalziumresorption**
- fördert die **ossäre Kalzium-** und **Phosphatmobilisation**
- erhöht die **renale Phosphatausscheidung**

Die Konzentration der **alkalischen Phosphatase** steigt reaktiv durch den erhöhten **Knochenumsatz**.

**?** Nennen Sie die wichtigsten Differenzialdiagnosen der Hyperkalzämie!

Häufige Ursachen einer Hyperkalzämie sind
- **osteolytische Knochenmetastasen** bei Bronchial-, Mamma- und Prostatakarzinom
- primär **osteolytische Knochentumoren** wie das Plasmozytom
- **paraneoplastische** Bildung parathormonverwandter Peptide, häufig bei kleinzelligem Bronchialkarzinom
- **primärer Hyperparathyreoidismus**
- längere **Immobilisation**
- **medikamentöse** Hyperkalzämie bei Einnahme von Vitamin D, Tamoxifen, Thiaziddiuretika oder Lithium
- **Sarkoidose**
- **chronische Nebenniereninsuffizienz**

**MERKE.** 90 % der Hyperkalzämien werden durch Malignome oder einen primären Hyperparathyreoidismus ausgelöst. Der primäre Hyperparathyreoidismus ist die einzige Form der Hyperkalzämie, die mit einer erhöhten Parathormonkonzentration einhergeht!

**?** Welche Symptome treten bei Patienten mit Hyperkalzämie auf?

Die Hyperkalzämie führt zu einer Reihe **unspezifischer funktioneller Symptome**, die unter dem Begriff des **„Hyperkalzämiesyndrom"** zusammengefasst werden. Hierzu zählen

- **gastrointestinale Störungen** wie Übelkeit, Erbrechen, Obstipation und Appetitlosigkeit
- **neuromuskuläre Symptome** mit rascher Ermüdbarkeit, Apathie, Muskelschwäche, Hyporeflexie und depressiver Verstimmung
- **Störungen** der **renalen Tubulusfunktion** mit Polyurie und Polydipsie
- **kardiovaskuläre Symptome** mit Bradyarrhythmien, Hypertonie und verkürzter QT-Zeit.

**?** Typisch für den primären Hyperparathyreoidismus ist die Kombination aus Hyperkalzämiesymptomen, der Skelettmanifestation und den gastrointestinalen Störungen. Beschreiben Sie die radiologischen Skelettveränderungen und die gastrointestinalen Symptome!

Am Skelettsystem führt der gesteigerte Knochenabbau zu einer **diffusen Osteopenie** und **subperiostalen Akroosteolysen**. Die Patienten leiden unter diffusen Knochenschmerzen und Spontanfrakturen. Die Maximalvariante der ossären Manifestation ist die sog. **Ostitis fibrosa cystica generalisata von Recklinghausen** mit typischen „braunen Tumoren" durch Einblutungen in die Resorptionslakunen. Am Gastrointestinaltrakt führt der primäre Hyperparathyreoidismus gehäuft zu peptischen **Magen-Darm-Ulzera** und **akuten Pankreatitiden**.

**MERKE.** Da der primäre Hyperparathyreoidismus heute häufig frühzeitig bei der Abklärung einer zufällig entdeckten Hyperkalzämie entdeckt wird, wird die charakteristische Trias der „Stein-, Bein-, und Magenpein" nur noch selten beobachtet. Insbesondere die Ostitis fibrosa cystica generalisata von Recklinghausen ist inzwischen eine absolute Rarität. Führendes klinisches Symptom ist meist die Nephrolithiasis.

**?** Wodurch wird ein sekundärer Hyperparathyreoidismus ausgelöst? Bei welchen Grunderkrankungen wird diese Störung beobachtet?

Der sekundäre Hyperparathyreoidismus entsteht **reaktiv** bei **chronisch erniedrigter Kalziumkonzentration** im Blut. Die häufigsten Grunderkrankungen sind
- eine **chronische Niereninsuffizienz** mit verminderter Vitamin $D_3$-Aktivierung und Phosphatretention,
- eine **Malabsorption** mit gestörter intestinaler Kalzium und Vitamin D-Resorption und
- eine **Leberzirrhose** mit gestörter Vitamin $D_3$-Bildung.

**?** Wie sichern Sie die Diagnose „primärer Hyperparathyreoidismus"?

Lässt sich in mehrfachen, voneinander unabhängigen Messungen eine **erhöhte Parathormonkonzentration** bei **Hyperkalzämie** nachweisen, ist die Diagnose zu 95 % gesichert. Zur Lokalisationsdiagnostik eignen sich **Sonografie** und **MRT des Halses**.

## 8 Endokrinologie

**? Wie unterscheidet sich die Therapie des primären Hyperparathyreoidismus bei solitärem Nebenschilddrüsenadenom von der bei Epithelkörperchenhyperplasie?**

Das solitäre Adenom wird **vollständig operativ** entfernt. Bei einer Hyperplasie werden alle **Nebenschilddrüsen reseziert**. Ein kleiner **Epithelkörperchenrest** wird anschließend autolog in den M. brachioradialis oder den M. sternocleidomastoideus transplantiert, um einen postoperativen Hypoparathyreoidismus zu vermeiden. Bei einem Rezidiv kann der Epithelkörperchenrest an diesen Stellen einfach und unkompliziert reseziert werden.

**? Zu welcher Komplikation kann es bei Patienten mit erhöhtem Serumkalziumspiegel kommen? Welche Symptome treten auf?**

Eine seltene, aber lebensbedrohliche Komplikation ist die **hyperkalzämische Krise**. Typische Symptome sind **Erbrechen**, **Polyurie**, **Exsikkose**, **Hyperpyrexie**, **Herzrhythmusstörungen** und **Somnolenz** bis hin zum **Koma**.

### 8.3.3 Osteoporose

**? Eine 62-jährige Patientin klagt über starke Rückenschmerzen, die ganz plötzlich während einer Radtour aufgetreten sind. Beschreiben Sie die folgende Röntgenaufnahme der Wirbelsäule (siehe Abb. 8.3) und stellen Sie eine Diagnose!**

Das Röntgenbild zeigt eine **Sinterungsfraktur eines Lendenwirbelkörpers** mit Einbruch der Grund- und Deckplatten. Die übrigen Wirbelkörper wirken wie „umrahmt": Die **Strahlentransparenz** ist **verstärkt**, so dass Grund- und Deckplatten und die vertikalen Spongiosatrabekel hervortreten. Der Befund ist typisch für einen Wirbelkörperbruch mit generalisierter Knochendemineralisierung bei **Osteoporose**.

**? Um welche Form der Osteoporose handelt es sich wahrscheinlich bei Ihrer 62-jährigen Patientin?**

Die wahrscheinlichste Diagnose bei einer 62-jährigen Patientin ist die sog. **primäre postmenopausale Osteoporose**. Sie tritt etwa 10 Jahre nach Beginn der Menopause auf: Der **Östrogenmangel** führt zu einem gesteigerten Knochenabbau.

**? Ist die Wirbelkörperfraktur typisch für die postmenopausale Osteoporose? Begründen Sie Ihre Antwort!**

**Ja**. Da bei der postmenopausalen Osteoporose v. a. die **spongiöse Knochenmasse** abnimmt, manifestiert sie sich am häufigsten an der **Wirbelsäule** und am **distalen Radius**.

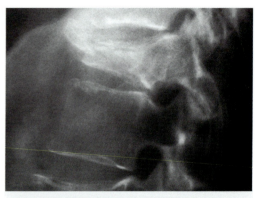

**Abb. 8.3 Detailaufnahme der Lendenwirbelsäule** (aus Imhof, H., Halpern, B., Herneth, A. M. et al.: Pareto-Reihe Radiologie Wirbelsäule, Georg Thieme Verlag, 2006).

**? In welchem Alter tritt die sog. primäre senile Osteoporose auf? Wodurch wird sie ausgelöst?**

Die **senile Osteoporose** tritt in der Regel jenseits des 70. Lebensjahrs auf. Auslöser sind der normale Alterungsprozess des Knochens, ein alimentärer Kalzium- und Vitamin D-Mangel, mangelnde Sonnenlichtexposition und Bewegungsmangel.

**MERKE.** Die senile Osteoporose betrifft beide Geschlechter, Frauen jedoch etwa doppelt so häufig wie Männer.

**? Welche Fraktur ist bei Patienten mit seniler Osteoporose am häufigsten? Begründen Sie Ihre Antwort!**

Bei der senilen Osteoporose nehmen die kortikale und die spongiöse Knochenmasse **gleichermaßen** ab. Frakturen treten v. a. in den **langen Röhrenknochen** auf, da die Kortikalis hier besonders stark ausgeprägt ist. Die häufigste Frakturform ist die **Schenkelhalsfraktur**.

**? Welche Grunderkrankungen führen zu einer sekundären Osteoporose?**

Ursachen einer sekundären Osteoporose sind
- **Endokrinopathien** wie Hyperkortisolismus, Hypogonadismus, Hyperparathyreoidismus und Hyperthyreose
- **Immobilisation**
- **Malabsorption** und **Laktoseintoleranz** mit verminderter intestinaler Kalzium- und Vitamin D-Resorption
- **Medikamente** wie Glukokortikoide und Heparin
- rheumatische Erkrankungen

**MERKE.** Die häufigsten Ursachen einer sekundären Osteoporose sind eine Langzeittherapie mit Glukokortikoiden und eine längere Immobilisation.

## 8.3 Nebenschilddrüsen- u. metabolische Knochenerkrankungen

**? Bei der klinischen Untersuchung Ihrer Patientin mit postmenopausaler Osteoporose bemerken Sie mehrere Hautfalten am Rücken und einen Rundrücken. Wie kommt es zu diesen Befunden?**

Das **Zusammensintern mehrerer Wirbelkörper** führt zu einer ausgeprägten Kyphose mit Rundrücken. Die Patienten bemerken diese Veränderungen v. a. an ihrer **abnehmenden Körpergröße**. Die überschüssige Haut bildet am Rücken **schräge Falten**, die von der Mitte der Wirbelsäule nach außen schwingen. Aufgrund des typischen Verlaufs der Hautfalten bezeichnet man den Befund auch als **„Tannenbaum-Phänomen"**.

**? Eignet sich das Röntgen für die Früherfassung einer Osteoporose?**

**Nein**. Im Röntgenbild ist eine Osteoporose erst erkennbar, wenn **> 30 % der Knochenmasse** abgebaut sind.

> **MERKE.** Das Röntgen ist wichtig für die Frakturdiagnostik bei manifester Osteoporose.

**? Was ist die sensitivste Untersuchungsmethode zum Nachweis einer Osteopenie bzw. Osteoporose? Welche Parameter werden bestimmt?**

Entscheidend für die Diagnosestellung einer Osteoporose ist der Nachweis einer verminderten Knochendichte in der **Knochendichtemessung** bzw. **Osteodensitometrie**. Methode der Wahl ist die **Dual X Ray-Absorptiometrie**, kurz **DXA**. Sie ist sehr genau, die Strahlenbelastung ist gering und die Ergebnisse sind gut reproduzierbar. Bestimmt werden die **Knochendichte** und der sog. **T-Score**, also die Anzahl der Standardabweichungen, die der individuelle Messbefund vom Mittelwert der Knochendichte gesunder 30-Jähriger abweicht.

> **INFOBOX. Osteoporose: Stadieneinteilung**
> Die Osteoporose wird abhängig von T-Score und Klinik in 4 Stadien eingeteilt (siehe Tab. 8.6).

**? Welche Maßnahmen umfasst die Basistherapie bei einer Patientin mit manifester postmenopausaler Osteoporose?**

Die Basistherapie umfasst
- die **Reduktion** der Risikofaktoren wie Rauchen, hoher Alkoholkonsum, Mangelernährung und fehlende Sonnenlichtexposition,
- die **tägliche Zufuhr** von **1000 mg Kalzium** und **800 IE Vitamin $D_3$** sowie
- ein moderates körperliches Training mit Druckbelastung der Knochen, um den Knochenaufbau zu stimulieren.

**? Zusätzlich zur Basistherapie sollten Sie in diesem Fall eine knochenspezifische Therapie einleiten. Welche Medikamente setzen Sie hierfür bevorzugt ein?**

Substanzklasse der 1. Wahl sind die **oralen Bisphosphonate**, z. B. Alendronat oder Risedronat.

**? Früher wurde bei postmenopausaler Osteoporose häufig eine Hormonersatztherapie mit einer Östrogen-Gestagen-Kombination durchgeführt. Warum gilt diese Therapieoption heute als obsolet und welche Alternative nutzt man stattdessen?**

Die Hormonersatztherapie erhöht das **Risiko für Herz-Kreislauf-Erkrankungen**, **Mammakarzinome** und **Thromboembolien**. Heute wird stattdessen der selektive Östrogenrezeptormodulator **Raloxifen** eingesetzt, der nur im Knochen- und Lipidstoffwechsel östrogenagonistisch wirkt, an Brustdrüse und Gebärmutter jedoch antiöstrogen (siehe Tab. 8.7).

**Tab. 8.6** WHO-Stadieneinteilung der Osteoporose.

| Stadium | DXA-Messung | Klinik |
| --- | --- | --- |
| präklinische Osteoporose (Osteopenie) | T-Score: -1 bis -2,5 SD | keine Frakturen |
| Osteoporose | T-Score: < -2,5 SD | keine Frakturen |
| manifeste Osteoporose | T-Score: < -2,5 SD | 1–4 spontane Wirbelkörperfrakturen |
| fortgeschrittene Osteoporose | T-Score: < -2,5 SD | multiple spontane Wirbelkörperfrakturen, extraspinale Frakturen |

SD = Standardabweichung

## 8 Endokrinologie

**Tab. 8.7** Antiresorptive und stimulierende Substanzen in der Osteoporosetherapie.

| antiresorptive Substanzen (Knochenabbau ↓) | **Bisphosphonate**: Mittel der **1. Wahl** bei allen Osteoporoseformen, Wirbelkörper- und Schenkelhalsfrakturrisiko ↓<br>**selektiver Östrogenrezeptor-Modulatur** (Raloxifen): Mittel der **2. Wahl** bei postmenopausaler Osteoporose und Wirbelkörperbefall (Wirbelkörperfrakturrisiko ↓, auf periphere Frakturen keine Wirkung, zusätzlich: Mammakarzinomrisiko ↓)<br>**Strontiumranelat**: gute Alternative zu Bisphosphonaten, Wirbelkörper- und Schenkelhalsfrakturrisiko ↓<br>**Denosumab** (monoklonaler Anti-RANKL-Antikörper): Wirbelkörper- und Schenkelhalsfrakturrisiko ↓ |
|---|---|
| stimulierende Substanzen (Knochenaufbau ↑) | **PTH-Analogon** (Teriparatid): Mittel der 2. Wahl bei schwerer Osteoporose, Risiko von Wirbelkörperfrakturen und nichtvertebralen Frakturen ↓ (Nachteil: sehr teuer!) |

### 8.3.4 Morbus Paget

**?** Eine 53-jährige Patientin klagt über dumpfe Schmerzen im Becken und in den Beinen. Außerdem habe sie das Gefühl, dass ihr Kopfumfang zugenommen habe. Bei der klinischen Untersuchung bemerken Sie, dass sich die Unterschenkel nach außen biegen. Die radiologische Becken- und Tibiaaufnahme zeigt den folgenden Befund (siehe Abb. 8.4). Beschreiben Sie den radiologischen Befund und stellen Sie eine Verdachtsdiagnose!

Der Beckenbefund zeigt osteolytischen Auflockerungen und Sklerosierungen. Die **Tibia ist aufgetrieben** und **nach außen verbogen**. Subperiostal finden sich deutliche **Sklerosierungen**, subkortikal wirkt der Knochen wie aufgefasert. In Kombination mit den klinischen Symptomen spricht der Röntgenbefund für einen **Morbus Paget**.

**?** Wie kommt es beim Morbus Paget zu den typischen radiologischen Veränderungen und Symptomen?

Der Morbus Paget ist durch einen **pathologisch gesteigerten Knochenumbau** gekennzeichnet. Zu Beginn der Erkrankung ist die Aktivität der Osteoklasten vermehrt, es kommt zu einem überschießenden, v.a. subkortikalen **Knochenabbau**. Mit zunehmender Dauer der Erkrankung werden kompensatorisch die Osteoblasten aktiviert und es überwiegt der **unkoordinierte Knochenanbau**, vorwiegend am Periost. Durch den subperiostalen Knochenanbau wirkt der Knochen aufgetrieben und verdickt. Durch die ungenügende Mineralisierung ist der Knochen mechanisch wenig belastbar und instabil und neigt zu schmerzhaften Verbiegungen und Frakturen.

**MERKE.** Der Morbus Paget ist nach der Osteoporose die zweithäufigste Knochenerkrankung.

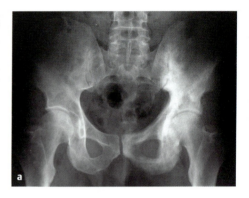
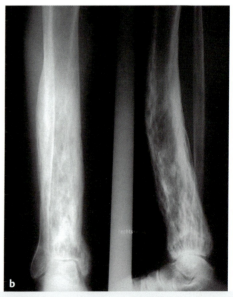

**Abb. 8.4 Röntgen. a** Becken (aus Battegay, E.: Differenzialdiagnose Innerer Krankheiten, 21. Auflage, Georg Thieme Verlag, 2017); **b** Unterschenkel (aus Reiser, M., Kuhn, F.-P., Debus, J.: Duale Reihe Radiologie, 2. Auflage, Georg Thieme Verlag, 2006).

## 8.4 Nebennierenerkrankungen

**? Bei der Anamnese Ihrer Patientin mit Morbus Paget müssen Sie Ihre Fragen häufig wiederholen, da sie schlecht hört. Auf Nachfrage gibt sie zu, dass ihr Gehör im letzten Jahr immer schlechter geworden sei. Wie passt dieser Befund zu der Grunderkrankung?**

Befällt der Morbus Paget das Felsenbein, kann sich durch Ankylosierung der Ohrknöchelchen bzw. Kompression des N. vestibulocochlearis eine **Schallleitungs- bzw. Innenohrschwerhörigkeit** entwickeln.

**? Mit welchen Serum- bzw. Urinparametern können Sie Aktivität und Verlauf des Morbus Paget beurteilen?**

Zur Aktivitäts- und Verlaufsbeurteilung eignen sich die Serumkonzentration der **alkalischen Phosphatase** und die **Hydroxyprolinkonzentration** im Urin.

**? Welche Untersuchung sollten Sie bei der Erstdiagnose eines Morbus Paget immer durchführen?**

Am empfindlichsten können befallene Knochenabschnitte mit der **Knochenszintigrafie** nachgewiesen werden. Der Technetium-Uptake ist bereits erhöht bevor die Läsionen zu klinischen oder radiologischen Befunden führen.

**? Wie therapieren Sie einen symptomatischen Morbus Paget?**

Therapie der Wahl ist die Gabe von **Bisphosphonaten** zur Hemmung der Osteoklastentätigkeit.

### 8.3.5 Osteomalazie und Rachitis

**? Ihre Großmutter klagt seit Jahren darüber, dass der 2. Weltkrieg an ihren O-Beinen Schuld sei. Hat sie mit dieser Behauptung Recht?**

Wahrscheinlich hat sie Recht. Während des Krieges litten viele Kinder an einer **Mangelernährung**, die zu einer **Vitamin D-Unterversorgung** mit **Rachitis** geführt hat.

**? Wodurch entstehen Rachitis und Osteomalazie? Was ist der wesentliche Unterschied zwischen diesen beiden Erkrankungen?**

Beide Erkrankungen entstehen durch eine **ungenügende Mineralisierung** der **unverkalkten Knochengrundsubstanz**.
- Tritt diese Mineralisationsstörung während der Wachstumsphase auf, führt sie zum Krankheitsbild der **Rachitis**. Da hier wachsende Knochen und Wachstumsfugen betroffen sind, entwickeln sich häufig Wachstumsstörungen und Skelettdeformierungen, der Knochen ist frakturanfällig.
- Bei der **Osteomalazie** tritt die Mineralisationsstörung am erwachsenen Skelett auf, die Wachstumsfugen sind bereits geschlossen. Im Vordergrund stehen Knochenschmerzen und Muskelschwäche. Ist die Glutealmuskulatur betroffen, zeigen die Patienten häufig einen typischen Watschelgang.

Knochenverformungen werden nur bei langer Krankheitsdauer beobachtet.

**? Nennen Sie die wichtigsten Auslöser der Rachitis bzw. Osteomalazie!**

Da die Mineralisierung des Knochens v. a. durch **Vitamin D** geregelt wird, sind die häufigsten Auslöser
- **Vitamin D-Mangel** durch verminderte alimentäre Zufuhr, Malassimilationssyndrom oder ungenügende Sonnenlichtexposition
- **gestörter Vitamin D-Stoffwechsel** bei Leberzirrhose und chronischer Niereninsuffizienz

Vitamin D-unabhängige Mineralisationsstörungen sind selten, sie können z. B. durch einen renalen Phosphatverlust bei distal-tubulärer Azidose oder Phosphatdiabetes ausgelöst werden.

**? Beschreiben Sie den typischen Röntgenbefund bei Patienten mit Osteomalazie!**

Charakteristisch sind **linienförmige Aufhellungen**, die **quer** zur **Knochenlängsachse** verlaufen. Diese Kontinuitätsunterbrechungen des Knochens werden auch als **Looser-Umbauzonen** bezeichnet. Sie finden sich häufig an Skelettanteilen, die besonders hohen **statischen Belastungen** ausgesetzt sind.

## 8.4 Nebennierenerkrankungen

### 8.4.1 Primärer Hyperaldosteronismus (Morbus Conn)

**? Nennen Sie das klassische klinische und das labordiagnostische Leitsymptom des primären Hyperaldosteronismus!**

Das klassische Leitsymptom des primären Hyperaldosteronismus ist eine häufig schwer einstellbare **hypokaliämische Hypertonie** mit **metabolischer Alkalose**.

**? Nennen Sie die beiden häufigsten Ursachen des primären Hyperaldosteronismus!**

In etwa 70 % der Fälle entsteht er durch ein **Aldosteron-produzierendes Adenom** der **Nebennierenrinde**. 20 % der Patienten leiden an einem sog. **idiopathischen primären Hyperaldosteronismus** durch eine **bilaterale Nebennierenrindenhyperplasie** (Abb. 8.5).

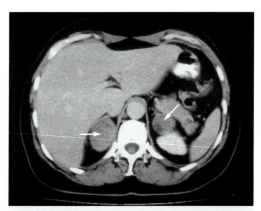

**Abb. 8.5 Nebennierenrindenhyperplasie.** Die Pfeile zeigen die beidseitig vergrößerten Nebennieren (aus Baenkler, H.-W., Goldschmidt, H., Hahn, J.-M. et al.: Kurzlehrbuch Innere Medizin, 3. Auflage, Georg Thieme Verlag, 2015).

**? Wodurch wird ein sekundärer Hyperaldosteronismus ausgelöst? Bei welchen Erkrankungen wird er beobachtet?**

Die häufigsten Ursachen sind
- **verminderte Nierenperfusion** bei maligner Hypertonie, Nierenarterienstenose, renoparenchymatösen Erkrankungen, absolutem Volumenmangel und Erkrankungen mit Ödembildung wie Herzinsuffizienz, Leberzirrhose oder nephrotisches Syndrom
- **Hyponatriämie**, z. B. durch tubuläre Natriumverluste
- **gestörter Aldosteronabbau** bei Leberzirrhose

**? Sie haben bei einem Patienten den Verdacht auf einen primären Hyperaldosteronismus. Welche Werte bestimmen Sie im Plasma, um Ihren Verdacht zu erhärten? Welche Medikamente sollten die Patienten vorher absetzen?**

Als Screeningtest eignet sich die Bestimmung des **Aldosteron-Renin-Quotienten** im Plasma. Bei Patienten mit primärem Hyperaldosteronismus liegt der Quotient durch die gesteigerte Aldosteron- und die supprimierte Reninproduktion **> 200**. ACE-Hemmer, Sartane, Diuretika und β-Blocker beeinflussen die Aldosteronsekretion und müssen 2 Wochen vor dem Test abgesetzt werden.

> **MERKE.** Bei Patienten mit sekundärem Hyperaldosteronismus sind sowohl Renin als auch Aldosteron erhöht, der Quotient also normal.

**? Der Aldosteron-Renin-Quotient im Plasma liegt bei Ihrem Patienten mit Verdacht auf primären Hyperaldosteronismus > 200. Mit welchem Funktionstest bestätigen Sie Ihre Diagnose?**

Eine autonome, Regelkreis-unabhängige Aldosteronproduktion kann mit dem **Kochsalzbelastungstest** nachgewiesen werden. Normalerweise nimmt die Aldosteronproduktion der Nebennierenrinde nach Kochsalzzufuhr ab. Bei primärem Hyperaldosteronismus wird die Aldosteronproduktion nur **unzureichend** oder gar **nicht supprimiert**.

**? Die Labor- und Funktionsdiagnostik hat Ihren Verdacht auf einen primären Hyperaldosteronismus bestätigt. Wie können Sie nun zwischen einem Nebennierenrindenadenom und einem idiopathischen Hyperaldosteronismus unterscheiden?**

Diese Differenzierung gelingt mit bildgebenden Verfahren wie der **Abdomen-MRT** oder **-CT** und dem **Orthostasetest**. Der Orthostasetest misst die Plasmaaldosteronkonzentration nach einer Ruhephase, also z. B. morgens vor dem Aufstehen, und nach 2–4-stündiger Bewegung oder Stehen. Da die Nierendurchblutung im Stehen abnimmt, steigt die Aldosteronkonzentration bei funktionierendem Regelkreis reaktiv an.
- Typisch für das **Aldosteron-produzierende Adenom** sind der Nachweis eines **einseitigen Nebennierenrindentumors** in der MRT oder CT und ein **fehlender Aldosteronanstieg im Orthostasetest**.
- Bei bilateraler Nebennierenrindenhyperplasie ist die **bildgebende Diagnostik** häufig **unauffällig**, nur gelegentlich zeigt sich eine bilaterale Raumforderung. Da die Rückkopplung durch das Renin-Angiotensin-Aldosteron-System noch funktioniert, **steigt** die **Aldosteronkonzentration im Orthostasetest an**.

**? Nach Abschluss der Diagnostik stellen Sie bei Ihrem Patienten die Diagnose „primärer Hyperaldosteronismus bei linksseitigem Nebennierenrindenadenom". Wie therapieren Sie ihn?**

Nebennierenrindenadenome werden **operativ entfernt**. Präoperativ erhält der Patient einen **Aldosteronantagonisten** wie Spironolacton, um den Blutdruck zu senken und die Hypokaliämie auszugleichen.

> **MERKE.** Der idiopathische Hyperaldosteronismus mit bilateraler Nebennierenrindenhyperplasie wird medikamentös mit Aldosteronantagonisten behandelt.

## 8.4 Nebennierenerkrankungen

### 8.4.2 Hyperkortisolismus (Morbus Cushing und Cushing-Syndrom)

**?** Eine 44-jährige Patientin klagt über eine Gewichtszunahme in den letzten Monaten, insbesondere der Bauch sei immer fülliger geworden. Sie fühle sich abgeschlagen und schwach, Treppensteigen sei eine echte Strapaze. Bei der Inspektion bemerken Sie die folgenden Befunde. Für welche Störung sprechen die Symptome? Siehe Abb. 8.6

Die Patientin hat ein ausgeprägtes **Vollmondgesicht** mit **Gesichtsrötung** und einen **verbreiterten Nacken**. An der Bauchhaut finden sich mehrere **rötlich-livide Streifen**. Die veränderte Physiognomie, die Striae distensae, die stammbetonte Adipositas und die Abgeschlagenheit sind typisch für das **Cushing-Syndrom** bei **chronischem Hyperkortisolismus**.

**?** Was ist die häufigste Ursache eines chronischen Hyperkortisolismus?

Die häufigste Ursache ist eine medikamentöse **Langzeittherapie mit Glukokortikoiden**.

**?** Die Patientin mit Cushing-Syndrom gibt glaubhaft an, dass sie noch nie mit Glukokortikoiden oder anderen Medikamenten behandelt worden sei. Ein exogenes Cushing-Syndrom können Sie demnach ausschließen. Was sind die wichtigsten Ursachen des endogenen Cushing-Syndroms? Nach welchem Gewichtspunkt können Sie diese einteilen?

Beim endogenen Cushing-Syndrom werden **ACTH-abhängige** und **–unabhängige Formen** unterschieden.
- ACTH-abhängig sind der **zentrale Morbus Cushing** bei ACTH-produzierendem Hypophysenvorderlappenadenom und das **paraneoplastische Cushing-Syndrom** durch ektope ACTH-Produktion.
- ACTH-unabhängig ist das **adrenale Cushing-Syndrom** bei Kortisol-produzierendem Nebennierenrindenadenom.

**MERKE.** Der zentrale Hyperkortisolismus bei ACTH produzierendem Hypophysenvorderlappenadenom wird als Morbus Cushing bezeichnet. Alle anderen Formen des Hyperkortisolismus werden unter dem Begriff „Cushing-Syndrom" zusammengefasst!

**?** Fassen Sie die typischen klinischen Symptome des Cushing-Syndroms zusammen!

Die wichtigsten Symptome sind
- **Gewichtszunahme** mit stammbetonter Fettverteilung, Vollmondgesicht mit Plethora, sowie Fettpolster in Nacken und Supraklavikulargruben
- **metabolische Veränderungen** mit Hyperlipidämie, gestörter Glukosetoleranz und Steroiddiabetes
- **arterielle Hypertonie**
- **Hautatrophie** mit Striae distensae und Hämatomneigung

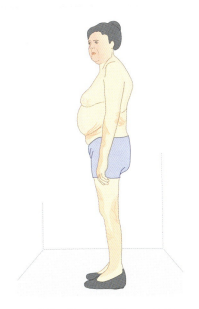

**Abb. 8.6 Makroskopischer Aspekt der Patientin** (aus Arastéh, K., Baenkler, H.-W., Bieber, C. et al.: Duale Reihe Innere Medizin, 3. Auflage, Georg Thieme Verlag, 2012).

- **Wundheilungsstörungen**
- **Osteoporose**, **Muskelschwäche** und **Adynamie**
- **Akne**
- **erektile Dysfunktion** und **Libidoverlust** bei Männern
- **Virilismus**, **Hirsutismus** und **sekundäre Amenorrhö** bei Frauen
- **erhöhte Infektanfälligkeit** und Neigung zu **Furunkeln**
- **psychische Veränderungen** mit Stimmungslabilität, Depression, Euphorie und Angstattacken

**?** Welche Laborveränderungen erwarten Sie bei chronischem Hyperkortisolismus?

Im Labor zeigen sich eine **Eosino-** und **Lymphopenie**, eine **Leuko-**, **Thrombo-** und **Erythrozytose**, eine **Hypokaliämie** und eine **Hypernatriämie**.

**?** Wie weisen Sie bei Ihrer Patientin mit Verdacht auf Hyperkortisolismus die inadäquat gesteigerte Kortisolsekretion nach?

Typisch sind die erhöhte Ausscheidung des freien Kortisols im **24-Stunden-Sammelurin** und die aufgehobene Tagesrhythmik im **Kortisoltagesprofil**. Die autonome Kortisolproduktion kann im niedrig dosierten **Dexamethason-Hemmtest** nachgewiesen werden. Bei intaktem Regelkreis fällt der morgendliche Kortisolspiegel nach Einnahme von 2 mg Dexamethason um Mitternacht auf < 3 µg/dl. Bei Patienten mit Cushing-Syndrom bleibt diese Suppression aus oder ist unzureichend.

# 8 Endokrinologie

**?** Nachdem sich der Verdacht auf Hyperkortisolismus bei Ihrer Patientin bestätigt hat, müssen Sie nach der Ursache suchen. Mit welchen labordiagnostischen Testverfahren können Sie zwischen einem zentralen Morbus Cushing und einem ektopen bzw. adrenalen Kortisolproduktion differenzieren? Beschreiben Sie die jeweiligen Ergebnisse!

Diese Differenzierung gelingt mithilfe des **hoch dosierten Dexamethason-Hemmtests** und des **CRH-Tests**:
- Beim **zentralen Morbus Cushing** ist der Regelkreis zwischen hypophysärer ACTH-Produktion und Kortisolkonzentration im Blut noch teilweise intakt. Nach Gabe von 8 mg Dexamethason sinkt die periphere Kortisolkonzentration um > 50%. Bei **ektopem und adrenalem Cushing-Syndrom** ist der Regelkreis durchbrochen, die autonome Kortisolproduktion wird nicht supprimiert.
- Beim **zentralen Morbus Cushing** können die Adenomzellen auf CRH reagieren, die ACTH-Konzentration steigt nach CRH-Gabe an. Beim **ektopen** und **adrenalen Cushing-Syndrom** ist die hypophysäre ACTH-Produktion durch die chronisch erhöhte Kortisolkonzentration vollständig unterdrückt, der ACTH-Anstieg nach CRH-Gabe bleibt aus.

**?** Ein zentraler Morbus Cushing konnte ausgeschlossen werden. Mit welcher einfachen Methode können Sie nun zwischen einem ektopen und einem adrenalen Cushing-Syndrom unterscheiden?

Hier hilft die **ACTH-Bestimmung** im **Plasma**. Bei der ektopen Form ist der Plasma-ACTH-Spiegel erhöht, bei der adrenalen Form erniedrigt (siehe Tab. 8.8).

## 8.4.3 Primäre Nebennierenrindeninsuffizienz (Morbus Addison)

**?** Eine 40-jährige Patientin klagt über Abgeschlagenheit, rasche Ermüdbarkeit und Übelkeit. Sie habe Gewicht verloren und deutlich weniger Kraft als früher. Bei der körperlichen Untersuchung bemerken Sie einen niedrigen Blutdruck und Muskelschwund an den Extremitäten. Die Haut ist gebräunt, insbesondere die Handlinien sind vermehrt pigmentiert. Achsel- und Pubesbehaarung sind nur spärlich vorhanden. Haben Sie einen Verdacht?

Adynamie, Müdigkeit, Übelkeit, Kraftlosigkeit, Hypotonie und Gewichtsverlust sind unspezifische Symptome. Zusammen mit der vermehrten Hautpigmentierung und der spärlichen Sekundärbehaarung deuten sie auf eine **primäre Nebenniereninsuffizienz** hin.

**?** Was ist die häufigste Ursache der primären Nebenniereninsuffizienz? Welche Hormone sind betroffen?

In 80% der Fälle liegt ihr eine **Autoimmunadrenalitis** zugrunde: Die Nebennierenrinde wird durch Autoantikörper zerstört, die Patienten produzieren zu wenig **Glukokortikoide**, **Mineralokortikoide** und **Androgene**.

**Tab. 8.8** Zentrales, adrenales und ektopes Cushing-Syndrom.

| | ACTH im Plasma | hochdosierter Dexamethason-Hemmtest (8 mg) | CRH-Test |
|---|---|---|---|
| zentraler Morbus Cushing | ↑ | Kortisol ↓ | ACTH und Kortisol ↑ |
| adrenales Cushing-Syndrom | ↓ | kein Kortisolabfall | kein ACTH- und Kortisol-Anstieg |
| ektopes Cushing-Syndrom | ↑ | kein Kortisolabfall | kein ACTH- und Kortisol-Anstieg |

**?** Sie nehmen Ihrer Patientin mit primärer Nebenniereninsuffizienz Blut für die Laboranalyse ab. Welche Laborbefunde erwarten Sie?

Das Labor zeigt typischerweise einen **erhöhte ACTH-Spiegel**, eine **Hypoglykämie** durch Glukokortikoidmangel und eine **Hyponatriämie** und **Hyperkaliämie** durch den Mineralokortikoidmangel.

**?** Mit welchem Test können Sie die Nebennierenrindenfunktion am besten überprüfen? Wie fällt er bei Ihrer Patientin mit primärer Nebenniereninsuffizienz aus?

Entscheidend ist der **ACTH-Test**. Bei intakter Nebennierenrinde steigt der Kortisolspiegel nach ACTH-Gabe an. Bei Patienten mit primärer Nebenniereninsuffizienz **bleibt dieser Anstieg aus**.

**?** Eine 66-jährige Patientin hat in den letzten Jahren regelmäßig 20 mg Glukokortikoide wegen einer rheumatischen Erkrankung eingenommen. Sie möchte die Steroide nun absetzen, um zu sehen, ob sie auch ohne diese auskommen kann. Was sollte sie dabei beachten? Begründen Sie Ihre Antwort!

Glukokortikoide dürfen nach längerer Einnahme **auf keinen Fall abrupt abgesetzt** werden. Durch die langjährige hohe Glukokortikoidkonzentration ist der physiologische Regelkreis unterbrochen und die **Nebennierenrinde atrophiert**. Werden die Glukokortikoide in dieser Situation abrupt abgesetzt, entwickelt sich eine **sekundäre Nebenniereninsuffizienz**. Nach längerer Einnahme müssen Steroide daher immer **langsam ausgeschlichen** werden, damit sich die Nebennierenrinde erholen und ihre Funktion wieder aufnehmen kann.

## 8.4 Nebennierenerkrankungen

**? Zu welcher Tageszeit sollten Sie bei einer Glukokortikoidtherapie die Medikation verabreichen? Begründen Sie Ihre Antwort!**

Um den Regelkreis so wenig wie möglich zu stören, sollte die externe Steroidgabe dem endogenen zirkadianen Rhythmus der Glukokortikoidproduktion folgen. 80% des Kortisols werden in den frühen Morgenstunden produziert. Bei einer langfristigen Steroidtherapie sollte die gesamte Tagesdosis möglichst zwischen **6 und 8 Uhr morgens** gegeben werden. Ist eine abendliche Dosis erforderlich, sollte sie auf ein Minimum begrenzt werden.

**? Wie unterscheidet sich die sekundäre Nebennierenrindeninsuffizienz klinisch und labordiagnostisch von der primären Form?**

Bei der sekundären Nebenniereninsuffizienz ist der **Plasma-ACTH-Spiegel erniedrigt**, Haut und Schleimhäute sind **nicht hyperpigmentiert**. Da der Mineralokortikoidhaushalt unbeeinträchtigt ist, treten **weder Hypotonie noch Elektrolytstörungen** auf.

**? Laborbefunde und ACTH-Test bestätigen bei Ihrer Patientin den Verdacht auf eine primäre Nebenniereninsuffizienz. Welche Therapie leiten Sie ein?**

Es müssen die **fehlenden Gluko-** und **Mineralokortikoide substituiert** werden.

> **MERKE.** Patienten mit primärer Nebenniereninsuffizienz benötigen 20–30 mg Hydrokortison/d und unter Kontrolle der Elektrolyte und des Blutdrucks 0,1 mg Fludrokortison/d. Um den physiologischen Regelkreis nicht zu stören, werden 15–20 mg Hydrokortison morgens und 5–10 mg mittags substituiert.

**? Ein halbes Jahr nach der Erstdiagnose einer primären Nebenniereninsuffizienz wird die Patientin mit starker Übelkeit, Erbrechen, ausgeprägtem Flüssigkeitsmangel, Hypoglykämie, Hypotonie und Bewusstseinstrübung in die Notaufnahme eingeliefert. Ihr Ehemann berichtet, dass seine Frau seit letzter Woche an einem hochfieberhaften Harnwegsinfekt leide. Zu welcher Komplikation ist es gekommen und welche Maßnahmen ergreifen Sie?**

Kommt es bei Patienten mit Nebennierenrindeninsuffizienz zu **akuten Belastungen** wie Infektionen, Stress oder Operationen, reicht die substituierte Glukokortikoiddosis nicht aus. Es entwickelt sich eine lebensbedrohliche **akute Nebennierenrindeninsuffizienz**, die auch als **Addison-Krise** bezeichnet wird. Entscheidend ist die **sofortige Hydrokortison-** und **Flüssigkeitssubstitution**. Initial erhält der Patient **100 mg Hydrokortison** als Bolus, anschließend werden kontinuierlich 100–200 mg/d infundiert. Zum Volumenausgleich werden 0,9%-ige Kochsalzlösung und Glukoselösungen eingesetzt.

> **MERKE.** Typisch für die Addison-Krise ist eine Hyponatriämie trotz Dehydratation.

**? Was sind die häufigsten Ursachen der Addison-Krise?**

Auslöser eine Addison-Krise sind
- **abruptes Absetzen** einer langjährigen Steroidtherapie
- **akute Belastungen** bei chronischer Nebennierenrindeninsuffizienz mit unzureichender Anpassung der Glukokortikoiddosis
- ein Nebennierenrindeninfarkt bei Meningokokkensepsis, das sog. **Waterhouse-Friederichsen-Syndrom**
- Einblutungen in die Nebennierenrinde bei **Antikoagulanzientherapie**

### 8.4.4 Phäochromozytom

**? Ein 55-jähriger Patient klagt über anfallartiges Herzrasen und -stolpern, das häufig mit Kopfschmerzen und Schwitzen einhergeht. Während dieser Episoden sei sein Gesicht ganz blass und er sei sehr unruhig. Seine Frau habe in einer solchen Episode einmal seinen Blutdruck gemessen, der damals 230/130 mmHg betrug. Er habe in den letzten Monaten 4 kg Gewicht verloren. Bei der aktuellen Untersuchung messen Sie einen Blutdruck von 125/85 mmHg. Welche Verdachtsdiagnose stellen Sie?**

Paroxysmale Blutdruckkrisen mit Tachykardie, Palpitationen, Schwitzen, Unruhe und Gesichtsblässe sind hochverdächtig auf ein **Phäochromozytom**. Hierzu passt auch der **Gewichtsverlust**, da der Stoffwechsel durch die überschießende Katecholaminproduktion gesteigert ist.

> **MERKE.** Etwa die Hälfte aller Phäochromozytom-Patienten leidet unter paroxysmalen Blutdruckkrisen. Bei der anderen Hälfte manifestiert sich der Tumor durch eine persistierende, häufig therapieresistente arterielle Hypertonie.

**? Warum sollten Sie die Abdomenpalpation bei Ihrem Phäochromozytom-Patienten sehr vorsichtig durchführen?**

Die meisten Phäochromozytome sind im **Nebennierenmark** lokalisiert. Palpiert man diese Region, kann der Druck auf den Tumor zu einer **Katecholaminausschüttung** mit **Blutdruckkrise** führen.

## 8 Endokrinologie

**? Wie sichern Sie bei Ihrem Patienten den Verdacht auf ein Phäochromozytom im Labor?**

Die meisten Phäochromozytome produzieren **Noradrenalin** und/oder **Adrenalin**. Daher sollten zunächst die beiden Katecholamine und ihre Metabolite Metanephrin und Normetanephrin im **angesäuerten 24-Stunden-Urin** bestimmt werden. Erhöhte Werte sprechen für ein Phäochromozytom. Bei unsicheren Befunden kann die Diagnose mit dem **Clonidinhemmtest** bestätigt werden: Normalerweise wird die Katecholaminproduktion durch die zentrale Sympathikusblockade gehemmt und die Plasmakatecholaminkonzentration sinkt. Bei Patienten mit Phäochromozytom bleibt der Katecholaminabfall aus.

> **MERKE.** Vor der Katecholaminbestimmung müssen ggf. Clonidin, Reserpin, MAO-Hemmer und α-Methydopa abgesetzt werden.

**? Nennen Sie 4 Methoden, die heute in der Lokalisationsdiagnostik des Phäochromozytoms bevorzugt eingesetzt werden!**

Zur Lokalisationsdiagnostik eignen sich die **Sonografie**, die **MRT**, die **CT** und die **MIBG-Szintigrafie** (Meta-Jod-Benzyl-Guanidin-Szintigrafie).

**? Wie therapieren Sie ein adrenales Phäochromozytom?**

Therapie der Wahl ist die **operative Tumorentfernung**. Präoperativ müssen die Patienten unbedingt mit dem α-Blocker **Phenoxybenzamin** behandelt werden und ausreichend Flüssigkeit erhalten.

**? Warum ist die präoperative α-Blocker-Gabe und Flüssigkeitssubstitution bei einem Phäochromozytom so wichtig?**

Durch die Katecholamin-induzierte Vasokonstriktion haben die Patienten häufig einen **intravasalen Flüssigkeitsmangel**. Ohne die Prämedikation würde es bei den Patienten postoperativ durch den Wegfall der chronischen Vasokonstriktion zu einer **massiven gegenregulatorischen Vasodilatation** mit **ausgeprägtem Blutdruckabfall** kommen.

**? Warum dürfen Sie einem Patienten mit Phäochromozytom bei ausgeprägter Tachykardie nicht einfach einen β-Blocker verabreichen?**

Verabreicht man diesen Patienten β-Blocker, fällt die über den β-Rezeptor-vermittelte Vasodilatation weg und der **Blutdruck steigt dramatisch an**. Daher gilt: β-Blocker dürfen bei Phäochromozytom nur bei suffizienter α-Blockade verabreicht werden.

### 8.4.5 Adrenogenitales Syndrom (AGS)

**? Eine 18-jährige Patientin klagt, dass sie immer noch keine Menstruation habe und ihre Brust kaum wachse. Die Patientin ist mit 1,60 m kleinwüchsig, Ihnen fallen eine tiefe Stimme und eine vermehrte Behaarung über der Oberlippe auf. Die Mutter berichtet, dass ihre Tochter als Baby und Kleinkind deutlich größer als ihre Altersgenossen gewesen sei, bei der Geburt sei den Ärzten eine Klitorisvergrößerung aufgefallen. Die Axillar- und Pubesbehaarung habe bereits im 3. Lebensjahr eingesetzt. Wofür sprechen diese Befunde?**

Primäre Amenorrhö, Virilisierung, beschleunigtes Größenwachstum im Kindesalter und Kleinwuchs im Erwachsenenalter sind typische Symptome des **adrenogenitalen Syndroms**, kurz **AGS**.

> **MERKE.** Typisch für das AGS bei XX-Konstellation ist der Pseudohermaphroditismus femininus (= äußerlich männliches bei gonadal weiblichem Geschlecht).

**? Mit welchem Fachbegriff würden Sie den beobachteten Bartwuchs bei Ihrer 18-jährigen Patientin bezeichnen?**

Eine vermehrte Körperbehaarung an androgen abhängigen Körperpartien wie Oberlippe, Schamregion oder Brust bezeichnet man als **Hirsutismus**.

**? Was ist die häufigste Ursache des AGS?**

Bei Patienten mit AGS ist die **Kortisolsynthese gestört**, die häufigste Ursache ist der **21-Hydroxylasedefekt**. Als Folge der verminderten Kortisolsynthese wird in der Hypophyse **vermehrt ATCH** produziert, das in der Nebennierenrinde die Synthese von **Kortisolvorstufen** stimuliert. Durch den Enzymausfall stauen sich diese Hormonvorstufen an und werden über einen anderen Stoffwechselweg in **männliche Androgene** umgewandelt. Ist die 21-Hydroxylase komplett defekt, fällt auch die **Aldosteronsynthese** aus und die Patienten leiden zusätzlich an einem **Salzverlustsyndrom** mit Hyponatriämie und Hypotonie.

**? Erläutern Sie kurz, wieso Patienten mit AGS in der Kindheit deutlich größer sind als ihre Altersgenossen, als Erwachsene aber durch Kleinwuchs auffallen!**

Im Kindesalter ist das Körperwachstum durch den **Androgenüberschuss** beschleunigt, die Kinder sind deutlich größer als ihre Altersgenossen. Da die erhöhte Androgenkonzentration aber auch zu einem **frühzeitigen Verschluss der Epiphysenfugen** führt, sind die Patienten als Erwachsene kleinwüchsig.

**? Durch welche Symptome fallen Jungen mit AGS auf?**

Typisch sind die **Pseudopubertas praecox** und ein **sekundärer Hypogonadismus**. Durch die pathologisch gesteigerte Androgenproduktion setzt die Pubertät verfrüht ein, die Patienten entwickeln bereits im 3. Lebensjahr eine deutliche Achsel- und Schambehaarung. Da die zentrale Gonadotropinsekretion durch die erhöhten Androgenspiegel supprimiert wird, bleiben die Hoden jedoch unterentwickelt.

## 8.5 Diabetes mellitus

### 8.5.1 Ätiopathogenese, Diagnostik und Folgeerkrankungen

**? Ein 16-jähriger Patient klagt über Müdigkeit und Abgeschlagenheit. Er müsse ständig große Mengen Wasser lassen und trinke bis zu 8 l/d. Trotz Heißhungerattacken habe er 5 kg Gewicht verloren. Welche Verdachtsdiagnose stellen Sie und wie können Sie Ihren Verdacht sichern?**

Abgeschlagenheit, Polyurie, Polydipsie und Gewichtsverlust bei einem 16-jährigen Patienten sprechen für einen **Typ 1-Diabetes mellitus**. Zur Sicherung der Diagnose sollte der **Blutglukosespiegel** bestimmt werden. Ein Gelegenheitsblutzucker ≥ 200 mg/dl bei einem symptomatischen Patienten sichert die Diagnose.

**? Welche Werte bestimmen Sie zur Diagnosesicherung bei einem asymptomatischen Patienten mit Verdacht auf Diabetes mellitus?**

In diesem Fall sollte der **Blutglukosespiegel** nach einer **8-stündigen Nüchternperiode** bestimmt werden. Ergeben **2** voneinander unabhängige Messungen einen Wert **≥ 126 mg/dl**, ist die Diagnose gesichert. Bei widersprüchlichen Glukosewerten kann der **orale Glukosetoleranztest** Sicherheit bringen: Nach 10-stündiger Nüchternperiode wird der Nüchternblutzucker bestimmt. Anschließend trinkt der Patient eine Testlösung, die 75 g Glucose enthält. 2 Stunden nach der Glukosebelastung wird der Blutzucker erneut gemessen. Werte ≥ 200 mg/dl sprechen für einen Diabetes mellitus (siehe Tab. 8.9).

**? Beschreiben Sie die Pathogenese des Diabetes mellitus Typ 1!**

Bei den meisten Patienten entsteht der Diabetes mellitus Typ 1 durch eine **autoimmune Zerstörung des Pankreasgewebes**. Autoantikörper und zytotoxische T-Zellen induzieren eine Autoimmuninsulitis, die zu einem progredienten Untergang der Langerhans-Zellen führt. Im Plasma lassen sich **Autoantikörper** gegen Inselzellen, Insulin, Glutamat-Decarboxylase oder Tyrosinphosphatase nachweisen. Sind ≥ 80 % der Langerhans-Zellen zerstört, entwickelt sich ein **absoluter Insulinmangel**. Bei 20 % der Patienten ist die Familienanamnese positiv, die genetische Prädisposition korreliert mit den HLA-Markern DR3 und DR4.

**Tab. 8.9** Blutglukosebestimmung im venösen Plasma.

| | Nüchternblutzucker | oraler Glukosetoleranztest (2-Stundenwert) |
|---|---|---|
| **Normalbefund** | < 110 mg/dl | < 140 mg/dl |
| **pathologische Glukosetoleranz**[1] | 100–125 mg/dl | 140–199 mg/dl |
| **Diabetes mellitus** | ≥ 126 mg/dl | ≥ 200 mg/dl |

[1] Risikofaktor für Diabetes mellitus

**? Sie entdecken bei einem 66-jährigen Patienten mit stammbetonter Adipositas und bekannter arterieller Hypertonie in einer Routinelaboruntersuchung eine Hypertriglyzeridämie, eine Dyslipoproteinämie und einen Nüchternblutzucker von 175 mg/dl. Welche Diagnose stellen Sie?**

Die Laborbefunde, die Adipositas und die Hypertonie sind typisch für einen **Typ 2-Diabetes** im Rahmen eines **metabolischen Syndroms**.

> **MERKE.** Der Typ 2-Diabetes kann jahrelang unerkannt bleiben. Er wird häufig zufällig bei einer Routineuntersuchung entdeckt oder erst durch die diabetesspezifischen Folgeerkrankungen symptomatisch.

**? Erläutern Sie die Pathogenese des Diabetes mellitus Typ 2! Was ist der entscheidende Manifestationsfaktor und wie wirkt er sich aus?**

Der Typ 2-Diabetes ist eine polygen vererbte Erkrankung. Pathophysiologisch steht eine **Insulinresistenz** der insulinabhängigen Gewebe im Vordergrund, die dem Diabetes häufig um Jahre bis Jahrzehnte vorausgeht. Der entscheidende Manifestationsfaktor ist die **Adipositas**. Die ständige Überernährung steigert die Insulinsekretion, durch die **chronische Hyperinsulinämie** nehmen Sensibilität und Menge der Insulinrezeptoren ab und die insulinabhängigen Gewebe sprechen nur noch eingeschränkt auf das sezernierte Insulin an. Durch die Insulinresistenz kann die Blutglukose nicht verwertet werden, der **Blutglukosespiegel steigt** und der Körper schüttet reaktiv noch mehr Insulin aus. Die Hyperinsulinämie steigert das Hungergefühl und fördert die Adipositas. Der Diabetes wird manifest, wenn die Langerhans-Zellen den erhöhten Insulinbedarf nicht mehr kompensieren können. Im Endstadium der Erkrankung werden die **β-Zellen zerstört**, so dass sich ein **Insulinmangel** entwickelt.

## 8 Endokrinologie

> **MERKE.** Typisch für den „frühen" Typ 2-Diabetes ist die Hyperglykämie trotz Hyperinsulinämie. Erst im Verlauf der Erkrankung nimmt der Insulinspiegel ab.

**? Welche Untersuchungen müssen Sie bei Ihrem Patienten mit erstdiagnostiziertem Typ 2-Diabetes einleiten?**

Der Typ 2-Diabetes kann **jahrelang unerkannt** bleiben, so dass bei Diagnosestellung häufig bereits **diabetische Folgeschäden** aufgetreten sind. Daher sollten bei dem Patienten folgende Untersuchungen durchgeführt werden:
- Blutdruckmessung, Pulsstatus, Gefäßauskultation und EKG zur Erkennung einer **Makroangiopathie**
- Bestimmung der Kreatinin-Clearance und Test auf Mikroalbuminurie zur Abklärung einer **diabetischen Nephropathie**
- Untersuchung des Augenhintergrundes zur Abklärung einer **diabetischen Retinopathie**
- Reflexstatus und Prüfung des Vibrations- und Temperaturempfindens zur Abklärung einer **diabetischen Neuropathie**
- Fußinspektion zur Aufdeckung eines **diabetischen Fußsyndroms**

> **MERKE.** Lebensqualität und Prognose des Diabetikers werden v. a. durch die diabetischen Folgeerkrankungen bestimmt.

**? Welche Folgeerkrankungen des Diabetes mellitus kennen Sie und wodurch entstehen diese?**

Die diabetischen Folgeerkrankungen entwickeln sich auf dem Boden **makro-** und **mikroangiopathischer Veränderungen**. Folgen der Makroangiopathie sind KHK, pAVK und zerebrale Durchblutungsstörungen mit TIA und Apoplex. Die diabetesspezifische Mikroangiopathie führt zu diabetischer Nephropathie, diabetischer Retinopathie, diabetischer Neuropathie und zur „Small Vessel Disease" der kleinen Koronargefäße.

> **MERKE.** Die meisten Diabetiker (65 %) versterben an den Folgen der Makroangiopathie (v. a. KHK mit Herzinfarkt). Anders als die Mikroangiopathie ist sie nicht diabetesspezifisch und liegt bei Typ 2-Diabetes häufig bereits bei Diagnosestellung vor, da die Patienten mit dem metabolischen Syndrom mehrere atherosklerotische Risikofaktoren aufweisen. Bei Patienten mit Typ 1 Diabetes tritt die Makroangiopathie selten vor dem 40. Lebensjahr auf.

**? Bei genauer Nachfrage berichtet Ihr Patient mit Typ 2-Diabetes, dass er seit einiger Zeit ein unangenehmes Kribbeln und Brennen an beiden Unterschenkeln und Füße bemerke. Bei der klinischen Untersuchung ist der Achillessehnenreflex beidseits abgeschwächt. Welche Diagnose stellen Sie?**

Parästhesien an Unterschenkeln und Füßen und ein beidseits abgeschwächter Achillessehnenreflex sprechen für eine **diabetische Polyneuropathie**.

**? Was ist das typische Frühzeichen der diabetischen Polyneuropathie? Wie können Sie es klinisch nachweisen?**

Das früheste Zeichen ist ein **vermindertes Vibrationsempfinden** im **Stimmgabelversuch**.

**? Beschreiben Sie die 4 Manifestationsformen der diabetischen Neuropathie!**

Am häufigsten ist die **periphere sensomotorische Neuropathie** mit symmetrischen, „strumpfförmigen" Par- und Dysästhesien an den distalen Unterschenkeln und Füßen, abgeschwächtem oder fehlendem Achillessehnenreflex und vermindertem Temperatur-, Schmerz- und Vibrationsempfinden. Motorische Lähmungen treten erst im Spätstadium hinzu.
Seltenere Manifestationsformen sind:
- die **diabetische Schwerpunktneuropathie** mit asymmetrischer, proximal betonter Neuropathie der Hüft und Oberschenkelmuskulatur,
- die **diabetische Neuropathie der Hirnnerven** und
- die **autonome Neuropathie** mit Schädigung sympathischer und parasympathischer Nervenfasern.

> **INFOBOX. Diabetische Neuropathie**
> - **periphere sensomotorische Neuropathie** (am häufigsten): symmetrische Par- und Dysästhesien an distalen Unterschenkeln und Füßen (seltener Unterarm und Hand), Achillessehnenreflex ↓, Thermosensibilität ↓, Schmerz- und Vibrationsempfinden ↓, Lähmungen (spät)
> - **autonome Neuropathie**:
>   - **Herz-Kreislauf-System**: stumme Myokardischämien, Herzfrequenzvariabilität ↓, Ruhetachykardie, orthostatische Hypotonie
>   - **Gastrointestinaltrakt**: Ösophagusmotilitätsstörungen, Gastroparese, Diarrhö und Obstipation
>   - **Urogenitaltrakt**: Blasenatonie, erektile Dysfunktion
>   - **Thermoregulation**: Schweißproduktion ↓, Vasodilatation
>   - **Augen**: gestörte Pupillenreflexe (verlangsamte Mydriasis)
>   - **neuroendokrines System**: Katecholaminausschüttung ↓ bei Orthostase und Belastung, fehlende Gegenregulation bei Hypoglykämie
> - **diabetische Schwerpunktneuropathie:** asymmetrische, proximal betonte Neuropathie der Hüft- und Oberschenkelmuskulatur
> - **diabetische Neuropathie der Hirnnerven**: Fazialisparese und Augenmuskelparesen

## 8.5 Diabetes mellitus

> **MERKE.** 50% der Diabetiker entwickeln nach 10 Krankheitsjahren eine diabetische Neuropathie!

**? Über welche Gefahr müssen Sie Ihren Patienten mit Typ 2-Diabetes und sensomotorischer Polyneuropathie aufklären?**

Häufig ist das **Schmerzempfinden vermindert**. Falsche Fußpflege, enges Schuhwerk oder leichte Traumata führen zu unerkannten Verletzungen, die sich entzünden können und schlecht verheilen. Typisch für den sog. **neuropathischen Fuß** sind schmerzlose, chronische Ulzera an druckbelasteten Stellen, die auch als **Malum perforans** bezeichnet werden (Abb. 8.7). Daher muss jeder Diabetiker auf eine **sorgfältige Fußhygiene** achten und sich regelmäßig in einer diabetischen Fußambulanz vorstellen.

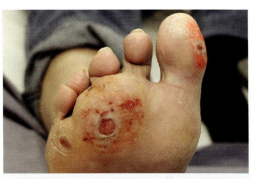

Abb. 8.7 **Diabetisches Fußsyndrom mit chronischen neuropathisch bedingten Ulzera (Malum perforans)** (aus Baenkler, H.-W., Goldschmidt, H., Hahn, J.-M. et al.: Kurzlehrbuch Innere Medizin, 3. Auflage, Georg Thieme Verlag, 2015).

**? Welche 3 Pathomechanismen sind an der Entstehung des diabetischen Fußsyndroms beteiligt?**

Die diabetischen Fußkomplikationen entstehen durch das Zusammenspiel von **diabetischer Neuropathie** mit verminderter Schmerzempfindlichkeit, **diabetischer Angiopathie** mit gestörter Durchblutung und Wundheilungsstörungen und **erhöhter Infektanfälligkeit** (siehe Tab. 8.10).

**? Ein 44-jähriger Patient, der seit 15 Jahren an einem Typ 1-Diabetes leidet, klagt über einen plötzlichen Sehverlust am linken Auge. Kurz vor dem Sehverlust habe er plötzlich Lichtblitze und einen Schwarm schwarzer Flocken wahrgenommen. Welche Komplikation ist hier aufgetreten?**

Die Symptome sind typisch für eine **akute Netzhautablösung** mit **Glaskörperblutung**, die bei Diabetikern häufig als Folge einer nicht behandelten **proliferierenden diabetischen Retinopathie** entsteht.

> **MERKE.** Die diabetische Retinopathie ist häufigste Erblindungsursache in der westlichen Welt.

Tab. 8.10 Diabetisches Fußsyndrom: Differenzierung zwischen arteriellen, diabetischen und kombinierten Ulzera.

| | ischämischer Fuß | neuropathischer Fuß | neuropathisch-ischämischer Fuß |
|---|---|---|---|
| **Ätiologie** | Durchblutungsstörung bei pAVK | gestörter Sensibilität bei Polyneuropathie | pAVK und Polyneuropathie |
| **Inspektion** | kühler, blasser Fuß, evtl. zyanotisch | warmer Fuß | kühler, blasser Fuß, evtl. zyanotisch |
| | schmerzhafte Nekrosen und Ulzera | schmerzlose Nekrosen und Ulzera | schmerzlose Nekrosen und Ulzera |
| | druckbelastete Stellen (Fußsohle, Ferse) | druckbelastete Stellen (Fußsohle, Ferse) | |
| **angiologische und neurologische Untersuchung** | Knöchel-Arm-Index < 0,9 | Knöchel-Arm-Index normal (Ausnahme: Mediasklerose ↑) | Knöchel-Arm-Index < 0,9 |
| | Vibrations- und Berührungsempfinden normal | Vibrations- und Berührungsempfinden ↓ | Vibrations- und Berührungsempfinden ↓ |
| | transkutaner $O_2$ ↓ | transkutaner $O_2$ normal | transkutaner $O_2$ ↓ |
| | Fußpulse eingeschränkt bzw. nicht tastbar | Fußpulse gut tastbar | Fußpulse eingeschränkt bzw. nicht tastbar |

# 8 Endokrinologie

**? Wie kommt es bei proliferierender diabetischer Retinopathie zu Glaskörperblutungen und Netzhautablösung?**

Die diabetische Mikroangiopathie bedingt eine **Netzhautischämie**. Der Organismus reagiert auf die retinale Hypoxie mit **Neovaskularisationen** (Abb. 8.8). Die neu gebildeten, mechanisch instabilen Gefäße wachsen von der Papille aus in den Glaskörper ein. Durch **rezidivierende Glaskörperblutungen** schrumpft das perivaskuläre Bindegewebe und **zieht an der Netzhaut**.

**? Hätte die Netzhautablösung bei dem Patienten mit proliferierender Retinopathie vermieden werden können?**

**Ja**. Die diabetische Retinopathie kann **frühzeitig** durch regelmäßige Untersuchungen des Augenhintergrunds diagnostiziert werden. Glaskörperblutungen und Netzhautablösung können durch eine **rechtzeitige panretinale Laserkoagulation** vermieden werden.

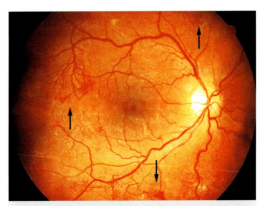

**Abb. 8.8 Proliferative diabetische Retinopathie.** Sichtbar sind die präretinalen Neovaskularisationen (Pfeile) (aus Lang, G. K., Esser, J., Gareis, O. et al.: Augenheilkunde, 5. Auflage, Georg Thieme Verlag, 2014).

**? Kennen Sie Ursachen für einen sekundären Diabetes mellitus?**

Sekundär kann ein Diabetes mellitus im Rahmen anderer endokriner Erkrankungen wie z. B. **Hyperkortisolismus**, **Phäochromozytom**, **Akromegalie** und **Hyperthyreose** oder durch **Zerstörung des Pankreasgewebes** bei Infektionen, Traumata oder chronischer Pankreatitis entstehen.

## 8.5.2 Therapie

**? Welche Ziele verfolgt die Diabetestherapie?**

Das therapeutische Ziel ist eine **optimale Blutzuckereinstellung**, um diabetische Folgeschäden zu vermeiden. Angestrebt werden Nüchternblutzuckerwerte zwischen 90 und 120 mg/dl, postprandiale Blutzuckerspiegel < 160 mg/dl und ein $Hb_{A1c}$ < 6,5 %.

**? Zurück zu Ihrem 16-jährigen Patienten mit Erstmanifestation eines juvenilen Typ 1-Diabetes. Welche Therapie leiten Sie ein und welche Voraussetzungen müssen Sie hierfür schaffen?**

Da bei einem Typ 1-Diabetes ein absoluter Insulinmangel vorliegt, ist eine **Insulinsubstitution** notwendig. Heute wird das Konzept der **intensivierten Insulintherapie** favorisiert, die den physiologischen Insulinspiegel durch ein **Basis-Bolus-Konzept** nachahmt. Der **basale Insulinspiegel** wird durch 1–2-mal tägliche Injektion eines langwirksamen Verzögerungsinsulin aufrecht erhalten, dessen Dosis individuell festgelegt wird. Zu den Mahlzeiten spritzt sich der Patient ein kurzwirksames Insulin als **Bolus**. Die Dosierung des Bolus muss vom Patienten selbstständig an seinen aktuellen Blutzuckerspiegel und den berechneten Energiegehalt der Nahrung angepasst werden. Entscheidend für eine gute Stoffwechseleinstellung ist eine **gute Schulung**, die den Patienten über die Notwendigkeit der regelmäßigen Insulinsubstitution, die Bedeutung und die Durchführung eigenständiger Blutzuckerkontrollen und die Berechnung der mahlzeitenadaptierten Bolusinjektionen aufklärt (siehe Tab. 8.11).

> **MERKE.** Die intensivierte Insulintherapie ermöglicht dem Patienten eine hohe Flexibilität in Bezug auf die Ernährung und die Essenszeiten.

**? Wie kann der Patient den Energiegehalt seiner Nahrung und die notwendige Insulindosis berechnen?**

Hierfür wurde der Begriff der **Broteinheit**, kurz **BE** eingeführt. Eine Broteinheit entspricht derjenigen Menge eines Nahrungsmittels, die **12 g Kohlenhydrate** enthält. Die Broteinheit ermöglicht es, Nahrungsmittel mit gleichem Kohlenhydratanteil gegeneinander auszutauschen. Zu Therapiebeginn erleichtern Austauschtabellen das Zusammenstellen der Mahlzeiten. Für die Berechnung der notwendigen Insulinmenge addiert der Patient seine Broteinheiten pro Mahlzeit und multipliziert sie mit dem sog. BE-Faktor. Der BE-Faktor definiert die Insulinmenge, die der Patient benötigt, um 1 Broteinheit ohne Blutzuckeranstieg abzubauen. Da dieser Wert interindividuell sehr unterschiedlich ist, wird er zur Beginn der Therapie vom behandelnden Arzt festgelegt.

> **MERKE.** Der Insulinbedarf pro Broteinheit schwankt im Tagesverlauf. Morgens benötigt der Körper für die Verstoffwechselung von 1 Broteinheit 2 IE Insulin, mittags nur 1 IE und abends etwa 1,5 IE. Bei Blutzuckerwerten bis 300 mg/dl senkt 1 IE Insulin den Blutzuckerspiegel um etwa 30 mg/dl. Gesunde benötigen etwa 40 IE Insulin/d.

## 8.5 Diabetes mellitus

**Tab. 8.11** Kurzwirksame und Verzögerungsinsuline.

| | Präparate | Wirkbeginn nach… | Wirkmaximum nach… | Wirkdauer |
|---|---|---|---|---|
| **kurzwirksame Insuline** | | | | |
| schneller Wirkeintritt und kurze Wirkdauer → kein Spritz-Ess-Abstand (präprandiale Bolus-Substitution) | Insulinanaloga (z. B. Insulin Lispro, Insulin Aspart, Glulisin-Insulin) | 15 min | 60 min | 2–3 h |
| | Normalinsulin | 15–30 min | ca. 2 h | 5–8 h |
| **Verzögerungsinsuline** | | | | |
| langsamer Wirkeintritt und lange Wirkdauer → Basalbedarf | Intermediärinsuline | 45–90 min | 4–10 h | 10–20 h |
| | Langzeitinsuline (Zinksuspension) | 2–4 h | 7–20 h | 28–36 h |
| | langwirksame Insulinanaloga (Insulin Glargin) | 2–4 h | 4–20 h | > 24 h |

**?** Ihr Patient fragt Sie nach den wichtigsten Nebenwirkungen der Insulintherapie. Was antworten Sie ihm?

Die häufigsten Nebenwirkungen der Insulintherapie sind **Hypoglykämien**, eine **Gewichtszunahme** durch anabole Insulineffekte und eine **Lipodystrophie** an der Injektionsstelle.

> **MERKE.** Um eine Lipodystrophie zu vermeiden, sollte die Injektionsstelle regelmäßig gewechselt werden.

**?** Ein junger Typ 1-Diabetiker wird in die Notaufnahme eingeliefert. Er zittert stark, schwitzt, ist tachykard und fühlt sich benommen. Seine Mutter berichtet, dass ihr Sohn in der letzten Nacht mit Freunden gefeiert habe. Er sei am Morgen mit einer starken Alkoholfahne nach Hause gekommen. An welche Diagnose müssen Sie denken, wie sichern Sie Ihren Verdacht und wie reagieren Sie?

Die Symptome sprechen für eine **Hypoglykämie**. Sie tritt häufig bei **starkem Alkoholgenuss** auf, da Alkohol die hepatische Glukoneogenese hemmt und den **Insulinbedarf senkt**. Die Diagnose kann einfach mithilfe eines **Blutzuckerteststreifens** gesichert werden. Blutzuckerwerte **< 50 mg/dl** sprechen für eine Hypoglykämie. Die wichtigste therapeutische Maßnahme ist die **Gabe schnell resorbierbarer Kohlenhydrate**, z. B. in Form von Traubenzucker. Verliert der Patient das Bewusstsein, muss **Glukose infundiert** werden.

**?** Welche Zustände können den Insulinbedarf erhöhen bzw. erniedrigen? Welche Gefahren bestehen?

Ein **erhöhter Insulinbedarf** besteht
- bei **Medikation** mit β-Rezeptoragonisten, Kortikoiden, L-Thyroxin und Östrogenen
- bei **Insulinresistenz** aufgrund von Adipositas, Infektionen, Stress, Traumata oder Ketoazidose.

Wird die Insulindosierung in diesen Situationen nicht erhöht, entwickeln die Patienten eine **Hyperglykämie**.
Auslöser eines **verminderten Insulinbedarfs** sind
- vermehrte körperliche Bewegung
- Alkoholgenuss
- gleichzeitige Gabe von β-Blockern, MAO-Hemmern oder Salizylaten

Bei unveränderter Insulindosierung besteht die Gefahr einer **Hypoglykämie** (siehe Tab. 8.12).

**?** Welche nicht-medikamentösen Maßnahmen leiten Sie bei Ihrem 66-jährigen Typ 2-Diabetiker mit metabolischem Syndrom ein?

Die entscheidenden Therapiemaßnahmen sind **Gewichtsreduktion** und **körperliche Betätigung**. Beide Maßnahmen senken den Insulinbedarf und die gesteigerte Insulinsekretion. Nur so kann der Teufelskreis zwischen Übergewicht und zunehmender Insulinresistenz durchbrochen werden. Der Patient muss sehr genau über seine Erkrankung und ihre schweren Folgeschäden aufgeklärt werden, damit er die nötige Compliance entwickelt, seinen Lebensstil zu ändern. Wichtig ist daher eine **gute Patientenschulung**!

> **MERKE.** Gelingt die Gewichtsnormalisierung, ist eine medikamentöse Blutzuckersenkung häufig nicht mehr erforderlich. Leider wird dieses Ziel aber nur von sehr wenigen Typ 2-Diabetikern erreicht!

**?** Ab wann sollten Sie Ihren 66-jährigen, adipösen Typ 2-Diabetiker medikamentös behandeln? Welches Medikament ist hier besonders geeignet?

Die medikamentöse Therapie wird heute **zeitnah mit** oder **kurz nach** Beginn der Gewichtsreduktion und der Steigerung der körperlichen Betätigung begonnen. Medikament der 1. Wahl – insbesondere bei übergewichtigen Diabetikern – ist **Metformin**. Metformin **senkt den Blutzuckerspiegel** und die **Insulinresistenz**, ohne den Insulinspiegel zu steigern. Hierdurch werden Hypoglykämien und die damit verbundene Gewichtszunahme vermieden.

# 8 Endokrinologie

**Tab. 8.12** Formen der Insulintherapie.

| Insulintherapie | Prinzip | Bewertung |
| --- | --- | --- |
| konventionelle Insulintherapie | **starres Injektionsschema** mit einer **Kombination** aus **Intermediärinsulin** und **Normalinsulin** (Verhältnis Normalinsulin : Verzögerungsinsulin 40 : 60 oder 50 : 50) 2/3 der Dosis vor dem Frühstück, 1/3 der Dosis vor dem Abendessen | **Vorteil**: einfache Durchführung **Nachteile**: mäßige Stoffwechseleinstellung, rigide Lebensführung (starres Mahlzeitenregime) **Indikation**: schlechte Compliance, ältere und unselbständige Patienten |
| intensivierte Insulintherapie | Nachahmung des physiologischen Insulinspiegels durch **Basis-Bolus-Konzept:**<br>• **basaler Insulinspiegel:** z. B. 2 × tägliche Injektion eines Intermediärinsulins (Dosis wird individuell festgelegt)<br>• **mahlzeitenbezogener Insulinbedarf:** Bolusinjektion eines kurzwirksamen Insulins (Dosis an aktuellen Blutzuckerspiegel und Energiegehalt der Nahrung angepasst) | **Vorteile**: höhere Flexibilität in Bezug auf Ernährung und Essenszeiten, gute Stoffwechseleinstellung **Voraussetzung**: Patientenschulung und gute Compliance **Indikation**: Therapie der 1. Wahl |
| Insulinpumpentherapie | Simulierung der physiologischen Insulinzeitwirkkurve über externe Insulinpumpe<br>• **basaler Insulinspiegel:** kontinuierliche Injektion einer basalen Normalinsulinmenge (für jede Stunde getrennt programmierbar)<br>• **mahlzeitenbezogener Insulinbedarf:** Bolusinjektion von Normalinsulin (Dosis an aktuellen Blutzuckerspiegel und Energiegehalt der Nahrung angepasst) | **Vorteile**: s. intensivierte Insulintherapie **Indikation**: schlecht einstellbarer Diabetes während der Schwangerschaft, häufige Hypoglykämien, stark schwankende Blutzuckerwerte, geplante Schwangerschaft bei Typ 1-Diabetikerinnnen |

**MERKE.** Neuere Studien haben gezeigt, dass der frühe Einsatz von Metformin die Therapiechancen deutlich erhöht. Je früher die Substanz eingesetzt wird, umso besser und länger wirkt sie. Daher wird Metformin heute zusammen oder zeitnah mit den nicht-medikamentösen Basismaßnahmen begonnen!

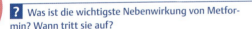 Was ist die wichtigste Nebenwirkung von Metformin? Wann tritt sie auf?

Die wichtigste und gefährlichste Nebenwirkung ist die **Laktazidose**. Metformin blockiert die Atmungskette und hemmt die ATP-Synthese. Hierdurch wird der anaerobe Stoffwechsel gesteigert und Laktat fällt vermehrt an. Insgesamt ist ein Laktazidose sehr selten und tritt praktisch nur **bei Missachtung der Kontraindikationen** auf.

 Welche Kontraindikationen müssen Sie beim Einsatz von Metformin beachten?

Metformin ist bei **Hypoxie-fördernden Zuständen** kontraindiziert. Hierzu gehören z. B. Leber- und Niereninsuffizienz, respiratorische und kardiale Insuffizienz, strenges Fasten, Alkoholismus, Kontrastmittelbelastungen und Operationen.

 4 Monate nach Beginn der Metformintherapie stellt sich der Patient erneut bei Ihnen vor. Mit welchem Wert können Sie seine Stoffwechseleinstellung in den letzten 2 Monaten überprüfen?

Hier hilft der **$Hb_{A1c}$-Wert**. $Hb_{A1c}$ ist ein glykolisiertes Hämoglobin, das durch Anlagerung der Blutglucose an das Hämoglobin in den Erythrozyten entsteht. Erythrozyten überleben etwa 2 Monate. Die $Hb_{A1c}$-Konzentration spiegelt daher die Blutzuckereinstellung in den letzten 2 Monaten wider.

**MERKE.** Für eine gute Stoffwechseleinstellung spricht ein $Hb_{A1c}$-Anteil am Gesamthämoglobin < 6,5 %!

 4 Monate nach Beginn der Metforminmonotherapie liegt der $Hb_{A1c}$-Wert bei 7,2 %. Wie reagieren Sie?

Liegt der $Hb_{A1c}$-Wert nach einer 3–6-monatiger Metforminmonotherapie ≥ 6,5 % muss die **Therapie eskaliert** werden. Bei einem $Hb_{A1c}$-Wert < 7,5 % sollte Metformin mit einem zweiten oralen Antidiabetikum kombiniert werden. In Frage kommen
- **Sulfonylharnstoffe** und **Sulfonylharnstoffanaloga** (Glinide)
- **SGLT2-Hemmer** (Sodium dependent Glucose Transporter; **Gliflozine**)
- **α-Glukosidasehemmer** (z. B. Acarbose und Miglitol)

- **DPP-4-Inhibitoren** (Dipeptidylpeptidase 4, auch Gliptine) und **GLP-1-Analoga** (Glucagon-like Peptid 1, auch Inkretin-Analoga oder Inkretin-Mimetika)

### ❓ Wann müssen Sie bei einem Typ 2-Diabetiker Insulin einsetzen?

Insulin wird eingesetzt, wenn der $Hb_{A1c}$-Wert durch eine adäquate Basistherapie und die kombinierte Gabe von 2 oralen Antidiabetika **nicht < 6,5 %** gesenkt werden kann oder wenn sich durch die Erschöpfung der β-Zellen ein **sekundärer Insulinmangel** entwickelt.

### ❓ Wie können Sie ein Sekundärversagen der medikamentösen Diabetestherapie im Labor nachweisen?

Eine Insulinbedürftigkeit kann durch die **Konzentration des C-Peptids** nachgewiesen werden. C-Peptid ist ein Abspaltprodukt des Proinsulins, das in äquimolarer Konzentration mit Insulin sezerniert wird. Seine Konzentration erlaubt also eine genaue Aussage über die Insulinsekretion aus den β-Zellen. Gemessen wird die **Relation zwischen C-Peptidkonzentration und Nüchternblutzucker**, Werte < 11,7 sprechen für einen externen Insulinbedarf.

### ❓ Was müssen Sie beachten, wenn die Nierenfunktion eines Patienten, der mit oralen Antidiabetika behandelt wird, eingeschränkt ist?

**Sulfonylharnstoffe** akkumulieren bei Niereninsuffizienz und können schwierig therapierbare Hypoglykämien auslösen. Auch **Glitazone** und **Metformin** sind bei Niereninsuffizienz kontraindiziert.

### ❓ Wie therapieren Sie einen Diabetes mellitus in der Schwangerschaft?

Schwangere mit Diabetes mellitus erhalten eine **Insulintherapie** (siehe Tab. 8.13).

**Tab. 8.13** Orale Antidiabetika: Wirkmechanismen, Nebenwirkungen und Indikationen.

| | Wirkmechanismus | Nebenwirkungen | Indikation |
|---|---|---|---|
| **Metformin** | Insulinresistenz ↓ durch<br>• intestinale Glukoseresorption ↓<br>• hepatische Glukoneogenese ↓<br>• muskuläre Glukoseaufnahme ↑ | Laktazidose (v. a. bei Missachtung der Kontraindikationen), gastrointestinale Störungen | Mittel der 1. Wahl (v. a. bei übergewichtigen Typ 2-Diabetikern)<br>**Vorteile**: keine Gewichtszunahme, keine Hypoglykämien |
| **Sulfonylharnstoffe** | Insulinsekretion der β-Zellen ↑ | Hypoglykämie (!), Gewichtszunahme (!), Allergien, Blutbildveränderungen | bei Kontraindikationen oder Unverträglichkeit gegen Metformin Zweifachkombination (**Voraussetzung**: erhaltene β-Zellfunktion) |
| **α-Glukosidasehemmer (Acarbose)** | intestinale Glukoseresorption und postprandialer Blutzuckeranstieg ↓ | Völlegefühl, Meteorismus, Blähungen | ab Zweifachkombination |
| **SGLT-2-Hemmer** | Renale Glukose-Reabsorption wird gesenkt | Harnwegsinfektionen | nicht mehr zugelassen in Deutschland |
| **Glinide (Sulfonylharnstoff-Analoga)** | kurzfristig Stimulation der postprandialen Insulinsekretion<br>**Beachte**: rasche Wirkung → Gabe zu den Mahlzeiten | s. Sulfonylharnstoffe | ab Zweifachkombination (Kombination mit Metformin) |
| **Inkretinmimetika** | Nachahmung körpereigener Inkretine wie GLP-1 → glukoseabhängige Insulinsekretion ↑ | Hypoglykämien, Kopfschmerzen, Übelkeit | ab Zweifachkombination (Kombination mit Metformin und Sulfonylharnstoffen) |
| **DPP-4 Inhibitoren** | Hemmung des Inkretinabbaus | Übelkeit, Erbrechen, Ödeme | ab Zweifachkombination (Kombination mit Metformin und Glitazonen) |

## 8.5.3 Diabetisches Koma (hyperglykämes Koma)

**?** In die Notaufnahme wird eine junge, exsikkierte Diabetikerin mit Bewusstseinstrübung und Kussmaulatmung eingeliefert. Ihr Atem riecht nach Azeton. Sie ist hypoton und tachykard, der Blutzucker liegt bei 370 mg/dl. Die Mutter berichtet, dass ihre Tochter seit einigen Tagen an einer fieberhaften Harnwegsinfektion leide. Welche Verdachtsdiagnose haben Sie und wie können Sie sich diese erklären?

Exsikkose, Bewusstseinstrübung, Azidoseatmung, Hyperglykämie und eine beginnende Schocksymptomatik bei einer jungen Diabetikerin sind typisch für die **diabetische Ketoazidose**. Durch die **fieberhafte Harnwegsinfektion** ist der **Insulinbedarf erhöht**. Wird in dieser Situation nicht ausreichend Insulin substituiert, kann sich eine **akute Stoffwechselentgleisung** entwickeln.

**?** Warum ist das ketoazidotische Koma typisch für den Typ 1-Diabetes?

Das ketoazidotische Koma entwickelt sich praktisch nur bei Patienten mit **absolutem Insulinmangel**: Der Insulinmangel aktiviert die Lipolyse und die insulinabhängige Umwandlung von Fettsäuren in Triglyzeride ist gehemmt. Stattdessen werden sie zu **Ketonkörpern** oxidiert, was zu einer **metabolischen Azidose** führt.

**?** Mit welchem Testverfahren können Sie Ketonkörper ganz einfach nachweisen?

Ketonkörper lassen sich schnell und sicher mit dem **Streifentest im Urin** nachweisen.

**?** Nennen Sie die 4 entscheidenden Therapiesäulen in der Behandlung des ketoazidotischen Komas!

Die entscheidenden Maßnahmen sind
- **Flüssigkeitssubstitution** mit 1 Liter 0,9%-ige Kochsalzlösung/h
- **langsame Blutzuckersenkung** von maximal 100 mg/dl/h mit einer initialen Bolusgabe von 10 IE Normalinsulin und anschließender i.v.-Dauerinfusion mit 5 IE Normalinsulin/h
- **Kaliumsubstitution** in Abhängigkeit von den Serum-Kaliumwerten
- **Azidosekorrektur** mit Bikarbonat, wenn der pH-Wert trotz Insulingabe < 7,1 liegt

**?** Welchen Laborwert müssen Sie neben der Glukosekonzentration während der Insulinzufuhr bei einem Coma diabeticum unbedingt im Auge behalten?

Während der Insulinzufuhr muss unbedingt auf die **Kaliumkonzentration** geachtet werden, da **Insulin den Kaliumspiegel senkt**. Trotz ausgeprägter renaler Kaliumverluste ist die extrazelluläre Kaliumkonzentration bei den meisten Patienten **normal oder erhöht**, da Kalium durch den Insulinmangel und die begleitende Azidose nicht in die Zellen transportiert werden kann. Die extrazelluläre Hyperkaliämie kann über das ausgeprägte intrazelluläre Defizit hinwegtäuschen. Unter der **Insulintherapie** wird das extrazelluläre Kalium **in die Zellen verschoben**, so dass sich fast regelmäßig eine **Hypokaliämie** entwickelt, die entsprechend ausgeglichen werden muss. Selten ist der Kaliumspiegel schon vor der Insulinsubstitution erniedrigt. In diesen Fällen muss **vor der Insulingabe** unbedingt **Kalium substituiert** werden, da sich ansonsten eine bedrohliche Hypokaliämie entwickeln kann.

**?** Welche Form des diabetischen Komas wird bei Typ 2-Diabetikern beobachtet? Wie unterscheidet es sich von einem ketoazidotischen Koma?

Patienten mit Typ 2-Diabetes entwickeln typischerweise ein **hyperosmolares Koma** mit ausgeprägter Hyperglykämie, Polyurie und starkem Volumenmangel. Das noch vorhandene endogene Insulin verhindert die für die Ketoazidose entscheidende Lipolyse und Ketose (siehe Tab. 8.14).

> **MERKE.** Der Blutzuckerspiegel beim hyperosmolaren Koma liegt häufig > 800 mg/dl! Therapeutisch stehen die Flüssigkeitssubstitution und eine langsame Blutzuckersenkung durch Insulin im Vordergrund.

## 8.6 Hyperurikämie und Gicht

**?** Ein 68-jähriger, adipöser Patient stellt sich mit folgendem Befund (siehe Abb. 8.9) am Fuß bei Ihnen vor. Über welche Symptome klagt er vermutlich außerdem?

Typisch für den akuten Gichtanfall ist eine äußerst **schmerzhafte Monarthritis**, die bei der Hälfte der Patienten das **Großzehengrundgelenk** betrifft und mit **Fieber** einhergeht. Die Schmerzen sind häufig so stark, dass die Patienten nicht einmal die leichteste Berührung ertragen. Das betroffene Gelenk ist deutlich **geschwollen**, **überwärmt** und **gerötet**.

**?** Wodurch wird ein akuter Gichtanfall ausgelöst?

Der Auslöser ist ein **plötzlicher Anstieg des Harnsäurespiegels** oder eine **Änderung der Löslichkeitsschwelle** für Harnsäure in der Synovia. **Harnsäurekristalle fallen aus** und werden von neutrophilen Granulozyten phagozytiert. Die Leukozyten gehen bei der Phagozytose zugrunde und setzen Entzündungsmediatoren frei, die zu einer **akuten Synovialitis** führen.

## 8.6 Hyperurikämie und Gicht

Tab. 8.14 Differenzierung des Diabetes mellitus Typ 1 und 2.

|  | Diabetes mellitus Typ 1 | Diabetes mellitus Typ 2 |
|---|---|---|
| Pathophysiologie | autoimmune Langerhanszell-Zerstörung mit absolutem Insulinmangel | Insulinresistenz mit relativem Insulinmangel |
| Genetik | eineiige Zwillinge: 30–50 % | eineiige Zwillinge: 100 % |
| Manifestationsfaktoren | Virusinfekte | Adipositas |
| Alter bei Erstmanifestation | < 40 Jahre (meistens 15.-25. LJ) | > 40 Jahre |
| Physiognomie | schlanke Patienten | adipöse Patienten |
| Klinik | Erstmanifestation durch Hyperglykämie (Polyurie, Polydipsie, Gewichtsverlust) | Erstmanifestation häufig durch chronische Folgeerkrankungen (Makround Mikroangiopathie) oder begleitendes metabolisches Syndrom |
| Insulin und C-Peptid | fehlend | anfangs ↑, später ↓ |
| Therapie | Insulinsubstitution | Diät, Bewegung, orale Antidiabetika bei Erschöpfung der endogenen Insulinreserve: Insulin |
| Komaform | ketoazidotisches Koma | hyperosmolares Koma |

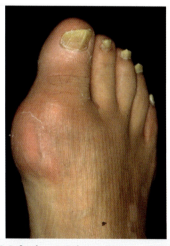

**Abb. 8.9 Befund am Fuß des Patienten** (aus Füeßl, H. S., Middeke, M.: Duale Reihe Anamnese und Klinische Untersuchung, 5. Auflage, Georg Thieme Verlag, 2014).

**MERKE.** Von einer Hyperurikämie spricht man bei einer Serumharnsäure > 6,4 mg/dl. Als Gicht wird die symptomatische Hyperurikämie mit Ablagerung von Uratkristallen in Gelenken und anderen Geweben bezeichnet.

**? Welche Ursachen für eine sekundäre Hyperurikämie kennen Sie?**

Eine sekundäre Hyperurikämie entsteht
- durch **vermehrte Harnsäurebildung** bei hämolytischer Anämie und erhöhtem Zellturnover bei Leukämie, Tumoren sowie unter Chemo- und Strahlentherapie oder
- durch **verminderte Harnsäureausscheidung** bei Nierenerkrankungen, Einnahme bestimmter Medikamente wie Thiazide und Ciclosporin A sowie bei azidotischer Stoffwechsellage, z. B. bei strenger Fastenkur.

**? Wie therapieren Sie Ihren Patienten mit akutem Gichtanfall?**

Der Patient erhält **symptomatisch Colchicin** oder **nichtsteroidale Antiphlogistika** wie Indometacin oder Diclofenac, evtl. initial zusätzlich **Glukokortikoide**, auch intraartikulär. Zusätzlich sind **lokale Maßnahmen** wie Kühlung und Ruhigstellung des Gelenks sinnvoll.

**? Was ist die häufigste Ursache des akuten Gichtanfalls?**

Der akute Gichtanfall ist die akute Manifestationsform der **Hyperurikämie**. Die häufigste Ursache ist die **primäre** Hyperurikämie, die in > 99 % auf einer polygen vererbten **Störung der renalen Harnsäuresekretion** beruht. Bei einer normalen Ernährung macht sich die verminderte Harnsäureelimination nicht bemerkbar. Die entscheidenden Manifestationsfaktoren sind übermäßiger Genuss von **purinreichen Nahrungsmitteln** und **Alkohol**.

**? Wie können Sie die Diagnose „Gicht" sichern?**

Die Diagnose kann nur durch den **Nachweis phagozytierter Uratkristallen** im **Gelenkpunktat** gesichert werden. Der Nachweis einer Hyperurikämie ist nur ein indirekter Hinweis und muss mit der Gelenkerkrankung nicht in kausalem Zusammenhang stehen.

### ? Beschreiben Sie die klinischen Symptome der chronischen Gicht!

Langfristig führt eine chronische Hyperurikämie zu
- **chronischen Gelenkschädigungen**, der sog. **Kristallarthropathie**
- Uratablagerungen in den Weichteilen und Knochen, sog. **Weichteil-** bzw. **Knochentophi**
- einer **Uratnephropathie** und einer **Uratnephrolithiasis**

### ? Durch welche Allgemeinmaßnahmen kann der Harnsäurespiegel gesenkt werden?

Der Harnsäurespiegel kann durch eine **purinrestriktive Diät**, **Gewichtsreduktion**, ausreichende **Flüssigkeitszufuhr** und eine **Einschränkung des Alkoholkonsums** gesenkt werden.

### ? Bei welchen Patienten ist eine medikamentöse Senkung des Harnsäurespiegels indiziert?

Indikationen für eine medikamentöse Harnsäuresenkung sind jede **symptomatische Hyperurikämie** und Patienten mit **asymptomatischer Hyperurikämie**, die ihren Harnsäurespiegel trotz nicht-medikamentöser Basismaßnahmen **nicht < 9 mg/dl** senken können.

### ? Welche Substanzen setzen Sie für die medikamentöse Harnsäuresenkung ein?

Das Mittel der Wahl ist das **Urikostatikum Allopurinol**, das die endogene Harnsäureproduktion hemmt und die Ausscheidung der besser wasserlöslichen Harnsäurevorstufen Xanthin und Hypoxanthin erhöht. Alternativ können **Urikosurika** wie **Benzbromaron** oder **Probenecid** eingesetzt werden, die die renale Harnsäureausscheidung steigern.

### ? Sollten Sie bereits während des akuten Gichtanfalls mit einer harnsäuresenkenden Therapie beginnen? Begründen Sie Ihre Antwort!

**Grundsätzlich Nein.** Zu Beginn einer harnsäuresenkenden Therapie werden **Harnsäuredepots mobilisiert**. Durch eine Änderung des Lösungsgleichgewichts können in dieser Phase **Gichtanfälle ausgelöst** werden. Ein früher Beginn einer harnsäuresenkenden Therapie ist aber möglich, wenn prophylaktisch eine kleine Menge Colchizin (0,5–1 mg pro Tag) dazu gegeben wird.

> **MERKE.** Keine Neueinstellung oder Dosisänderung harnsäuresenkender Medikamente während eines akuten Gichtanfalls!

### ? Welche Arthropathie wird klinisch häufig mit einem akuten Gichtanfall verwechselt? Wodurch entsteht sie und wie können Sie diese gegenüber der Gicht abgrenzen?

Sehr ähnlich äußert sich die **Chondrokalzinose**, die durch Ablagerung von **Kalziumpyrophosphat-Dihydrat** im Knorpel und in anderen Geweben entsteht. Besonders häufig betroffen ist das **Kniegelenk**. Anders als bei der Gicht sind die **Harnsäurespiegel normal**. Im Röntgenbild imponiert sie durch **streifen-** oder **punktförmige Verkalkungen** des **Faserknorpels**, z. B. an den Menisci der Kniegelenke oder im Discus triangularis des Handgelenks. Die Kalziumpyrophosphat-Dihydratablagerungen lassen sich **polarisationsmikroskopisch** im Gelenkpunktat nachweisen.

> **MERKE.** Da die Symptomatik der Chondrokalzinose einem akuten Gichtanfall ähnelt, wird sie auch als „Pseudogicht" bezeichnet. Auch die Therapie entspricht der des Gichtanfalls (NSAR, kühlen und ruhig stellen).

## 8.7 Adipositas und metabolisches Syndrom

### ? Ab welchem Body-Mass-Index, kurz BMI, spricht man von Übergewicht bzw. Adipositas? Erläutern Sie kurz die prognostische Relevanz des BMI!

Der BMI ist der Quotient aus dem Gewicht in Kilogramm und dem Quadrat der Körpergröße in Metern. Ab einem Wert von **25** spricht man von **Übergewicht**, ab **30** von **Adipositas**. Die **Mortalität** der Patienten mit einem **BMI ≥ 35** ist gegenüber der Normalbevölkerung **verdoppelt** (siehe Tab. 8.15).

### ? Kennen Sie einen weiteren Parameter, der den BMI hinsichtlich der prognostischen Bedeutung der Adipositas inzwischen abgelöst hat?

Die Prognose wird heute in der Regel mit der sog. **Waist-to-Hip-Ratio** abgeschätzt. Inzwischen weiß man, dass insbesondere die Zunahme des **abdominellen Fettgewebes** mit einer deutlich erhöhten Mortalität einhergeht. Bei Männern steht ein **Taillenumfang > 94 cm**, bei Frauen **> 80 cm** mit Adipositas-assoziierten Stoffwechselerkrankungen in Zusammenhang.

### ? Durch welche Symptome und Befunde ist das metabolische Syndrom definiert?

Entscheidend ist die **bauchbetonte Adipositas** mit erhöhter Waist-to-Hip-Ratio. Zusätzlich müssen **mindestens 2** der folgenden Symptome vorliegen:
- **Hypertriglyzeridämie** mit Triglyzeridwerten **> 150 mg/dl**,
- **vermindertes HDL-Cholesterin**, bei Männern **< 40 mg/dl**, bei Frauen **< 50 mg/dl**,
- **Bluthochdruck** mit Werten **> 130/85 mmHg** und
- **Nüchternglukosewerte > 100 mg/dl** bzw. **Typ 2-Diabetes**.

> **MERKE.** Die entscheidenden Manifestationsfaktoren des metabolischen Syndroms sind Übernährung und Adipositas. Daher häufig auch Wohlstandssyndrom genannt.

## 8.8 Hyperlipoproteinämie (Hyperlipidämien)

**Tab. 8.15** Body-Mass-Index (BMI): Stadieneinteilung der Adipositas.

| BMI (kg/m²) | Gewichtsklassifikation |
|---|---|
| 18,5–24,9 | Normalgewicht |
| 25,0–29,9 | Übergewicht (Präadipositas) |
| 30,0–34,9 | Adipositas Grad I |
| 35–39,9 | Adipositas Grad II |
| ≥ 40 | Adipositas Grad III |

**? Warum wird das metabolische Syndrom häufig als „tödliches Quartett" bezeichnet?**

Das metabolische Syndrom vereint **4** entscheidende **atherogene Risikofaktoren**: Adipositas, Hypertriglyzerdämie bei vermindertem HDL, Hyperglykämie und arterielle Hypertonie. Die Patienten haben ein deutlich **erhöhtes Herzinfarkt-** und **Schlaganfallrisiko**.

**? Eine adipöse Patientin möchte von Ihnen wissen, wie sie denn am besten abnehmen könne. Welche Antwort geben Sie Ihr?**

Entscheidend und unverzichtbar für die Gewichtsreduktion sind eine **Ernährungsumstellung mit reduzierter Kalorienanzahl** und eine **Steigerung der körperlichen Aktivität**. Bei Adipositas permagna ist auch an eine **bariatrische Chirurgie** zu denken, hierbei wird der Magen operativ verkleinert oder direkt umgangen (Magenbypass), es tritt frühzeitig ein Sättigungsgefühl auf.

## 8.8 Hyperlipoproteinämie (Hyperlipidämien)

**? Welche Formen der Hyperlipidämien kennen Sie?**

Abhängig vom betroffenen **Lipidtyp** werden Hyperlipidämien in
- **Hypercholesterinämien** mit einem Cholesterin > 200 mg/dl,
- **Hypertriglyzeridämien** mit einer Triglyzeridkonzentration > 200 mg/dl und
- **kombinierte Hyperlipidämien** eingeteilt.

**? Welche Ursachen für Hyperlipidämien kennen Sie?**

Hyperlipidämien können
- **reaktiv-physiologisch** bei **falscher Ernährung** mit fett- bzw. cholesterinreicher Nahrung und hohem Alkoholkonsum oder
- **sekundär** bei **Erkrankungen** wie Diabetes mellitus, metabolischem Syndrom, Niereninsuffizienz, Glukokortikoidtherapie oder Hypothyreose entstehen oder auch
- **genetisch** bedingt sein.

**? Sie finden bei einem nüchternen Patienten ein Cholesterin von 185 mg/dl. Können Sie eine Fettstoffwechselstörung ausschließen?**

**Nein**. Für die Beurteilung des Fettstoffwechsels ist nicht nur der absolute Cholesterinspiegel von Bedeutung, sondern auch die Verteilung des Cholesterins auf die beiden **Lipoproteinfraktionen LDL** und **HDL**. Eine Fettstoffwechselstörung besteht auch, wenn bei normalem Gesamtcholesterin ein Missverhältnis zwischen den beiden Cholesterinfraktionen vorliegt. Die sog. **Dyslipoproteinämie** bzw. **„atherogene Konstellation"** mit **erhöhten LDL- und erniedrigten HDL-Werten** ist ein entscheidender Risikofaktor für die Entwicklung und Verschlechterung einer Atherosklerose mit ihren gravierenden Folgeerkrankungen.

> **MERKE.** Von Fettstoffwechselstörungen spricht man bei:
> - Serumcholesterinkonzentration > 200 mg/dl (Hypercholesterinämie)
> - LDL-Konzentration > 150 mg/dl bzw. HDL-Konzentration < 35 mg/dl (Dyslipoproteinämie)
> - Serumtriglyzeridkonzentration > 200 mg/dl (Hypertriglyzeridämie)

**? Ein Patient berichtet Ihnen, dass sein Hausarzt beim letzten Routinecheck erhöhte Cholesterinwerte festgestellt habe. Der Arzt habe ihm versichert, dass der Befund nicht schlimm sei, da nur das „gute" Cholesterin erhöht, jedoch das „schlechte" Cholesterin in Ordnung sei. Was meint er damit?**

Der Patient meint wahrscheinlich HDL und LDL. **LDL** wird häufig als **„schlechtes" Cholesterin** bezeichnet. Es ist für den Transport des Cholesterins von der Leber in extrahepatische Organe, z. B. die Gefäße, zuständig. Seine Konzentration steht in direktem Zusammenhang mit einer **beschleunigten Atheroskloseentwicklung**. **HDL** gilt als **„gutes" Cholesterin**. Es wirkt **atheroprotektiv**, da es das Cholesterin aus den extrahepatischen Organen in die Leber transportiert. Bei Beurteilung der Cholesterinwerte gilt: LDL sollte so niedrig, HDL so hoch wie möglich sein. Das Verhältnis von LDL zu HDL sollte möglichst < 3,5 sein.

> **MERKE.** Das Atheroskleroserisiko steigt mit zunehmenden LDL-Konzentrationen und sinkt mit hohen HDL-Spiegeln! Für die Beurteilung des atherogenen Risikos eines Patienten ist nicht nur die Gesamtcholesterinkonzentration, sondern auch das Verhältnis von LDL zu HDL entscheidend. Dabei gilt: Liegt die Gesamtcholesterin-Konzentration bei normalen HDL-Werten > 200 mg/dl, steigt das Herzinfarktrisiko deutlich an, ab einer Konzentration von 250 mg/dl verdoppelt es sich. Bei erniedrigten HDL- oder erhöhten LDL-Werten (= Dyslipoproteinämie bzw. „atherogene Konstellation") wirken bereits Gesamtcholesterinwerte < 200 mg/dl atherogen.

# 8 Endokrinologie

**? Für die anvisierte LDL-Senkung wurden abhängig von der Risikokonstellation und den Vorerkrankungen 3 Zielwerte festgelegt. Beschreiben Sie diese kurz!**

Für die LDL-Senkung gilt:
- Bei Patienten mit **1 at**herogenen Risikofaktor sollte der LDL-Wert **< 160 mg/dl** liegen.
- Bei **2 oder mehr** atherogenen Risikofaktoren wird ein LDL-Wert **< 100 mg/dl** anvisiert.
- Leidet der Patient an einer **manifesten KHK**, einem **Diabetes mellitus**, einem **ischämischen Schlaganfall** oder **pAVK** muss das LDL **< 70 mg/dl** gesenkt werden.

**? Auf welcher Grundlage basiert jede lipidsenkende Therapie?**

Die Grundlagen sind eine Steigerung der körperlichen Aktivität, eine Gewichtsreduktion, das Vermeiden bzw. die optimale Einstellung weiterer atherogener Risikofaktoren und eine Ernährungsumstellung auf eine cholesterin- und fettarme, ballaststoffreiche Diät.

> **MERKE.** Die wichtigsten Eckpunkte der diätetischen Lipidsenkung sind:
> - Reduktion der Gesamtfettzufuhr auf < 30 % der Gesamtenergiezufuhr
> - Ersatz tierischer gesättigter Fettsäuren durch pflanzliche einfach oder mehrfach ungesättigte Fettsäuren
> - Reduktion der Cholesterinzufuhr
> - Ersatz schnell verwertbarer Kohlenhydrate durch komplexe Kohlenhydrate
> - Alkoholkarenz

**? Mit welchen Substanzen können Sie den Cholesterinspiegel bei einer Hypercholesterinämie senken? Welche Substanzen gelten als Mittel der Wahl?**

Die Substanzklasse der Wahl sind die **Statine**. Sie senken erfolgreich das LDL und haben einen eigenen atheroskleroseprotektiven Effekt. Lässt sich das LDL auch mit der maximal zugelassenen Dosis nicht ausreichend senken, kann eine **Kombination mit einem Cholesterinabsorptionshemmer** wie Ezetimib eine weitere Absenkung des LDL-Cholesterins bewirken.

> **MERKE.** Für die HMG-CoA-Reduktase-Hemmer (Statine) konnte im Gegensatz zu den Anionentauschern und Fibraten eine effektive Reduktion kardiovaskulärer Ereignisse (Myokardinfarkte, Schlaganfälle) nachgewiesen werden. Sie sind daher die Substanzen der 1. Wahl in der Primär- und Sekundärprophylaxe der Hypercholesterinämie.

**? Einige Tage nach Beginn der Statin-Therapie klagt Ihr Patient über Schwäche und Schmerzen in der Oberschenkelmuskulatur. Im Labor ist die CK erhöht. Worum handelt es sich und wie gehen Sie weiter vor?**

Die Symptome sprechen für eine **Statin-induzierten Myopathie**. Das Medikament muss **abgesetzt** und der Patient auf eine andere lipidsenkende Therapie eingestellt werden (siehe Tab. 8.16).

> **MERKE.** Da HMG-CoA-Reduktase-Hemmer eine Rhabdomyolyse auslösen können, sollte die Kreatininkinase regelmäßig überwacht werden.

**Tab. 8.16** Medikamentöse Therapieoptionen bei Hyperlipidämien.

| | Wirkmechanismus | Nebenwirkungen | Indikation |
|---|---|---|---|
| **Statine** | Hemmung der HMG-CoA-Reduktase (Schlüsselenzym der Cholesterinsynthese) → LDL ↓ (20–60 %), HDL ↑ (leicht), atheroprotektiv | Myopathie (CK ↑), Rhabdomyolyse, gastrointestinale Beschwerden, Transaminasen ↑ | Mittel der 1. Wahl bei Hypercholesterinämie |
| **Anionenaustauscherharze** | binden enteral an Gallensäuren und entziehen sie dem enterohepatischen Kreislauf → LDL ↓ (20–25 %) | häufig gastrointestinale Beschwerden, Resorption fettlöslicher Vitamine ↓ | Hypercholesterinämie (in Kombination mit Statinen additiver Effekt) |
| **Cholesterinresorptionshemmer** | Hemmung der enteralen Cholesterinresorption → LDL ↓ (ca. 20 %), HDL ↑ (leicht) | selten gastrointestinale Beschwerden, Transaminasen ↑, Myopathie (CK ↑) | Hypercholesterinämie (besonders sinnvoll in Kombination mit Statinen additiver Effekt) |
| **Fibrate** | Aktivierung der Lipoproteinlipase und gesteigerter Abbau der VLDL-Triglyzeride → Triglyzeride ↓ (40–55 %), LDL ↓ (20 %), HDL ↑ | gastrointestinale Beschwerden, Transaminasen ↑, Myopathie (CK ↑) | kombinierte Hyperlipoproteinämie und Hypertriglyzeridämie |
| **Nikotinsäure** | Hemmung der Lipolyse, verminderte VLDL-Bildung → alle Lipoproteinfraktionen inkl. Lipoprotein a ↓, HDL ↑ | Flush, gastrointestinale Störungen, Juckreiz | kombinierte Hyperlipoproteinämie und Hypercholesterinämie (Reservemedikament) |

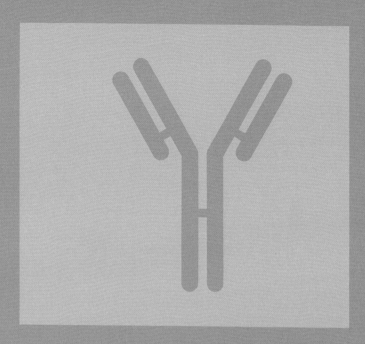

# Rheumatologie

9.1 Rheumatoide Arthritis
9.2 Spondyloarthritiden
9.3 Kollagenosen
9.4 Primäre Vaskulitiden
9.5 Fibromyalgiesyndrom

# 9 Rheumatologie

## 9.1 Rheumatoide Arthritis

**?** Eine 64-jährige Patientin klagt über Schmerzen in den Händen und Fingern. Wie können Sie anhand der Schmerzanamnese, des Gelenksbefallmusters und der klinischen Untersuchung zwischen einer Arthritis und einer Arthrose unterscheiden?

Bei der **Arthritis** treten die Gelenkschmerzen v.a. in Ruhe auf. Bewegung und die Anwendung von Kälte bessern die Beschwerden typischerweise. **Degenerative Gelenkschmerzen** treten in der Regel nur bei Belastung auf, Wärme wird von den Patienten als wohltuend empfunden.
Bei der **rheumatoiden Arthritis** sind typischerweise die Handwurzel, die Metakarpophalangeal- und die proximalen Interphalangealgelenke betroffen. Die **Arthrose** betrifft meistens die proximalen und distalen Interphalangealgelenke.
Die betroffenen Gelenke sind bei beiden Erkrankungen **verdickt** und **geschwollen**:
- Bei der **Arthrose** verknöchern die Gelenkstrukturen, so dass man bei der klinischen Untersuchung eine derbe Gelenkverdickung tastet.
- Typisch für die **Arthritis** ist eine weiche Schwellung durch den entzündlichen Gelenkerguss.

**?** Beschreiben Sie den typischen klinischen Befund bei einem Kniegelenkserguss!

Typisch für den Kniegelenkserguss ist das Phänomen der „**tanzenden Patella**": Bei Kompression der Patella am gestreckten Bein spürt man einen weichen, federnden Widerstand.

**?** Über welche 3 klassischen Symptome klagen Patienten bei einem akuten Schub einer rheumatoiden Arthritis?

Patienten mit aktiver rheumatoider Arthritis klagen über **Schmerzen** in den Gelenken v.a. in **Ruhephasen**. Die betroffenen Gelenke sind **geschwollen**, **gerötet**, **überwärmt** und **druckschmerzhaft**. Typisch ist die sog. „**Morgensteifigkeit**", die von den Patienten als Steifigkeit im Bereich der Finger und Vorfüße empfunden wird und im Laufe des Tages nachlässt.

**?** In welchen Gelenken beginnt die rheumatoide Arthritis typischerweise? Welche Gelenke können im weiteren Verlauf betroffen sein?

Die rheumatoide Arthritis beginnt in der Regel **symmetrisch** an den **kleinen Finger- und Fußgelenken**. Typisch ist der Befall der **Grund**- und **Mittelgelenke**, die Endgelenke sind praktisch nie betroffen. Im weiteren Verlauf werden auch die **größeren Gelenke** wie Hand-, Knie-, Sprung-, Hüft-, Ellenbogen- und Schultergelenke und die **Halswirbelsäule** in den Entzündungsprozess mit einbezogen.

**MERKE.** Die rheumatoide Arthritis verläuft in der Regel als Polyarthritis (Arthritis von ≥ 5 Gelenken).

**?** Warum sollten Sie bei einer Patientin mit gesicherter rheumatoider Arthritis in regelmäßigen Abständen die Halswirbelsäule mittels Röntgenbild oder MRT kontrollieren?

Durch Lockerung des Lig. transversum und Arrosion des Dens axis kann sich eine **atlanto-axiale Subluxation** mit **Kompression des zervikalen Rückenmarks** entwickeln. Warnsymptome sind Parästhesien der Hände, Gangunsicherheit und Harninkontinenz. Bei einer ruckartigen Überstreckung der Halswirbelsäule ist ein **Dens-Abriss** mit hoher Querschnittslähmung möglich.

**MERKE.** Die rheumatoide Arthritis befällt i.d.R. nur die Halswirbelsäule. Das übrige Achsenskelett ist – anders als bei den Spondyloarthritiden – nur äußerst selten betroffen.

**?** Welches klinische Zeichen können Sie bereits bei der Begrüßung einer Patientin mit rheumatoider Arthritis nachweisen?

Patienten mit rheumatoider Arthritis empfinden einen **kräftigen Händedruck** häufig als **schmerzhaft**, da die entzündeten Metakarpophalangealgelenke komprimiert werden. Dieser „**Querdruckschmerz**" – oder auch **Gaenslen-Zeichen** – lässt sich auch an den Vorfüßen durch Kompression der Metatarsophalangealgelenke auslösen.

**?** Die rheumatoide Arthritis ist eine Systemerkrankung, die nicht nur die peripheren Gelenke betreffen kann. Welche extraartikuläre Manifestationen kennen Sie? Beginnen Sie mit der häufigsten!

Die häufigste extraartikuläre Manifestation sind sog. **Rheumaknoten**, die sich v.a. an **druckbelasteten Stellen** bilden. Typische Lokalisationen sind Sehnen und Subkutis über Knochenvorsprüngen und Streckseiten des Hand- und Ellenbogengelenks. Seltener manifestiert sich die rheumatoide Arthritis
- an der **Lunge** als Pleuritis oder Lungenfibrose,
- an den **Augen** als Keratoconjunctivitis sicca oder Episkleritis,
- an den **Gefäßen** als rheumatoide Vaskulitis mit periungualen Mikronekrosen, Purpura, Hautulzera oder Parästhesien.

**?** Eine Patientin mit langjähriger rheumatoider Arthritis klagt über Schmerzen und Parästhesien in den ersten 3 Fingern, die Symptome treten v.a. während der Nacht auf. Zu welcher Komplikation ist es bei ihr gekommen? Wie entsteht diese?

Die Symptome sind typisch für das **Karpaltunnelsyndrom**. Die Ursache ist eine **Weichteilschwellung** und **Tendovaginitiden** der langen Fingerstrecker, die den **N. medianus** im Bereich des Lig. carpi transversum komprimieren.

## 9.1 Rheumatoide Arthritis

**? Sie haben bei einer Patientin den Verdacht auf eine rheumatoide Arthritis im Frühstadium. Aus Budgetgründen können Sie nur einen einzigen Laborwert bestimmen. Für welchen Labortest entscheiden Sie sich?**

Der spezifischste Marker für die rheumatoide Arthritis sind Antikörper gegen cyclische citrullinierte Peptide, kurz **Anti-CCP-Antikörper**. Sie sind bei 50 % der Patienten bereits in der Frühphase nachweisbar, ihre Spezifität liegt bei ca. 95 %.

**? Was bedeutet der Ausdruck „seropositive" rheumatoide Arthritis?**

Von einer seropositiven rheumatoiden Arthritis spricht man, wenn im Serum der sog. **Rheumafaktor** nachweisbar ist. Rheumafaktoren sind **IgM-Antikörper** gegen das **Fc-Fragment des Immunglobulin G**.

**? Wie schätzen Sie die Spezifität des Rheumafaktors im Vergleich zu den Anti-CCP-Antikörpern ein?**

Die Anti-CCP-Antikörper sind **hochspezifisch** für die rheumatoide Arthritis, der klassische Rheumafaktor ist jedoch auch bei **anderen Immunerkrankungen**, **chronischen Infektionen** und selten auch bei **Gesunden** im **höheren Lebensalter** nachweisbar.

> **MERKE.** Der Rheumafaktor ist bei etwa 75 % der Patienten mit rheumatoider Arthritis nachweisbar.

**? Welche radiologischen Befunde erwarten Sie auf dem Röntgenbild der Hand bei einer Patientin mit fortgeschrittener rheumatoider Arthritis?**

Typisch für die fortgeschrittene rheumatoide Arthritis sind
- konzentrische Gelenkspaltverschmälerungen durch den Knorpelabbau
- Erosionen durch die Knochendestruktion, besonders häufig an den Metakarpalköpfchen
- Subluxationen und Fehlstellungen
- sekundäre Arthrosen
- Ankylosen

Siehe Abb. 9.1 und Abb. 9.2.

**? Welche Veränderungen können Sie bei der Inspektion der Hände einer Patientin mit langjähriger, aggressiver rheumatoider Arthritis feststellen?**

Typische klinische Veränderungen der fortgeschrittenen rheumatoiden Arthritis sind
- **Ulnardeviation** der Fingergrundgelenke durch Subluxationen in den Handwurzelgelenken
- **Schwanenhals- und Knopflochdeformitäten** durch Schädigungen des Kapselbandapparates der langen Strecksehnen
- **eingesunkene Zwischensehnenräume** durch Atrophie der Mm. interossei
- **Daumenballenatrophie**

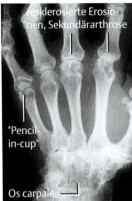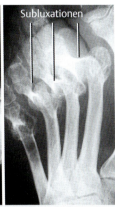

**Abb. 9.1** Radiologische Veränderungen bei seit Jahrzehnten bestehender rheumatoider Arthritis (aus Bohndorf, K., Imhof, H., Fischer, W.: Radiologische Diagnostik der Knochen und Gelenke, 2. Auflage, Georg Thieme Verlag, 2006).

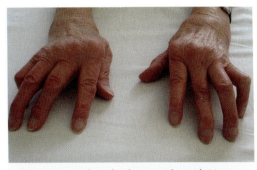

**Abb. 9.2** Spätstadium der rheumatoiden Arthritis mit Atrophie der Interossealmuskulatur, vorstehenden Metatarsalköpfchen, Ulnardeviation der Langfinger und Knopflochdeformität des 5. Strahls (aus Rehart, S., Sell. S.: Expertise Orthopädische Rheumatologie, Georg Thieme Verlag, 2015).

**? Im Frühstadium der rheumatoiden Arthritis zeigen konventionelle Röntgenbilder häufig noch keine direkten Arthritiszeichen. Welche beiden bildgebenden Verfahren helfen Ihnen in diesen Fällen am ehesten bei der Diagnosestellung und welche Befunde erwarten Sie?**

Die frühe rheumatoide Arthritis lässt sich am besten mit der **Arthrosonografie** und der **MRT** diagnostizieren. Mit beiden Methoden können **frühzeitig Gelenkergüsse**, eine **Synovialishypertrophie** und **Erosionen** nachgewiesen werden. Insbesondere die MRT ermöglicht den Nachweis eines gelenknahen Knochenödems als sehr frühes Zeichen der rheumatoiden Arthritis.

# 9 Rheumatologie

> **INFOBOX. Rheumatoide Arthritis: Klassifikationskriterien**
>
> **Zielpopulation:**
> - Patienten mit klinischer Synovitis (Schwellung) an mindestens 1 Gelenk
> - keine andere Ursache der Synovitis zu finden (z. B. Infektion, Borreliose)
>
> Die Diagnose „rheumatoide Arthritis" ist gesichert bei einem Score ≥ 6 (siehe Tab. 9.1).

**? Warum ist eine möglichst frühe Diagnose der rheumatoiden Arthritis so wichtig?**

Die rheumatoide Arthritis verläuft v. a. in den ersten Jahren besonders aggressiv. Irreversible strukturelle Gelenkveränderungen wie Erosionen und Fehlstellungen treten häufig **bereits in den ersten Monaten** nach Symptombeginn auf. Diese können durch eine **frühzeitig eingeleitete Therapie** vermieden werden, so dass sich die Prognose erheblich verbessert.

**? Beschreiben Sie das grundsätzliche medikamentöse Therapiekonzept bei einer gesicherten rheumatoiden Arthritis!**

Sobald die Diagnose feststeht, muss mit einer effizienten, langfristigen **Basistherapie** mit den sog. Disease-modifying antirheumatic Drugs, kurz **DMARDs**, begonnen werden. Diese Gruppe langwirksamer Immunsuppressiva kann den destruierenden Gelenkprozess verlangsamen und manchmal sogar aufhalten. Da die Wirkung dieser Basistherapeutika in der Regel erst nach einigen Wochen einsetzt, erhalten die Patienten zusätzlich übergangsweise **nicht-steroidale Antirheumatika** und **orale** bzw. **intraartikuläre Glukokortikoide**.

> **MERKE.** Die Basistherapie mit den DMARDs verfolgt das Ziel, den Entzündungsprozess aufzuhalten, um Bewegungseinschränkungen und eine progrediente Gelenkzerstörung zu vermeiden. Durch ihren Einsatz kann die notwendige Steroiddosis häufig unter die Cushing-Schwellendosis von 7,5 mg/d gesenkt werden („steroideinsparende Basistherapie"). Viele Patienten profitieren von einer langfristigen „Low-Dose"-Steroidtherapie mit 1–3 mg Prednisolon/d.

**? Nennen Sie 6 konventionelle und oral applizierbare Basistherapeutika, die heute in der Behandlung der rheumatoiden Arthritis eingesetzt werden!**

Zu den gängigen **Basistherapeutika** zählen:
- Methotrexat
- Sulfasalazin
- Leflunomid
- Azathioprin
- Chloroquin bzw. Hydroxychloroquin
- Ciclosporin A

> **MERKE.** Die früher gebräuchlichen Substanzen Gold und D-Penicillamin werden aufgrund ihres ungünstigen Nebenwirkungsspektrums kaum mehr eingesetzt.

**Tab. 9.1** Klassifikationskriterien des American College of Rheumatologe (ACR) und der European League against Rheumatism (EULAR) von 2010.

| Kriterien | Parameter | Score |
|---|---|---|
| **A**: Gelenkbeteiligung | 1 großes Gelenk | 0 |
| | 2–10 große Gelenke | 1 |
| | 1–3 kleine Gelenke | 2 |
| | 4–10 kleine Gelenke | 3 |
| | > 10 kleine Gelenke | 5 |
| **B**: Serologie | Rheumafaktor und Anti-CCP-Antikörper: negativ | 0 |
| | Rheumafaktor und/oder Anti-CCP-Antikörper: positiv, aber ≤ 3-fach erhöht | 2 |
| | Rheumafaktor und/oder Anti-CCP-Antikörper: > 3-fach erhöht | 3 |
| **C**: Dauer der Synovitis | < 6 Wochen | 0 |
| | ≥ 6 Wochen | 1 |
| **D**: Entzündungsparameter | CRP und BSG: normal | 0 |
| | CRP und/oder BSG: ↑ | 1 |

## 9.1 Rheumatoide Arthritis

**❓ Sie möchten bei einer 24-jährigen Patientin mit gesicherter Diagnose einer rheumatoiden Arthritis erstmalig eine Basistherapie einleiten. Für welches Medikament entscheiden Sie sich?**

Therapie der 1. Wahl bei rheumatoider Arthritis ist eine **Monotherapie mit Methotrexat**.

**❓ Worauf müssen Sie bei Ihrer 24-jährigen Patientin vor Beginn der Methotrexat-Therapie unbedingt achten?**

Methotrexat ist **teratogen** und verursacht **Aborte und Missbildungen**. Gebärfähige Frauen sollten es daher nur einnehmen, wenn sie effektiv verhüten. Außerdem muss die Patientin über die **typischen Nebenwirkungen** und die Notwendigkeit **regelmäßiger Laborkontrollen** aufgeklärt werden.

**❓ Nennen Sie die wichtigsten Nebenwirkungen von Methotrexat!**

Zu den wichtigsten Nebenwirkungen gehören:
- gastrointestinale Beschwerden wie Übelkeit und Erbrechen
- Transaminasenerhöhung
- Stomatitis
- Leukopenie mit erhöhter Infektanfälligkeit
- Pneumonitis

> **MERKE.** Unter einer Methotrexat-Therapie müssen regelmäßig Transaminasen, alkalische Phosphatase, Blutbild, Differenzialblutbild und Retentionsparameter bestimmt werden. Bei begründetem Verdacht auf eine Pneumonitis sind ein Röntgen Thorax und eine Lungenfunktionsuntersuchung indiziert.

**❓ Wie können Sie das Risiko einiger Methotrexat-Nebenwirkungen reduzieren?**

Die prophylaktische Gabe von **Folsäure** reduziert das Auftreten unspezifischer Methotrexat-Nebenwirkungen wie z. B. Stomatitis und Transaminasenerhöhung.

> **MERKE.** Spätestens 24 Stunden nach der Einnahme von Methotrexat muss Folsäure (5–10 mg pro Woche) substituiert werden. Die immunsuppressive Wirkung wird dadurch nicht beeinflusst.

**❓ Eine Patientin mit neu diagnostizierter aktiver rheumatoider Arthritis und chronischer Niereninsuffizienz wird von ihrem Hausarzt mit der Frage nach einer Basistherapie mit Methotrexat an Sie überwiesen. Wie reagieren Sie?**

Methotrexat wird zu 80–90 % unverändert renal ausgeschieden. Bei eingeschränkter Nierenfunktion **akkumuliert** die Substanz, so dass vermehrt mit **unerwünschten Wirkungen** gerechnet werden muss. Daher gilt: Methotrexat ist bei Patienten mit stark eingeschränkter Nierenfunktion **absolut kontraindiziert**. Bei dieser Patientin muss eine Basistherapie mit einer anderen Substanz wie z. B. **Azathioprin** oder **Leflunomid** eingeleitet werden.

**❓ Ein Patient mit rheumatoider Arthritis spricht auch auf eine Kombinationstherapie mit mehreren oralen Basistherapeutika nicht ausreichend an. Welche Therapie schlagen Sie jetzt vor?**

Bei schweren, therapierefraktären Krankheitsverläufen werden die sog. **„Biologicals"** eingesetzt.

**❓ Beschreiben Sie kurz das allgemeine Wirkprinzip der zur Therapie der rheumatoiden Arthritis zugelassenen Biologicals!**

Biologicals **beeinflussen gezielt** bestimmte biologische Prozesse, die eine Schlüsselrolle in der Pathogenese der rheumatoiden Arthritis einnehmen. Die eingesetzten Substanzen blockieren relevante Zytokine wie **TNF-α** oder **Interleukin-6**, stören die **Ko-Stimulation von T-Lymphozyten** oder reduzieren die **Zahl der B-Lymphozyten**.

**❓ Sie möchten bei einem Patienten mit therapierefraktärer rheumatoider Arthritis eine Therapie mit Infliximab beginnen. Was müssen Sie vor Therapiebeginn unbedingt ausschließen? Begründen Sie Ihre Antwort!**

Vor Beginn einer Infliximab-Therapie muss eine **aktive oder latente Tuberkulose** ausgeschlossen werden, da diese unter der Therapie reaktiviert werden kann (siehe Tab. 9.2).

## 9 Rheumatologie

**Tab. 9.2** Rheumatoide Arthritis: Disease-modifying antirheumatic Drugs (DMARDs) und Biologicals.

| Wirkstoff | Indikation | unerwünschte Wirkungen |
|---|---|---|
| **Methotrexat (MTX)** | Mittel der 1. Wahl | gastrointestinale Beschwerden, Mukositis (Stomatitis, Gastritis), Alopezie, Myelosuppression, Nierenfunktionsstörungen, Transaminasen ↑, Pneumonitis, Teratogenität (**Cave**: effiziente Kontrazeption!) **Beachte**: 24 h nach MTX-Gabe muss Folsäure substituiert werden! |
| **Leflunomid** | Unverträglichkeit oder Kontraindikationen gegen MTX Kombinationstherapie | gastrointestinale Beschwerden, Myelosuppression, Blutdruckerhöhungen, Hautausschläge, Teratogenität (lange HWZ → vor einer Schwangerschaft Auswaschphase mit Cholestyramin) |
| **Sulfasalazin** | milde RA Kombinationstherapie | Kopfschmerzen, allergisches Exanthem, gastrointestinale Beschwerden, Myelosuppression, Leberfunktionsstörungen |
| **(Hydroxy) chloroquin** | milde RA Kombinationstherapie | Hornhauteinlagerungen mit irreversibler Retinopathie, gastrointestinale Beschwerden, neurologische Störungen (Kopfschmerzen, Schwindel, Hörstörungen, Polyneuropathie) **Cave**: regelmäßige Augenarztkontrollen! |
| **Ciclosporin A** | Mittel der 2. Wahl, Kombinationstherapie | nephro-, hepato- und neurotoxisch, Gingivahyperplasie, Hypertrichose, Ödeme, Bluthochdruck |
| **Biologicals** (s. u.) | therapierefraktäre RA | Reaktionen an der Einstichstelle, Reaktivierung einer Tuberkulose, erhöhte Infektneigung |

RA = rheumatoide Arthritis, MTX = Methotrexat, HWZ = Halbwertszeit
Zu den **Biologicals** zählen:
- **TNF-α-Inhibitoren**: Etanercept, Infliximab, Adalimumab, Golimumab, Certolizumab
- **B-Zellantikörper**: Rituximab
- **Interleukin-6-Antagonisten**: Tocilizumab
- **Ko-Stimulationsblocker**: Abatacept

## 9.2 Spondyloarthritiden

### 9.2.1 Allgemeines

**?** Welche Erkrankungen werden unter dem Sammelbegriff der Spondyloarthritiden zusammengefasst?

Unter den Sammelbegriff der Spondyloarthritiden fallen folgende Erkrankungen:
- Spondylitis ankylosans
- Psoriasisarthritis
- reaktiven Arthritiden
- enteropathische Arthritis
- undifferenzierte Spondyloarthritis

**?** Über welche gemeinsamen Kriterien sind die Spondyloarthritiden definiert?

Gemeinsame Kriterien der Spondyloarthritiden sind
- **potenzielle Wirbelsäulenbeteiligung** mit Spondylitis und Sakroiliitis
- **periphere Gelenkbeteiligung** mit asymmetrischer Oligoarthritis v. a. der unteren Extremität
- **Enthesiopathien** durch Befall von Sehnen und Sehnenansätzen
- **genetische Disposition** durch Assoziation mit dem HLA-B27-Merkmal

**MERKE.** Die HLA-B27-Assoziation ist bei den einzelnen Spondyloarthritiden unterschiedlich stark ausgeprägt, die stärkste Assoziation besteht bei der Spondyloarthritis ankylosans: 90 % der Patienten sind HLA-B27 positiv. Die Assoziation mit den anderen Erkrankungen (z. B. reaktive Arthritis und Psoriasis-Arthritis) ist deutlich schwächer. Sie steigt aber signifikant bei einem Befall der Wirbelsäule.

**INFOBOX. Spondyloarthritiden**

Zur Klassifikation müssen 1 Haupt- und mindestens 1 Zusatzkriterium vorliegen.
**Hauptkriterien:**
- entzündlicher Rückenschmerz
- asymmetrische Oligoarthritis (v. a. der unteren Extremität)

**Zusatzkriterien:**
- positive Familienanamnese für Spondylitis ankylosans, Psoriasis, chronisch-entzündliche Darmerkrankungen, reaktive Arthritis
- aktuelle chronisch-entzündliche Darmerkrankungen (Morbus Crohn, Colitis ulcerosa, Morbus Whipple)
- aktuelle oder anamnestische Psoriasis vulgaris
- Enthesiopathien
- radiologischer Nachweis einer Sakroiliitis

## 9.2 Spondyloarthritiden

**?** Welche Rolle spielen Autoantikörper in der Diagnostik der Spondyloarthritiden?

Autoantikörper wie Rheumafaktoren, Anti-CCP-Antikörper oder ANA sind bei den Spondyloarthritiden typischerweise **nicht nachweisbar**.

> **MERKE.** Aufgrund des fehlenden Rheumafaktors werden die Erkrankungen häufig als „seronegative Spondyloarthritiden" bezeichnet.

### 9.2.2 Spondylitis ankylosans (Morbus Bechterew)

**?** Unter welchem Leitsymptom leiden Patienten mit beginnender Spondylitis ankylosans?

Das typische Leitsymptom ist der **„entzündliche Rückenschmerz"**. Die Patienten klagen über **chronische, tiefsitzende Rückenschmerzen**, die ihr Maximum charakteristischerweise in den **frühen Morgenstunden** erreichen und sich **bei Bewegung bessern**. In manchen Fällen strahlen die Schmerzen ischiasartig in die Kniekehlen und Beine aus.

**?** Durch welche Veränderung entsteht der entzündliche Rückenschmerz bei Patienten mit Spondylitis ankylosans? Mit welcher Untersuchung können Sie diese klinisch nachweisen? Beschreiben Sie kurz den Ablauf der Untersuchung!

Die Rückenschmerzen entstehen durch **entzündliche Veränderungen** in den **Sakroiliakalgelenken**. Klinisch lässt sich die **Sakroiliitis** durch den **Menell-Handgriff** nachweisen: Der Patient liegt auf dem Bauch, Kreuzbein und Becken werden vom Untersucher mit einer Hand fixiert. Anschließend wird der Oberschenkel mit der anderen Hand nach dorsal überstreckt. Klagen die Patienten bei diesem Manöver über Schmerzen in der Sakroiliakalregion, liegt vermutlich eine Sakroiliitis vor.

> **MERKE.** Die Sakroiliakalgelenke sind bei der Spondylitis ankylosans typischerweise zuerst betroffen.

**?** Welches bildgebende Verfahren eignet sich am besten zur Frühdiagnose einer Sakroiliitis? Beschreiben Sie den charakteristischen Befund!

Am sichersten lässt sich eine Sakroiliitis in der **MRT** nachweisen. Bei gesichertem Nachweis einer Sakroiliitis im MRT und noch fehlenden Veränderungen in der konventionellen Röntgendiagnostik spricht man heute von einer **nicht-radiografischen axialen Spondyloarthritis**. Typisch für die Sakroiliitis im **konventionellen Röntgen** sind das **„bunte Bild"** mit verwaschenem und unregelmäßig erweitertem Gelenkspalt und das Nebeneinander von ausgeprägten subchondralen Sklerosen und Erosionen.

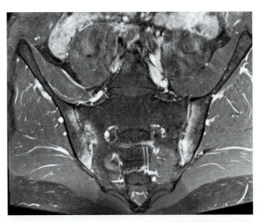

Abb. 9.3 MRT: Sakroiliitis bei aktiver Spondylitis ankylosans (aus Battegay, E.: Differenzialdiagnose Innerer Krankheiten, 21. Auflage, Georg Thieme Verlag, 2017).

> **INFOBOX.** Sakroiliitis: Radiologische Charakteristika
> - **Stadium 1:** verwaschener Gelenkspalt, unregelmäßige Gelenkspalterweiterungen, leichte subchondrale Sklerosierung
> - **Stadium 2:** unregelmäßige Gelenkspalterweiterungen, ausgeprägte subchondrale Sklerosierung, Erosionen (typisches „Perlschnurbild", „buntes Bild")
> - **Stadium 3:** eingeengter Gelenkspalt, Erosionen, subchondrale Sklerosierung, partielle Ankylosierung
> - **Stadium 4:** totale Ankylosierung

**?** Der Patient hat gelesen, dass es einen genetischen Marker gibt, der die Diagnose „Spondylitis ankylosans" sichern könne. Welchen Marker meint er und welche Bedeutung hat dieser Marker für die Diagnose?

Gemeint ist **HLA-B27**, das bei etwa 90 % der Patienten mit Spondylitis ankylosans nachweisbar ist. In der Gesamtbevölkerung sind ca. 8 % aller Menschen HLA-B27 positiv, es erkranken aber nur etwa 2 % aller Merkmalsträger an einer Spondylitis ankylosans. Der alleinige HLA-B27-Nachweis **reicht daher nicht aus**, um die Diagnose zu sichern. Lässt er sich bei Patienten mit typischem entzündlichem Rückenschmerz nachweisen, ist die Diagnose aber wahrscheinlich und es sollte eine weiterführende Diagnostik veranlasst werden.

> **MERKE.** 90 % der Patienten mit Spondylitis ankylosans sind HLA-B27-positiv.

# 9 Rheumatologie

**? Beschreiben Sie kurz den typischen klinischen Habitus eines Patienten mit langjähriger und fortgeschrittener Spondylitis ankylosans! Wodurch entsteht er?**

Bei diesen Patienten kommt es zu einer **Versteifung der gesamten Wirbelsäule**: Charakteristisch sind eine **Hyperkyphose der BWS** und eine **Hyperlordose der LWS**. Die Veränderungen werden durch einen entzündlichen Befall des Achsenskeletts, die sog. Spondylitis, ausgelöst. Zu Beginn ist in der Regel der thorakolumbale Übergang betroffen, im Verlauf greift die Entzündung auch auf Brust- und Halswirbelsäule über. Siehe Abb. 9.4

**? Mit welchen beiden Bewegungsmaßen können Sie die Beweglichkeit der Brust- bzw. Lendenwirbelsäule überprüfen? Beschreiben Sie kurz den Ablauf der Untersuchungen!**

Die Beweglichkeit der **BWS** wird mit dem **Bewegungsmaß nach Ott** quantifiziert. Hierfür werden am stehenden Patienten Hautmarken über dem Dornfortsatz C7 und 30 cm weiter kaudal gesetzt. Bei Personen mit normaler Beweglichkeit der BWS vergrößert sich der Abstand bei maximaler Vorwärtsneigung auf mindestens 33 cm. Die Beweglichkeit in der **LWS** wird mit dem **Schober-Maß** beurteilt. Am stehenden Patienten werden Hautstellen über dem Dornfortsatz S1 und an einem Punkt 10 cm weiter kranial markiert. Bei normaler Beweglichkeit in diesem Wirbelsäulenabschnitt vergrößert sich der Abstand bei maximaler Vorwärtsneigung auf mindestens 15 cm. Siehe Abb. 9.5

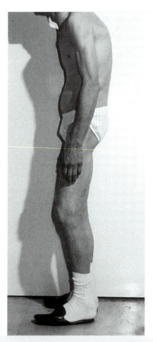

Abb. 9.4 **Typische Haltung bei fortgeschrittener Spondylitis ankylosans** (aus Manger, B., Schulze-Koops, H.: Checkliste Rheumatologie. 4. Auflage, Georg Thieme Verlag, 2012).

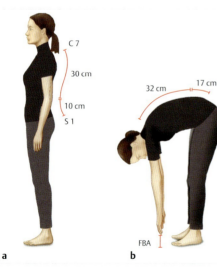
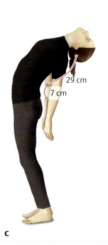

Abb. 9.5 **Ott- und Schoberzeichen** (aus Niethard, F. U., Pfeil, J., Biberthaler, P.: Duale Reihe Orthopädie und Unfallchirurgie, 8. Auflage, Georg Thieme Verlag, 2017).

## 9.2 Spondyloarthritiden

**? Nennen Sie die typischen konventionell-radiologisch nachweisbaren Veränderungen der Spondylitis ankylosans an der Brust- und Lendenwirbelsäule!**

Hochcharakteristisch für die Spondylitis ankylosans sind
- **Syndesmophyten** durch Verknöcherungen des Anulus fibrosus, die im fortgeschrittenen Krankheitsstadium zum radiologischen Bild der sog. **Bambusstabwirbelsäule** führen,
- **Spondylitis anterior** bzw. **Romanus-Läsionen** mit Bildung von **Kasten- und Tonnenwirbeln** und
- **sterile Spondylodiszitis** bzw. **Anderson-Läsionen**.

Siehe Abb. 9.6

**? Kennen Sie neben der Sakroiliitis und der Spondylitis noch weitere Manifestationen der Spondylitis ankylosans?**

Weitere häufige Manifestationen der Spondylitis ankylosans sind
- **Enthesiopathien** mit **Sehnenansatzschmerzen** typischerweise an den Fersen und den Sitzbeinhöckern
- **periphere Oligoarthritis**, häufig an der unteren Extremität
- **rezidivierende Iridozyklitiden** mit geröteten Augen und brennenden Schmerzen

**? Ein Patient mit langjähriger Spondylitis ankylosans berichtet Ihnen, dass er in den vergangenen 12 Monaten eine schleichend zunehmende Luftnot bei Belastung verspüre. Was ist die häufigste Ursache für diese Beschwerden?**

Durch die entzündlichen Veränderungen in den Intervertebralgelenken und dem Bandapparat der Brustwirbelsäule wird die **Thoraxbeweglichkeit eingeschränkt**, so dass sich eine **restriktive Ventilationsstörung** entwickeln kann.

**? Beschreiben Sie die beiden therapeutischen Hauptsäulen bei der Spondylitis ankylosans!**

Die beiden wichtigsten Maßnahmen sind
- eine **entzündungshemmende Schmerztherapie** mit klassischen nicht-steroidalen Antirheumatika, kurz NSAR, wie Diclofenac, Ibuprofen oder Indometacin und
- eine **regelmäßige krankengymnastische Behandlung**, um die Bewegungsfähigkeit zu erhalten und die progrediente Bewegungseinschränkung aufzuhalten.

> **MERKE.** Eine konsequente Physiotherapie ist bei der Spondylitis ankylosans die wichtigste prophylaktische Maßnahme zur Vermeidung einer kompletten Wirbelsäulenversteifung.

**? 5 Monate nach Beginn der NSAR-Therapie klagt Ihr Patient mit Spondylitis ankylosans, dass er trotz der maximal zulässigen Diclofenacdosis unter neu aufgetretenen, wiederkehrenden Schmerzen in den Knie- und Sprunggelenken leide. Welche ergänzende medikamentöse Therapie empfehlen Sie in diesem Fall?**

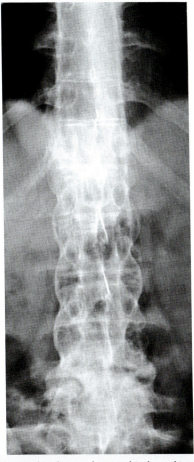

Abb. 9.6 **Verknöcherung der Längsbänder und Intervertebralgelenke an der Wirbelsäule (sog. Bambusstabwirbelsäule)** (aus Niethard, F. U., Pfeil, J., Biberthaler, P.: Duale Reihe Orthopädie und Unfallchirurgie, 8. Auflage, Georg Thieme Verlag, 2017).

Bei einer peripheren Gelenkbeteiligung werden **konventionelle Basistherapeutika** eingesetzt. Besonders effektiv sind **Sulfasalazin** und **Methotrexat**.

**? Sie verschreiben Ihrem Patienten mit Spondylitis ankylosans und peripherer Oligoarthritis Methotrexat. Der Patient möchte von Ihnen wissen, ob er in dieser Situation auf die Einnahme von Diclofenac verzichten könne, da das neue Medikament doch sicherlich auch gegen seine Rückenschmerzen wirke. Was antworten Sie ihm?**

Methotrexat hat **keinen Einfluss** auf den **entzündlichen Rückenschmerz**, der Patient muss weiterhin Diclofenac einnehmen.

## 9 Rheumatologie

> **MERKE.** Methotrexat und Sulfasalazin werden bei Patienten mit Spondylitis ankylosans ausschließlich zur Therapie der peripheren Arthritis eingesetzt. Auf den entzündlichen Rückenschmerz haben sie keinen Einfluss!

**? Ein Patient mit gesicherter Diagnose einer Spondylitis ankylosans leidet unter der Therapie mit verschiedenen NSAR in maximal möglicher Dosierung an anhaltend starken entzündlichen Rückenschmerzen. BSG und CRP sind deutlich erhöht. Welche Therapie empfehlen Sie?**

In diesem Fall kommt in erster Linie eine Therapie mit **TNF-α-Inhibitoren** wie z. B. Infliximab, Adalimumab oder Etanercept oder dem IL-17-Antagonisten Secukinumab in Frage.

### 9.2.3 Psoriasisarthritis

**? Ein Patient mit bekannter Psoriasis vulgaris klagt über Gelenkschmerzen. Auf welche typischen Gelenkverteilungsmuster müssen Sie bei Verdacht auf Psoriasisarthritis bei der klinischen Untersuchung achten?**

Für die Psoriasisarthritis sind **5 Gelenksbefallmuster** beschrieben:
- **asymmetrische Oligoarthritis** v. a. der proximalen und distalen Interphalangealgelenke; charakteristisch ist die Daktylitis mit strahlförmigem Befall von Grund-, Mittel- und Endgelenk einer Phalanx und begleitender Weichteilschwellung, die zum typischen Aspekt des sog. „Wurstfingers" führt;
- **symmetrische Polyarthritis**
- **axialer Befall mit Sakroiliitis und Spondylitis**
- **distale interphalangeale Arthritis** mit Transversalbefall der distalen Interphalangealgelenke
- eine schwer verlaufende **Arthritis mutilans** mit rascher Zerstörung der Gelenkstruktur

**? An welchen Körperregionen sollten Sie nach psoriatischen Hautveränderungen suchen?**

Prädilektionsstellen der Psoriasis sind
- behaarte Kopfhaut
- Streckseiten von Knie und Ellenbogen
- Sakral- und Analregion
- Handflächen und Fußsohlen
- äußerer Gehörgang bzw. retroaurikuläre Region

**? Häufig sind die Veränderungen der Psoriasis an der Haut nur diskret ausgeprägt. Wo können Sie noch nach charakteristischen Veränderungen suchen und wie sehen diese aus?**

Häufig finden sich bei einer Psoriasis Veränderungen an den **Finger-** und **Zehennägeln**. Typisch für die **Nagelpsoriasis** sind
- **Tüpfel-** oder **Krümelnägel**
- **Querrillen**
- **Weißfleckungen**
- **subunguale Keratosen** am Nagelbett

In fortgeschrittenen Stadien sind **Onycholysen** möglich.

**? Ist der anamnestische oder aktuelle Befund einer Psoriasis vulgaris notwendig, um die Diagnose „Psoriasisarthritis" zu stellen?**

**Nein**. Bei einigen Patienten geht der Gelenkbefall dem Auftreten der Hautveränderungen **um Jahre voraus**. In diesen Fällen spricht man auch von einer **„Psoriasisarthritis sine Psoriase"**.

**? Sie haben bei einer Patientin den Verdacht auf eine Psoriasisarthritis mit symmetrischem, polyarthritischem Befallsmuster. An welche andere rheumatische Erkrankung müssen Sie differenzialdiagnostisch denken und wie können Sie die beiden Gelenkerkrankungen voneinander abgrenzen?**

Die wichtigste Differenzialdiagnose der symmetrischen, polyarthritischen Psoriasisarthritis ist die **rheumatoide Arthritis**. Entscheidende Unterschiede zeigt die **Labor-** und die **radiologische Diagnostik**:
- Bei rheumatoider Arthritis sind im Labor meistens **Anti-CCP-Antikörper und/oder Rheumafaktoren** nachweisbar. Bei der Psoriasisarthritis fehlen diese Autoantikörper.
- Radiologisch zeigen sich bei der rheumatoiden Arthritis **konzentrische Gelenkspaltverschmälerungen und Erosionen**. Typisch für die Psoriasisarthritis ist das **Nebeneinander osteoproliferativer Veränderungen** mit sog. Protuberanzen und Osteolysen.

**? Welche radiologischen bzw. makroskopischen Befunde können Sie häufig bei Patienten mit mutilierender Psoriasisarthritis nachweisen?**

Typisch für die mutilierende Psoriasisarthritis sind das **„Pencil in Cup-Phänomen"** und der sog. **Teleskopfinger**. Das **„Pencil in Cup-Phänomen"** entsteht durch zuspitzende Osteolysen an den Fingern, die gegenüberliegenden Gelenkanteile wirken ausgehöhlt. Der Befund erinnert an einen Füllhalter in seiner Kappe. Bei den sog. **Teleskopfingern** sind die Finger durch die Osteolysen verkürzt, so dass die Haut wie bei einem Teleskop ausgezogen werden kann. Siehe Abb. 9.7

**? An welche Differenzialdiagnose sollten Sie bei einem Patienten mit Psoriasis und Transversalbefall der Endgelenke denken?**

Bei diesen Patienten muss differenzialdiagnostisch an eine **aktivierte Heberden-Arthrose** gedacht werden, eine idiopathische Arthrose der distalen Interphalangealgelenke, die durch genetische oder hormonelle Faktoren sowie durch Überbelastungen bedingt sein kann.

## 9.2 Spondyloarthritiden

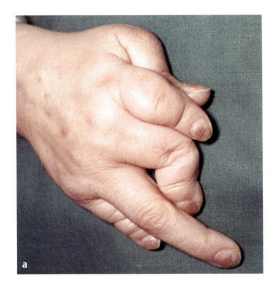

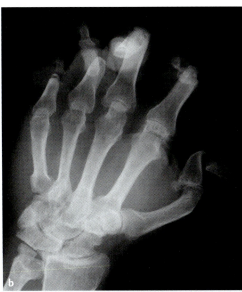

**Abb. 9.7 Mutilierende Psoriasisarthritis: a** klinischer Aspekt (aus Greten, H., Rinninger, F., Greten, T.: Innere Medizin, 13. Auflage, Georg Thieme Verlag, 2010); **b** Röntgenbild einer linken Hand: Arthritis psoriatica mit schwersten Mutilationen: Teleskop-Phänomene an den Strahlen I, II, IV und V sowie deutliche Flexionsfehlstellungen. Subluxation des Caput ulnae (aus Schmitt, R., Lanz, U.: Bildgebende Diagnostik der Hand, 3. Auflage, Georg Thieme Verlag, 2014).

**?** Welche medikamentöse Therapie empfehlen Sie einem Patienten mit hochaktiver polyartikulärer Psoriasisarthritis trotz hochdosierter Diclofenaceinnahme?

Bleiben NSAR wirkungslos, sollte ähnlich wie bei der rheumatoiden Arthritis eine **Basistherapie mit langwirksamen Immunsuppressiva** eingeleitet werden. Das Mittel 1. Wahl ist **Methotrexat**, da es sowohl die Arthritis als auch die psoriatischen Hautefflorescenzen bessern kann.

**?** Was können Sie tun, wenn die Psoriasisarthritis Ihres Patienten auch nach einer mehrmonatigen Therapie mit Methotrexat noch aktiv ist?

Spricht die Psoriasisarthritis unzureichend auf konventionelle Basistherapeutika wie Methotrexat an, haben sich Biologika (**TNF-α-Inhibitoren**, Secukinumab, Ustekinumab) und der PDE5-Hemmer Apremilast als wirksam erwiesen. TNF-α-Inhibitoren können auch die kutane Psoriasis eindrucksvoll verbessern.

**?** Unter welchen Symptomen leiden Patienten mit SAPHO-Syndrom?

Patienten mit **SAPHO Syndrom** leiden an
- **S**ynovitis
- **A**kne
- palmarer oder plantarer **P**soriasis **p**ustulosa oder vulgaris
- sternoklavikulären **H**yperostose
- **O**steitis

### 9.2.4 Reaktive Arthritis und Reiter-Syndrom

**?** Ein 32-jähriger Patient klagt über Schmerzen und Schwellungen in den Knie- und Sprunggelenken. Nachts kann er wegen starker Rückenschmerzen kaum schlafen. Auf Nachfrage berichtet er, dass er vor etwa 1 Monat Schmerzen und Brennen beim Wasserlassen gehabt habe, behandelt habe er diese Symptome aber nicht. Für welche Diagnose sprechen die klinischen und anamnestischen Befunde?

Eine Oligoarthritis und eine Sakroiliitis, die mit einer Latenz von einigen Wochen nach einer Urethritis auftreten, sprechen für eine **reaktive Arthritis**.

**?** Was verstehen Sie unter dem Begriff „Reiter-Syndrom"?

Das Reiter-Syndrom ist das **klinische Vollbild** der reaktiven Arthritis und ist durch die klassische Trias
- **Oligoarthritis**, v. a. im Bereich der unteren Extremität,
- **Konjunktivitis** und
- **Urethritis** gekennzeichnet.

Bei einigen Patienten treten zusätzlich **Haut-** bzw. **Schleimhautsymptome** wie eine Balanitis circinata, aphthöse Veränderungen der Mundschleimhaut, psoriasiforme Effloreszenzen und ein Keratoderma blenorrhagicum hinzu.

# 9 Rheumatologie

**?** Durch welchen Erreger wurde die Urethritis bei Ihrem Patienten mit reaktiver Arthritis vermutlich ausgelöst? Wie können Sie den Erreger am besten nachweisen?

Die posturethritische reaktive Arthritis wird am häufigsten durch **Chlamydia trachomatis** ausgelöst. Eine urethrale Chlamydieninfektion lässt sich am besten durch den Nachweis von **Chlamydien-Antigenen** im **Morgenurin** belegen.

**?** Kennen Sie neben der Urethritis noch eine weitere bakterielle Infektionserkrankung, die zu einer reaktiven Arthritis führen kann? Welche Erreger spielen hier die wichtigste Rolle?

Eine reaktive Arthritis tritt häufig nach **bakteriellen Enteritiden** auf. Typische Erreger sind **Yersinien**, **Salmonellen**, **Shigellen** und **Campylobacter**.

> **MERKE.** Eine reaktive Arthritis tritt v. a. nach bakteriellen Enteritiden und nach Harnwegsinfektionen (v. a. durch Chlamydien, Gonokokken und Mykoplasmen) auf.

**?** Wie hängen die bakterielle Infektionserkrankung und die reaktive Arthritis pathogenetisch zusammen?

Die auslösenden Bakterien induzieren im Organismus eine **Immunreaktion**. **Bakterienbestandteile** und **zirkulierende Immunkomplexe** gelangen in das Gelenk und lösen dort eine **chronische Synovialitis** aus. Es wird vermutet, dass der genetische Marker **HLA-B27** an der Pathogenese beteiligt ist, da er mit den auslösenden Bakterien bestimmte Oberflächenantigene teilt. Dieses **molekulare Mimikry** zwischen wirtseigenen und -fremden Molekülen ist für die immunologische Toleranz des Organismus gegenüber den eingedrungenen Mikroorganismen und für die Bildung von kreuzreagierenden Antikörpern verantwortlich.

> **MERKE.** Die reaktive Arthritis ist eine sterile Synovialitis. Anders als bei der septischen Arthritis lassen sich daher die auslösenden Erreger nicht in der Synovialflüssigkeit nachweisen.

**?** Wie erklären Sie die zeitliche Latenz zwischen der klinisch manifesten Enteritis bzw. Harnwegsinfektion und dem Auftreten der reaktiven Arthritis?

Die reaktive Arthritis ist eine **exogen induzierte Immunreaktion**. Vor der eigentlichen Erkrankung findet also immer eine **Sensibilisierung** im Organismus statt. Diese Phase ist unterschiedlich lang, so dass die zeitliche Latenz einige Tage bis mehrere Wochen betragen kann.

**?** Tatsächlich können Sie bei Ihrem Patienten mit reaktiver Arthritis Chlamydienantigene im Morgenurin nachweisen. Wie behandeln Sie ihn?

Bei der posturethritischen reaktiven Arthritis mit **florider Chlamydieninfektion** steht die **Infektsanierung mit Tetrazyklinen** wie Doxyzyklin im Vordergrund. Hierdurch wird der auslösende Erreger eliminiert und die Gefahr einer Infertilität durch die unbehandelte Chlamydieninfektion vermieden. Die Arthritis wird durch die antibiotische Therapie allerdings nicht beeinflusst. Sie wird symptomatisch mit NSAR und Kälteanwendung behandelt.

> **MERKE.** Bei einer urogenitalen Chlamydieninfektion muss der Sexualpartner immer mitbehandelt werden, um einen „Ping-Pong-Effekt" zu vermeiden.

**?** Würden Sie einen Patienten mit Yersinienarthritis antibiotisch behandeln? Begründen Sie!

**Nein**, eine Yersinienarthritis wird nicht antibiotisch behandelt, da dies den Verlauf der Arthritis nicht beeinflusst und die Enteritis zu diesem Zeitpunkt in der Regel nicht mehr symptomatisch ist.

**?** Welche Form der reaktiven Arthritis tritt üblicherweise nach Infektionen der oberen Atemwege auf?

Das **rheumatische Fieber** ist eine reaktive Arthritis und tritt typischerweise im Anschluss an eine **Streptokokkenpharyngitis** oder **-tonsillitis** auf.

**?** Unter welchen Symptomen leiden Patienten mit rheumatischem Fieber?

Mögliche Symptome des rheumatischen Fiebers sind
- **schmerzhafte**, typischerweise von Gelenk zu Gelenk **springende Polyarthritis** der großen Gelenke
- Fieber
- bläulich-rosafarbende Effloreszenzen am Körperstamm, das sog. **Erythema anulare rheumaticum**
- subkutane Rheumaknoten
- **Pankarditis** mit Herzrhythmusstörungen und verruköser Endokarditis
- Enzephalitis, die typischerweise zum Bild der **Chorea minor** mit unwillkürlichen Bewegungen und Grimassieren führt

## 9.2 Spondyloarthritiden

**INFOBOX. Rheumatisches Fieber: Jones-Kriterien**

Zur Diagnosestellung werden 2 Hauptkriterien oder 1 Haupt- + 2 Nebenkriterien gefordert.

**Hauptkriterien:**
- Polyarthritis
- Karditis
- Chorea minor
- subkutane Knötchen
- Erythema anulare rheumaticum

**Nebenkriterien:**
- Fieber
- Arthralgien
- BSG und CRP ↑
- PQ-Zeit ↑
- rheumatisches Fieber oder Karditis in der Anamnese

**?** Was ist die wichtigste Langzeitkomplikation des rheumatischen Fiebers?

Das rheumatische Fieber ist nach der Atherosklerose die häufigste Ursache für **Herzklappenveränderungen** mit konsekutiv erhöhtem **Endokarditisrisiko**.

**MERKE.** Die Bedeutung des rheumatischen Fiebers liegt heute v. a. in den sekundären Klappenveränderungen bei älteren Patienten mit rheumatischem Fieber in der Kindheit. Durch die heute gängige Antibiotikatherapie der Streptokokkenangina ist das rheumatische Fieber in den entwickelten Industrienationen quasi ausgestorben und spielt differenzialdiagnostisch in der Rheumatologie keine wesentliche Rolle mehr.

### 9.2.5 Enteropathische Arthritiden und Differenzialdiagnose der Monoarthritis

**?** Ein 45-jähriger Patient leidet seit Jahren an einer unklassifizierten, seronegativen, asymmetrischen Oligoarthritis und Sakroiliitis. Aktuell klagt er über chronische Diarrhö, Fettstühle und Fieber. Die CT zeigt vergrößerte mesenteriale Lymphknoten, einen leichten Pleuraerguss und einen Aszites. Ihr Oberarzt ordnet eine Duodenalbiopsie an. Welche Überlegung steckt vermutlich hinter dieser Anordnung?

Die jahrelange Oligoarthritis bzw. Sakroiliitis und das aktuelle Beschwerdebild mit Diarrhö, Steatorrhö, Fieber, Polyserositis und Lymphadenopathie weisen auf einen **Morbus:Whipple** hin, eine systemische Infektion mit dem Bakterium **Trophyrema whipplei**, das sich am besten in einer Duodenalbiopsie nachweisen lässt.

**MERKE.** Die Oligoarthritis bzw. Sakroiliitis ist häufig das erste Symptom eines Morbus Whipple und kann den intestinalen Symptomen um bis zu 10 Jahre vorausgehen.

**?** Unter welchem Überbegriff werden die Oligoarthritis bzw. Sakroiliitis beim Morbus Whipple zusammengefasst? Kennen Sie noch weitere Erkrankungen, die zu diesem Krankheitsbild führen können?

Die Arthritis bzw. Sakroiliitis beim Morbus Whipple gehört in die Gruppe der **enteropathischen Arthritiden** bei Patienten mit **chronisch entzündlichen Darmerkrankungen**. Weitere häufige Grunderkrankungen sind **Morbus Crohn** und **Colitis ulcerosa**.

**?** Ein Patient mit Morbus Crohn entwickelt eine chronische Arthritis des rechten Kniegelenks. Er fragt Sie, ob er als Dauertherapie Ibuprofen einnehmen könne. Was antworten Sie ihm?

Ibuprofen und andere NSAR können die **enterale Symptomatik** bei **chronisch entzündlichen Darmerkrankungen** verschlechtern und sind daher für eine **Dauertherapie nicht geeignet**.

**?** Wie würden Sie eine erstmalige isolierte Kniegelenksarthritis bei einem Patienten mit Morbus Crohn zunächst behandeln?

Eine isolierte Monoarthritis muss schon aus differenzialdiagnostischen Gründen immer punktiert werden. Ist die **Punktatflüssigkeit** nicht eitrig, kann die Arthritis durch eine **intraartikuläre Glukokortikoidinjektion** in der gleichen Sitzung behandelt werden.

**?** An welche Differenzialdiagnosen müssen Sie bei einer isolierten Kniegelenksarthritis denken?

Eine isolierte Kniegelenksarthritis kann ausgelöst werden durch
- **Monoarthritis** im Rahmen einer **Spondyloarthritis**
- **aktivierte Arthrose**
- **monoarthritischen Verlauf** einer **rheumatoiden Arthritis**, insbesondere bei Late-Onset rheumatoider Arthritis
- **Lyme-Arthritis**
- **septische Arthritis**
- **Kristallarthropathie** bei Gicht oder Chondrokalzinose

**?** Welche Therapieoptionen haben Sie, wenn es bei Ihrem Patienten mit Morbus Crohn trotz der intraartikulären Steroidinjektion immer wieder zu Kniegelenksarthritiden kommt?

Bei einer chronischen bzw. rezidivierenden enteropathischen Arthritis sollten **langwirksame Basistherapeutika** eingesetzt werden, die auch einen günstigen Effekt auf die zugrundeliegende chronisch entzündliche Darmerkrankung haben. Besonders geeignet sind **Sulfasalazin** und **Methotrexat**.

## 9 Rheumatologie

**? Welche Rolle spielen TNF-α-Inhibitoren in der Therapie der enteropathischen Arthritis?**

TNF-α-Inhibitoren werden bei **therapierefraktären Verlaufsformen** eingesetzt. Sie haben einen positiven Effekt sowohl auf die chronisch entzündliche Darmerkrankung als auch auf die assoziierte Arthritis. Besonders geeignet sind die TNF-α-Antikörper **Infliximab** und **Adalimumab**.

**? Beschreiben Sie den typischen klinischen Aspekt und die Synoviaanalyse bei einer septischen Arthritis!**

Typisch ist eine **sehr schmerzhafte** Arthritis, die meistens **nur ein Gelenk** betrifft. Das Gelenk ist **stark gerötet, überwärmt** und **geschwollen**. Häufig haben die Patienten **hohes Fieber** mit Schüttelfrost. Die Synoviaanalyse zeigt eine ausgeprägte **Leukozytose** mit hohem Granulozytenanteil und eine **bakterielle Besiedlung**.

**? Nennen Sie 3 Ursachen für eine septische Arthritis! Welche Erreger sind am häufigsten nachweisbar?**

Eine septische Arthritis kann durch eine direkte Erregerinvasion nach **traumatischer** oder **iatrogener Gelenkeröffnung** oder **sekundär hämatogen** bei Sepsis entstehen. Der häufigste Erreger ist **Staph. aureus**, gefolgt von Gonokokken, Streptokokken und gramnegativen Keimen.

**? Wie wird eine septische Arthritis behandelt?**

Direkt nach Diagnosestellung muss mit einer **kalkulierten antibiotischen Therapie** begonnen werden, die nach Eingang des Antibiogramms modifiziert werden kann. Frühzeitig sollte ein Chirurg oder Orthopäde hinzugezogen werden, um die Notwendigkeit einer **operativen Therapie** zu prüfen. Bei hohen Leukozytenzahlen im Punktat und ausgedehntem Lokalbefund ist in der Regel eine zeitnahe **arthroskopische Spülung** mit Anlage einer **Saug-Spül-Drainage** sinnvoll.

> **MERKE.** Die septische Arthritis ist ein absoluter Notfall, da sie das Gelenk innerhalb kürzester Zeit vollständig zerstören kann.

**? Ein Patient mit Polyarthralgien lässt bei seinem Hausarzt auf eigenen Wunsch eine Borrelienserologie anfertigen. Er habe gehört, dass die Borreliose nicht selten zu einer Gelenkerkrankung führen könne. Klinisch erscheinen die Gelenke weder geschwollen noch überwärmt. Der ELISA-Suchtest zeigt positive IgM-Antikörper, IgG-Antikörper sind nicht nachweisbar. Was sagen Sie dem Patienten?**

Die ELISA-Analyse und der klinische Befund sprechen **gegen** eine **Borrelienarthritis**. Die Lyme-Arthritis verläuft typischerweise **mono- oder oligoartikulär** mit einer klinisch manifesten Arthritis, am häufigsten ist das Kniegelenk betroffen. Sie gehört zu den **späten Manifestationsformen** der Borreliose, im Serum müssten daher **IgG-Antikörper** nachweisbar sein.

> **MERKE.** Die Lyme-Arthritis betrifft in 80% der Fälle das Kniegelenk. Diagnostisch wegweisend sind
> - der anamnestische Befund eines Erythema chronicum migrans (kann fehlen!),
> - der klinische Nachweis einer Mono- oder Oligoarthritis und
> - spezifische Banden von Borrelienantikörpern der Subklasse IgG im Serum (ELISA und Westernblot).

**? Wie wird eine Lyme-Arthritis behandelt?**

Die Lyme-Arthritis wird primär **antibiotisch** therapiert, z. B. mit **Doxyzyklin** über 3 Wochen. Zur symptomatischen Behandlung erhalten die Patienten **NSAR** und **Glukokortikoide**, die bei ausgeprägten Gelenkergüssen auch als **intraartikulär** injiziert werden können.

## 9.3 Kollagenosen

### 9.3.1 Systemischer Lupus erythematodes (SLE)

**? Eine 29-jährige Patientin leidet seit einigen Wochen unter Abgeschlagenheit, rezidivierenden Fieberschüben, Gelenkschmerzen und diffusem Haarausfall. Aktuell klagt sie über einen Ausschlag im Gesicht, der nach einem ausgedehnten Sonnenbad aufgetreten ist. Sie hat vor 2 Monaten ihr erstes Kind zur Welt gebracht. Bei der klinischen Untersuchung bemerken Sie die folgenden Hautveränderungen im Gesicht (siehe Abb. 9.8). Beschreiben Sie den Hautbefund und stellen Sie eine Verdachtsdiagnose!**

Das Gesicht der Patientin zeigt ein Erythem über Nase und Jochbein, das die Nasolabialfalten ausspart. Der Befund wird aufgrund seiner Ausdehnung auch als **Schmetterlingserythem** bezeichnet und ist typisch für den **systemischen Lupus erythematodes**, kurz SLE. Charakteristisch ist das Auftreten nach Sonneneinwirkung, da Patienten mit SLE ausgesprochen **lichtempfindlich** sind. Die Erkrankung beginnt meist mit **unspezifischen Beschwerden** wie Abgeschlagenheit, Müdigkeit und Fieber. Weitere typische Symptome sind die von der Patientin beklagte **Polyarthritis** und der **diffuse Haarausfall**.

**? Welche typischen Haut- und Schleimhautveränderungen werden bei SLE-Patienten beobachtet?**

Typische Haut- und Schleimhautmanifestationen sind
- Photosensibilität
- Schmetterlingserythem
- rötliche, diskoidale papulöse Effloreszenzen mit nicht ablösbarer Schuppenbildung und follikulärer Hyperkeratose
- diffuser Haarausfall
- orale Aphten

## 9.3 Kollagenosen

**MERKE.** Der Hautbefall ist so charakteristisch, dass er der Erkrankung ihren Namen gegeben hat (Lupus = Wolf). Hautveränderungen werden bei > 70 % der Patienten beobachtet. Typisch ist die erhöhte Lichtempfindlichkeit, so dass die Veränderungen v. a. nach Sonnenlichtexposition an lichtexponierten Stellen (Gesicht und Dekolleté) auftreten.

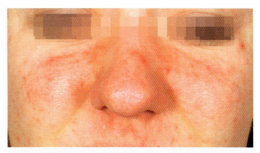

Abb. 9.8 **Schmetterlingserythem bei SLE** (aus Moll, I.: Duale Reihe Dermatologie, 8. Auflage, Georg Thieme Verlag, 2016).

**?** Gibt es bei der Patientin einen Zusammenhang zwischen dem Auftreten des SLE und der Geburt ihres Kindes vor 2 Monaten?

Der SLE wird häufig durch **hormonelle Umstellungen**, z. B. die Geburt eines Kindes, Schwangerschaft oder die Einnahme der Pille ausgelöst.

**MERKE.** Zu den wichtigsten Auslösefaktoren zählen hormonelle Umstellungen (Schwangerschaft, Pille, Entbindung), UV-Licht und Medikamente (z. B. Hydralazin, D-Penicillamin).

**?** Welche extrakutanen Organmanifestationen des SLE kennen Sie?

Typische Organmanifestationen des SLE sind
- **Polyarthritis** und **Myositis**
- **kardiopulmonaler Organbefall** mit Pneumonitis, Lungenfibrose, Endokarditis Libman-Sacks, Myokarditis und Myokardinfarkt durch frühzeitige Atherosklerose
- **Polyserositis** mit Pleuritis und Perikarditis
- Nierenbefall mit **Immunkomplex-Glomerulonephritis**
- „**ZNS-Lupus**" mit Migräne, Stimmungsveränderungen, Psychosen, Vigilanzstörungen oder Krampfanfällen,
- **sekundäre Immunkomplexvaskulitis** mit Polyneuropathie und akralen Gefäßverschlüssen
- **Beteiligung des Blutzellsystems** mit Autoantikörper-vermittelter Zytolyse einer oder mehrere Zellreihen

**MERKE.** Der SLE gilt als „klinisches Chamäleon", da er sich praktisch an jedem Organ manifestieren kann. Daher gilt: Es gibt fast kein Symptom, das nicht durch einen SLE verursacht werden kann!

**?** Wie unterscheidet sich der Verlauf einer Polyarthritis bei SLE-Patienten von dem bei rheumatoider Arthritis?

Im Gegensatz zur rheumatoiden Arthritis verläuft die Polyarthritis bei SLE in der Regel **nicht erosiv**. Typisch ist die sog. **Jacoud-Arthritis** mit **ausgeprägter Luxationsneigung**, die am Daumen zur sog. **90°/90°-Deformität** bzw. zum **Z-Daumen** führt.

**?** Welchen Parameter bestimmen Sie bei Verdacht auf SLE?

Die geeignetsten Screeningparameter sind die sog. **antinukleären Antikörper**, kurz **ANAs**. Sie lassen sich praktisch bei allen SLE-Patienten nachweisen, so dass für die Diagnosefindung gilt: **Ohne ANAs kein SLE!**

**?** Im Plasma Ihrer Patientin mit Verdacht auf SLE finden Sie hochtitrige ANAs. Ist die Diagnose damit gesichert?

**Nein**. ANAs sind zwar sehr sensitiv, aber **wenig spezifisch** für den SLE, da sie auch bei vielen anderen Autoimmunerkrankungen und bei Gesunden vorkommen können.

**?** Durch welche beiden Parameter können Sie Ihren Verdacht auf SLE bei Ihrer Patientin mit typischen Symptomen und positivem ANA-Titer sichern?

Bei klinischem Verdacht und positivem ANA-Nachweis werden die ANAs hinsichtlich ihrer **Subspezifität** weiter **differenziert**. Hochspezifisch und pathognomonisch für den SLE sind
- Autoantikörper gegen Doppelstrang-DNA, kurz **Anti-ds-DNA-Antikörper**
- Autoantikörper gegen nukleäres Glykoprotein, kurz **Anti-Sm-Autoantikörper**.

**MERKE.** Für die immunologische Diagnostik des SLE gilt die Grundregel: Ohne den Nachweis von antinukleären Antikörpern (ANAs) kein SLE. Da ANAs aber wenig spezifisch sind, wird zusätzlich der Nachweis spezifischer Anti-ds-DNA-Antikörper (positiv bei 60–80 %) und/oder Anti-Sm-Autoantikörper (positiv bei 10–20 %) gefordert. Auch andere Antikörper wie Anti-SSA- oder Anti-Histon-Antikörper können vorkommen.

# 9 Rheumatologie

> **INFOBOX. SLE: Klassifikationskriterien des American College of Rheumatology (ACR)**
>
> Ein SLE ist bei ≥ 4 zutreffenden Kriterien wahrscheinlich:
> - **Schmetterlingserythem**: Erythem im Bereich des Nasenrückens und Jochbeins mit Aussparung der Nasolabialfalten
> - **diskoide Hautveränderungen**: gerötete, papulöse Effloreszenzen mit nicht ablösbarer Schuppenbildung und follikulärer Hyperkeratose
> - **Photosensibilität**: Lichtexposition fördert das Auftreten der Hautveränderungen.
> - **Schleimhautulzerationen** oral und/oder nasopharyngeal
> - **Polyarthritis**: Befall von ≥ 2 Gelenken, nicht-erosiver Verlauf
> - **Serositis**: Pleuritis, Perikarditis, Peritonitis, Aszites
> - **Glomerulonephritis**: Proteinurie ≥ 0,5 g/d oder Zylindrurie
> - **ZNS-Beteiligung** („ZNS-Lupus") mit Psychosen, Krampfanfällen, Neuropathie
> - **hämatologische Befunde**: hämolytische Anämie, Leukopenie (< 4000/µl), Lymphopenie (< 1500/µl) oder Thrombozytopenie (< 100 000/µl)
> - **immunologische Befunde**: antinukleäre Antikörper (ANA), Anti-ds-DNA-Antikörper, Anti-Sm-Antikörper

**?** Nennen Sie die wichtigsten Parameter, mit denen Sie die Aktivität eines SLE überwachen können!

Zu den unspezifischen Aktivitätsparametern zählen die allgemeinen Entzündungsparameter wie **BSG** und **CRP**. Spezifischere Aktivitätsparameter sind
- erniedrigte Konzentration der Serumkomplementfaktoren, z. B. **C3** und **C4**
- erniedrigte gesamthämolytische Komplementaktivität **CH50**
- Titerhöhe der **Anti-ds-DNA-Antikörper**.

**?** Welche Therapie leiten Sie bei Ihrer 29-jährigen Patientin mit SLE ohne viszerale Organbeteiligung ein?

Bei dieser Patientin sollte eine **Dauertherapie** mit Antimalariamitteln wie **Chloroquin** oder **Hydroxychloroquin** eingeleitet werden.

**?** Die Patientin mit SLE berichtet Ihnen, dass sie und ihr Mann ein zweites Kind planen. Sie möchte von Ihnen wissen, ob sie problemlos schwanger werden kann und ob der SLE eine Gefahr für das Kind darstellt. Was antworten Sie ihr?

Prinzipiell ist der SLE **keine absolute Kontraindikation** für eine Schwangerschaft. Allerdings kann sich die Symptomatik durch die hormonellen Umstellungen während der Schwangerschaft und nach der Entbindung **verschlechtern**. Außerdem ist das **Abortrisiko erhöht**. Das Neugeborene kann durch den diaplazentaren Übertritt von Autoantikörpern ein **neonatales Lupussyndrom** mit Hauteffloreszenzen und Herzrhythmusstörungen entwickeln.

**?** Welche SLE-Patientinnen haben ein besonders hohes Abortrisiko? Wie können Sie dieses Risiko im Vorfeld abklären?

Ein besonders hohes Abortrisiko haben Patientinnen mit **sekundärem Antiphospholipidantikörper-Syndrom**, das bei etwa 35 % der SLE-Patienten auftritt. Bei diesem Syndrom lassen sich Antiphospholipidantikörper wie **Anti-β-Glykoprotein-2-Antikörper**, **Anti-Cardiolipin-Antikörper**, **Anti-Phosphatidylserin-Antikörper** und das **Lupus-Antikoagulans** nachweisen.

**?** Ein Patient mit bekanntem SLE klagt über Abgeschlagenheit und ständige Müdigkeit. Bei der klinischen Untersuchung fallen Ihnen Beinödeme und ein erhöhter Blutdruck auf. Die Urinanalyse zeigt eine milde Proteinurie, eine Mikrohämaturie und Erythrozytenzylinder. Welcher Verdacht muss Ihnen sofort kommen und durch welche Untersuchung sollten Sie ihn absichern?

Klinische Symptome und Urinanalyse sind typisch für eine **Glomerulonephritis**. Zur Sicherung muss unbedingt eine **Nierenbiopsie** durchgeführt werden.

**?** Warum müssen Sie bei klinischem Verdacht auf eine Lupusnephritis unbedingt eine Nierenbiopsie durchführen?

Die Nierenhistologie ist entscheidend für die Therapieentscheidung, da 6 Subtypen der Lupusnephritis bekannt sind, die **unterschiedlich behandelt** werden müssen.

**?** Der histologische Befund zeigt eine diffuse Lupusnephritis. Welche Therapie sollten Sie bei diesem Patienten einleiten?

Die Prognose der diffusen Lupusnephritis ist schlecht, sodass sofort mit einer aggressiven Immunsuppression begonnen werden muss. Initial erhält der Patient für 3–6 Monate **Glukokortikoide** und eine **Cyclophosphamid-Pulstherapie**. Nach Erreichen der Remission wird die Therapie auf ein milderes Immunsuppressivum umgestellt. Besonders effektiv bei der Lupusnephritis ist **Mycophenolat-Mofetil**.

> **MERKE.** Bei einem SLE mit schwerer Nieren-, ZNS- und Herzbeteiligung ist eine Cyclophosphamid-Pulstherapie indiziert.

## 9.3 Kollagenosen

**? Sie bemerken im Labor einer Patientin mit medikamentös eingestelltem SLE eine Leukopenie. Welche Ursachen kommen in Frage?**

Eine Leukopenie bei SLE kann durch **SLE-assoziierte Autoantikörper** gegen Leukozyten oder Wachstumsfaktoren wie G-CSF, eine **therapieinduzierte Knochenmarkssuppression** oder durch eine aufgrund der immunsuppressiven Therapie **reaktivierte Zytomegalievirus-Infektion** ausgelöst werden.

**? Welche Faktoren sind beim SLE prognosebestimmend?**

Die Prognose der Patienten hängt entscheidend ab von der **Nieren-**, **ZNS-** und **Herzbeteiligung** und den **Nebenwirkungen der immunsuppressiven Therapie**.

> **MERKE.** Zwei häufige und ernste Nebenwirkungen der immunsuppressiven Therapie bei SLE sind septische Komplikationen durch die Knochenmarkssuppression und Myokardinfarkte durch eine frühzeitige Steroidinduzierte Atherosklerose.

### 9.3.2 Sjögren-Syndrom

**? Eine 54-jährige Patientin klagt über eine ausgeprägte Trockenheit von Mund und Augen. Seit einigen Wochen hat sie außerdem Schmerzen in unterschiedlichen Gelenken, die zudem zeitweise deutlich geschwollen und überwärmt sind. Bei der klinischen Untersuchung bemerken Sie eine beidseitige, druckdolente Schwellung der Speicheldrüsen. Welche Verdachtsdiagnose stellen Sie?**

Xerophthalmie und Xerostomie sind die typischen Leitsymptome des **Sicca-Syndroms**. Zusammen mit einer **Polyarthritis** und der beidseitigen schmerzhaften **Parotisschwellung** sprechen diese Befunde für ein **Sjögren-Syndrom**.

> **MERKE.** Das Sicca-Syndrom ist das klassische Leitsymptom des Sjögren-Syndroms.

**? Zu welchen Komplikationen kann ein Sicca-Syndrom führen?**

- Durch die fehlende Benetzung von Horn- und Bindehaut mit Tränenflüssigkeit kann sich eine **Keratoconjunctivitis sicca** entwickeln, die in ausgeprägten Fällen zu **Hornhautulzerationen** führt.
- Durch die verminderte Speichelsekretion ist die **Kariesanfälligkeit** erhöht.
- Sind die Schleimhautdrüsen des oberen und unteren Respirationstrakts und der Genitalorgane betroffen, klagen die Patienten über **Heiserkeit**, **chronischen Hustenreiz** und eine **gestörte Sexualfunktion**.

> **MERKE.** Das Sjögren-Syndrom ist eine chronisch-entzündliche Erkrankung der exokrinen Drüsen, die sich am häufigsten an der Tränen- und Speicheldrüsen manifestiert. Es kann sowohl primär als auch sekundär im Zusammenhang mit anderen Kollagenosen, einer rheumatoiden Arthritis oder einer Hepatitis C auftreten. Nach der rheumatoiden Arthritis ist das Sjögren-Syndrom die zweithäufigste entzündlich-rheumatische Erkrankung.

**? Patienten mit primärem Sjögren-Syndrom leiden neben der Sicca-Symptomatik häufig unter weiteren Symptomen. Welche Manifestationen des primären Sjögren-Syndroms kennen Sie?**

Die meisten Patienten mit Sjögren-Syndrom leiden an einer **Polyarthritis**. Durch die Entzündung der Speicheldrüsen wird häufig eine **schmerzhafte Parotisschwellung** beobachtet. Bei manchen Patienten weitet sich der Entzündungsprozess auf **extraglanduläre Organe** aus, der Befall bleibt aber in der Regel **asymptomatisch**. Selten entwickeln sich eine interstitielle Nephritis, eine Pankreatitis, eine Pneumonitis, eine primär biliäre Zirrhose oder eine sekundäre Vaskulitis mit Polyneuropathie, Myositis und Purpura.

**? Mit welchem einfachen Test können Sie eine Xerophthalmie objektivieren? Beschreiben Sie kurz die Durchführung des Tests!**

Die **verminderte Tränenproduktion** kann man leicht mit dem sog. **Schirmer-Test** objektivieren. Hierfür legt man in den Lid-Augenwinkel des Patienten einen 3,5 cm breiten und 5 mm dicken Filterpapierstreifen ein, der sich bei Befeuchtung durch die Tränenflüssigkeit anfärbt. Nach 5 Minuten wird abgelesen, wie viel mm des Papierstreifens von der Tränenflüssigkeit durchtränkt sind. Normal ist eine Strecke ≥ 10 mm. Werte < 10 mm sprechen für eine Xerophthalmie.

**? Welche Laborbefunde erwarten Sie bei Ihrer Patientin mit primärem Sjögren-Syndrom?**

Das Labor zeigt beim primären Sjögren-Syndrom typischerweise
- eine **polyklonale Hypergammaglobulinämie**
- **ANAs**
- Autoantikörper gegen **zytoplasmatische Proteine**, die sog. **SS-A** und **SS-B**
- Autoantikörper gegen **α-Fodrin**

Bei etwa der Hälfte der Patienten sind **Rheumafaktoren** nachweisbar.

# 9 Rheumatologie

**?** Warum müssen Sie bei Patienten mit primärem Sjögren-Syndrom regelmäßige Laborkontrollen durchführen? Worauf müssen Sie besonders achten?

Etwa 5% der Patienten entwickeln im Langzeitverlauf ein **malignes Non-Hodgkin-Lymphom**. Im Labor sollte regelmäßig auf das Auftreten einer **monoklonalen Hypergammaglobulinämie** geachtet werden.

**?** Schirmer-Test, Spaltlampenuntersuchung und Labordiagnostik bestätigen Ihren Verdacht auf ein primäres Sjögren-Syndrom. Welche Untersuchung dient der endgültigen Diagnosesicherung?

Die Diagnose kann durch den bioptischen Nachweis einer **fokalen Sialadenitis** gesichert werden.

**?** Welche Therapie empfehlen Sie Ihrer Patientin, die an einem primären Sjögren-Syndrom mit ausgeprägtem Sicca-Syndrom und Polyarthritis, aber ohne viszerale Beteiligung leidet?

Die **Sicca-Symptomatik** wird **primär symptomatisch** therapiert. Zu den wichtigsten Maßnahmen zählen Augentropfen, ausreichendes Trinken, das Kauen von Kaugummi und künstlicher Speichel. Bleiben diese Maßnahmen erfolglos, kann die Tränen- und Speichelsekretion durch **Pilocarpin** gefördert werden. Die **Polyarthritis** wird mit **Hydroxychloroquin** behandelt.

> **MERKE.** Eine immunsuppressive Therapie mit Glukokortikoiden und anderen Immunsuppressiva (z. B. Azathioprin, Methotrexat) bessert die Augen- und Schleimhauttrockenheit in der Regel nicht und ist daher nur bei viszeraler Organbeteiligung indiziert.

## 9.3.3 Dermatomyositis und Polymyositis

**?** Mit welchen Symptomen suchen die meisten Patienten mit einer Polymyositis den Arzt auf?

Das klassische Leitsymptom der Polymyositis ist eine meist **schleichend beginnende**, **symmetrische Muskelschwäche** v. a. der **proximalen Extremitäten** im Bereich des **Schulter- und Beckengürtels**. Die Patienten klagen typischerweise über Schwierigkeiten beim Treppensteigen, beim Aufstehen aus der Hocke und bei Überkopfarbeiten wie z. B. beim Kämmen oder Föhnen der Haare. Häufig ist auch die **Nacken- und Schlundmuskulatur** betroffen, den Patienten fällt das Aufrechthalten des Kopfes, das Schlucken und das Sprechen schwer.

> **MERKE.** Das Leitsymptom der Polymyositis ist die symmetrische Muskelschwäche. Muskelkaterartige Schmerzen können im Verlauf hinzutreten.

**?** Nennen Sie die wichtigsten Differenzialdiagnosen bei Muskelschwäche und Myalgien!

Die wichtigsten Differenzialdiagnosen sind
- Polymyositis
- Polymyalgia rheumatica
- Myasthenia gravis
- Muskeldystrophien
- parasitäre Muskelerkrankungen wie die Trichinellose
- Medikamentennebenwirkungen, z. B. durch die Einnahme von Statinen, Fibraten oder Steroiden

> **INFOBOX. Differenzialdiagnosen bei Muskelschwäche und Myalgien**
>
> - **Polymyositis**: stammbetonte Muskelschwäche, CK ↑, Schmerzen häufig erst im Verlauf, typische Muskelbiopsie
> - **Polymyalgia rheumatica**: stammbetonte Myalgien und Muskelschwäche, BSG maximal ↑ („Sturzsenkung"), promptes Ansprechen auf Steroide
> - **Myasthenia gravis**: belastungsabhängige Muskelschwäche, typische Lidheberschwäche, Nachweis von Antikörpern gegen Acetylcholinrezeptoren, positiver Tensilon-Test (sofortige Besserung der Symptome nach Gabe von Cholinesterasehemmern)
> - **Muskeldystrophie**: positive Familienanamnese, Muskelschwund, Auftreten im Kindes- oder jungen Erwachsenenalter
> - **paras2itäre Muskelerkrankungen**: Eosinophilie im Blutbild
> - **Medikamentennebenwirkung** (z. B. Statine, Steroide, Fibrate): positive Medikamentenanamnese

**?** Beschreiben Sie die typischen kutanen Manifestationen der Dermatomyositis!

Pathognomonisch für die Dermatomyositis ist das **periorbitale livide Erythem** mit **lila** verfärbten **Lidern**. Im Gegensatz zum Schmetterlingserythem des SLE sind die Wangen ausgespart. Die Gesichtsveränderungen verleihen den Patienten den charakteristischen Aspekt der **„traurigen Fazies"**. Über den Streckseiten der Finger bilden sich **erythematöse Plaques**, die sog. **Gottron'schen Papeln**. Die **Finger** der Patienten sind häufig rau und rissig, die sog. **Mechanikerhände** der Dermatomyositis.

> **MERKE.** Etwa ⅓ der Patienten mit Polymyositis entwickelt gleichzeitig Veränderungen an der Haut. In diesem Fall wird von einer Dermatomyositis (Abb. 9.9) gesprochen. Hautveränderungen und Muskelbefall müssen nicht korrelieren.

## 9.3 Kollagenosen

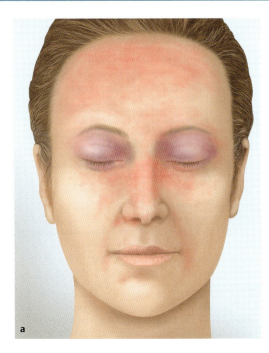

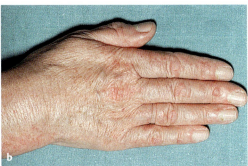

**Abb. 9.9 Dermatomyositis. a** typische Gesichtsrötung (aus Battegay, E.: Differenzialdiagnose Innerer Krankheiten, 21. Auflage, Georg Thieme Verlag, 2017); **b** Gottron'sche Papeln (aus Moll, I.: Duale Reihe Dermatologie, 8. Auflage, Georg Thieme Verlag, 2016).

**? Unter welchen extramuskulären Manifestationen können Patienten mit Polymyositis leiden?**

Typische extramuskuläre Manifestationen der Polymyositis sind das **Raynaud-Syndrom** und eine **nicht-destruierende Polyarthritis**. Eine Beteiligung der inneren Organe führt zu **Schluckstörungen**, einer **interstitiellen Lungenerkrankung** und einer **Myokarditis**.

**? Welcher Laborwert ist bei Patienten mit aktiver Polymyositis praktisch immer hochpathologisch verändert?**

Typisch für die Polymyositis ist eine deutlich erhöhte **Kreatininkinase im Serum**.

**? Fassen Sie die entscheidenden Diagnosekriterien der Polymyositis zusammen!**

Zu den Diagnosekriterien der Polymyositis gehören
- typische klinische Symptomatik mit proximaler Muskelschwäche
- Erhöhung der Kreatininkinase
- myopathische Veränderungen im Elektromyogramm
- lymphozytäre Infiltration mit Faserdegeneration in der Muskelbiopsie

**? Für die histologische Sicherung einer Polymyositis ist der Entnahmeort entscheidend, da die Veränderungen nur in der betroffenen Muskulatur nachweisbar sind. Mit welcher nicht-invasiven Untersuchungsmethode können Sie den richtigen Entnahmeort erkennen?**

Bei der Suche nach dem richtigen Entnahmeort für die Biopsie hilft die **Muskel-MRT**, die in der Regel **umschriebene Ödeme** in den betroffenen Muskelpartien zeigt.

**? Eine 63-jährige Patientin klagt über eine stammbetonte Muskelschwäche und eine ausgeprägte Belastungsdyspnoe. Das Labor zeigt eine deutlich erhöhte CK und Autoantikörper gegen die Histidyl-Transfer-RNA-Synthetase. Für welche Verlaufsform der Polymyositis sprechen diese Befunde?**

Autoantikörper gegen die Histidyl-Transfer-RNA-Synthetase sind häufig mit einem **Jo-1-Antikörpersyndrom** assoziiert. Sie werden daher auch als Anti-Jo-1-Antikörper bezeichnet. Das Jo-1-Antikörpersyndrom ist eine **Sonderform der Poly- bzw. Dermatomyositis** mit gleichzeitigem Auftreten einer **Myositis** und einer **fibrosierenden Alveolitis**.

**? Wie therapieren Sie eine Patientin mit aktiver Poly- bzw. Dermatomyositis?**

Die Patienten erhalten **initial hochdosierte Glukokortikoide**. Sobald sich die Symptome bessern, wird eine **steroideinsparende immunsuppressive Therapie** mit anderen Immunsuppressiva wie **Azathioprin** oder **Cyclophosphamid** eingeleitet.

**? Sie haben bei einer 64-jährigen Patientin eine Dermatomyositis diagnostiziert. Was müssen Sie immer ausschließen?**

Bei etwa 20% der Patienten tritt die Dermato- und Polymyositis als **paraneoplastisches Syndrom** auf. Daher sollte immer ein **bösartiges Tumorleiden ausgeschlossen** werden. Besonders häufige Primärtumore sind Malignome des Kolons, der Lunge, der Mamma und der Ovarien.

# 9 Rheumatologie

**MERKE.** Bei der paraneoplastischen Dermato- und Polymyositis bilden sich die Symptome durch die Behandlung der malignen Grunderkrankung zurück. Ein erneuter Beginn der Muskelerkrankung kann bei diesen Patienten auf ein Tumorrezidiv hindeuten.

## 9.3.4 Systemische Sklerose (Sklerodermie)

**? Eine 45-jährige Patientin klagt über Schluckstörungen und retrosternales Brennen. Es fällt ihr seit einigen Monaten schwer, beim Essen den Mund zu öffnen. Bei der Inspektion fallen Ihnen die folgenden Befunde im Gesicht und an den Händen (siehe Abb. 9.10) auf. An den Fingerspitzen zeigen sich gangränöse Hautnekrosen. Beschreiben Sie die Veränderungen und stellen Sie eine Verdachtsdiagnose!**

Die Haut im Gesicht und an den Fingern der Patientin ist verdickt und straff gespannt. Die Finger sind in Beugestellung fixiert und erscheinen stark verschmälert und glänzend. Das Gesicht wirkt starr, die Mundöffnung ist verkleinert und von radiären Falten umgeben. **Sklerodaktylie**, sog. **Rattenbissnekrosen**, sog. **Madonnenfinger**, **Mikrostomie** und ein sog. **Tabaksbeutelmund** sind typisch für die **systemische Sklerose**. In > 90 % der Fälle befällt die Erkrankung auch den Ösophagus: Durch eine Wandstarre ist seine Motilität gestört und die Patienten leiden unter Schluckstörungen und einer Refluxösophagitis.

**? Nach welchem Frühsymptom sollten Sie Ihre Patientin mit Verdacht auf eine systemische Sklerose fragen? Mit welcher einfachen Untersuchungsmethode können Sie die zugrundeliegenden Veränderungen nachweisen?**

Das häufigste Erstsymptom der systemischen Sklerose ist das **sekundäre Raynaud-Syndrom**, das sehr einfach und effektiv mit der **Nagelfalzmikroskopie** nachgewiesen werden kann: Bei > 90 % der Patienten ist bereits in der Frühphase das typische Nebeneinander von ausgesackten Megakapillaren und avaskulären Felderungen nachweisbar.

**? Welche beiden klinischen Subtypen werden bei der systemischen Sklerose unterschieden? Wodurch unterscheiden sie sich?**

Es werden der **diffus-kutane** und der **limitiert-kutane Typ** unterschieden:
- Die limitiert-kutane Sklerodermie befällt ausschließlich die Haut der **distalen Extremitäten**, innere Organe sind nur selten und spät befallen.
- Bei der diffusen Sklerodermie ist das **gesamte Integument** von den Hautveränderungen betroffen. Die Erkrankung greift häufig und frühzeitig auf die **inneren Organe** über.

**? Bei Patienten mit progressiver systemischer Sklerose lassen sich häufig 2 typische Autoantikörper nachweisen, die jeweils mit einem klinischen Subtyp assoziiert sind. Welche Autoantikörper sind gemeint?**

Typisch für den diffus-kutanen Typ sind **Anti-SCL-70-Antikörper**. **Anti-Zentromer-Antikörper** sind mit dem limitiert-kutanen Typ assoziiert (siehe Tab. 9.3).

**? Nennen Sie die prognostisch bedeutsamsten extrakutanen Manifestationen der systemischen Sklerose!**

Die für die Prognose bedeutsamsten viszeralen Manifestationen sind die **pulmonal-arterielle Hypertonie**, die **interstitielle Lungenerkrankung** und die **Nierenbeteiligung**, die durch rezidivierende Mikroinfarkte eine progrediente Niereninsuffizienz mit renaler Hypertonie und Linksherzinsuffizienz auslösen kann.

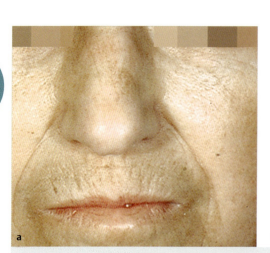
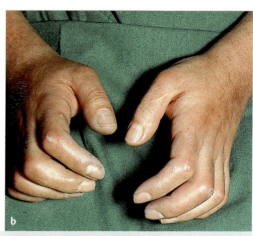

**Abb. 9.10 Befunde der Patientin** (aus Moll, I.: Duale Reihe Dermatologie, 8. Auflage, Georg Thieme Verlag, 2016): **a** Gesicht; **b** Hände.

## 9.4 Primäre Vaskulitiden

**Tab. 9.3** Verlaufsformen der progressiven systemischen Sklerose.

|  | limitiert-kutane systemische Sklerose | diffuse systemische Sklerose |
|---|---|---|
| **Hautbefall** | ausschließlich Akren und distale Extremitäten (Sklerodaktylie), evtl. Gesicht (Mikrostomie) | rascher und progressiver Befall des gesamten Integuments |
| **systemische Manifestationen** | erst spät im Verlauf; häufig gastrointestinale Beteiligung | regelmäßige und frühe Beteiligung innerer Organe, v. a.:<br>• Ösophagus → Schluckstörungen, Refluxösophagitis<br>• Lunge → Lungenfibrose, pulmonale Hypertonie<br>• Herz → Myokarditis, Herzinsuffizienz<br>• Niere → Niereninsuffizienz, renaler Hypertonus, selten renale Krise |
| **assoziierte Autoantikörper** | Anti-Zentromer-Antikörper | Anti-SCL-70-Antikörper |

**MERKE.** Die früher besonders gefürchtete renale Krise mit rasch progredienter Nierenfunktionsverschlechterung wird heute nur noch selten beobachtet. Sie war für die Hälfte aller Todesfälle verantwortlich! Die genaue Ursache ist nicht geklärt, möglicherweise ist der heute gängige frühzeitige Einsatz der nephroprotektiven ACE-Hemmer für diese Entwicklung verantwortlich. Heute versterben die meisten Patienten mit systemischer Sklerose an den Folgen der interstitiellen Lungenerkrankung oder der pulmonal-arteriellen Hypertonie.

**?** Bei genauer Nachfrage berichtet Ihre Patientin mit erstdiagnostizierter systemischer Sklerose, dass sie in den letzten Wochen unter einer zunehmenden Luftnot bei Belastung leidet. Welche Ursachen kommen hierfür in Frage?

Eine Belastungsdyspnoe bei Patienten mit progressiver systemischer Sklerose kann durch eine **interstitielle Lungenerkrankung**, eine **pulmonal-arterielle Hypertonie** oder eine **kardiale Beteiligung** ausgelöst werden.

**?** Welche weiterführende Diagnostik schlagen Sie zur Abklärung der Belastungsdyspnoe bei Ihrer Patientin mit systemischer Sklerose vor?

Entscheidend für die Frühdiagnostik einer interstitiellen Lungenerkrankung ist die **Lungenfunktionsprüfung**, die bereits frühzeitig eine eingeschränkte Diffusionskapazität zeigt. Im Verlauf treten die typischen Veränderungen einer restriktiven Ventilationsstörung mit erniedrigter Vitalkapazität hinzu. Radiologisch gelingt der Nachweis einer Lungenbeteiligung am sichersten mit der **HR-CT**. Neben den fibrotischen Veränderungen lassen sich häufig sog. Milchglasinfiltrate nachweisen, die auf eine Alveolitis hinweisen. Zur Abklärung einer pulmonal-arteriellen Hypertonie und einer Herzbeteiligung sollte eine **Echokardiografie** durchgeführt werden.

Unter welchen Symptomen leiden Patienten mit CREST-Syndrom? Mit welchem Laborparameter ist diese Sonderform der systemischen Sklerose assoziiert?

Die typischen Symptome des **CREST-Syndroms** sind
- **C**alcinosis cutis
- **R**aynaud-Syndrom
- **Ö**sophagusmotilitätsstörung
- **S**klerodaktylie
- **T**eleangiektasien

Das CREST-Syndrom ist mit **Anti-Zentromer-Antikörpern** assoziiert.

**?** Nach Abschluss aller Untersuchungen diagnostizieren Sie bei Ihrer Patientin eine systemische Sklerose mit Haut-, Ösophagus- und Lungenbeteiligung sowie akralen Nekrosen. Welche Therapie leiten Sie ein?

Die systemische Sklerose wird **immunsuppressiv** mit **Methotrexat** oder **Azathioprin** behandelt. Patienten mit interstitieller Lungenerkrankung profitieren von einer **Cyclophosphamid-Pulstherapie**. Die akralen Nekrosen können durch **Prostaglandin E$_2$-Infusionen** gebessert werden.

## 9.4 Primäre Vaskulitiden

### 9.4.1 Polymyalgia rheumatica und Arteriitis temporalis

**?** Eine 67-jährige Patientin klagt über Schmerzen in Schultern und Becken. Nachts kann sie wegen der Schmerzen schlecht schlafen. Es fällt ihr schwer, die Arme anzuheben und Treppen zu steigen, v. a. morgens fühlt sie sich ganz steif. In den letzten 4 Monaten hat sie ungewollt 6 kg Gewicht verloren. Welche Diagnose vermuten Sie?

Proximal betonte, gürtelförmige Myalgien der Schulter- und Beckenmuskulatur, Muskelschwäche, Morgensteifigkeit und B-Symptomatik bei einer über 50-jährigen Patientin deuten auf eine **Polymyalgia rheumatica** hin.

# 9 Rheumatologie

> **MERKE.** Im Gegensatz zur Polymyositis stehen bei der Polymyalgia rheumatica die Muskelschmerzen im Vordergrund.

**? In welcher Altersgruppe tritt die Polymyalgia rheumatica üblicherweise auf?**

Die Polymyalgia rheumatica ist eine **Erkrankung des älteren Menschen**. Sie tritt in der Regel **nach dem 50. Lebensjahr** auf. Die Inzidenz steigt mit zunehmendem Lebensalter kontinuierlich an.

**? Welche klinischen und bildgebenden Untersuchungsbefunde erwarten Sie bei Ihrer Patientin mit Verdacht auf Polymyalgia rheumatica?**

Klinisch lässt sich bei Patienten mit Polymyalgia rheumatica typischerweise ein **Druckschmerz** über der Bursa subdeltoidea und der langen Bizepssehne auslösen. Die Arthrosonografie oder die MRT zeigen in diesem Bereich häufig eine **Tendosynovialitis** und eine **Bursitis**. Bei einigen Patienten lassen sich **geringe Ergüsse** in den Schulter-, Knie- und Handgelenken nachweisen.

> **MERKE.** Anders als die rheumatoide Arthritis bedingt die Polymyalgia rheumatica keine strukturellen Gelenkveränderungen, die in der konventionellen Röntgenbildgebung nachgewiesen werden können.

**? Sie nehmen Ihrer Patientin mit Verdacht auf Polymyalgia rheumatica Blut ab. Welche Laborbefunde würden Ihren Verdacht erhärten?**

Typisch für die Polymyalgia rheumatica sind eine **deutlich beschleunigte BSG** und eine **CRP-Erhöhung**.

> **MERKE.** Charakteristisch für die Polymyalgia rheumatica und die Arteriitis temporalis ist die extrem beschleunigte BSG > 40 mm in der 1. Stunde („Sturzsenkung"). Anders als bei den Myositiden ist die CK nicht erhöht.

**? Welche Therapie leiten Sie bei Ihrer Patientin mit Polymyalgia rheumatica ein?**

Die Polymyalgia rheumatica wird mit **oralen Glukokortikoiden** behandelt, zu Beginn Prednisolon in einer Dosis von 15–20 mg/d. Sobald sich die klinische Symptomatik und die BSG normalisieren, kann die Dosis reduziert werden. Angestrebt wird eine **Erhaltungsdosis** unterhalb der Cushing-Schwellengrenze von 7,5 mg/d.

**? Die Patientin mit Polymyalgia rheumatica möchte von Ihnen wissen, wann sie nach Beginn der Steroidtherapie mit einer Besserung ihrer Symptome rechnen könne. Was antworten Sie ihr?**

Typisch für die Polymyalgia rheumatica ist das **prompte Ansprechen auf Glukokortikoide**. Die meisten Patienten berichten bereits nach einem bis wenigen Tagen über eine rasche und deutliche Beschwerdebesserung.

**? Wie reagieren Sie, wenn ein Patient nicht wie erwartet auf die Steroidtherapie anspricht?**

In diesem Fall sollte die **Diagnose kritisch hinterfragt** werden, da das prompte Ansprechen der Beschwerden auf Steroide so typisch ist, dass es zu einem der wichtigsten Diagnosekriterien der Polymyalgia rheumatica zählt.

**? An welche Differenzialdiagnosen müssen Sie in diesem Fall denken?**

Myalgien können als **unspezifisches Begleitsymptom** bei anderen **entzündlich-rheumatischen Erkrankungen** auftreten, z. B bei primär-systemischen Vaskulitiden oder bei der Late-Onset rheumatoiden Arthritis. Außerdem sollte an ein **paraneoplastisches Syndrom** oder **parainfektiöse Myalgien** gedacht werden.

**? 6 Monate nach der Erstdiagnose wurde bei Ihrer Patientin mit Polymyalgia rheumatica die Steroiddosis auf 7,5 mg/d reduziert. Aktuell klagt sie über starke, linksbetonte Kopfschmerzen, die am Vortag schlagartig eingesetzt haben. Am Morgen konnte sie auf dem linken Auge für einige Minuten nichts sehen. Die BSG ist massiv erhöht. Welche Verdachtsdiagnose haben Sie und wie reagieren Sie?**

Schlagartig einsetzende Schläfenkopfschmerzen und Sehstörungen bei bekannter Polymyalgia rheumatica sprechen für eine **Arteriitis temporalis**. In diesem Fall muss umgehend mit einer **hochdosierten intravenösen Glukokortikoidtherapie** begonnen werden, da jede Verzögerung das Risiko einer permanenten Erblindung steigert.

> **MERKE.** Flüchtige Sehstörungen sind ein absolutes Warnsignal! Sie weisen auf einen drohenden Retinalarterienverschluss hin, der innerhalb kürzester Zeit zu einer irreversiblen Erblindung führen kann. In diesem Fall muss sofort – ohne diagnostische Verzögerung – mit einer intravenösen hochdosierten Steroidtherapie begonnen werden!

**? Nennen Sie die klassischen Leitsymptome der Arteriitis temporalis!**

Die Leitsymptome der Arteriitis temporalis sind ein- oder beidseitige **Schläfenkopfschmerzen**, eine **„Kieferclaudicatio"** beim Kauen und **Visusstörungen**.

> **MERKE.** Jeder zweite Patient mit Arteriitis temporalis leidet gleichzeitig an einer Polymyalgia rheumatica.

## 9.4 Primäre Vaskulitiden

**? Beschreiben Sie den charakteristischen klinischen Untersuchungsbefund bei einem Patienten mit Arteriitis temporalis!**

Typischerweise ist die A. temporalis **verhärtet**, **stark geschlängelt** und **druckdolent**.

**? Mit welcher bildgebenden Untersuchung können Sie die Verdachtsdiagnose einer Arteriitis temporalis untermauern? Beschreiben Sie den typischen Befund!**

Methode der Wahl ist die **Farbduplexsonografie** der Temporalarterien. Sie zeigt bei Arteriitis temporalis typischerweise einen **echoarmen Haloring** um das Gefäßlumen durch das **Wandödem**. Zusätzlich sind häufig **segmentale Stenosierungen** nachweisbar. Siehe Abb. 9.11

**? Wie können Sie die Diagnose einer Arteriitis temporalis definitiv sichern?**

Die Arteriitis temporalis wird durch den Nachweis typischer **histologischer Veränderungen** in der **Temporalarterienbiopsie** gesichert. Die pathognomonische Trias zeigt eine **mononukleäre Infiltration**, **Granulome** und **Riesenzellen**.

> **MERKE.** Der typische histopathologische Befund mit Riesenzellen hat der Erkrankung auch den Namen „Riesenzellarteriitis" eingebracht.

**? Warum müssen Sie vor der Biopsieentnahme aus der Temporalarterie immer eine Farbduplexuntersuchung der A. carotis interna durchführen?**

Vor der Biopsieentnahme muss eine **hochgradige Stenose der A. carotis interna ausgeschlossen** werden. Bei einer Stenose der A. carotis interna bildet sich ein Kollateralkreislauf über die A. carotis externa, so dass die zerebrale Blutversorgung über die Temporalarterie erfolgt.

> **MERKE.** Eine hochgradige Stenose der A. carotis interna ist eine absolute Kontraindikation für eine Probeentnahme aus der A. temporalis.

**? Die Kopfschmerzen Ihrer Patientin mit Arteriitis temporalis und Polymyalgia rheumatica bessern sich unter der hochdosierten Steroidtherapie schlagartig. Allerdings treten beim Versuch, die Prednisolondosis auf < 15 mg/d zu reduzieren, wiederholt Kopfschmerzen und Myalgien auf. Wie reagieren Sie?**

Die Steroiddosis muss vorübergehend erhöht werden. Anschließend sollte eine steroideinsparende immunsuppressive Therapie mit **Azathioprin** oder **Methotrexat** eingeleitet werden. Zudem ist der Interleukin-6-Antagonist **Tocilizumab** sehr wirksam.

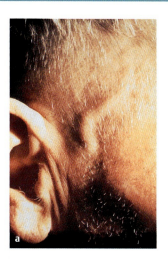

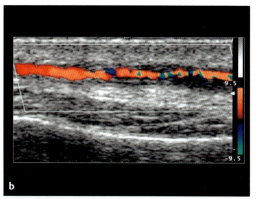

Abb. 9.11 Arteriitis temporalis. **a** vorspringende A. temporalis (aus Mattle, H., Mumenthaler, M.: Kurzlehrbuch Neurologie, 4. Auflage, Georg Thieme Verlag, 2015); **b** Farbdopplersonografie der linken A. temporalis bei florider Riesenzellarteriitis: rechts im Bild echoarme Wandverbreiterung mit Stenose (aus Seitz, K., Schuler, A., Rettenmaier, G.: Klinische Sonographie und sonographische Differenzialdiagnose, 2. Auflage, Georg Thieme Verlag, 2007).

### 9.4.2 Takayasu-Arteriitis

**? An welche Vaskulitis denken Sie bei einer jungen Frau mit Myokardinfarkt?**

Der Myokardinfarkt ist eine typische Komplikation der **Takayasu-Arteriitis:** Durch eine Stenosierung des **Aortenbogens** sind die Koronarien minderdurchblutet.

> **MERKE.** Die Takayasu-Arteriitis ist eine granulomatöse Vaskulitis des Aortenbogens und der abgehenden großen Gefäße. Sie tritt fast ausschließlich bei jungen Frauen auf.

# 9 Rheumatologie

**? Beschreiben Sie die typische klinische Symptomatik und die Untersuchungsbefunde bei einer Patientin mit Takayasu-Arteriitis! Unter welchem Überbegriff werden die Symptome bzw. Befunde zusammengefasst?**

Typisch für die Takayasu-Arteriitis ist das sog. **„Aortenbogensyndrom"** mit
- Schwindelattacken, Sehstörungen und Synkopen
- einseitiger Arm-Claudicatio, kühler und blasser Haut, abgeschwächten oder fehlenden Pulsen sowie trophischen Störungen im Bereich der oberen Extremität
- seitendifferentem Blutdruck
- Blutdruckdifferenz zwischen oberer und unterer Extremität
- Angina abdominalis und pektanginösen Beschwerden

## 9.4.3 Granulomatose mit Polyangiitis (Wegenersche Granulomatose) und mikroskopische Polyangiitis (mPAN)

**? Ein 45-jähriger Patient klagt über eine chronische Rhinosinusitis und eine chronische Otitis media. Der Schnupfen sei häufig blutig, gelegentlich entdecke er große Krusten im Taschentuch. Er habe bereits verschiedene Antibiotika ausprobiert, allerdings ohne Erfolg. An welche Diagnose müssen Sie denken?**

Chronische Entzündungen des Hals-Nasen-Ohren-Trakts mit blutig-borkiger Rhinitis und fehlendem Ansprechen auf Antibiotika sind typisch für das Initialstadium der **Granulomatose mit Polyangiitis** (GPA).

**? Beschreiben Sie die typische Klinik des lokalisierten Initialstadiums der Granulomatose mit Polyangiitis! Welche Organe sind betroffen?**

Im Initialstadium sind v. a. **Nase**, **Nasennebenhöhlen**, **Ohren**, **Augen** und **obere Luftwege** betroffen. Aus diesem Grund spricht man auch vom sog. **lokalisierten „Kopfstadium"**. Typische Symptome sind
- blutig-borkige **Rhinitis**
- chronische **Otitis media** mit Hörminderung
- **Sattelnase** durch Zerstörung der Nasenknorpelsubstanz und Septumperforation (Abb. 9.12)
- **Tränenträufeln**, Episkleritis, Keratokonjunktivitis und Hornhautulzerationen
- **Exophthalmus** und starke **Kopfschmerzen** durch retroorbitale Granulome
- ulzerierende **Tracheobronchitis** mit subglottischer Stenose

**? Wodurch ist das generalisierte Stadium der Granulomatose mit Polyangiitis gekennzeichnet? Welche Symptome können auftreten?**

Das Generalisationsstadium ist durch den Ausbruch der **Vaskulitis** gekennzeichnet. Die meisten Patienten leiden unter **Allgemeinsymptomen** wie Abgeschlagenheit, Fieber

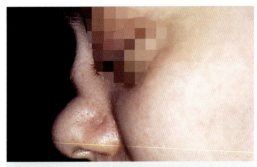

**Abb. 9.12 Sattelnase bei Granulomatose mit Polyangiitis** (aus Füeßl, H. S., Middeke, M.: Duale Reihe Anamnese und Klinische Untersuchung, 5. Auflage, Georg Thieme Verlag, 2014).

und Gewichtsverlust. Die Granulomatose mit Polyangiitis ist eine **Kleingefäßvaskulitis**, die sich v. a. an den Augen, am Hör- und Gleichgewichtsorgan, an den Nieren, am peripheren Nervensystem sowie an Lunge und Herz manifestiert. Typische Symptome sind ein **rotes Auge** bei Episkleritis, **Schwindel** und **Schwerhörigkeit**, eine **Polyneuropathie**, eine **Perimyokarditis**, eine **Glomerulonephritis** und **Hämoptysen**.

**? An welche andere Vaskulitis müssen Sie bei generalisierter Granulomatose mit Polyangiitis differenzialdiagnostisch denken?**

Die **mikroskopische Polyangiitis** verläuft klinisch sehr ähnlich.

**? Wie können Sie zwischen einer generalisierten Granulomatose mit Polyangiitis und einer mikroskopischen Polyangiitis unterscheiden?**

Bei beiden Erkrankungen können sog. antineutrophile zytoplasmatische Antikörper, kurz **ANCA**, nachgewiesen werden.
- **Pathognomonisch** für die Granulomatose mit Polyangiitis sind ANCA mit zytoplasmatischem Fluoreszenzmuster, die sich gegen die zytoplasmatische Proteinase 3 richten, kurz **„c-ANCA mit PR3-Spezifität"**.
- Der typische Seromarker der **mikroskopischen Polyangiitis** sind ANCA mit perinukleärem Fluoreszenzmuster und Spezifität für die Myeloperoxidase, die sog. **p-ANCA**.

Histologisch finden sich bei beiden Erkrankungen die typischen Veränderungen einer **pauciimmunen Kleingefäßvaskulitis**. Charakteristisch für die Granulomatose mit Polyangiitis sind **nekrotisierende**, **nichtverkäsende Granulome** mit palisadenförmig angeordneten Riesenzellen. Diese fehlen bei der mikroskopischen Polyangiitis.

**MERKE.** „pauciimmun" = kein Nachweis von Immunkomplexablagerungen

## 9.4 Primäre Vaskulitiden

**? Welche beiden Manifestationsformen sind bei Granulomatose mit Polyangiitis und bei der mikroskopischen Polyangiitis besonders gefürchtet?**

Besonders gefürchtet sind eine **rapid-progressive Glomerulonephritis** mit rascher Niereninsuffizienz und renalem Hypertonus und eine **diffuse alveoläre Hämorrhagie** mit Hämoptoe.

> **MERKE.** Pulmonale Hämorrhagien in Kombination mit Nierenversagen werden als pulmorenales Syndrom bezeichnet.

**? Wie therapieren Sie einen Patienten mit generalisierter Granulomatose mit Polyangiitis oder mikroskopischer Polyangiitis?**

Beide Erkrankungen werden **immunsuppressiv** behandelt. Zur Remissionseinleitung erhalten die Patienten für etwa 6 Monate **Steroide** und eine **Cyclophosphamid-Pulstherapie**. Alternativ kann auch **Rituximab** zur Remissionsinduktion eingesetzt werden. Anschließend wird auf eine remissionserhaltende Therapie mit **Azathioprin**, **Leflunomid** oder **Methotrexat** umgestellt.

**? Worauf müssen Sie bei einer Cyclophosphamidtherapie achten?**

Das Cyclophosphamid-Abbauprodukt **Acrolein** kann eine schwere **hämorrhagische Zystitis** auslösen, mit erhöhtem Risiko für die Entwicklung eines **Harnblasenkarzinoms**. Zur Prophylaxe erhalten die Patienten **Mesna** (2-Mercaptoethansulfonat-Natrium), welches das urotoxische Acrolein neutralisiert.

### 9.4.4 Eosinophile Granulomatose mit Polyangiitis (Churg-Strauss-Syndrom)

**? Bei einer 29-jährigen Patientin wurden vor 6 Jahren eine allergische Rhinosinusitis und ein allergisches Asthma bronchiale diagnostiziert. Aktuell klagt sie über Fieber, Atembeschwerden, Herzstolpern, Herzrasen und eine deutliche Schwäche sowie Kribbelgefühle in den Beinen. Im Thorax-Röntgenbild entdecken Sie eine pulmonale Infiltration. Das Labor zeigt eine massive Eosinophilie. An welche Vaskulitis denken Sie bei diesen Befunden? Beschreiben Sie das Krankheitsbild!**

Die Befunde sind typisch für die **Granulomatose mit Polyangiitis** (Churg-Strauss-Syndrom). Der eigentlichen Vaskulitis geht praktisch immer ein über lange Zeit bestehendes **allergisches Asthma bronchiale** voraus. Zusätzlich werden häufig eine allergische Rhinosinusitis und eine Polyposis nasi beobachtet. Mit Ausbruch der Vaskulitis treten die **Symptome des Organbefalls** hinzu, typisch sind eine Myokarditis mit Tachykardie und Herzrhythmusstörungen, flüchtige pulmonale Infiltrate und eine sensomotorische Polyneuropathie mit Parästhesien und Lähmungserscheinungen. Im Labor ist in diesem Stadium praktisch immer eine **ausgeprägte Bluteosinophilie** nachweisbar.

> **MERKE.** Das Churg-Strauss-Syndrom gehört zu den ANCA-assoziierten Kleingefäßvaskulitiden. Bei etwa 40 % der Patienten sind pANCA mit Myeloperoxidase-Spezifität nachweisbar.

**? Wie können Sie die Diagnose Churg-Strauss-Syndrom sichern?**

Die Diagnose wird **bioptisch-histologisch** gesichert: Die Histologie zeigt eine granulomatöse Kleingefäßvaskulitis und eine ausgeprägte Gewebeeosinophilie.

### 9.4.5 Kryoglobulinämische Vaskulitis

**? Ein Patient mit bekannter chronischer Hepatitis C klagt über ausgeprägte Abgeschlagenheit, tastbare bläulich-rote Läsionen an Fingern und Füßen und über Taubheitsgefühle sowie Schwäche in den Beinen. Seit einigen Tagen bemerkt er Beinödeme und eine Rotfärbung des Urins. Im Labor entdecken Sie eine verminderte Komplementkonzentration und einen positiven Rheumafaktor. Die Urinanalyse zeigt eine Mikrohämaturie, eine milde Proteinurie und Erythrozytenzylinder. Was ist die wahrscheinlichste Ursache für die akute Erkrankung?**

Ausgeprägtes Krankheitsgefühl, akral betonte palpable Purpura, Polyneuropathie und eine Glomerulonephritis bei chronischer Hepatitis C deuten auf eine **kryoglobulinämische Vaskulitis** hin. Dazu passt auch der Laborbefund mit verminderter Komplementkonzentration und positivem Rheumafaktor.

**? Wie können Sie im beschriebenen Fall die Diagnose sichern?**

Die Diagnose wird durch den Nachweis von **Kryoglobulinen** im Serum gesichert.

### 9.4.6 Panarteriitis nodosa

**? Ein 54-jähriger Patient klagt über Abgeschlagenheit, Fieber, Arthralgien, kolikartige Bauchschmerzen mit blutigem Durchfall und mit Schmerzen im Bereich des Hodens. Seit einigen Wochen kann er seine Beine kaum mehr spüren, neu ist eine ausgeprägte Schwäche der Beinmuskulatur. Auf Nachfrage berichtet er, dass ihm das Atmen bei Belastungen schwer fällt. An welche Diagnose denken Sie?**

Das **bunte klinische Bild** mit B-Symptomatik, Arthralgien, Abdominalkrämpfen, blutiger Diarrhö, Hodenschmerzen, Polyneuropathie und pektanginösen Beschwerden kann Ausdruck einer **Panarteriitis nodosa** sein.

## 9 Rheumatologie

**? Kennen Sie die 3 wichtigsten Komplikationen der Panarteriitis nodosa?**

Die wichtigsten Komplikationen der Panarteriitis nodosa sind **Myokardinfarkt**, **Mesenterialinfarkt** und **Apoplex**.

> **MERKE.** Die Panarteriitis nodosa ist eine Vaskulitis der mittelgroßen Arterien. Sie befällt häufig die Mesenterialgefäße, die Koronarien, die A. renalis, die A. testicularis und die zerebralen Gefäße.

**? Welche pathologisch-anatomische Veränderung hat der Panarteriitis nodosa ihren Namen gegeben?**

Typisch sind **perlschnurartige Knoten** und **Mikroaneurysmen** der betroffenen Arterien. An der Haut sind diese Veränderungen bei einigen Patienten als **subkutane Knötchen**, typischerweise entlang des Arterienverlaufs, tastbar.

**? Nennen Sie 2 Untersuchungen, mit denen Sie die Diagnose der Panarteriitis sichern können!**

Die Diagnose kann **histologisch** und **angiografisch** gesichert werden:
- Die Histologie zeigt eine **Vaskulitis mit fibrinoiden Nekrosen**, die typischerweise alle Gefäßwandschichten betrifft.
- In der Angiografie sind **Aneurysmen**, **Kaliberschwankungen** und **Gefäßverschlüsse** nachweisbar.

**? Nach welchem serologischen Marker sollten Sie bei Patienten mit Panarteriitis nodosa suchen? Begründen Sie Ihre Antwort!**

Bei etwa 30 % der Patienten wird die Panarteriitis nodosa durch eine **Hepatitis B-Infektion** ausgelöst. Daher sollte immer nach dem HBs-Antigen gefahndet werden, da eine Hepatitis B-assoziierte Panarteriitis nodosa primär **antiviral** mit Nukleosidanaloga und Interferon-α behandelt wird.

### 9.4.7 Purpura Schönlein-Henoch

**? Ein 13-jähriges Mädchen entwickelt im Anschluss an einen grippalen Atemwegsinfekt eine palpable Purpura an den Unter- und Oberschenkeln (siehe Abb. 9.13). Außerdem klagt sie über Gelenkschmerzen und kolikartige Bauchschmerzen. Was ist die wahrscheinlichste Diagnose?**

Die palpable Purpura an den Unter- und Oberschenkeln, Arthralgien und kolikartige Bauchschmerzen im Anschluss an einen grippalen Infekt bei einer 6-Jährigen sind typisch für die **Purpura Schönlein-Henoch**.

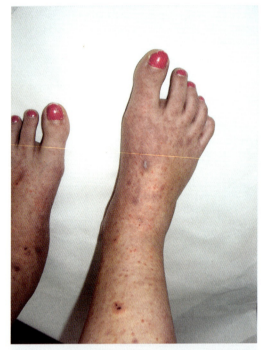

Abb. 9.13 Befund der Patientin an den Unterschenkeln und Füßen (aus Hellstern, G., Bald, M., Biberthaler, P. et al.: Kurzlehrbuch Pädiatrie, Georg Thieme Verlag, 2012).

> **MERKE.** Die Purpura Schönlein-Henoch tritt bevorzugt im Kindesalter auf. Zur typischen klinischen Trias gehören eine palpable Purpura (v. a. im Bereich der Beine und des Gesäßes), Darmkoliken und eine Arthritis, die häufig das Sprunggelenk betrifft.

**? Auf welche Organmanifestation sollten Sie bei Ihrer Patientin mit Purpura Schönlein-Henoch achten?**

Etwa 50 % der Patienten entwickeln eine **IgA-Glomerulonephritis** mit Proteinurie und Mikrohämaturie.

**? Wie therapieren Sie Ihre Patientin mit Purpura Schönlein-Henoch? Welchen Verlauf erwarten Sie?**

Die Therapie erfolgt **rein symptomatisch**. Bei schwereren Verläufen kann **Colchizin** oder eine **Steroid-Monotherapie** verabreicht werden. Cyclophosphamid wird nur bei schwerer viszeraler Beteiligung eingesetzt. Im Kindesalter heilt die Erkrankung in den meisten Fällen folgenlos aus (siehe Tab. 9.4).

## 9.5 Fibromyalgiesyndrom

**Tab. 9.4** Einteilung der primären Vaskulitiden (Chapel Hill Consensus Conference).

| | |
|---|---|
| **Großgefäßvaskulitiden** | Arteriitis temporalis<br>Takayasu-Arteriitis |
| **Vaskulitiden mittelgroßer Gefäße** | Panarteriitis nodosa<br>Kawasaki-Syndrom |
| **Kleingefäßvaskulitiden** | **ANCA-assoziiert:**<br>• Morbus Wegener<br>• mikroskopische Polyangiitis<br>• Churg-Strauss-Syndrom<br><br>**nicht-ANCA-assoziiert:**<br>• Purpura Schönlein-Henoch<br>• kryoglobulinämische Vaskulitis<br>• kutane leukozytoklastische Vaskulitis |

### 9.5 Fibromyalgiesyndrom

**?** Eine 45-jährige Patientin leidet seit 4 Monaten an muskelkaterartigen Schmerzen, die fast im ganzen Körper auftreten. Sie hat das Gefühl, dass ihre Gelenke geschwollen seien. Sie fühlt sich ständig müde und abgeschlagen, nachts kann sie kaum schlafen. Ihre normalen Alltagsaktivitäten fallen ihr deutlich schwerer als früher, an Unternehmungen mit Freunden hat sie keinen Spaß mehr. Bei der klinischen Untersuchung entdecken Sie keine Hinweise auf eine Arthritis. An welche Diagnose denken Sie?

Chronische generalisierte Gelenk- und Muskelschmerzen, das subjektive Gefühl einer Gelenkschwellung ohne klinisch nachweisbare Arthritis, Abgeschlagenheit, Müdigkeit, Schlafstörungen und eine depressive Stimmungslage sind typisch für das **Fibromyalgiesyndrom**.

**?** Welchen Befund erwarten Sie bei einer Patientin mit Fibromyalgiesyndrom in der klinischen Untersuchung?

Typisch sind **druckschmerzhafte** sog. **Tender Points**. Hierbei handelt es sich um **18 definierte gelenknahe Sehnenansätze**. Sind ≥ **11 von 18** Tender Points positiv, ist die Diagnose sehr wahrscheinlich.

**MERKE.** Typisch für das Fibromyalgiesyndrom sind
- chronische Schmerzen in allen Körperregionen,
- vegetative Störungen wie kalte Akren, Hyperhidrosis und Mundtrockenheit,
- funktionelle Beschwerden wie Schlafstörungen, Müdigkeit, Abgeschlagenheit, Kopfschmerzen, Schwellungsgefühle und gastrointestinale oder gynäkologische Beschwerden,
- eine depressive Stimmungslage und
- positive Tender Points.

**?** Bei welchen Menschen ist ein Fibromyalgiesyndrom besonders häufig?

Betroffen sind v. a. **Frauen zwischen dem 30. und 60. Lebensjahr**, insgesamt etwa **2 %** der Bevölkerung.

**?** Bei einer Patientin mit Fibromyalgiesyndrom wird eine umfangreiche rheumatologische Labordiagnostik und eine MRT-Untersuchung der Schultern und Hände durchgeführt. Welche Befunde erwarten Sie?

Laborbefunde und bildgebende Diagnostik zeigen bei Patienten mit Fibromyalgiesyndrom **keine pathologischen Befunde**.

**MERKE.** Das Fibromyalgiesyndrom ist eine Ausschlussdiagnose!

**?** Welche Therapieoptionen können Sie Ihrer Patientin mit Fibromyalgiesyndrom empfehlen?

Die Therapie des Fibromyalgiesyndroms ist **multimodal** und umfasst ein **Ausdauertraining**, **Physiotherapie**, **Antidepressiva** wie Amitryptilin, **Analgetika** bei Bedarf und eine **Aufklärung** über den harmlosen Charakter der Erkrankung.

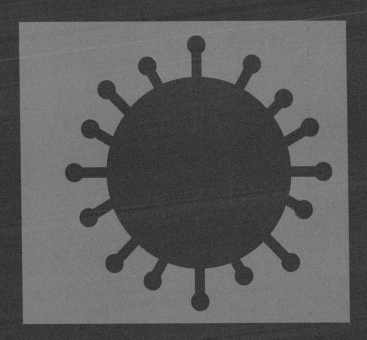

# Infektiologie

10.1 Influenza
10.2 Infektiöse Mononukleose
10.3 Zytomegalie
10.4 Diphtherie
10.5 Infektiöse Durchfallerkrankungen
10.6 Parasitäre Infektionen
10.7 Lyme-Borreliose
10.8 HIV-Infektion und AIDS
10.9 Malaria

# 10 Infektiologie

## 10.1 Influenza

**? Welche klinischen Symptome sprechen für eine echte Grippe und gegen einen banalen grippalen Infekt? Wie können Sie den Verdacht auf Grippe einfach im Labor bestätigen?**

Die echte Grippe zeigt meistens ein **schweres Krankheitsbild** mit
- starken **Kopf- und Gliederschmerzen**
- hohem **Fieber** mit Schüttelfrost
- **Kreislaufschwäche** mit Schwindel und orthostatischer Hypotonie
- **Tracheobronchitis** mit trockenem Husten, zähem Auswurf, Halsschmerzen und Heiserkeit

Die Symptome treten typischerweise ganz **plötzlich** auf. Die Diagnose kann durch einen **Schnelltest** mit Nachweis des **Influenzaantigens** bestätigt werden.

**MERKE.** Die meisten echten Grippefälle werden durch das Influenza A-Virus ausgelöst.

**? Wie therapieren Sie einen Patienten mit Influenza?**

Die symptomatische Therapie umfasst **Fiebersenkung**, **Flüssigkeitssubstitution** und **Bettruhe**. Für die **antivirale Therapie** der Influenza A und B stehen Neuraminidasehemmer wie **Oseltamivir** und **Amantadin** zur Verfügung.

**? Was ist entscheidend für den Behandlungserfolg der antiviralen Influenzatherapie? Begründen Sie Ihre Antwort!**

Entscheidend ist der **frühzeitige Behandlungsbeginn**. Sowohl Neuraminidasehemmer als auch Amantadin greifen in die Virusvermehrung ein, die mit dem Einsetzen der klinischen Symptome ihren Höhepunkt erreicht. Die Therapie sollte daher **innerhalb von 48 Stunden** nach dem Auftreten der ersten Symptome beginnen.

**? Welche Komplikationen der Influenza kennen Sie? Welche Personengruppen sind besonders gefährdet?**

Komplikationen treten v. a. bei abwehrgeschwächten Patienten, älteren Menschen mit Vorerkrankungen, Kindern und Schwangeren auf. Die häufigste Komplikation ist eine **sekundär-bakterielle Bronchopneumonie** durch Pneumokokken, Staph. aureus oder Haemophilus influenzae. Seltenere Komplikationen sind eine **primär-hämorrhagische** oder **interstitielle Pneumonie**, eine **Myokarditis** und eine **Meningoenzephalitis**.

**MERKE.** Ein zweiter Fieberanstieg bei einem Patienten mit Influenza spricht für eine bakterielle Superinfektion.

**? Wie können Sie sich gegen die Influenza schützen?**

Der beste Schutz ist die **jährliche aktive Impfung** gegen Influenza A und B.

**? Welche Personengruppen sollten sich regelmäßig impfen lassen?**

Die regelmäßige Schutzimpfung wird empfohlen für **Angestellte** im **Gesundheitswesen**, Menschen **> 60 Jahre** und Patienten mit **kardiopulmonalen Grunderkrankungen** oder **Abwehrschwäche**.

**MERKE.** Während oder vor einer absehbaren Epidemie sollte sich die gesamte Bevölkerung gegen Influenza impfen lassen.

**? Warum muss die Grippeimpfung jährlich wiederholt werden?**

Das Influenza A-Virus verändert sein Genom durch ständige Punktmutationen, so dass **immer neue Virusvarianten** entstehen. Dieses Phänomen wird auch als **Antigendrift** bezeichnet. Der Grippeimpfstoff richtet sich spezifisch gegen den Oberflächenmarker Hämagglutinin. Durch genetische Veränderung in diesem Bereich entstehen neue Oberflächenvarianten, gegen die der „alte" Impfstoff vermindert wirksam ist. Die Antigenzusammensetzung der Impfstoffe wird daher jedes Jahr an die aktuellen Epidemiestämme angepasst.

**MERKE.** Das Phänomen des Antigendrifts wird bei allen Influenzaformen (A, B, C) beobachtet und ist für die in 2–3-Jahresintervallen auftretenden Epidemien verantwortlich.

## 10.2 Infektiöse Mononukleose

**? Ein Patient mit allgemeinem Leistungsknick, Halsschmerzen und Fieber stellt sich Ihnen vor. Bei der körperlichen Untersuchung finden sich zervikal vergrößerte Lymphknoten und eine deutlich palpable Milz. An was denken Sie?**

Die Symptome sprechen für eine Infektion mit dem **Ebstein-Barr-Virus (EBV)**, dem Erreger der infektiösen Mononukleose.

**? Welche Komplikationen kann eine infektiöse Mononukleose verursachen?**

Die infektiöse Mononukleose kann akut neben einer allgemeinen **Lymphknotenschwellung** auch eine **Milzschwellung** bis hin zur **Milzruptur** auslösen. Im Verlauf kann es zu einer **monatelangen Abgeschlagenheit** kommen. Bei zusätzlich bestehender Immuninkompetenz, z. B. bei HIV Infektion, können Ebstein-Barr-Viren lymphoproliferative Erkrankungen bzw. **Lymphome** begünstigen.

## 10.4 Zytomegalie

**?** Nennen Sie zu erwartende Laborbefunde bei dem oben genannten Patienten mit Mononukleose!

Im Labor zeigt sich eine **Leukozytose** mit über 40 % mononukleären Zellen. Ein Wolf-Quotient (Verhältnis der **Lymphozytenzahl** zur **Gesamtzahl der Leukozyten**) **> 0,35** spricht für eine Mononukleose.

**?** Welche Differentialdiagnosen kennen Sie und wie grenzen Sie diese ab?

- Um eine **Streptokokkenangina** auszuschließen, kann mittels Rachenabstrich ein Schnelltest auf β-hämolysierende Streptokokken der Gruppe A durchgeführt werden.
- Eine **Zytomegalieinfektion** kann durch CMV- oder pp65-Nachweis in Körperflüssigkeiten diagnostiziert werden.
- Die **Diptherie** wird klinisch anhand der typischen Beläge und durch den Erregernachweis im Abstrich erkannt.
- Bei einer **akuten Leukämie** ist das Blutbild und die Knochenmarkpunktion wegweisend.
- Bei Verdacht auf **HIV** sollte ein HIV Test durchgeführt werden.
- Eine **Agranulozytose** fällt im Differenzialblutbild auf.

## 10.3 Zytomegalie

**?** Warum sollten Schwangere auf CMV getestet werden?

Eine CMV-Erstinfektion im ersten und im zweiten Trimenon der Schwangerschaft kann zu **schweren Schädigungen beim Kind** führen, beispielsweise zu Chorioretinitis, Mikrozephalie, Hydrozephalus, Hörschäden und Wachstumsverzögerungen.

**?** Welche Gruppe ist neben Schwangeren besonders durch eine Infektion mit dem Zytomegalievirus gefährdet?

Auch bei **Immunsuppression,** z. B. HIV-Infektion, können schwere Krankheitsbilder mit Retinitis, Enzephalitis und interstitieller Pneumonie auftreten.

## 10.4 Diphtherie

**?** Eine 16-jährige Schülerin kommt von einem Schüleraustausch aus der Ukraine zurück. Sie klagt über Atemnot, Halsschmerzen und Fieber. Bei der Inspektion des Rachens bemerken Sie eine schwere Angina mit festhaftenden weißlichen Belägen und einen unangenehmen, süßlichen Mundgeruch. An welche Erkrankung müssen Sie insbesondere bei der Reiseanamnese denken? Wodurch entsteht die Erkrankung?

Eine fieberhafte Pharyngitis mit festhaftenden weißlichen Belägen und süßlichem Mundgeruch nach einem Aufenthalt in Osteuropa ist verdächtig auf eine **Diphtherie**. Die Erkrankung wird durch das Diphtherietoxin ausgelöst, das von bestimmten Stämmen von **Corynebacterium diphtheriae** gebildet wird. Die Erkrankung ist in **Osteuropa** endemisch.

**MERKE.** Typisch für die Rachendiphtherie (häufigste Manifestation) sind festhaftende weißliche Beläge (Pseudomembranen), die beim Abstreifen bluten.

**?** Typisch für die Diphtherie ist der „bellende Husten". Wann tritt er auf und auf welche Komplikationen muss unbedingt geachtet werden?

Der „bellende Husten" ist das typische Symptom der **Kehlkopfdiphtherie**, die meist sekundär entsteht, wenn die Pseudomembranen vom Rachen auf den Kehlkopf übergreifen. Durch eine **massive Weichteilschwellung**, den sog. Cäsarenhals, kann sich eine obere Atemwegsobstruktion mit inspiratorischem Stridor und **akuter Erstickungsgefahr** entwickeln.

**?** Welche 3 Organe sollten Sie bei Patienten mit Diphtherie regelmäßig überwachen?

Die Diphtherie schädigt v. a. das **Herz**, **periphere Nerven** und die **Nieren**. Besonders gefürchtet ist die diphtherische **Myokarditis**, die schwerwiegenden Reizüberleitungsstörungen bis hin zum AV-Block III° und Herzversagen auslösen kann. Am Nervensystem kann sich eine **Polyneuropathie** entwickeln, die v. a. die motorischen Hirnnerven betrifft. Typisch ist ein Befall des N. glossopharyngeus mit Gaumensegellähmung. Die diphtherische Nephropathie kann zu einem **akuten Nierenversagen** führen.

**?** Wie und wann behandeln Sie einen Diphtheriekranken?

Bereits bei Verdacht auf eine Diphtherieinfektion müssen die Patienten mit einem **spezifischen Antitoxin** behandelt werden. Da das Toxin nur aus Pferdeserum gewonnen werden kann, ist immer eine Vortestung zum Ausschluss einer allergischen Sensibilisierung notwendig. Zusätzlich wird **Penicillin** verabreicht, um die Vermehrung der Keime zu unterbinden. Jeder Verdachtsfall sollte **isoliert** werden.

# 10 Infektiologie

## 10.5 Infektiöse Durchfallerkrankungen

### 10.5.1 Reisediarrhö

**?** Ein junger Mann plant eine 4-wöchige Reise durch Südamerika. Er hat große Angst, sich dort mit einem Durchfallerreger zu infizieren und möchte von Ihnen wissen, wie er sich am besten schützen kann. Was antworten Sie ihm?

Die meisten Erreger der Reisediarrhö werden mit kontaminierten Nahrungsmitteln oder Getränken aufgenommen. Entscheidend ist daher die **Trinkwasser-** und **Nahrungsmittelhygiene**: Wasser muss vor dem Trinken und Zähneputzen abgekocht werden, Getränke sollten nur aus original geschlossenen Flaschen konsumiert werden und Gerichte sollten immer frisch und gut gekocht bzw. durchgebraten sein. Auf Eis, Eiswürfel, Salate, Meeresfrüchte, Mayonnaise und nicht selbst geschältes Obst sollte verzichtet werden.

**?** Der junge Mann fragt Sie, ob es sich lohnt, eine Antibiotikaprophylaxe gegen die Reisediarrhö einzunehmen. Was antworten Sie ihm?

Eine **Antibiotikaprophylaxe** ist **nicht empfehlenswert**. Die längere Anwendung fördert die Ausbildung resistenter Keime und kann zu unerwünschten Wirkungen wie z. B. Lichtdermatosen bei Cotrimoxazol führen.

**?** Welche sind die wichtigsten Keime der Reisediarrhö?

Die **häufigsten Erreger** sind **enterotoxinbildende E. coli**. Seltenere Erreger sind Shigellen, Salmonellen, Campylobacter, Viren und Protozoen wie Entamoeba histolytica und Giardia lamblia.

**?** Gegen welche Keime der Reisediarrhö können Sie sich impfen? Wie erfolgreich sind die Impfungen?

Derzeit existieren Impfungen gegen **Salmonella typhi**, den Erreger des Typhus, und gegen **Vibrio cholerae**, den Erreger der Cholera. Die Typhusimpfung wird mit einem attenuierten Lebend- oder Totimpfstoffen durchgeführt, ein ausreichender Schutz aber nur bei 60 % der Geimpften erreicht. Die Choleraimpfung mit abgetöteten Vibrionen bietet nur einen 50 %-igen Schutz und hält etwa 6 Monate an.

**?** Unter welchen Symptomen leiden Patienten mit einer unkomplizierten, nicht dysenterischen Reisediarrhö?

Die Betroffenen leiden unter **Übelkeit**, **Erbrechen** und **wässriger Diarrhö**. Fieber tritt nur selten auf. Der Verlauf ist meistens **selbstlimitierend**, nach 3–4 Tagen sind die meisten Patienten symptomfrei.

**?** Wie behandeln Sie einen Patienten mit unkomplizierter Reisediarrhö?

Die wichtigste Maßnahme ist der **Ausgleich des Flüssigkeitsverlusts** mit **Elektrolyt-Glukose-Lösungen**. Kurzfristig kann die Diarrhö symptomatisch mit **Loperamid** behandelt werden.

> **MERKE.** Da die unkomplizierte Reisediarrhö in der Regel selbstlimitierend verläuft, kann auf einen diagnostischen Erregernachweis verzichtet werden.

**?** Bei welchen Durchfallerkrankungen dürfen Sie kein Loperamid verschreiben? Begründen Sie Ihre Antwort!

Loperamid ist bei **schweren bakteriellen Darminfektionen** mit **hohem Fieber** und **blutiger Diarrhö kontraindiziert**. Loperamid ist ein Opioid und hemmt daher die propulsive Magen-Darm-Peristaltik. Dadurch verlängert sich die Passagezeit des Darminhalts und die Keimausscheidung wird verlangsamt.

> **MERKE.** Bei schweren bakteriellen Darminfektionen mit hohem Fieber > 39 °C und blutiger Diarrhö ist eine antibiotische Therapie mit Flurochinolonen indiziert.

**?** Beschreiben Sie das klassische Krankheitsbild der Dysenterie!

Die Patienten leiden unter **blutig-schleimigen Durchfällen** und **krampfartigen Bauchschmerzen**. Der Durchfall ist typischerweise **weniger voluminös** als bei der sekretorischen Diarrhö. Häufig besteht **hohes Fieber** als Zeichen einer systemischen Beteiligung.

> **MERKE.** Eine Dysenterie wird durch Erreger ausgelöst, die in die Darmwand eindringen können und entweder selbst oder durch ihre Toxine die Darmschleimhaut schwer exsudativ-entzündlich schädigen.

**?** Nach welchen Erregern müssen Sie bei einem Patienten mit dysenterischer Diarrhö suchen? Welche allgemeinen Veränderungen zeigt die Stuhlanalyse häufig?

Die häufigsten Auslöser einer Dysenterie sind **Salmonellen**, **Shigellen**, **Campylobacter jejuni**, **enterohämorrhagische** bzw. **enteroinvasive E. coli** und **Entamoeba histolytica**. Der invasive Charakter zeigt sich häufig durch Nachweis von **Leukozyten** und **Erythrozyten** in der Stuhlanalyse.

## 10.5 Infektiöse Durchfallerkrankungen

### 10.5.2 Typhus und Cholera

**?** Im Umkreis von Flüchtlingsunterkünften und mangelnden hygienischen Verhältnissen ist es in der letzten Zeit auch vermehrt zum Auftreten einer besonders gefährlichen Erkrankung gekommen, welche könnte das sein?

Unter mangelnden hygienischen Verhältnissen kann sich durch kontaminiertes Trinkwasser oder Körperkontakt mit Erkrankten der **Typhus**, eine Iinfektion mit **Salmonella typhi** wieder vermehrt ausbreiten.

**?** Nennen Sie einige typische klinische Befunde!

Typische Befunde beim Typhus sind anhaltendes **Fieber**, **Roseolen** der Bauchhaut, **Splenomegalie**, **Bradykardie** im weiteren Verlauf, dann **erbsenbreiartige Durchfälle**.

**?** Kennen Sie typische Laborbefunde?

Im Labor zeigt sich eine **Leukopenie** mit Llinksverschiebung und eine Eosinophilie. Der Erreger wird in der Frühphase im Blut, später im Stuhl nachgewiesen.

**?** Wie therapieren Sie die Erkrankung?

Es ist eine antibiotische Therapie angezeigt, Mittel der Wahl ist **Ciprofloxacin**.

**?** Welchen weiteren Keim kennen Sie, der häufig zu Massenerkrankungen in Lagern führt?

Eine Infektion mit **Vibrio cholerae** kann ebenso zu einer lebensbedrohlichen Diarrhö führen, typisch sind hier **Reiswasserstühle**. Auch hier erfolgt die Übertragung durch verseuchtes Trinkwasser, Meeresfrüchte oder Körperkontakt.

### 10.5.3 Häufige einheimische Durchfallerkrankungen

**?** Im Hochsommer erkranken 17 Bewohner eines Altenheims gleichzeitig und plötzlich an einem fieberhaften Brechdurchfall. Am Vortag gab es zum Nachtisch einen Vanillepudding. Welchen Verdacht haben Sie?

Fieberhafter Brechdurchfall bei mehreren Personen, die am Vortag dasselbe gegessen haben, spricht für eine **Salmonellenenteritis**.

**MERKE.** Die Inkubationszeit der Salmonellose liegt abhängig von der Infektionsdosis zwischen 12 und 72 Stunden.

**?** Durch welche Nahrungsmittel werden Salmonellen häufig übertragen?

Salmonellen finden sich häufig in **Milch**, **Fleisch**- und **Geflügelprodukten**.

**?** Auf welche Komplikationen müssen Sie bei älteren und abwehrgeschwächten Patienten mit Salmonellenenteritis achten?

Ältere Patienten sind v. a. durch den Wasser- und Elektrolytverlust gefährdet. Die Folge kann eine gefährliche **Exsikkose** mit **Kreislauf**- und/oder **Nierenversagen** sein. Bei abwehrgeschwächten Patienten sind eine **Salmonellensepsis** und **septische Organmetastasen** möglich. Häufig betroffen sind Endokard, Pleura, Meningen, Knochen und Gelenke.

**?** Bei immunkompetenten jungen Menschen verläuft die Salmonellenenteritis häufig asymptomatisch. Zu welcher Problematik kann dies führen?

Asymptomatische Patienten werden häufig zu **Dauerausscheidern**, die als Infektionsquelle ihre Umgebung gefährden. Die Erreger persistieren häufig in der Gallenblase und werden **über den Stuhl** ausgeschieden.

**MERKE.** Salmonellen-Dauerausscheider dürfen nicht in Lebensmittelberufen arbeiten!

**?** Welche ist die häufigste über Lebensmittel übertragene, bakterielle Durchfallerkrankung in Europa? Durch welche Nahrungsmittel wird sie meist übertragen?

In Europa ist die **Campylobacter-Enteritis** am häufigsten. Campylobacter jejuni wird meistens über **Geflügelfleisch** und **Rohmilch** übertragen.

**?** Kennen Sie 2 seltene Komplikationen der Campylobacter-Enteritis?

Seltene Folgen einer Campylobacterinfektion sind die **reaktive Arthritis** und das **Guillian-Barré-Syndrom**.

**?** Welche Durchfallerreger können ein Krankheitsbild hervorrufen, das mit einer Appendizitis oder einem Morbus Crohn verwechselt werden kann?

- **Yersinia pseudotuberculosis** kann eine akute Lymphadenitis mesenterica mit terminaler Ileiitis auslösen, die klinisch einer akuten Appendizitis ähnelt.
- Die enterokolitische Verlaufsform durch **Yersinia enterocolitica** geht mit Durchfall und Abdominalkoliken einher und ähnelt in der Symptomatik einem Morbus Crohn.

**?** Die Yersiniose führt nicht selten zu typischen extraintestinalen Manifestationen. Welche sind gemeint?

Typische extraintestinale Manifestationen sind das **Erythema nodosum** und die **reaktive Arthritis**.

# 10 Infektiologie

**?** In einem Pflegeheim erkrankt im Dezember über die Hälfte der Bewohner an einer akuten wässrigen Diarrhö mit Übelkeit und schwallartigem Erbrechen, jedoch ohne Fieber. Welcher Durchfallerreger könnte hierfür verantwortlich sein? Wie wird er übertragen und welche Krankheitsverläufe werden beobachtet?

Ein akuter, nicht fieberhafter Brechdurchfall, der gleichzeitig bei mehreren Bewohnern eines Pflegeheims auftritt, ist typisch für eine **Norovirusinfektion**. Durch die hohe Infektiosität des Virus sind Ausbrüche in Gemeinschaftseinrichtungen häufig. Die Noroenteritis ist eine typische Erkrankung der Wintermonate. Die Viren werden **aerogen** oder **fäkal-oral** übertragen. Bei immunkompetenten Menschen verläuft die Infektion in der Regel nach 1–3 Tagen **selbstlimitierend**. **Ältere Patienten** sind durch die Wasser- und Elektrolytverluste gefährdet, bei **Immunschwäche** werden prolongierte Verläufe beobachtet. Differenzialdiagnostisch ist auch an eine **Rotavirusinfektion** zu denken, mit klinisch ähnlichem Verlauf, wobei häufiger Kinder betroffen sind.

> **MERKE.** Noroviren (früher: Norwalkviren) sind die häufigsten Erreger der nicht-bakteriellen Gastroenteritis.

**?** Wie behandeln Sie die erkrankten Heimbewohner mit Norovirusinfektion?

Eine spezifische Therapie existiert nicht. Entscheidend ist die symptomatische Behandlung mit Ausgleich des **Flüssigkeits- und Elektrolythaushalts**.

## 10.5.4 Lebensmittelvergiftungen

**?** Bei einem Kindergeburtstag gibt es Pommes mit frischer, selbstgemachter Mayonnaise. 3 Stunden nach dem Essen entwickeln 6 der 10 Kinder einen nicht fieberhaften Brechdurchfall. Was ist die wahrscheinlichste Diagnose?

Akuter, nicht fieberhafter Brechdurchfall 3 Stunden nach dem Verzehr von frischer Mayonnaise ist hochverdächtig auf eine Lebensmittelintoxikation mit dem **Staphylococcus aureus-Toxin**.

**?** Was unterscheidet die Lebensmittelvergiftung von der Lebensmittelinfektion?

Die Lebensmittelvergiftung wird durch **präformierte Toxine** ausgelöst, die von den Erregern in der bakteriell kontaminierten Nahrung gebildet werden. Die Inkubationszeit ist typischerweise sehr kurz: Sie reicht von 2–3 Stunden bei Staph. aureus und Bacillus cereus bis zu 2 Tagen bei Botulismus.

**?** Bei welchen Symptomen müssen Sie an einen Botulismus denken?

Typisch ist die Kombination aus **gastroenteritischen** und **neurologischen** Symptomen. Die Erkrankung beginnt mit einem akuten Brechdurchfall. Im weiteren Verlauf treten periphere Nervenlähmungen auf, die typischerweise an den Hirnnerven beginnen. Die Patienten klagen über Doppelbilder, Ptosis, Dysarthrie und Dysphagie.

**?** Warum ist der Botulismus so gefährlich?

Die Lähmungen können **innerhalb weniger Stunden** nach kaudal fortschreiten und zu einer Lähmung der Atemmuskulatur mit **Atemstillstand** führen.

**?** Welche Nahrungsmittel können Ursache einer Botulismus sein?

Clostridium botulinum ist ein anaerobes Bakterium, das sich besonders gut in luftdichten Räumen vermehrt und Toxine bildet. Typische Toxinquellen sind **anaerob konservierte Nahrungsmittel** in Konservendosen und Weckgläsern.

> **MERKE.** Auf den Verzehr von Nahrungsmitteln aus vorgewölbten Konservendosen sollte unbedingt verzichtet werden!

**?** Wie sichern Sie die Diagnose „Nahrungsmittelbotulismus"?

Die Diagnose wird durch den **Toxinnachweis** in Speiseresten, Erbrochenem, Magensaft, Stuhl oder Serum gesichert.

**?** Wie behandeln Sie einen Patienten mit Botulismus?

Die Patienten müssen wegen der Gefahr eines Atemstillstands immer **intensivmedizinisch** behandelt werden, um rechtzeitig eine invasive Beatmung einleiten zu können. Bereits **bei Verdacht** sollte frühzeitig ein **polyvalentes Antitoxin** gegeben werden.

> **MERKE.** Bei rechtzeitiger Therapie liegt die Letalität des Nahrungsmittelbotulismus < 10 %. Unbehandelt versterben bis zu 70 % der Patienten!

## 10.5.5 Antibiotika-assoziierte Kolitis

**?** Ein Patient wird mit plötzlich aufgetretenem hohem Fieber, schleimig-blutigem Durchfall und Bauchschmerzen in die Klinik eingeliefert. Auf Nachfrage berichtet er, dass er wegen einer Knocheninfektion seit 3 Wochen ein Antibiotikum einnimmt. Haben Sie einen Verdacht, unter welcher Erkrankung der Patient leidet und welches Medikament er vermutlich einnimmt? Begründen Sie Ihre Antwort!

Die akute Symptomatik in zeitlichem Zusammenhang mit einer längerfristigen Antibiotikatherapie ist typisch für die **pseudomembranöse Kolitis**: Antibiotika zerstören die physiologische Darmflora und fördern die Überwucherung der Darmflora mit dem **toxinbildenden Clostridium difficile**. Bei dem eingenommenen Antibiotikum handelt es sich vermutlich um **Clindamycin**, das bevorzugt bei Osteomyelitis eingesetzt wird.

> **MERKE.** Im Prinzip können nahezu alle Antibiotika eine pseudomembranöse Kolitis auslösen. Die häufigsten Auslöser sind Clindamycin, Cephalosporine und Aminopenicilline.

**?** Die Diagnose „pseudomembranöse Kolitis" wird durch Nachweis des Toxins im Stuhl gesichert. Auf eine Koloskopie sollte wegen erhöhter Perforationsgefahr verzichtet werden. Falls Sie trotzdem eine Endoskopie durchführen würden, was würden Sie erkennen?

Endoskopisch zeigen sich typischerweise **abstreifbare Pseudomembranen** auf der Darmschleimhaut, die durch Fibrinexsudation entstehen.

**?** Wie behandeln Sie einen Patienten mit pseudomembranöser Kolitis?

Das Antibiotikum muss **abgesetzt** werden. Symptomatisch werden die Elektrolyt- und Wasserverluste durch eine **Infusionsbehandlung** ersetzt. Therapie der Wahl ist die orale Gabe von **Vancomycin**, das kaum enteral resorbiert wird, so dass systemische Nebenwirkungen sehr selten sind. Bei milden Verläufen ist **Metronidazol** eine Alternative.

## 10.6 Parasitäre Infektionen

**?** Können Sie eine der häufigsten parasitären Infektionen in Europa benennen?

In Zeiten von vermehrten Gebrauch an Bioprodukten nehmen auch die **Wurminfektionen** zu. Beispiele hierfür sind **Ascariden** (Spulwürmer). Ihre Eier werden von Wirtstieren mit dem Kot ausgeschieden und über ungewaschene Lebensmittel z.B: Biogemüse oder ungewaschene Hände übertragen.

**?** Warum sollte man im Wald keine Beeren essen?

Es besteht die Gefahr einer Infektion mit dem **Fuchsbandwurm Echinokokkus multilokularis**.

**?** Welche Erreger werden durch rohes Fleisch übertragen?

In ungekochtem Fleisch können sich Larven von **Rinder-** oder **Schweinebandwürmern** (Taenia saginata bzw. solium) befinden, aber auch **Trichinen** (Trichinella, zugehörig zum Stamm der Fadenwürmer) oder **Toxoplasmen** (Toxoplasma gondii, parasitisch lebendes Protozoon).

## 10.7 Lyme-Borreliose

**?** Eine 43-jährige Patientin berichtet, dass sich an ihrem Oberschenkel nach einem Zeckenbiss im Bereich der Einstichstelle ein roter Fleck gebildet hat, der immer größer wurde. Inzwischen hat der Ring einen Durchmesser von etwa 8 cm und blasst in der Mitte schon wieder ab. Sie fühlt sich ein bisschen schlapp, ansonsten ist sie aber gesund. Wofür spricht diese Beschreibung?

Dieser Hautbefund ist typisch für das **Erythema chronicum migrans** der **Borreliose** im Stadium 1. Nach einem Zeckenbiss entwickelt sich an der Einstichstelle zunächst ein kleiner roter Fleck oder eine Papel, die sich **zentrifugal** zu einer bis zu 15 cm großen **ringförmigen Rötung** ausbreitet. Typisch ist die **zentrale Abblassung**. Manche Patienten leiden gleichzeitig unter **unspezifischen Allgemeinsymptomen** wie Abgeschlagenheit, Fieber, Kopf- und Muskelschmerzen.

> **MERKE.** Die Lyme-Borreliose ist die häufigste durch Zecken übertragene Infektionserkrankung, ca. 30% der Zecken sind mit Borrelia burgdorferi infiziert. Nach einem Zeckenbiss entwickeln 6% der betroffenen Personen eine Borreliose, die in 98% der Fälle asymptomatisch verläuft. Die Infektionswahrscheinlichkeit steigt mit der Dauer des Saugaktes, weshalb Zecken so schnell wie möglich adäquat entfernt werden sollten. Der effektivste Schutz ist die Expositionsprophylaxe durch geeignete Kleidung.

**?** Welche Behandlung empfehlen Sie der Patientin mit Borreliose im Stadium 1?

Sie sollte oral mit **Doxycyclin** über **2–3 Wochen** behandelt werden.

**?** Ihre Patientin möchte wissen, ob der Zeckenbiss noch zu weiteren Krankheiten führen kann. Was antworten Sie ihr?

In unseren Breitengraden können Zecken die **Lyme-Borreliose**, die **Frühsommermeningoenzephalitis** und die **Ehrlichiose** übertragen.

# 10 Infektiologie

**? Ihre Patientin meint, dass sie wegen einer einfachen Hautrötung eigentlich keine Tabletten einnehmen möchte. Was antworten Sie ihr?**

Eine Borreliose im Stadium 1 sollte behandelt werden, da sich die Infektion im Körper ausbreiten und zu **schwerwiegenden Komplikationen** führen kann.

**? Welche Komplikationen können durch eine Borreliose in späteren Stadien ausgelöst werden?**

Die Borrelien breiten sich im Körper aus und befallen verschiedene Organe:
- **Wochen bis Monate** nach der Infektion kann es im **Intermediärstadium** zu einer gefürchteten **Karditis** mit Herzrhythmusstörungen und AV-Blockaden kommen. Etwa die Hälfte der Infizierten entwickelt eine **lymphozytäre Meningoradikulitis** mit heftigen radikulären Schmerzen und schlaffen Paresen. Typisch ist die Hirnnervenbeteiligung mit **Fazialisparese**. An der Haut, meist am Ohrläppchen, ist gelegentlich ein rötlich-livides Borreliose-Lymphozytom zu beobachten, das als Lymphadenitis cutis benigna bezeichnet wird.
- Im **Spätstadium** kann sich die äußerst gefürchtete **Neuroborreliose** entwickeln: Die Patienten leiden an Müdigkeit, einer Enzephalomyelitis mit Para- und Tetraparesen und einer Polyneuropathie. Weitere Komplikationen sind die **Lyme-Arthritis**, die typischerweise einzelne große Gelenke befällt, und die **Acrodermatitis chronica atrophicans Herxheimer** mit fleckigen Hautatrophien an den distalen Extremitäten.

**? Welchen Wert hat der Nachweis von Antikörpern bei der Borreliose?**

Der Nachweis von Borreliose-spezifischen IgM-Antikörpern gelingt nur bei etwa **40% der Patienten**. Erschwerend kommt hinzu, dass die Antikörper **verschiedene Kreuzreaktionen** mit anderen Infektionserregern wie z. B. Treponema pallidum zeigen. Entscheidend für die Diagnose der Borreliosekomplikationen ist der Nachweis spezifischer IgG-Antikörper in ELISA und Westernblot. Generell gilt: Die Antikörper sind nur in Zusammenhang mit der **typischen klinischen Symptomatik** aussagekräftig.

**? Wie therapieren Sie Patienten mit Intermediär- bzw. Spätborreliose?**

In diesen Stadien muss die Borreliose mit einem ZNS-gängigen Antibiotikum behandelt werden. Mittel der Wahl sind **Cephalosporine** der 3. Generation wie **Ceftriaxon**, die parenteral für 2–3 Wochen verabreicht werden (siehe Tab. 10.1).

## 10.8 HIV-Infektion und AIDS

**? In die Notaufnahme wird ein junger Erwachsener mit akutem Krampfanfall eingeliefert. Er wirkt abgemagert, an den Extremitäten entdecken Sie multiple, zum Teil eitrige Nadeleinstiche. Die sofort angefertigte CCT zeigt intrazerebrale Abszesse mit ringförmigem Kontrastmittelenhancement (siehe Abb. 10.1). Welche Verdachtsdiagnose haben Sie und welche Grunderkrankung müssen Sie abklären?**

Der CCT-Befund ist typisch für die **zerebrale Toxoplasmose**. Eine schwere symptomatische Toxoplasmose tritt praktisch nur bei **abwehrgeschwächten Patienten** auf, bei gesunden Personen verläuft die Infektion i. d. R. asymptomatisch oder als mononukleoseähnliches Krankheitsbild. Bei einem Patienten mit zerebraler Toxoplasmose und multiplen, zum Teil eitrigen Nadeleinstichen sollte unbedingt eine **HIV-Infektion** ausgeschlossen werden.

**MERKE.** Die zerebrale Toxoplasmose gehört zu den AIDS-definierenden Erkrankungen.

**Tab. 10.1** Stadieneinteilung der Borreliose.

| Stadium | Symptome | Diagnostik | Therapie |
|---|---|---|---|
| **1** (Woche 1–5 p. i.): **Frühborreliose** | Erythema migrans an der Stichstelle (kann fehlen!) Allgemeinsymptome | Antikörpernachweis im Blut (nur in 40% erfolgreich, cave: Kreuzreaktionen!) | Tetrazykline (2 Wochen) |
| **2** (Wochen bis Monate p. i.): **Intermediärborreliose** | Karditis mit Rhythmusstörungen und AV-Blockaden Meningopolyneuritis mit radikulären Schmerzen und schlaffen Lähmungen (Faszialisparese!) Lymphadenitis cutis benigna | IgG-Antikörpernachweis im Blut | Cephalosporine der 3. Generation i. v. (2–3 Wochen) |
| **3** (Monate bis Jahre p. i.): **Spätborreliose** | Neuroborreliose: Enzephalomyelitis mit Para- und Tetraparesen Lyme-Arthritis Acrodermatitis chronica atrophicans Herxheimer | IgG-Antikörpernachweis in Blut und Liquor Lyme-Arthritis: Erregernachweis im Punktat (PCR → DD: andere Arthritisform) Liquorbefund bei Neuroborreliose: lymphozytäre Pleozytose, Eiweiß ↑, evtl. Erregernachweis | Cephalosporine der 3. Generation i. v. (2–3 Wochen) |

## 10.8 HIV-Infektion und AIDS

**?** **Wie weisen Sie eine HIV-Infektion nach?**

Standard ist der Nachweis **virusspezifischer Antikörper** und **Antigene**. Zunächst wird ein **Suchtest** mit einem **HIV-ELISA** durchgeführt. Dieses Testverfahren ist sehr sensitiv, aber nicht zu 100% spezifisch, in seltenen Fällen werden falsch positive Ergebnisse beobachtet. Daher muss ein positives Ergebnis immer durch einen **Immunoblot** bestätigt werden, der Antikörper gegen verschiedene spezifische Virusproteine nachweist und damit hoch spezifisch ist.

> **MERKE.** Ein positives HIV-Ergebnis darf dem Patienten erst nach der Bestätigung des ELISA-Befunds im Immunoblot mitgeteilt werden.

**?** **Was müssen Sie vor der HIV-Diagnostik unbedingt bedenken?**

Vor einer HIV-Testung muss immer das **Einverständnis des Patienten** eingeholt werden.

**?** **Eine junge Frau hatte vor 1 Woche ungeschützten Geschlechtsverkehr und möchte nun einen HIV-Test durchführen lassen. Was antworten Sie ihr?**

Ein HIV-Test ist **erst nach mehreren Wochen** wirklich aussagekräftig. Solange benötigt der Körper, um ausreichend Antikörper gegen das Virus zu bilden. Nach 8 Wochen werden etwa 80% der Patienten korrekt erfasst, nach 12 Wochen bis zu 95%.

> **MERKE.** In den ersten 12 Wochen kann der Standard-ELISA-Test durch die diagnostische Lücke falsch negative Ergebnisse bringen. Neuere HIV-ELISAs erfassen nicht nur HIV-Antikörper sondern auch das HIV-assoziierte p24-Antigen, das bereits vor den Antikörpern im Blut nachweisbar ist. Dadurch wird die diagnostische Lücke etwas verkürzt.

**?** **Die Patientin möchte von Ihnen wissen, ob es eine Möglichkeit gibt, das HI-Virus bereits kurz nach der möglichen Infektion nachzuweisen. Was antworten Sie ihr?**

Die **PCR** ist sehr sensitiv und spezifisch und kann Virusbestandteile bereits **10–15 Tage** nach der Infektion nachweisen. Da der Test aber **sehr teuer** ist, gehört er nicht zur HIV-Routinediagnostik. Die Patientin kann die PCR allerdings auf eigene Kosten veranlassen.

**?** **Welche Parameter bestimmen Sie, um bei einem HIV-infizierten Patienten den Krankheitsverlauf der Erkrankung und den Therapieerfolg zu kontrollieren?**

Krankheitsverlauf und Therapieansprechen können durch Bestimmung der **Viruslast**, also der RNA-Kopienanzahl/ml Plasma, und der **T-Helferzellanzahl** im Blut abgeschätzt werden.

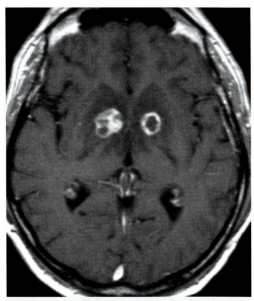

Abb. 10.1 **Toxoplasmose – Herde mit typischer ringförmiger Kontrastmittelaufnahme** (aus Fenchel, M., Ernemann, U., Kämpf, M. et al.: Bildgebung bei Toxoplasmose des ZNS, RöFo, 07/2010).

**?** **Warum ist die Bestimmung der T-Helferzell-Anzahl so wichtig in der HIV-Diagnostik?**

HI-Viren befallen menschliche Zellen, die auf ihrer Oberfläche den **CD4-Rezeptor** tragen. Dieser findet sich v.a. auf den **T-Helferzellen**, die daher der entscheidende Angriffspunkt des HI-Virus sind. Die Anzahl der T-Helferzellen gibt also Auskunft über das **Ausmaß der Immunschwäche** und hilft bei der Festlegung des **Krankheitsstadiums** und der **Therapiebedürftigkeit**.

> **MERKE.** Der HI-Virus ist lymphozytotroph. Je niedriger die T-Helferzahl, desto höher ist das Risiko für AIDS-definierende Erkrankungen.

**?** **Welche Übertragungswege für das HI-Virus kennen Sie? Bei welchen Personengruppen ist das Übertragungsrisiko besonders hoch?**

Das HI-Virus wird am häufigsten **sexuell** oder **parenteral** übertragen, seltener **diaplazentar** oder **perinatal**. Risikogruppen sind
- v.a. homo- und bisexuelle Männer, die **unsafer sex** praktizieren
- **intravenös Drogenabhängige**, insbesondere bei „Needle-Sharing"
- Patienten mit **hohem Transfusionsbedarf**
- Beschäftige in Gesundheitsberufen durch **akzidentelle Verletzungen**
- **Säuglinge HIV-positiver Mütter**

# 10 Infektiologie

### ? Typisch für die HIV-Infektion ist das lange asymptomatische Latenzstadium zwischen Infektion und Ausbruch der AIDS-Erkrankung. Von welchen Faktoren hängt die Dauer dieser Phase ab? Anhand welchen Parameters kann sie abgeschätzt werden?

Die Dauer der Latenzphase liegt zwischen 2 und 25 Jahren, im Mittel bei **10 Jahren**. Das Progressionsrisiko kann mithilfe der **Viruslast**, also der Anzahl der RNA-Kopien/ml Plasma, abgeschätzt werden. Bei niedriger Viruslast < 500 Kopien/ml liegt das Risiko für eine AIDS-Erkrankung innerhalb der nächsten 6 Jahre bei etwa 1 %. Bei Patienten mit > 30 000 Kopien/ml beträgt das Risiko 70 %.

> **MERKE.** Während der Latenzphase replizieren sich die Viren, asymptomatische Patienten sind also durchaus infektiös.

### ? Wann sprechen Sie bei einem HIV-positiven Patienten von AIDS?

AIDS ist eine **klinische Diagnose**, die durch das Auftreten spezieller, **AIDS-definierender Erkrankungen** gekennzeichnet ist. Hierzu gehören
- **Wasting-Syndrom** mit unfreiwilligem Gewichtsverlust > 10 %, Abgeschlagenheit und chronischer Diarrhö
- **opportunistische Infektionserkrankungen** wie Toxoplasmose, Kryptosporidiose, Pneumocystis jiroveci-Pneumonie, Kryptokokkose, atypische Mykobakteriose, Tuberkulose, Salmonellensepsis, Herpes zoster und systemische Herpes simplex- bzw. Zytomegalievirus-Infektion
- **Malignome** wie das Kaposi-Sarkom, Non-Hodgkin-Lymphome und das invasive Zervixkarzinom

### ? Was haben die AIDS-definierenden Malignome gemeinsam?

Alle diese Malignome werden durch **persistierende Virusinfektionen** ausgelöst, das **Kaposi-Sarkom** durch das humane Herpes-Virus 8, das **invasive Zervixkarzinom** durch das humane Papillomavirus und **Non-Hodgkin-Lymphome** durch das Epstein-Barr-Virus.

### ? Sie haben eben den Begriff „opportunistische Infektionserkrankungen" erwähnt. Was meinen Sie damit und welche Patienten sind betroffen?

Opportunistische Infektionen werden durch Erreger ausgelöst, die das Immunsystem gesunder Menschen problemlos unter Kontrolle halten kann. Sie treten v. a. bei Patienten mit **angeborener** oder **erworbener Immunschwäche** auf.

### ? Ein AIDS-Patient leidet an chronischem Durchfall. Welche Erreger müssen Sie hier in Betracht ziehen?

Bei abwehrgeschwächten Patienten müssen auch **seltene, opportunistische Durchfallerreger** wie Kryptosporidien, Isosporen, atypische Mykobakterien und Viren wie das Zytomegalie- und das Herpes-Simplex-Virus in Betracht gezogen werden.

### ? Zu den typischen opportunistischen Erregern zählen das Zytomegalievirus, kurz CMV, und Toxoplasma gondii. Beschreiben Sie mögliche Krankheitsbilder bei abwehrgeschwächten Patienten!

Bei immunsupprimierten Patienten führt eine **CMV-Infektion** häufig zu einer **schweren Pneumonie**, einer **Chororetinitis**, einer **Kolitis** oder einer **Ösophagitis**. Typisch für die **Toxoplasmose** bei abwehrgeschwächten Patienten ist eine **zerebrale Beteiligung**, die zu einer Enzephalitis mit Krampfanfällen, Hemiparesen, Aphasie und Bewusstseinsstörungen führen kann.

### ? Wie können Sie eine frische CMV-Infektion nachweisen?

Hochspezifisch ist der Nachweis des **pp65-Early-Antigens** in Lymphozyten, das eine Virusvermehrung und damit eine aktive Infektion anzeigt.

### ? Welche Tiere und Nahrungsmittel sollten abwehrgeschwächte Personen im Hinblick auf die Toxoplasmose vermeiden?

Toxoplasma gondii wird durch den Verzehr von **rohem, zystenhaltigem Fleisch** oder **Kontakt** mit **Katzenkot** übertragen. Katzen sind der natürliche Endwirt der Parasiten. In ihnen entwickeln sich Oozyten, die mit dem Stuhl ausgeschieden und von Zwischenwirten wie dem Menschen aufgenommen werden.

> **MERKE.** 20 % des Schweinefleisches ist mit Toxoplasma gondii infiziert.

### ? An welche Ursachen müssen Sie bei einem HIV-Patienten mit chronischen Kopfschmerzen und kognitiven Einbußen differenzialdiagnostisch denken?

Eine ZNS-Beteiligung ist bei Patienten mit HIV bzw. AIDS häufig. Mögliche Ursachen sind
- **opportunistische ZNS-Infektionen** wie die zerebrale Toxoplasmose oder die Kryptokokken-Meningitis
- primäre **ZNS-Lymphome**
- Virus-induzierte **HIV-Enzephalopathie**
- **progressive multifokale Leukenzephalopathie** (siehe Tab. 10.2)

### ? Ab wann sollten Sie einen HIV-infizierten Patienten antiretroviral behandeln?

Die Therapie der HIV-Infektion sollte bei klinischen und laborchemischen Zeichen der Immunschwäche begonnen werden. Indikationen sind HIV-assoziierte Erkrankungen, eine T-Helferzellanzahl < 200/µl Plasma und eine hohe Viruslast mit > 50 000 RNA-Kopien/ml Plasma.

## Tab. 10.2 HIV/AIDS: CDC-Klassifikation (CDC = Centers for Disease Control and Prevention).

| Kategorie und klinisches Stadium | Symptome/Erkrankungen |
|---|---|
| A: akute HIV-Infektion oder LAS | - **asymptomatisch**<br>- **akutes HIV-Syndrom**: mononukleoseähnliches Krankheitsbild mit kurzfristiger Lymphadenopathie, Fieber und Splenomegalie<br>- **persistierende Lymphadenopathie (LAS)**: generalisierte Lymphadenopathie > 3 Monate, keine Allgemeinsymptome<br>- **Latenzphase**: klinisch gesund, aber infektiös (Dauer: im Mittel 10 Jahre, abhängig von Immunstatus, Ernährungszustand und Alter) |
| B: symptomatische HIV-Infektion | **nicht-AIDS definierende Symptome und Erkrankungen:**<br>- subfebrile Temperatur (< 38,5 °C) oder chronische Diarrhö (> 1 Monat)<br>- HIV-assoziierte Neuropathie<br>- idiopathische thrombozytopenische Purpura<br>- opportunistische Infektionen: orale oder vaginale Candidiasis, Herpes zoster (> 1 Dermatom, Augenbefall), bazilläre Angiomatose, Listeriose, orale Haarzellleukoplakie<br>- zervikale Dysplasie oder zervikales Carcinoma in situ |
| C: AIDS | **AIDS-definierende Erkrankungen:**<br>- **Wasting-Syndrom**: ungewollter Gewichtsverlust > 10 %, chronische Diarrhö (> 1 Monat) und Abgeschlagenheit<br>- **HIV-assoziierte Enzephalopathie**: HIV-Demenz<br>- **opportunistische Infektionen**: zerebrale Toxoplasmose, Pneumocystis jiroveci-Pneumonie, systemische Candidiasis (Ösophagitis, Pneumonie, Sepsis), Kryptosporidiose, Kryptokokkose (pulmonal oder extrapulmonal), Histoplasmose (extrapulmonal oder disseminiert), chronische Isospora belli-Infektion (> 1 Monat), atypische Mykobakteriose, Tuberkulose, Salmonellensepsis, CMV-Infektion (Retinitis, Pneumonie, Enzephalitis, Kolitis), Herpes simplex-Infektionen (chronische Schleimhautulzera, Ösophagitis, Pneumonitis, HSV-Enzephalitis)<br>- **Malignome**: Kaposi-Sarkom, Non-Hodgkin-Lymphome, invasives Zervixkarzinom |

Abhängig von der T-Helferzellanzahl werden die Stadien weiter unterteilt:
**A1**, **B1**, **C1**: T-Helferlymphozyten > 500/µl
**A2**, **B2**, **C2**: T-Helferlymphozyten 200–499/µl
**A3**, **B3**, **C3**: T-Helferlymphozyten < 200/µl

**? Beschreiben Sie kurz die Standardtherapie der HIV-Infektion!**

Heutzutage ist die sog. **hochaktive antiretrovirale Therapie**, kurz **HAART**, der Standard. Diese Therapie umfasst **mindestens 3** antiretrovirale Substanzen:
- 2 **NRTI** (Nukleosidische Reverse-Transkriptase-Hemmer)
- und 1 **NNRTI** (Nicht-nukleosidische Reverse-Transkriptase-Hemmer) bzw. 1 **PI** (Proteaseinhibitor)

Unter frühzeitig begonnener Therapie ist die Lebenserwartung nahezu normal.

## 10.9 Malaria

**? Ein junger Mann möchte sich bei Ihnen bezüglich einer Malariaprophylaxe beraten lassen. Was empfehlen Sie ihm?**

Die Malaria wird durch den **Stich** der infizierten **Anophelesmücke** übertragen. Die wichtigste prophylaktische Maßnahme ist die adäquat durchgeführte **Expositionsprophylaxe** durch hautbedeckende, helle Kleidung, die Verwendung von Insektensprays, nachts der Aufenthalt in mückensicheren Räumen und die Benutzung imprägnierter Moskitonetze. Die Art der **Chemoprophylaxe** ist vom Reiseziel abhängig. Da sich die Resistenzlage ständig ändert, sollte er vor einer Reise in Endemiegebiete bei einem tropen- oder reisemedizinischen Zentrum nachfragen. Für viele Gebiete gilt heute Malarone (Atovaquon und Proguanil) als Mittel der Wahl.

**? Der junge Mann ist nicht begeistert von der Idee, prophylaktisch Medikamente einnehmen zu müssen. Können Sie ihm eine Alternative vorschlagen?**

Statt einer Chemoprophylaxe kann er auch eine **Stand-by-Medikation** mitnehmen. Entwickelt er Fieber, sollte er zunächst einen Arzt aufsuchen. Ist dies nicht möglich, kann er das Medikament **selbständig** einnehmen.

**MERKE.** Eine Stand-by-Therapie ist v. a. bei längeren Aufenthalten in einem Endemiegebiet indiziert.

## 10 Infektiologie

**?** 2 Tage nach seiner Anreise in die Tropen entwickelt der junge Mann Fieber. Soll er nun die Stand-by-Medikation einnehmen?

**Nein.** Fieber während der 1. Woche nach Einreise in ein Malariaendemiegebiet kann nicht auf eine Malariainfektion zurückgeführt werden, da die **Inkubationszeit minimal 7 Tage** beträgt.

**?** Bei der Malaria werden 3 verschiedene Typen unterschieden. Nach welchem Kriterium werden sie eingeteilt?

Typisch für die Malaria sind **Fieberschübe**, die – abhängig vom Erregertyp – in **charakteristischen Zeitspannen** auftreten: Bei der **Malaria quartana** alle **48 Stunden**, bei der **Malaria tertiana** alle **72 Stunden** und bei der **Malaria tropica unregelmäßig**.

**?** Wie entstehen die Fieberschübe?

Das Fieber entsteht durch die **synchrone Freisetzung reifer Malariaschizonten** aus den infizierten Erythrozyten.

**?** Ein 34-jähriger Patient wird mit Bewusstseinsstörungen in die Notaufnahme eingeliefert. Seine Freundin berichtet, dass er vor 7 Tagen von einem 4-wöchigen Urlaub aus Kenia zurückgekehrt sei. Kurz vor der Abreise hatte er zum ersten Mal hohes Fieber mit Schüttelfrost. Die Symptome seien von allein abgeklungen, er dachte daher an eine schwere Grippe. Gestern fieberte er erneut an und erbrach ständig. Seit heute morgen sei er nur noch schlecht ansprechbar. Welchen Verdacht haben Sie?

Fieberschübe nach einem Keniaaufenthalt sind immer verdächtig auf **Malaria**. Das schwere Krankheitsbild mit **zerebralen Symptomen** spricht für die **gefährliche Malaria tropica**.

**?** Mit welchen Komplikationen rechnen Sie bei der Malaria tropica? Wie entstehen sie?

Plasmodium falciparum verändert die Erythrozytenoberfläche. Die Erythrozyten bleiben am Gefäßendothel hängen und führen zu **Mikrozirkulationsstörungen** und **Ischämien** in verschiedenen Organen. Gefürchtet sind
- die **zerebrale Malaria** mit Benommenheit, Verwirrtheit, Krampfanfällen und Koma,
- eine **schwere intravaskuläre Hämolyse** mit Anämie, Hämoglobinurie und akutem Nierenversagen,
- eine **Verbrauchskoagulopathie** mit massiven Blutungen und
- ein **akutes Herz-** und **Lungenversagen**.

**MERKE.** Die Malaria tropica ist die gefährlichste Malariaform, die Letalität liegt zwischen 25 und 50 %.

**?** Wie können Sie den Malariaverdacht bei Ihrem Patienten sichern?

Entscheidend ist der **mikroskopische Erregernachweis** im Blutausstrich oder im sog. „dicken Tropfen".

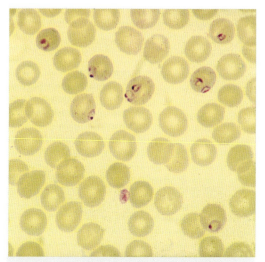

**Abb. 10.2 Plasmodium falciparum im Blutausstrich** (aus Arastéh, K., Baenkler, H.-W., Bieber, C. et al.: Duale Reihe Innere Medizin, 3. Auflage, Georg Thieme Verlag, 2012).

**MERKE.** Am sichersten gelingt die Abgrenzung der einzelnen Plasmodien im Blutausstrich (siehe Abb. 10.2). Der „dicke Tropfen" eignet sich v. a. bei spärlicher Parasitämie, da die Erreger bei diesem Verfahren angereichert werden. Der sog. Malariaschnelltest ist weniger sensitiv und sollte nur durchgeführt werden, wenn der mikroskopische Erregernachweis nicht verfügbar ist.

**?** Der Blutausstrich bestätigt den Verdacht auf Malaria tropica. Welche Medikamente kommen in Frage bei einem Patienten mit unkomplizierter Malaria tropica, Malaria quartana oder tertiana? Wie behandeln Sie Ihren Patienten mit zerebraler Symptomatik?

Die Therapie richtet sich nach der Resistenzlage.
- Bei **Malaria quartana** wird **Chloroquin** gegeben,
- Die **Malaria tertiania** wird mit **Riamet** (Artemether plus Lumefantrin), **Malarone** (Atovaquon plus Proguanil) oder **Eurartesim** (Dihydroartemisinin plus Piperaquin) behandelt, anschließend mit **Primaquin** über 14 Tage.
- Eine unkomplizierte **Malaria tropica** kann ebenfalls mit Riamet, Malarone oder Eurartesim behandelt werden. Bei der komplizierten Malaria tropica wie bei dem oben genannten Patienten sollten die Medikamente intravenös zur Verfügung stehen.

## 10.9 Malaria

**?** Sie erwähnen eine therapeutische Besonderheit bei Malaria tertiana – können Sie erklären, warum?

Die Erreger der Malaria tertiana, **Plasmodium vivax** und **ovale**, bilden während ihres Replikationszyklus in der Leber sog. **Hypnozoiten**. Diese Dauerformen **persistieren in der Leber** und können nach einer erfolgreichen Akuttherapie Rezidive auslösen. Daher sollten die Patienten im Anschluss an die Akuttherapie eine **Rezidivprophylaxe mit Primaquin** erhalten (siehe Tab. 10.3).

**MERKE.** Primaquin ist das einzige Malariamittel, das gegen Hypnozoiten wirkt. Für die Therapie der akuten Malaria ist es ungeeignet, da es nicht gegen Blutschizonten wirksam ist.

**Tab. 10.3** Malaria: Übersicht.

| Malariaform | Erreger | Inkubationszeit | Fieberrhythmus | Therapie |
|---|---|---|---|---|
| **Malaria tropica** | Plasmodium falciparum | 7–14 Tage | unregelmäßig | unkomplizierter Verlauf:<br>• **Riamet** (Artemether plus Lumefantrin oder<br>• **Malarone** (Atovaquon plus Proguanil) oder<br>• **Eurartesim** (Dihydroartemisinin plus Piperaquin)<br>bei Komplikationen:<br>i. v.-Therapie |
| **Malaria quartana** | Plasmodium malariae | 20–40 Tage | alle 72 Stunden (jeder 4. Tag) | **Chloroquin** |
| **Malaria tertiana** | Plasmodium vivax und ovale | 10–20 Tage | alle 48 Stunden (jeder 3. Tag) | **Riamet** (Artemether plus Lumefantrin oder<br>**Malarone** (Atovaquon plus Proguanil)<br>Besonderheit: häufig Rezidive durch hepatische Dauerformen (Hypnozoiten): anschließende Rezidivprophylaxe mit **Primaquin** |

# Sachverzeichnis

## A

AB0-Kompatibilität 59
ABC-Klassifikation 128
Abdomen, akutes 164
Acarbose 229
Acetylsalicylsäure = ASS 95
Achalasie 124
ACR-Kriterien 238
Acrodermatitis chronica atrophicans Herxheimer 270
Acrolein 259
ACTH = Kortikotropin
– Mangel 202
– Produktion, ektope 219
– -Test 220
Acute Respiratory Distress Syndrome = ARDS 118
Adams-Stokes-Anfall 32
Addison-Krise 221
Additionsazidose 198
Adenom, kolorektales 144
Adenosin 34
Adenoviren 17
Aderlasstherapie 61
ADH
– Exzess 196
– Mangel 205
Adipositas 219, 232
Adnexitis 165
Adrenalinüberschuss 222
Agranulozytose 50
AGS = adrenogenitales Syndrom 222
AHI = Apnoe/Hypopnoe-Index 100
AIDS 103, 270, 272
Akromegalie 204
Aldosteronmangel 220
Aldosteron-Renin-Quotient 218
Alkalose 199
Alkohol 46, 104, 127, 131, 152
– Entzugsdelir 158
– Grenze, toxische 159
Alkoholismus 159, 164, 167
ALL = akute lymphatische Leukämie 57
Allopurinol 232
Alveolitis 108, 111
Amiodaron 35

AML = akute myeloische Leukämie 57
Amotio 225
ANA = antinukleäre Antikörper 249
Analfistel 138
Analgetikaasthma 95
Analgetikanephropathie 182
Anämie 44
– hämolytische 46, 47, 48, 49
– hyperchrome 50
– hypochrome 44, 50
– hyporegeneratorische 49
– makrozytäre 45
– mikroangiopathische hämolytische 47
– mikrozytäre 49
– normochrome 50
– perniziöse 45
– renale 174
– Symptome 44
Anämie, megaloblastär 45, 128
Anasarka 21
ANCA = antineutrophile zytoplasmatische Antikörper 258
Anderson-Läsionen 243
Androgenmangel 220
Aneurysmaruptur 78, 79
Anfall
– asthmatischer 95, 97
– tetanischer 199
– vasospastischer 80
Angina
– abdominalis 77
– pectoris 25, 29, 125
– vasospastische 26
Anionenaustauscherharze 234
Ann-Arbor-Klassifikation 51
Anophelesmücke 273
Anstrengungsasthma 95
Antiadipositasmittel 233
Antiarrhythmika 36
Anti-Basalmembran-Antikörper 182
Anti-Cardiolipin-Antikörper 250
Anti-CCP-Antikörper 237, 244
Antidiabetika, orale 229
Anti-ds-DNA-Antikörper 249
Antigendrift 264

Antigen, karzionoembryonales = CEA 115
Anti-Histon-Antikörper 249
Antihypertensiva 41
Antikoagulation, orale 35
Antikörper
– antimitochondriale 159
– antineutrophile zytoplasmatische = ANCA 258
– antinukleäre = ANA 249
– Mangelsyndrom 55
Anti-Phosphatidylserin-Antikörper 250
Antiphospholipidantikörper-Syndrom 84
Anti-RANKL-Antikörper 216
Antirheumatika, nicht-steroidale = NSAR 129
Anti-SCL-70-Antikörper 254
Anti-Sm-Autoantikörper 249
Anti-SSA-Antikörper 249
α1-Antitrypsinmangel 89
Anti-Zentromer-Antikörper 254, 255
Anti-β-Glykoprotein-2-Antikörper 250
Aortenaneurysma 79
Aortenbogensyndrom 258
Aortendissektion 28, 78
Aortenisthmusstenose, adulte 12
Aortenklappe 12, 13
Apnoe/Hypopnoe-Index = AHI 100
Apoplex 75, 76
Appendizitis, akute 165
ARDS = Acute Respiratory Distress Syndrome 118
Arteriitis temporalis 255
Arthritis 71
– enteropathische 247
– postinfektiöse 245
– rheumatoide 236, 237, 244
– septische 247
Arthropathie, hämophile 65
Arthrose 71
Asbestose 109
ASD = Vorhofseptumdefekt 11
Asthma bronchiale 94, 95, 96, 97, 98
Asystolie 33, 37

**277**

## Sachverzeichnis

Aszites 155, 156
Atemwegswiderstand 89
Atemzugvolumen 89
Atherosklerose 25, 70, 233
Atmungsstörungen, schlafbezogene 100
Atrophie blanche 85
Atropin 32
Attacke, transitorische ischämische = TIA 75
Auerstäbchen 57
Ausscheidungsurogramm 187
Autoimmunadrenalitis 220
Autoimmungastritis 128, 129
Autoimmunhepatitis 150
Autoimmuninsulitis 223
Autoimmunthyreoiditis 210
AV-Block 33
AV-Knoten-Reentrytachykardie 33
Azidose 184, 198, 199

### B

Bacillus cereus-Toxin 268
Bakteriurie 185, 186
Bambusstabwirbelsäule 243
Barrett-Ösophagus 127
Base-Excess 198
Basis-Bolus-Konzept 226, 228
Basistherapeutika 238, 243, 245, 247
Bauchaortenaneurysma 165
Bauchwandvarizen 155
bcr-abl-Fusionsgen 60
BEACOPP-Schema 51
BE = Broteinheit 226
Beinvenenthrombose, tiefe 71, 82, 83, 117
Belastungs-EKG 26
Bence-Jones-Proteine 55
Berufsallergene 95
Berufskrankheiten 110
Bilirubin 153, 154
Binet-Klassifikation 53
Biologicals 239
Biomarker, infarkttypische 30
Bisphosphonate 56, 215
Blasenreizsymptome 187
Blastenkrise 60
Bleivergiftung 44
β-Blocker 35
Blue Bloater 91
Blutdruckkrise, paroxysmale 221

Bluterkrankheit 65
Bluthochdruck 38, 39, 41
Blutung
– gastrointestinale 133, 134, 135, 136
– intrazerebrale 75, 76
– pulmonale 133
Blutungsanämie 44, 49
Blutzucker 223
BMI = Body-Mass-Index 232
BNP = Brain Natriuretic Peptid 22
Body-Mass-Index = BMI 232
Bodyplethysmografie 89
Borderline-Myokarditis 18
Borreliose 17, 248, 269, 270
Botulismus 268
Bradykardien 32, 33
Brain Natriuretic Peptid = BNP 22
Bronchialkarzinom 111, 112, 113, 115
Bronchiektasien 99, 102
Bronchitis, chronisch-obstruktive = COPD 88, 91, 92, 99
Bronchospasmolysetest 96
Bronzediabetes 160
Broteinheit = BE 226
Büffelnacken 219
B-Zell-Lymphom 52

### C

c-abl-Protoonkogen 60
Campylobacter jejuni 246, 267
c-ANCA 258
Carbohydrate-Deficient-Transferrin = CDT 159
Cäsarenhals 265
cAVK = zerebrale arterielle Verschlusskrankheit 75
CDAI = Crohn's disease Activity Index 140
CDC-Klassifikation 273
CDT = Carbohydrate-Deficient-Transferrin 159
CEA = karzinoembryonales Antigen 115
CED = chronisch entzündliche Darmerkrankungen 136, 138
CHA2DS2-VASc-Score 35
Chagas-Krankheit 17
Charcot-Trias 163
Child-Pugh-Klassifikation 157
Chlamydia trachomatis 246

Cholangitis 159, 161, 163
Choledocholithiasis 161, 162, 163, 164, 165
Cholera 267
Choleraimpfung 266
Cholestase 153, 159
Cholesterin 233, 234
Cholestyramin 141
Cholezystitis 161, 162, 163
Cholezystolithiasis 162
Chondrokalzinose 232
Chorea minor 247
Chvostek-Zeichen 212
Churg-Strauss-Syndrom 259
Chylothorax 119
Cirrhose cardiaque 21
CK-MB 30
Claudicatio
– intermittens 70
– spinalis 71
CLL = chronisch lymphatische Leukämie 53
Clonidinhemmtest 222
Clostridium difficile 269
CML = chronisch myeloische Leukämie 60
CMV = Zytomegalievirus 272
Cockcroft-Gault-Formel 174
Coeruloplasmin 160
Colitis ulcerosa 141, 145, 160
Coma diabeticum 195, 230
Coombs-Test 47
COPD = chronisch obstructive Lungenerkrankung 88, 91, 92
Corona phlebectatica 85
Cor pulmonale 24
Courvoisier-Zeichen 168
C-Petid 229
CREST-Syndrom 255
CRH-Test 220
Crohn's disease Activity Index = CDAI 140
Cumarine 63
CURB-65-Score 102
Cushing-Schwellengrenze 256
Cushing-Syndrom 219
CVI = chronisch-venöse Insuffizienz 84
Cyclophosphamid 259
CYFRA 21-1 = Zytokeratinfragment 21-1 115

## D

Daktylitis 244
Dalrymple-Zeichen 208
Danaparoid 68
Dana-Point-Klassifikation 24
Darmerkrankungen, chronisch entzündliche = CED 136, 137, 138
D-Dimere 28, 83, 115
DeBakey-Klassifikation 79
Defibrillation 38
Dehydratation 194, 195, 196
Deltawelle 34
Denosumab 216
De-Ritis-Quotient 159
Dermatomyositis 252
Desmopressin 66
Dexamethason-Hemmtest 219
Diabetes
– insipidus 205
– mellitus 25, 223, 224, 225, 227, 229, 230, 232
Diarrhö
– chologene 141
– chronische 136
– paradoxe 145
Diathese, hämorrhagische 63
DIC = disseminierte intravasale Gerinnung 66
Digitalis 35
Diphtherie 17, 265
Disease-modifying antirheumatic Drugs = DMARDs 238
Divertikulitis 142, 143
Divertikulose 142
DMARD's Disease-modifying anti-rheumatic Drugs 238
DPP-4 Inhibitoren 229
Dressler-Syndrom 16
Dual X Ray-Absorptiometrie = DXA 215
Duke-Kriterien 19
Dukes-Stadien 146
Duodenalulzera 129
Durchblutungsstörungen
– arterielle 70
– venöse 81
Durchfallerkrankungen, infektiöse 266
Durstversuch 205
DXA = Dual X Ray- Absorptiometrie 215

Dysenterie 266
Dyslipoproteinämie 233
Dysphagie 124, 125, 127

## E

EBM = Ethambutol 107
Ebstein-Barr-Virus 264
E. coli 266
– nissle 142
Eierschalenhili 109
Einsekundenkapazität 89
Eisen
– Mangel 44, 137
– Überladung 160
Eisenmenger-Reaktion 10
Elastase 165
Elastase-1-Konzentration 167
Elektrolythaushalt 194
Ellis-Damoiseau-Linie 119
Embolie
– paradoxe 11
– Prophylaxe 35
Endokarditis 18, 19, 247, 249
Endomysium-Antikörper 137
Enolase, Neuronen-spezifische = NSE 115
Entamoeba histolytica 266
Enteropathie, glutensensitive 137
Enteroviren 17
Enthesiopathie 243
Entzündungsanämie 44
Enzephalopathie, hepatische 157
Epithelkörperchen 212, 213
EPO = Erythropoetin 49, 175
ERD = Refluxösophagitis 125
Ergometrie 26
Erkrankungen
– chronische myeolproliferative 59
– unklassifizierte myeloproliferative = MPE 59
Erysipel 85
Erythema
– anulare rheumaticum 246
– chronicum migrans 269
– nodosum 108
Erythromelalgie 61
Erythropoetin = EPO 49, 175
Erythrozytose 62
ESWL = extrakorporale Stoßwellenlithotrypsie 188
Ethambutol = EBM 107
Euler-Liljestrand-Effekt 94

EURO-Konzept 134
Exsikkose 194
Exsudat 119, 155
Extrinsic Asthma 95

## F

FAB-Klassifikation 58
Fallot-Tetralogie 11
FAP = familiäre adenomatöse Polyposis 145
Farmerlunge 111
Faserjahre 110
Fehltransfusion 46
α-Fetoprotein = AFP 161
Fettleber 158
Fettstoffwechselstörungen 233
FEV1 = Einsekundenkapazität, absolute 89
Fibrate 234
Fibromyalgiesyndrom 261
Fieber, rheumatisches 18, 247
Filtrationsrate, glomeruläre = GFR 174
Flüssigkeitsbedarf, täglicher 194
Flussvolumenkurve 90, 107
Folsäure
– Antagonisten 46
– Mangel 46, 137
Fontaine-Klassifizierung 70, 71, 73
Forrest-Klassifikation 134
Fragmentozyten 47
Früh-Dumping-Syndrom 133
Frühthrombozytopenie 68
Fundusvarizenblutung 135
Fußsyndrom, diabetisches 225

## G

Gaenslen-Zeichen 236
Gallenblasenkarzinom 164
Gallengangskarzinom 164
Gallenkolik 161, 165
Gallensäurenmangel 137, 141
Gallensteine 161
Gallenwegserkrankungen 161
Gammopathie, monoklonale unklarer Signifikanz = MGUS 56
Gastrinom 168, 169
Gastritis 128
Gastrointestinalblutung 133, 134, 136
Gefäßerkrankungen

– arterielle 70
– venöse 81
Gefäßverschluss
– akuter peripherer arterieller 73, 74
– embolischer 74
Gelenksbefallmuster 236
GERD = gastroösophageale Refluxkrankheit 125
Gerinnung, disseminierte intravasale = DIC 66
Gerinnungsstörungen 63
Gesamtcholesterin 233
GFR = glomeruläre Filtrationsrate 174
GH = Wachstumshormon 203
Gicht 230
Gingivitis, hypertrophische 57
Glaskörperblutung 225
Gliadin-Antikörper 137
Glinide 229
Glitazone 229
Globalinsuffizienz, respiratorische 88
Glomerulonephritis 178, 179, 182, 183
Glomerulopathien 178, 182
Glomerulosklerose 177, 190
Glukokortikoide
– Langzeittherapie 221
– Mangel 220
– Überschuss 219
Glukosetoleranztest, oraler = oGTT 204, 223
α-Glukosidashemmer 229
Glutenunverträglichkeit 137
Gonadotropinmangel 202
Gonokokken 246
Goodpasture-Syndrom 181
Gorlin-Syndrom 169
Gottron'sche Papeln 253
Graefe-Zeichen 208
Graft-versus-Host-Reaktion 59
Granulomatose, Wegenersche 258
Grippe 264
Grosser-Stadien 117
Großgefäßvaskulitiden 261
Gummibauch 164

# H

H2-Atemtest 138

HAART = hochaktive antiretrovirale Therapie 273
Haarzellleukämie 52
HACEK-Gruppe 19
Hämaturie, parainfektiöse 181
Hämoccult 145
Hämochromatose 160
Hämodialyse 173, 177
Hämoglobinurie 180
Hämolyse 46, 47, 50
Hämophilie 65
Hämorrhoiden 136
Hämosiderose 49, 85
Hantavirus 182
Harnleiterkolik 165, 187
Harnleitersteine 188
Harnsäureüberschuss 231
Harnsteine 187, 189
Harnwegsinfektionen 184, 186
Harnwegsobstruktion 186
Hashimoto-Thyreoiditis 210
Hautblutungen 64
HbA1c 228
HCC = hepatozelluläres Karzinom 150, 161
HDL-Cholesterin 25, 233
Heerfordt-Syndrom 108
Helicobacter pylori 128, 129
Hemmkörper-Hämophilie 66
Heparin 27, 63, 68, 83
Hepatitis 147, 148, 150, 151
– A 147, 151
– B 147, 148, 151, 260
– C 147, 150, 151
– D 149, 151
– E 150, 151
– Erreger 151
– lupoide 152
Herdnephritis Löhlein 19
Herpesviren 17
Herzbeuteltamponade 14
Herzenzyme 28, 30
Herzerkrankung, koronare = KHK 25, 125
Herzfehler 10, 11, 12, 13, 14
Herzglykoside 35
Herzinfarkt 28
Herzinsuffizienz 20, 22, 23
Herzrhythmusstörungen 32, 33
Herzschrittmacher 33, 36
Herz-Thorax-Quotient 22
Hiatus leucaemicus 57

High-Turnover Osteopathie 175
Hinterwandinfarkt 28
Hirnbasisaneurysma 190
Hirnblutung 75, 76
Hirsutismus 222
HIT =Heparin-induzierte Thrombozytopenie 68
HIV-Infektion 103, 150, 270, 272, 273
HLA-B27-Assoziation 240, 241, 246
HMG-CoA-Reduktase-Hemmer 234
Hodgkin-Lymphom 50, 51
Hohlorganperforation 165
Homans-Zeichen 83
Honeymoon-Zystitis 184
Hormonersatztherapie 215
Horner-Syndrom 113
Horowitz-Oxygenierungsindex 118
Hungerversuch 169
Hunter-Glossitis 45
HUS = hämolytisch-urämisches Syndrom 47
21-Hydroxylasedefekt 222
Hyperaldosteronismus 217
Hypercholesterinämie 233, 234
Hyperfibrinolyse 67
Hyperhydratation 194, 196
Hyperkaliämie 174, 197
Hyperkalzämie 213
Hyperkalziurie 188, 189
Hyperkapnie 93
Hyperkoagulabilität 82
Hyperkortisolismus 219
Hyperlipidämie 233
Hyperlipoproteinämie 233
Hypernatriämie 195, 196
Hyperosmolarität 196
Hyperoxalurie 188, 189
Hyperparathyreoidismus 213
Hyperphosphatämie 175
Hyperprolaktinämie 203
Hyperspleniesyndrom 53, 154
Hypertension, portale 155
Hyperthyreose 207, 209
Hypertonie
– arterielle 38, 39, 41
– pulmonale 24
Hypertriglyzeridämie 233
Hyperurikämie 58, 230
Hyperventilationstetanie 199
Hyperviskositätssyndrom 55, 61

# Sachverzeichnis

Hypnozoiten 275
Hypoglykämie 227
Hypokaliämie 197
Hypokalzämie 175, 212
Hyponatriämie 194, 195, 196
Hypoparathyreoidismus 212
Hypophyse
– Adenom 202, 203, 219
– Insuffizienz 202, 203
Hyposensibilisierung 97
Hypothyreose 203

## I

IgA-Glomerulonephritis 260
IgA-Nephropathie 181
Ikterus 153
Ileus, mechanischer 165
Immunkomplexnephritis 180
Immunkomplexvaskulitis, sekundäre 249
Infektasthma 95
Infektionen, parasitäre 269
Infektstein 188
Influenza 17, 264
INH = Isoniazid 107
Inkretinmimetika 229
Insuffizienz, chronisch-venöse = CVI 84
Insulin
– Mangel, absoluter 223
– Mangel, relativer 230
– Therapie 168, 226, 227, 228
Insulin-Hypoglykämie-Test 203
Insulinmangel
– absoluter 230
Insulinmangeldiabetes 167
Insulinom 169
Insult 75
Interferon γ-Test 104
Interleukin-6-Antagonisten 240
Intrinsic Asthma 95
Ischämiesyndrom 74
Ischämietoleranzzeit 74
Isoniazid = INH 107
ITP = idiopathische Thrombozytopenie 67

## J

Jacoud-Arthritis 249
Jo-1-Antikörpersyndrom 253
Jodmangel 206, 207, 209

Jones-Kriterien 247

## K

Kalium 197
Kälteantikörper 47
Kälteprovokationstest 80
Kalziumoxalatsteine 188, 189
Kalziumphosphatsteine 189
Kammerflimmern 31, 37
Kaposi-Sarkom 272
Kardiomyopathie 16, 18
Kardioversion 36, 38
Karotissinusmassage 33, 34
Karotissinussyndrom 33
Karotisstenose 75
Karpaltunnelsyndrom 236
Karzinoidsyndrom 169
Karzinom
– cholangiozelluläres 164
– hepatozelluläres = HCC 161
– kolorektales 144
Karzinom, hepatozelluläres = HCC 150
Katecholaminüberschuss 221
Katheterablation 37
Kaverne 104
Kayser-Fleischer Kornealring 160
Kehlkopfdiphtherie 265
Keratoconjunctivitis sicca 251
Kerly B-Linien 14, 21
Kernschatten, Gumprecht'scher 53
Ketoazidose, diabetische 199, 230
Ketonkörper 230
KHK = koronare Herzerkrankung 25, 26, 125
Klatskin-Tumor 164
Kleingefäßvaskulitis 258, 259
Knöchel-Arm-Index 71
Knochenerkrankungen, metabolische 212
Knochenmarktransplantation 59
Knochensarkoidose 108
Knochenschmerzen 175
Knochentophi 232
Knopflochdeformität 237
Knotenstruma 209
Koagulopathie 65
Kochsalzbelastungstest 218
Kolitis, pseudomembranöse 269
Kollagenosen 248
Koller-Test 63
Kolonkarzinom 145, 146

Koma
– diabetisches 195, 230
– hyperosmolares 230
– hypophysäres 202
– ketoazidotisches 230
Konjunktivitis 245
Koronarangiografie = PTCA 26, 29, 30
Koronarinsuffizienz 25
Koronarsyndrom, akutes 27, 29
Kortikotropin = ACTH
– Mangel 202
– Produktion, ektope 219
Kortisolmangel 220
Kreatinin-Clearance, endogene 174
Kreislaufschock 42
Krise
– akute hämolytische 46
– hyperkalzämische 214
– thyreotoxische 209
Kristallarthropathie 232
Krukenbergtumor 132
Krümelnägel 244
Kryoglobuline 259
Kugelzellanämie 48
Kupferspeicherung, erhöhte 160
Kussmaul-Atmung 198

## L

Laktasemangel, sekundärer 138
Laktulose 157
Lambert-Eaton-Syndrom 113
Langzeitinsuline 227
Lauren-Klassifikation 133
LDL-Cholesterin 25, 32, 233
Lebensmittelvergiftungen 268
Leberausfallskoma 157
Lebererkrankungen, primär cholestatische 159
Leberhautzeichen 152
Lebermetastasen 160
Lebertumoren 160
Leberzellkarzinom = HCC 150
Leberzirrhose 152, 153, 154, 155, 156, 157, 158
Legionellenpneumonie 103
Leichtketten-Plasmozytom 55
Lepirudin 68
Leukämie
– akute lymphatische = ALL 57
– akute myeloische = AML 57

281

## Sachverzeichnis

– chronische lymphatische = CLL 53
– chronische myeloische = CML 60
– erythroide 58
– megakaryozytäre 58
– myelomonozytäre 58
Leukostasesyndrom 60
Leukozyturie, sterile 186
Lhermitte-Syndrom 51
Linksappendizitis 142
Linksherzinsuffizienz 20, 21
Linksverschiebung 57
Lipase 165
Lipaseinhibitoren 233
Lipidsenker 234
Litholyse, medikamentöse 188
Lobärpneumonie 101
Löfgren-Syndrom 109
Long-QT-Syndrom 37
Looser-Umbauzonen 217
Loperamid 266
Los-Angeles-Klassifikation 126
Lungenabszess 102
Lungenembolie 28, 83, 115, 116, 117
Lungenemphysem 89, 92
Lungenentzündung 101, 102, 103, 106
Lungenerkrankung
– arbeitsplatzbedingte 109
– chronisch obstruktive = COPD 88, 92
– interstitielle 107
Lungenfibrose 107
Lungenfunktion 89
Lungeninfarkt 28, 83, 115, 116
Lungenkrebs 111, 112, 113, 114
Lungentuberkulose 105
Lungenüberblähung 90
Lungenversagen, akutes = ARDS 118
Lupus
– Antikoagulans 250
– erythematodes, systemischer = SLE 152, 181, 248
– -nephritis 250
– pernio 108
– -syndrom, neonatales 250
Lyme-Arthritis 248, 270
Lyme-Borreliose 269
Lymphadenitis

– cutis benigna 270
– mesenterica 267
Lymphknotenschwellung 264
Lymphome 50, 52
Lysetherapie 28, 29, 75, 76, 84, 117

## M

Madonnenfinger 254
Magenkarzinom 131, 132, 133
Magenulzera 129
Magnesiumammonium-phosphatsteine 189
Makroangiopathie, diabetische 25
Makrohämaturie 180
Malabsorption 137
Malaria 48, 273
Malassimilationssyndrom 137
Maldigestion 137
MALT-Lymphome 52
Malum perforans 72, 225
Marcumar® 63
Massenblutung, hypertensive 75
MDRD-Formel 174
MDS = myelodysplastisches Syndrom 63
Megakolon, toxisches 141
Menell-Handgriff 241
MEN = multiple endokrine Neoplasie 169, 212
Mentzer-Index 44
Merseburger Trias 208
Mesenterialinfarkt, akuter 165
Metformin 227, 229
Methacholin-Provokationstest 96
Meyer-Zeichen 83
M-Gradient 54
MGUS = monoklonale Gammopathie unklarer Signifikanz 56
Mikroalbuminurie 190
β2-Mikroglobulin 55
Mikrohämaturie 180
Mikroinfarkte, rezidivierende 254
Mikrostomie 254
Milchglasinfiltrate 255
Milzschwellung 264
Mineralokortikoide
– Mangel 220
– Überschuss 218
Minimal-Change-Glomerulonephritis 179
Mirizzi-Syndrom 162
Mitralklappe 12, 13

Mittelstrahlurin 185
Möbius-Zeichen 208
Mönckeberg-Mediasklerose 71
Monoarthritis 247
Mononukleose, infektiöse 264
Morbus
– Addison 220
– Basedow 207, 209
– Bechterew 241
– Berger 181
– Biermer 45
– Boeck 108
– Conn 217
– Crohn 138, 143, 247
– Cushing 219
– Jüngling 108
– Paget 216
– Waldenström 56
– Wegener 182
– Werlhof 67
– Whipple 247
– Wilson 160
– Winiwater Buerger 81
Morgensteifigkeit 236
Moschkowitz-Syndrom 47
mPAN = mikroskopische Polyangiitis 181, 258
MPE = unklassifizierte myeloproliferative Erkrankungen 59
Murphy-Zeichen 163
MUSE-Klassifikation 126
Muskeldystrophie 252
Muskelerkrankungen, parasitäre 252
Muskelschwäche 252
Musset-Zeichen 13
Myalgie 252
Myasthenia gravis 252
Myelinolyse, zentrale pontine 195
Myelom, multiples 54
Myelose, funikuläre 45
Mykoplasmen 246
Myoglobinurie 180
Myokarderkrankungen 16
Myokardinfarkt 27, 28, 30, 32, 257
Myokarditis, diphterische 17
Myopathie, Statin-induzierte 234
Myxödemkoma 202

## N

Nadelstichverletzung 150
Nagelpsoriasis 244

# Sachverzeichnis

Narbensarkoid 108
Natrium 194, 196
Nebennierenmark, Überfunktion 221
Nebennierenrinde
– Adenom 218
– Hyperplasie, beidseitige 218
– Insuffizienz 203, 220
Nebenschilddrüse 212, 213
Neoplasie, multiple endokrine = MEN 169, 212
Nephritis 182
Nephrolithiasis 187
Nephronblockade, sequenzielle 177
Nephropathie
– diabetische 40, 190
– diphterische 265
– hypertensive 40
– hypokaliämische 198
Nephrotoxine 173
NERD = endoskopisch negative Refluxkrankheit 125
Neuroborreliose 270
Neuropathie, diabetische 25, 224
Nierenerkrankung
– tubulointerstitielle 182
Nierenerkrankung, zystische 188
Niereninsuffizienz, chronische 174
Nierensteine 187
Nierentransplantation 178
Nierenversagen, akutes 172
Nierenzellkarzinom 191
Nierenzysten 188
Nikotinsäure 234
Nitrosamine 131
Non-Hodgkin-Lymphom 52, 53, 54, 272
Non ST-Segment Elevation Myocardial Infarction = NSTEMI 30
Normalinsulin 227
Noroviren 268
Norwalkviren 268
Notfall, hypertensiver 42
NSAR = nicht-steroidale Antirheumatika 129
NSE = Neuronen-spezifische Enolase 115
NSTEMI = Non ST-Segment Elevation Myocardial Infarction 30
Nüchternblutzucker 223
Nukleosidanaloga 149
NYHA-Klassifikation 20, 22

## O

Obesitas 233
Obstipation, chronisch habituelle 142
Ödeme, generalisierte 178
oGTT = Glukosetoleranztest 223
Oligoarthritis 245
– asymmetrische 240
Orbitopathie, endokrine 207
Orthostasetest 218
Oslerknötchen 19
Ösophaguskarzinom 127
Ösophagusruptur 28
Ösophagusstenose 124
Ösophagusvarizenblutung 135
Ossermann-Kriterien 54
Osteodystrophia deformans 216
Osteomalazie 217
Osteopathie, renale 175
Osteopenie 215
Osteoporose 214
Ostitis
– cystoides multiplex 108
– fibrosa cystica generalisata von Recklinghausen 213
Ostium secundum-Defekt 11
Östrogenrezeptor-Modulaturen, selektive 216
Otitis media, chronische 258
Ott-Maß 242

## P

Pack Years 112
Panarteriitis nodosa 259
p-ANCA 258, 259
Pancoast-Tumor 113
Pankreasinsuffizienz 167
Pankreaskarzinom 168
Pankreatitis 164, 165, 166, 167
Paracetamol 182
Paraproteine 55
Pardee-Q 30
Partialinsuffizienz, respiratorische 88
Parvovirus B19 17
pAVK = periphere arterielle Verschlusskrankheit 70, 224
Payr-Zeichen 83
PBC = primär biliäre Cholangitis 160
Peak-Flow = PEF 96

Pencil in Cup-Phänomen 244
Peptid, parathormonverwandtes = PTHrP 113
Perikarderguss 15
Perikarditis 14, 16
Perikardreiben 15
Peritonealdialyse 177
Perspiratio insensibilis 194
Petechien 64
Peutz-Jeghers-Syndrom 145
Pfötchenstellung 212
Phäochromozytom 221
Pharyngitis 265
Phenacetin 182
Philadelphia-Chromosom 60
Phlebothrombose 71, 82
Phlegmasia coerulea dolens 85
Phosphatbinder, aluminiumhaltige 176
Phosphatidylserin-Antikörper 250
Phosphatstoffwechsel 175
Pierre-Marie-Bamberger-Syndrom 113
Pink Puffer 91
Plasmazelltumor 54
Plasmodien 274
Plasmozytom 54, 55
Plethora 61
Pleura
– Empyem 119
– Erguss 118, 119, 120
– Mesotheliom 110
– Punktion 119
Plummer-Vinson-Syndrom 44
Pneumocystis
– carinii 103
– jiroveci 103
Pneumokoniosen 109
Pneumonie 101, 102, 103, 106
Pneumothorax 120
Polyangiitis, mikroskopische = mPAN 181, 258
Polyarthritis, chronische 236, 237, 238, 244
Polycythaemia vera 61
Polymyalgia rheumatica 252, 255
Polymyositis 252
Polyneuropathie
– diabetische 224
– diphtherische 265
Polyposis
– familiäre adenomatöse = FAP 145
– familiäre juvenile 145

283

## Sachverzeichnis

– nasi 259
– Syndrome, hamartöse 145
Polyzythämie 61
Porzellangallenblase 164
Postinfarktperikarditis 16
Poststreptokokken-Glomerulonephritis 180
P pulmonale 24
Präadipositas 233
Prinzmetal-Angina 26
Prolaktin-Mangel 203
Prolaktinom 203, 204
Promyelozytenleukämie 58
Proteinurie 178
Pseudogicht 232
Pseudohermaphroditismus femininus 222
Pseudopubertas praecox 223
Psoriasisarthritis 244
Psoriasis vulgaris 244
PTCA = Koronarangiografie 26, 28, 29, 30
PTHrP = parathormonverwandtes Peptid 113
PTT 63
Pulmonalarterienastverschluss 117
Pulmonalembolie 28, 83, 115, 116
Pulsus paradoxus 14
Purpura 64
– Schönlein-Henoch 260
– thrombotisch-thrombozytopenische 47
Pyelonephritis 184, 186
Pyrazinamid = PZA 107

## R

Rachendiphtherie 265
Rachitis 217
Raloxifen 216
Ratschow-Lagerungsprobe 70
Rattenbissnekrosen 254
Raynaud-Syndrom 80
Reanimation 37
Rechtsherzinsuffizienz 21, 24
Refluxkrankheit, gastroösophageale = GERD 125
Refluxösophagitis = ERD 125
Reflux, vesikouretraler 186
Reisediarrhö 266
Reiter-Syndrom 245
Reizmagensyndrom 128
Rektumkarzinom 145, 146

Rektumvarizen 155
Reperfusionsarrhythmie 29
Residualvolumen 89
Resistance 90
Retentionsazidose 198
Retikulozytose 46
Retinalarterienverschluss 256
Retinopathie, proliferierende 225
Rhabdomyolyse 234
Rheologika 72
Rheumafaktor 237, 244
Rheumaknoten 236, 246
Rhinitis, blutig-borkige 258
Rhinosinusitis, chronische 258
Riesenwuchs, hypophysärer 204
Riesenzellarteriitis 257
Rifampicin = RMP 107
Ringelröteln 48
Risikofaktoren, kardiovaskuläre 25
RMP = Rifampicin 107
Romanus-Läsionen 243
Rumpel-Leede-Test 64

## S

Sakroiliitis 240
Salmonellose 267
SAPHO-Syndrom 245
Sarkoidose 108
Sattelnase 258
Säure-Basen-Haushalt 198
Savary und Miller-Klassifikation 126
Schaufensterkrankheit 70
Schilddrüse
– Autonomie 207, 209
– Karzinom 211, 212
– Knoten 209, 211
– Überfunktion 207
– Unterfunktion 210
– Vergrößerung 206
Schirmer-Test 251
Schlafapnoesyndrom 100
Schlaganfall 75, 76
Schmerz, retrosternaler 27
Schmetterlingserythem 249
Schneegestöberlunge 109
Schober-Maß 242
Schock
– anaphylaktischer 42
– hyperglykämischer 196
– hypovolämischer 42, 194
– kardiogener 27, 42

– septischer 42
Schrittmachersyndrom 37
Schrotschuss-Schädel 54
Schrumpfgallenblase 164
Schwanenhalsdeformität 237
Schwartz-Bartter-Syndrom 206
Schwerpunktneuropathie, diabetische 224
Sheehan-Syndrom 202
Shigellen 246, 266
SIADH = Syndrom der inadäquaten ADH-Sekretion 195, 206
Sialadenitis, fokale 252
Sicca-Syndrom 251
Sichelzellanämie 48
Siegelringkarzinom 132
Siegelringphänomen 99
Sigmadivertikulitis 142, 144
Silikose 109
Siliko-Tuberkulose 109
Sipple-Syndrom 169
Sjögren-Syndrom 251
– sekundäres 108
Sklerodaktylie 254
Sklerodermie 254
Sklerose, systemische 254
SLE = systemischer Lupus erythematodes 152, 181, 248
Smoldering CLL 53
Smoldering multiples Myelom 56
Sodbrennen 125, 127
Sokolow-Index 20
Somatotropin = STH 203, 204
Spannungspneumothorax 14, 28, 121
Spät-Dumping-Syndrom 133
Spätthrombozytopenie 68
Sphärozytose 48
Spinalkanalstenose 71
Spirometrie 89, 107
Spitzfußhaltung 212
Spondylitis
– ankylosans 241, 243
– anterior 243
Spondylitis ankylosans 241
Spondyloarthritiden, seronegative 240
Spontanpneumothorax 120
Sprue 136
Stammzelltransplantation 59
Standardbikarbonat 199
Stanford-Klassifikation 79

# Sachverzeichnis

Staphylococcus aureus-Toxin 268
Statine 234
Stauungsenteropathie 153
Stauungsgastritis 153
Stein-, Bein-, und Magenpein 213
Stellwag-Zeichen 208
STEMI = ST-Hebungsinfarkt 28
Sternberg-Reed-Zellen 51
ST-Hebungsinfarkt = STEMI 28
STH = Somatotropin 203, 204
Stoßwellenlithotrypsie, extra-
 korporale = ESWL 188
Stress-Echokardiografie 26
Stressulzera 131
Striae distensae 219
Strontiumranelat 216
Struma 206
24-Stunden-pH-Metrie 126
Sturzsenkung 256
Subclavian-Steal-Syndrom 73
Subtraktionsazidose 198
Sulfonylharnstoffe 228, 229
Syndesmophyten 243
Syndrom
– adrenogenitales = AGS 222
– der inadäquaten ADH-Sekreti-
 on 113
– hämolytisch-urämisches =
 HUS 47
– hepatorenales 156
– metabolisches 159, 223, 232
– myelodysplastisches = MDS 63
– nephritisches 179, 183
– nephrotisches 178, 183
– paraneoplastisches 113, 192
– postthrombotisches 83, 84
– pulmorenales 181, 259
– = SIADH 195, 206
Synkope 12

## T

Tabaksbeutelmund 254
Tachyarrhythmia absoluta 34
Tachykardie
– supraventrikuläre 33
– ventrikuläre 30, 37
Taillenumfang 232
Takayasu-Arteriitis 257
Tannenbaum-Phänomen 215
Targetzellen 49
Tbc 104, 105
Teerstuhl 134

Teleskopfinger 244
Tender Points 261
Tensilon-Test 252
Teriparatid 216
Tetanie 212
Thalassaemia major 48
β-Thalassämie 48
T-Helferzellanzahl 271, 273
Thoraxschmerz, akuter 27, 78
Thrombangiitis obliterans 81
Thrombophilie 82, 84
Thrombophlebitis 81
Thrombozythämie, essenzielle 62
Thrombozytopenie 67, 68, 84
Thrombozytose 62
TIA = transitorische ischämische
 Attacke 75
Tiffeneauwert 89
TNF-α-Inhibitoren 240, 248
Torsade de Pointes-Tachykardie 37
Toxoplasmose 270, 272
TPO = thyreoidale Peroxidase-Anti-
 körper 210
TRAK = TSH-Rezeptor-Anti-
 körper 207, 210
Transfusionsreaktion, verzögerte
 hämolytische 47
Transfusionszwischenfall 46
Transglutaminase-Antikörper 137
Transsudat 119, 155
Trikuspidalklappe 19
Triple-Schema 130
Trophyrema whipplei 247
Troponin 28, 30
Trousseau-Zeichen 212
T-Score 215
TSH = Thyreotropin
– Mangel 202
– Rezeptor-Antikörper = TRAK 207,
 210
Tuberkulin-Hauttest 104
Tuberkulose 104, 105
Tumoranämie 44
Tumoren, neuroendokrine 168
Tüpfelnägel 244
Typhus 266, 267
Tyrosinkinaseinhibitoren 60
T-Zell-Lymphom 52

## U

Übergewicht 232
Überlauf-Proteinurie 179
UICC-Stadien 114, 146
Ulcus
– cruris 72, 85
– duodeni 129
– pedis 72
– ventriculi 129
Ulkus
– arterielles 71
– gastroduodenales 131
– gastrointestinales 129
– neuropathisches 72
– NSAR-induziertes 129
– perforiertes 131
– venöses 85
Ulkusblutung 131, 134
Ulkusprophylaxe 131
Ulnardeviation 237
Urämie 176
Urease-Schnelltest 130
Urethritis 184, 245
Urikostatika 232
Urikosurika 232
Urinsediment 172
Urobilinogen 153
Urolithiasis 187

## V

Valsalva-Pressversuch 34
Varikozele 191
Vaskulitis 81, 257
– granulomatöse 257
– Klassifikation 261
– kyroglobulinämische 259
– rheumatoide 236
Vasoaktiva 73
Vasoreagibilitätstest 24
Ventilationsstörungen,
 restriktive 107
Ventrikelseptumdefekt = VSD 10
Verapamil 35
Verbrauchskoagulopathie 66
Verdünnungshyponatriämie 194
Verschlussikterus 161
Verschlusskrankheit
– abdominelle arterielle 77
– = pAVK 70, 71, 72, 224
– periphere arterielle 77

## Sachverzeichnis

Verschlusskrankheit, zerebrale arterielle = cAVK  75
Verzögerungsinsuline  227
VIPom  169
Virchow-Drüse  132
Virchow-Trias  82
Virushepatitis  150
Visusstörungen  256
Vitamin A-Mangel  137
Vitamin B12-Mangel  45, 128, 137
Vitamin D-Mangel  137, 175, 217
Vitamin E-Mangel  137
Vitamin K
– Antagonisten  63
– Mangel  63, 137
Vogelhalterlunge  111
Vollmondgesicht  219
Volumenmangel  172
von-Willebrand-Syndrom  66
Vorderwandinfarkt  28
Vorhofflimmern  13, 36
Vorhofseptumdefekt = ASD  11
VSD = Ventrikelseptumdefekt  10

### W

Wachstumshormon = STH  203, 204
Waist-to-Hip-Ratio  232
Wärmeantikörper  47
Warnvenen  82
Wasserhaushalt  194
Wasting-Syndrom  272
Wegenersche Granulomatose  181
Weichteiltophi  232
Weißfleck-Nägel  244
Wells-Score  115
Wenckebachperiodik  32
Wermer-Syndrom  169
White Clot Syndrome  68
WHO-Klassifikation der AML  58
Wohlstandssyndrom  232
Wolff-Parkinson-White-Syndrom = WPW-Syndrom  34
Wurstfinger  244
Wurzelkompressionssyndrom  71

### X

Xerophthalmie  251

### Y

Yersinien  246, 267

### Z

Zäkumdivertikulose  142
Z-Daumen  249
Zecken  269
Zieve-Syndrom  159
Zirrhose, primär biliäre = PBC  160
ZNS-Lupus  250
Zöliakie  136
Zollinger-Ellison-Syndrom  168
Zyanose, periphere  21
Zystinsteine  189
Zystitis, akute  184
Zytokeratinfragment 21-1 = CYFRA 21-1  115
Zytomegalie  265
Zytomegalievirus = CMV  272